Gethmann-Siefert, Thiele (Hrsg.)

Ökonomie und Medizinethik

NEUZEIT & GEGENWART

Philosophie in Wissenschaft und Gesellschaft

herausgegeben von
Annemarie Gethmann-Siefert

zusammen mit

Klaus Düsing, Volker Gerhardt,
Carl Friedrich Gethmann, Jürgen Mittelstraß,
Otto Pöggeler, Ludwig Siep,
Elisabeth Weisser-Lohmann

Annemarie Gethmann-Siefert
Felix Thiele (Hrsg.)

Ökonomie und Medizinethik

Wilhelm Fink

Gedruckt mit freundlicher Unterstützung der
Europäischen Akademie GmbH, Bad Neuenahr-Ahrweiler

Bibliografische Information der Deutschen Nationalbibliothek

Die Deutsche Nationalbibliothek verzeichnet diese Publikation in der Deutschen
Nationalbibliografie; detaillierte bibliografische Daten sind im Internet über
http://dnb.d-nb.de abrufbar.

Alle Rechte, auch die des auszugsweisen Nachdrucks, der fotomechanischen
Wiedergabe und der Übersetzung, vorbehalten. Dies betrifft auch die Vervielfältigung
und Übertragung einzelner Textabschnitte, Zeichnungen oder Bilder durch alle Verfahren
wie Speicherung und Übertragung auf Papier, Transparente, Filme, Bänder, Platten und
andere Medien, soweit es nicht §§ 53 und 54 URG ausdrücklich gestatten.

© 2008 Wilhelm Fink Verlag, München
Wilhelm Fink GmbH & Co. Verlags-KG, Jühenplatz 1, D-33098 Paderborn

Internet: www.fink.de

Einbandgestaltung: Evelyn Ziegler, München
Redaktion und Layout: Dora Tsatoura
Herstellung: Ferdinand Schöningh GmbH & Co. KG, Paderborn

ISBN 978-3-7705-4348-9

VORWORT

Die Beiträge dieses Bandes gehen auf zwei durch die FernUniversität in Hagen im Rahmen des Forum Philosophicum und die Europäische Akademie zur Erforschung von Folgen wissenschaftlich-technischer Entwicklungen Bad Neuenahr-Ahrweiler GmbH geförderte interdisziplinäre Fachgespräche zurück. Unter dem Titel „Effizienzdenken und moralische Verpflichtung im Gesundheitswesen" wurden in Vorträgen und Diskussionen die Beiträge dieses Bandes entwickelt. Sie kamen zunächst im Rahmen eines Weiterbildenden Master-Studiengangs „Medizinethik" an der FernUniversität in Hagen zum Einsatz, um die medizinethischen Probleme der Rationierung, d.i. der Zuteilung knapper Mittel, nicht nur aus ethischer Perspektive, sondern zugleich aus ökonomischer wie juristischer Perspektive zu beleuchten und in Problemen des ärztlichen Handelns im Gesundheitswesen zu verorten.

Den o.g. Förderern dieser interdisziplinären wissenschaftlichen Diskussion sei an dieser Stelle gedankt – was unseres Erachtens am besten und deutlichsten durch die Weitergabe der erzielten Ergebnisse an die wissenschaftliche Öffentlichkeit geschieht.

Hagen, im Oktober 2007
Annemarie Gethmann-Siefert

Ahrweiler, im Oktober 2007
Felix Thiele

Inhaltsverzeichnis

Zum Verhältnis von Ökonomie und Medizinethik.
Überlegungen zur Einführung
von Annemarie Gethmann-Siefert 9

I. Handeln im Gesundheitswesen: Medizinethik, ärztliches Ethos und Ökonomie

Carl Friedrich Gethmann
Das Ethos des Heilens und die Effizienz des Gesundheitswesens 33

Martin Kolmar
Ökonomie und Medizinethik – Theoretische Überlegungen 49

II. Medizin, Ethik und Recht

Georg Marckmann, Uwe Siebert
Nutzenmaximierung in der Gesundheitsversorgung.
Eine ethische Problemskizze 111

Ulrich Freudenberg
Rechtliche Aspekte der „Ökonomisierung" der Medizin 141

III. Praktische Probleme der Ökonomisierung

Hans-Heiner Raspe
Konzept und Methoden der Evidenz-basierten Medizin:
Besonderheiten, Stärken, Grenzen, Schwächen und Kritik 207

Klaus-Dirk Henke
Ökonomische Grundlagen der Krankenhausreform
in der Bundesrepublik Deutschland 255

Rainer Souchon, Dietmar Herberhold
Zur Vereinbarkeit von ärztlichem Handeln und sozialem Auftrag
von Krankenhäusern im Zeitalter der DRG 271

Rainer Souchon
Rationierung medizinischer Mittel bei alten Patienten? 281

ZU DEN AUTOREN 303

ZUM VERHÄLTNIS VON ÖKONOMIE UND MEDIZINETHIK.
Überlegungen zur Einführung

Unter dem knappen Titel *Medizin und Ökonomie*, der das Handeln im Gesundheitssystem und das kluge Wirtschaften in Beziehung setzt, verbirgt sich ein Arbeits- und Forschungsprogramm, das unter den Stichworten „Effizienzdenken" und „moralische Verpflichtung" ökonomische, juristische und medizinische Erforderlichkeiten und Regelungen kritisch prüft.

In Besinnung auf die Ursprünge ethischer wie ökonomischer Rationalität in einem einheitlichen, aber facettenreicheren Konzept der praktischen Philosophie dokumentieren die Beiträge des vorliegenden Bandes ein interdisziplinär organisiertes Konzert unterschiedlicher Stimmen mit einer Grundmelodie: der Frage nach den Realisationsbedingungen eines geglückten, wenngleich endlichen und damit korruptiblen menschlichen Lebens. In Absetzung von der zumindest seit Beginn des vorigen Jahrhunderts gängigen Konzentration praktischer Vernunft auf Fragen der Ethik, d.h. der Rechtfertigung der Prinzipien moralischen individuellen wie sozialen Handelns, werden hier die traditionell zum Bereich der praktischen Philosophie gehörenden weiteren Gesichtspunkte einer ökonomischen und rechtlichen wie abschließlich (gesundheits-)politischen Perspektive mitreflektiert. Die ethische Frage bleibt insofern virulent, als es jeweils um moralisch vertretbare, ökonomisch kluge und organisatorisch durchsetzbare Überlegungen zur Gestaltung des Handelns im Gesundheitssystem geht.

In der alltäglichen, im medizinischen Betrieb gängigen und in den Publikationsorganen verbreiteten Debatte geht man in aller Regel von einer Kontraposition von Ökonomie und Ethik aus: Die wirtschaftlichen Zwänge werden ins Feld geführt, um die im Prinzip als notwendig und unbedingt geboten erkannten Maßnahmen im jeweiligen Fall für unrealisierbar zu erklären. So müßte man eine umfassende Gesundheitsversorgung für jedermann wünschen, aber sie ist ökonomisch eben nicht realisierbar. Rationierungsmaßnahmen, die im Prinzip gegen einen zentralen Grundsatz des ärztlichen Ethos, nämlich gegen eine Versorgung ohne Ansehung von Status und Person, verstoßen, sind zwar anerkanntermaßen ethisch nicht zu rechtfertigen, aber „ökonomisch" eben unumgänglich. Beispiele einer so strukturierten Debatte ließen sich bis zum Überdruß des Lesers vermehren, sind sie doch den im Gesundheitssystem Handelnden im Alltag bestens bekannt und trotz (oder wegen?) der Aufdringlichkeit einer immer wiederholten Argumentationsstruktur letztlich unplausibel. Schließlich und endlich läuft die gesamte Argumentation darauf hinaus, daß man die ethische Legitimation als ganze für verzichtbar, weil unter Bedingungen knapper Zeit und knapper Mittel obsolet erklärt. Wenn letztlich die Ökonomie entscheidet, *was* in der Gesundheitsversorgung und *wie* es realisiert wird, dann bleibt die Frage nach der Rechtfertigung und vor allem nach der Gerechtigkeit der Verteilung knapper Mittel eine überflüssige, rein akademische und folgenlose Unternehmung.

Soweit die faktische Einschätzung der Situation und mit ihr die des Verhältnisses von Ökonomie und Medizin resp. Medizinethik. Grundlegende Fragen mag die Philosophie stellen, in der Alltagswirklichkeit finanzieller Möglichkeiten und Einschränkungen behält aber das vorhandene oder nicht-vorhandene Geld das letzte Wort in der Entscheidung über das Machbare wie das Gebotene. Das Effizienzdenken hebt die moralische Verpflichtung auf bzw. enthebt uns einer Debatte um die Verpflichtung auf jene im ärztlichen Ethos formulierten Handlungsmaximen.

Bei näherem Zusehen – und dies unternehmen die Beiträge des Bandes *Ökonomie und Medizinethik* insgesamt – muß sich aber das unreflektiert mitgeführte Verständnis der Ethik wie der Ökonomie in Frage stellen lassen. Ist die Ethik als Disziplin der praktischen Philosophie, damit als Instrument rationaler Konfliktlösung wirklich nicht mehr als ein Glasperlenspiel weniger Gelehrter, das von den Zwängen der Realität, i.e. von den Erfordernissen einer Ökonomie überrollt und marginalisiert wird?

Einer sinnvollen Beantwortung dieser Frage geht eine weitere Überlegung voraus, die nämlich, welches Verständnis der Ökonomie hier vorausgesetzt wird. Restringiert man die Ökonomie auf die Geld- und Mittelwirtschaft, die bei vorhandenen (zu knappen) Mitteln lediglich Modelle der Bewirtschaftung bereitstellt, so hat ökonomische Rationalität mit ethischer Argumentation in der Tat wenig zu tun. Während die Ethik als Disziplin der Philosophie nach Handlungszwecken im Blick auf die Selbstrealisation des Menschen und konfliktfreien Formen menschlicher Interaktion fragt, stellt die Ökonomie sie vom Kopf auf die Füße: auf den Boden der Tatsachen. Es kann nicht um Großzwecke, Letztziele wie Humanität und Gerechtigkeit, es muß vorderhand um den Gewinn und Zuwachs von Überlebenschancen durch geschicktes Wirtschaften und klugen Mitteleinsatz gehen. Vergessen ist – in den meisten Fällen – die Herkunft der Ökonomie. Im Bereich der praktischen Philosophie, damit der praktischen Rationalität, hat Aristoteles neben der politike episteme, der ethike episteme auch der oikonomia, der klugen Haushaltsführung, einen Platz eingeräumt. Kluge Haushaltsführung impliziert die Zweckdebatte. Im Sinne verantwortbarer und gerechter Mittelverteilung untersteht die Ökonomie wie Ethik und Politik der Orientierung am Glück, der Verpflichtung auf die Realisierung eines geglückten menschlichen Lebens.

So gesehen hebt sich die Kontraposition von Ethik und Ökonomie auf. Beide verfolgen denselben Zweck mit unterschiedlichen Mitteln. Die Ethik entwirft Modelle rationaler praktischer Argumentation, ein Konzept der Gerechtigkeit, das auf das Lebensgelingen abgezweckt ist. Die Ökonomie zielt auf das selbe, aber mit anderen Instrumenten: mit den Mitteln kluger Güterbewirtschaftung und gerechter Zuteilung. Diese Orientierung am – alteuropäisch gesprochen – Glück des Menschen ist Leitfaden und regulative Idee des Wirtschaftens, des Mitteleinsatzes und der Mittelverfertigung; jedenfalls sollte sie es sein. Unter dieser Perspektive der praktischen Philosophie finden Ethik und Ökonomie zu einer sinnvollen, weil einem einheitlichen und legitimierbaren Ziel verpflichteten Kooperation. Das zeigt sich nicht nur generell, sondern zugleich in allen Bereichen, in denen Ökonomie und Ethik zusammenspielen mögen – exemplarisch natürlich im Bereich der Gesundheitsfürsorge und Gesundheitsvorsorge. Die Erhaltung und Wiederherstellung der Gesundheit, die Bereitstellung und gerechte Zuteilung der dazu erforderlichen Güter ist ein unverzichtbares Mittel zu einem allgemein akzeptierten und in seiner Akzeptabilität nicht bezweifelten Zweck: der Realisation eines geglückten menschlichen Lebens unter Bedingungen der Endlichkeit und Korruptibilität.

Wie weit die Ökonomie im verbreiteten alltäglichen Verständnis diesen Zweck noch im Blick hat, mag fraglich bleiben. Freilich wird diese Orientierung der Mittelbewirtschaftung am Glück – für den Bereich der Medizinethik vielleicht besser und spezifischer formuliert am Wohl des Menschen – sich bereits durch das Unbehagen an einer bloßen Schöpfung von Wert und Mehrwert ohne legitimatorische Reflexion nahelegen. Im Bereich des Handelns im Gesundheitssystem ist offensichtlich dieses Unbehagen ebenso präsent wie der vorschnelle Verzicht auf ethische Reflexionen durch die Betonung der Tatsache, daß unter Gesichtspunkten der Mittelzuteilung und der Bewirtschaftung eben nicht alles und nicht alles für jeden gleichermaßen möglich ist.

Darin liegen zwei verdeckte Vorurteile und Irrtümer, nämlich der ökonomische Irrtum, daß eine gerechte Mittelbewirtschaftung, -verteilung und -zuteilung nur bei unbegrenzt vorhandenen Mitteln und unerschöpflichen Ressourcen sinnvoll zu fordern ist, und das ethische Vorurteil, daß Gerechtigkeit der Zuteilung Gleichheit der Verteilung bedeute. Zwar hat insbesondere die Identifikation von Gerechtigkeit mit Gleichheit in der gegenwärtigen ethischen Debatte Konjunktur, das sollte aber nicht hindern, die Problematik dieses Gerechtigkeitskonzepts gerade im Blick auf die faktische Situation klugen Wirtschaftens, nämlich die begrenzten Ressourcen bei gleichzeitiger Idealvorstellung einer für alle Betroffenen akzeptablen Distribution, kritisch zu prüfen.

Diese kritische Prüfung durch ökonomische wie (medizin-)ethische Rationalität machen sich die Beiträge des vorliegenden Bandes zur Aufgabe. Für den Abbau des Konkurrenzvorurteils zwischen Ethik und Ökonomie – vor allen Dingen gegen die Annahme, daß unter Überlebensgesichtspunkten immer die ökonomischen Reflexionen die primären sein sollten – wird ein erster Schritt wichtig. Dieser liegt in der ökonomie-internen Selbstbesinnung auf die Grundlagen und die Ausrichtung der Erzeugung von Wert und Mehrwert.

I. Handeln im Gesundheitswesen:
Medizinethik, ärztliches Ethos und Ökonomie

C. F. Gethmann weist in seinem Beitrag über *Das Ethos des Heilens und die Effizienz des Gesundheitswesens* darauf hin, daß die konfliktauslösende „antagonistische Deutung" des Verhältnisses von Ethos des Heilens – einer Orientierung der „Sphäre der Kleingruppeninteraktion zwischen Arzt und Patient" – und Effizienz des Gesundheitswesens auf einer Reihe gesellschaftlicher, zum Teil religiös geprägter Vorurteile beruht. Zum Leitfaden wird daher nicht diese Entgegensetzung, sondern die Perspektive der „professionellen Ethik" gewählt. Demgemäß ist wirtschaftlicher Wohlstand eine „ethisch positiv ausgezeichnete Kategorie". Ökonomische Effizienz, instrumentelle Realisation des Wohlstandes, hat ihrerseits ihren Zweck in Institutionen, die der Prüfung am Prinzip der Gerechtigkeit standhalten können. Ebenso wie der Bereich ökonomischer Planung und Verantwortung ist der spezifische Bereich des ärztlichen Ethos auf seine gesellschaftliche Einbettung zu beziehen, denn die „Teilnehmer an einem öffentlichen Gesundheitswesen, vor allem Patienten und Ärzte, tragen im Interesse der Realisierung eines Ethos des Heilens eine Systemverantwortung für das Funktionieren des Gesundheitswesens", die die ökonomische Effizienz inkludiert.

Beide Überlegungen beruhen auf Voraussetzungen, die Gethmann ausgehend vom Phänomen der Krankheit und seiner Einordnung in den Phänomenkomplex menschlicher Kontingenzerfahrung analysiert. Zu diesem Phänomenkomplex gehören als „Elemente der conditio humana" Erfahrungen der *Bedürftigkeit* (etwa nach Nahrung etc.), der *Störanfälligkeit* (etwa durch Verletzung, Krankheit), der *Sterblichkeit* und der *Phasenhaftigkeit* des Lebens. Ohne diese Phänomene wäre menschliches Leben kein menschliches; „Kontingenzbeseitigung wäre ... ein Projekt, das ... menschliches Leben nicht verbessert, sondern beseitigt". Umgekehrt sind die faktischen Beeinträchtigungen, etwa durch Hunger, Krankheit, Alter und Tod nicht nur „die jeweils eigenen", sondern prinzipiell immer auch mögliche Beeinträchtigungen des anderen und insoweit haben sie ethische Relevanz. Trotz der Unwegdenklichkeit (des apriorischen Status) der Endlichkeitsphänomene können Beeinträchtigungen *im Einzelnen* durch wissensgestütztes Handeln vermieden, gebessert oder gemildert werden, d.h. anthropologische Konstanten haben Verpflichtungen und Berechtigungen im Gefolge. Daher muß über die „Klassifikationsmöglichkeiten menschlicher Bedürfnisse aus normativer Perspektive" debattiert werden, wie es in der aktuellen anthropologischen und ethischen Diskussion geschieht. Hier spielt „vor allem die Frage eine Rolle, wie man elementare Bedürfnisse auszeichnet, deren Erfüllung kultur*in*variant jedermann zugestanden werden muß" – eine Frage, die Gethmann im Blick auf die Verpflichtung der Fürsorge für kranke Menschen (das Ethos des Heilens) und ihren kollektiven Charakter (das Erfordernis eines effizienten Gesundheitswesens) diskutiert.

In dieser Diskussion wird zunächst der Unterschied von Ethos und Ethik relevant, wobei Ethos (Moral[en]) ein Ensemble von „individuellen Handlungsgewohnheiten und kollektiven Handlungsweisen", also ein „Ensemble wechselseitig anerkannter Verpflichtungen und Berechtigungen" in Bezug auf durch andere bzw. die Gemeinschaft gestellte Ansprüche darstellt. Es läßt sich zeigen, daß dem Ethos des Heilens beispielsweise ein allgemeines „Bedürfnis, frei von Krankheiten zu leben" und der aufgrund der Fundamentalität des Bedürfnisses grundsätzlich gerechtfertigte implizite Anspruch gegenüber der sozialen Umgebung auf Erfüllung dieses Bedürfnisses zugrunde liegt. Das Ethos des Heilens gerät in eine Krise, wenn die Vermehrung von Wissensbeständen und technischen Möglichkeiten den Freiheitsspielraum ärztlichen Handelns so erweitert, daß eine allgemeine Nutzung dieser Möglichkeiten ökonomisch nicht mehr tragbar ist. Es geht also um Konflikte nicht hinsichtlich der prinzipiellen Legitimität der Handlungsgewohnheiten und -weisen sowie ihrer Regeln (wie z.B. der Forderung, zum Wohle des Kranken ohne Ansehen der Person zu handeln), sondern um Konflikte, die aus externen Realisierungsgrenzen erwachsen. Diese können im individuellen Interesse des Kranken liegen, entweder alle oder – gegen den ärztlichen Sachverstand – nicht alle verfügbaren Möglichkeiten zu nutzen, aber auch in der ökonomischen Unmöglichkeit, alles, was verfügbar ist, jedermann jederzeit zuzuteilen.

Durch Konflikte dieser Art stößt das Ethos des Heilens bei aller prinzipiellen Leistungsfähigkeit an seine Grenzen, d.h. unter „Krisenbedingungen dieser Art wird eine explizite Reflexion auf die Regeln der Konfliktbewältigung", auf die professionelle Ethik nötig. Selbst die durch die Ethik evaluierten „Geschäftsordnungsregeln" des moralischen Diskurses – so Gethmann – reichen allein nicht zu, um eine zumutbare Konfliktlösung zu erreichen. Zu den Gelingensbedingungen eines ethischen Diskurses gehören nämlich sowohl die Orientierung an der Gerechtigkeit als auch das „für ein Gesundheitswesen konstitutive Solidaritätsprinzip", d.h. Reflexionen auf eine ökonomisch effiziente, institutionelle Organisation des Gesundheitswesen.

In bewußter Kritik an der gängigen Entgegensetzung von Ethos des Heilens und ökonomischer Effizienz des Gesundheitswesens weist Gethmann daher über den „Umweg" der Leistungen der professionellen Ethik eine notwendige Verzahnung und gegenseitige Herausforderung von Ethik und Ökonomie nach. Diesen Gedanken greift der folgende Beitrag aus der Perspektive der Ökonomie, also aus der Binnenperspektive einer Organisation effizienten wirtschaftlichen Handelns auf.

Orientiert an der traditionellen philosophischen Aufgabe der Ethik sieht sich die Ökonomie zu der oben erwähnten Selbstbesinnung auf ihre Grundlagen, nämlich die Integration in den Kontext der Lebensbewältigung und der Humanisierung menschlicher Lebensbedingungen herausgefordert. M. Kolmar thematisiert diese Selbstbesinnung in Überlegungen zum Verhältnis von Ökonomie und Medizinethik. Auch Kolmar geht statt vom üblichen Hinweis auf die Gegenläufigkeit der Interessen von einer strukturellen Ähnlichkeit zwischen Medizin und Ökonomie als zweier praktischer Wissenschaften aus. Offensichtlich läßt sich eine Tendenz der Ökonomie feststellen, die Zweckdebatte in das eigene Geschäft einzubringen, sich als Disziplin praktischer Philosophie, nicht nur als Feld instrumentellen Verstandes zu bewähren. Als wichtig, wenn auch in den Klagen über die Situation kaum präsent, stellt Kolmar heraus, daß die Krise des Sozialsystems und des Gesundheitswesens „zunächst einmal durch eine Zunahme an Möglichkeiten verursacht wird", damit durch eine Vergrößerung des Handlungs- und Freiheitsspielraums gerade im Bereich ärztlichen Handelns und des technisch Machbaren aufgrund des medizinischen Fortschritts. Das ethische Problem in dieser Situation ist „die Verantwortung für den Umgang mit dieser Freiheit"; dieses ist engstens verknüpft mit dem ökonomischen Problem, welchen Anteil des Sozialprodukts man „sinnvoll für medizinische Leistungen ausgeben kann".

An einer Reihe von Beispielen der durch Fortschritt eröffneten größeren Handlungsspielräume zeigt Kolmar, daß die mit ihnen notwendig verknüpfte Diskussion um die Handlungszwecke und der „Kernbereich ökonomischer Forschung" eng zusammengehören. Dieser Kernbereich, die Ökonomik, ist ein unverzichtbares Element und Instrument der Ökonomie. Die Ökonomik untersucht, *warum* bestimmte Organisationsformen *wie* wirken. Auf dieser Basis können dann Vorschläge für eine rationale Institutionengestaltung auch im Rahmen der Medizin und des Gesundheitswesens entwickelt werden. An Zahlen und Fakten zum deutschen Gesundheitssystem dokumentiert Kolmar, daß die „Medizin heute zu einem der zentralen ökonomischen Sektoren geworden ist" und daß die normativen Fragen des Einsatzes medizinischer Mittel und die ökonomischen Fragen einer (gerechten) Verteilung vorhandener Mittel eng ineinandergreifen.

Kolmar erhärtet diese These durch eine Analyse des Wissenschaftskonzepts sowohl der Medizin als auch der Ökonomie. Beide Wissenschaften enthalten „einen positiven und einen normativen Teil". Die Medizin als positive Wissenschaft basiert auf methodisch abgesichertem Wissen über die Funktionen des menschlichen Körpers und der Einwirkungen bestimmter Einflüsse. Charakteristisch für die normativen Implikationen der Medizin ist der Versuch, auf der Basis von „Kriterien für die Wissenschaftlichkeit medizinischer Hypothesengewinnung" (so z.B. in der Evidenz-basierten Medizin) effektive Verfahren für Handlungsanleitungen zu gewinnen. Hier geht der positive Wissenschaftsbegriff eine unlösbare Symbiose mit der Medizin als praktischer resp. normativer Wissenschaft ein. Durch die Verzahnung positiven Wissens über Wirkungsmechanismen mit dem Handlungswissen gehen in die Medizin weitere Parameter ein, nämlich z.B. Grundentscheidungen über Krankheitswertigkeit, damit Behandlungsbedürftigkeit bestimmter Störungen. Zwar läßt sich aus dem puren *Vorhandensein* von Störungen kein Sollen ableiten, aber der prinzipielle Handlungskontext – der pragmatische Kontext der Medizin als Wissenschaft – erfordert die zusätzliche Diskussion über die durch das Wissen eröffneten Handlungsoptionen.

Die *Ökonomik*, die „Kunst vom Umgang mit knappen Mitteln", ist traditionellerweise ein Teil der Trias von Disziplinen, die nach Aristoteles die praktische Philosophie ausmachen, nämlich Ökonomik, Ethik, Politik. Sie ist zwar eine positive Wissenschaft – Ökonomie als Wissen über Organisationsformen –, steht aber als praktisches Wissen zugleich unter der Forderung, „Vorschläge für eine rationale Institutionengestaltung" zu entwickeln. Ihr Ziel ist es, eine Bewirtschaftung knapper Mittel zu erreichen, die zugleich den Vorstellungen der Gerechtigkeit genügen kann. Unter dieser Rücksicht sind Ökonomie und Medizin auf einer unmittelbaren Handlungsebene miteinander verknüpft. Es haben „die auf dem Phänomen der Knappheit fußenden ethischen Probleme in der Medizin stets auch eine ökonomische Komponente". Die Ökonomik als Wissenschaft der Institutionengestaltung muß dem Prinzip klugen Wirtschaftens (Ökonomie) genügen, und zwar durch den Nachweis der Gerechtigkeit in der Zuteilung knapper Mittel. Die *Ökonomie*, „die Kunst vom Umgang mit knappen Mitteln", wird daher nur halb verstanden, wenn man sie ausschließlich als Wissenschaft von der Effizienz der Ressourcennutzung charakterisiert. Sie muß durch eine *Ökonomik* fundiert werden, durch jene Wissenschaft, „die sich mit der Ökonomie (Ressourcennutzung) unter Bedingungen der Knappheit beschäftigt". In dieser Verknüpfung von Effizienzberechnung und kluger Verteilung treffen sich – so Kolmar – Ökonomie und Medizin, denn beide stehen vor der Frage, „ob ein bestimmter Allokationsmechanismus in der Lage ist, eine Gerechtigkeitsvorstellung zu verwirklichen".

Durchführbar ist die Ökonomik nur auf der Basis integrierter philosophischer Gerechtigkeitstheorien, deren Relevanz für das Problem der Ökonomik Kolmar im folgenden unter Verweis auf jeweilige Konsequenzen für die Medizin diskutiert. Vorderhand und scheinbar nur „pragmatische Kriterien" erweisen sich bei näherer Analyse als ökonomikbedürftig, damit als angewiesen sowohl auf die Ökonomie als positive Wissenschaft als auch auf die Zweckdebatte. Kolmar weist im einzelnen nach, wie durch die Integration der Ökonomik der Handlungsbereich der Medizin als exemplarische gesellschaftliche Institution mit den Mitteln klugen Wirtschaftens gestaltet und dadurch ethisch, d.i. unter Gerechtigkeitsgesichtspunkten, legitimiert werden kann. Die Prinzipien dieser Gestaltung entwickelt er durch die Analyse jener Handlungsfelder der Medizin, die eng mit der Ökonomie verknüpft sind. Geprüft werden sie abschließend an exemplarischen Beispielen für die „derzeit existierenden Strukturen und diskutierten Reformmodelle", um die „konkrete Bedeutung für die Gestaltung von Institutionen" zu gewinnen, an denen sich demonstrieren läßt, wie durch eine Kombination marktwirtschaftlicher mit Gerechtigkeitsperspektiven zugleich auch „Effizienzsteigerungen zu erreichen sind".

Kolmar führt die Parallelisierung durch den Nachweis einer Strukturähnlichkeit weiter. In beiden Disziplinen wird ein (das jeweilige Konzept fundierendes) „Weltbild" unterstellt, das die gemeinsamen Denkansätze prägt. An einigen historischen Beispielen weist Kolmar nach, daß die doppelte Verwobenheit auf der Wissenschafts- oder Theorieebene (die Beziehung zwischen

Medizin und Ökonomik) und auf der Handlungsebene (medizinisches Wissen und Wirtschaften) bereits im vorszientistischen Verständnis beider angelegt wird. Überwindet man die neuzeitliche Konzentration auf die rein naturwissenschaftliche Analyse der Körperfunktionen wie der Funktionalität des Wirtschaftens, so führt dies zur Integration der Theorie der Gerechtigkeit in das medizinische wie ökonomische Handeln. Medizin wie Ökonomie bleiben auf bloße Kosten-Nutzenanalyse beschränkt und schweben in der Luft, solange sie sich nicht gerechtigkeitstheoretisch verankern lassen. Dieser Zusammenhang ist beispielsweise in der Entwicklung von QALYs insofern berücksichtigt, als entscheidungstheoretisch stabile „Präferenzen über Gesundheitszustände" und Lebensqualität der Individuen eine – wenn auch nicht weiter begründete – normative Rolle, damit die Implementierung der Ethik in die ökonomische Denkweise signalisieren. Auf der Basis des hier entwickelten Verständnisses der Rolle der Ökonomik und der Ethik in der Medizin werden diese normativen Implementierungen explizit mitreflektiert, die „normativen Zielvorgaben bezüglich ihrer Folgen überprüft und institutionelle Strukturen entwickelt, die diesen Vorgaben am besten gerecht werden". Im Anschluß an Ch. Hubig bestimmt Kolmar medizinische Güter durch den „Optionswert" der Güter. Die solidarische Bereitstellung medizinischer Leistungen für jedermann ist daher erforderlich, auch wenn im Regelfall nicht jeder in gleicher Weise davon Gebrauch machen muß. Im Rahmen einer staatlichen Grundsicherung, also einer unter Gerechtigkeitsgesichtspunkten organisierten Zuteilung knapper Mittel und Güter nach Bedarf, weist Kolmar auf der Basis der Unterscheidungen der jeweiligen normativen Situation der Güterzuteilung die Grenzen einer rein marktwirtschaftlich organisierten Allokation auf.

II. Medizin, Ethik und Recht

Auf der Grundlage einer „ethischen Problemskizze" zum Gedanken der „Nutzenmaximierung in der Gesundheitsversorgung" demonstrieren G. Marckmann und U. Siebert, wieweit sich die in Verteilungsproblemen im Gesundheitswesen „gewissermaßen 'von unten'" eingespielte Kosten-Nutzen-Erwägung, i.e. eine faktische Durchsetzung des utilitaristischen Prinzips, auch methodisch rechtfertigen läßt. Bezeichnend für die unterschiedlichen Modifikationen der utilitaristischen Ethik ist die Konzentration auf die Handlungs*folgen*, das Nutzenprinzip und die Orientierung nicht nur am individuellen, sondern am allgemeinen Wohlergehen. Die Stärke des utilitaristischen Paradigmas, sein „großes Problemlösungspotential" liegt – so Marckmann und Siebert – im „Kriterium der Nutzenmaximierung unter Knappheitsbedingungen", d.h. in der Forderung, die „Handlung bzw. gesellschaftspolitische Regelung [zu] wählen, die mit den verfügbaren Ressourcen das allgemeine Wohlergehen maximiert".

Im Blick auf die „Nutzenmaximierung in der Gesundheitsversorgung" zeigen sich ebenso wie die grundlegende Plausibilität aber ansatztypische methodische Schwierigkeiten der utilitaristischen Ethik. Es sind dies die in der Diskussion durchweg angemerkten Probleme, daß Kriterien für die quantitative Bestimmung des Nutzens für die Individuen fehlen, der „*intra*subjektive Nutzenvergleich" methodisch nicht organisiert ist, die Aufrechterhaltung der faktischen Präferenzen über die Zeit und die Abschätzung von Folgen und Nebenfolgen, i.e. die Reichweite der Verantwortung für künftige Generationen, nicht hinreichend geregelt sind.

Um die grundsätzlichen Vorteile des systematischen Kosten-Nutzen-Vergleichs bei medizinischen Maßnahmen nutzen zu können, müssen Theorie-Reparaturen durch methodische Zusatzannahmen wie z.B. die Entwicklung von Prinzipien der Verteilungsgerechtigkeit vorgenommen werden. Das demonstriert die Untersuchung abschließend an unterschiedlichen „Anwendungsszenarien für Kosten-Nutzen-Erwägungen" im Gesundheitssystem. Zunächst aber gibt es auch für diese methodischen Differenzierungen in der philosophischen Diskussion um die utilitaristische Ethik brauchbare Hinweise. Da – so die Kritik – Grundsätze der distributiven Gerechtigkeit vernachlässigt werden, die (unbedingte) Verpflichtung auf das Wohl des individuellen Patienten, damit die ärztliche Fürsorgepflicht mit dem Prinzip der Nutzenmaximierung vorderhand unvereinbar erscheint, vermag die utilitaristische Ethik als „*alleinige* ethische Grundlage für Verteilungsentscheidungen ... nicht zu überzeugen" – anders, wenn Differenzierungen der Gerechtigkeitsvorstellung mitreflektiert werden.

In Analysen unterschiedlicher Formen gesundheitsökonomischer Evaluationen, die auf die praktischen Schwierigkeiten des utilitaristischen Nutzenkalküls reagieren, wird der Gerechtigkeitsgedanke in die utilitaristischen Konzepte integriert. Diskutiert werden kurz Kosten-Nutzen- und Kosten-Wirksamkeitsstudien, etwas ausführlicher die Kosten-Nutzwert-Studien, das „im Rahmen von gesundheitsökonomischen Evaluationen am häufigsten verwendete Verfahren zur Ermittlung von Nutzwerten" im Blick auf „qualitätsadjustierte Lebensjahre (QALYs)". Neben einer genauen Definition der Rahmenbedingungen gesundheitsökonomischer Evaluation erweisen sich Verfahren zur Nutzwertbestimmung als nötig. Die Diskussion beider Gesichtspunkte führt zu Empfehlungen und – hier geht die Studie über den faktischen Vergleich hinaus – zur Entwicklung unterschiedlicher Anwendungsszenarien für das Prinzip der Nutzenmaximierung in der Gesundheitsversorgung. Kosten-Nutzwertanalysen spielen eine Rolle sowohl auf der „oberen Ebene der Mikroallokation" in Form von Leitlinien, auf der „unteren Ebene der Mikroallokation" in Form der Entscheidung über die „Zuteilung von Gesundheitsleistungen an einzelne Patienten". Aber auch auf der grundsätzlichen Ebene der Makroallokation lassen sich Kosten-Nutzenerwägungen sinnvoll einsetzen, so bei der Entscheidung über die Gewichtung von Medizin und Gesundheitswesen gegenüber anderen gesellschaftlichen Zielen und über die „Verteilung des Gesamtbudgets auf die verschiedenen Teilbereiche der medizinischen Versorgung". Vorteile des Konzepts liegen jeweils in der Angabe (Öffentlichkeit) der Verteilungskriterien und damit in der rationalen Überprüfbarkeit.

Da sich diese wie andere Studien gegen den Vorwurf einer in der Idee und am Grünen Tisch sehr plausiblen, in der Realität aber kaum durchführbaren Verbesserung verteidigen muß, wird abschließend das Konzept der Prioritätensetzung diskutiert, wie es seit 1989 durch die „Oregon Health Services Commission" durchgeführt wird. Der Weg der Umsetzung einer nach dem utilitaristischen Prinzip konzipierten Verteilung führt – das zeigt die nähere Analyse der Revisionen und Veränderungen – „immer weiter von ihrem ursprünglichen Kosten-Effektivitäts-Ansatz" weg. Der Grund könnte in technischen Unzulänglichkeiten, aber auch in einer konzeptionell bedingten – damit das utilitaristische Prinzip der Verteilung als ganze in Frage stellenden – Unzulänglichkeit liegen. Bei genauerem Zusehen lassen sich auf beiden Ebenen Unzulänglichkeiten, damit Revisionsbedürftigkeit und Revisionsmöglichkeit entdecken.

Das könnte dazu führen, das utilitaristische Konzept im Rahmen der Problemlösung im Gesundheitswesen als ganzes aufzugeben. Alternativ zu einer solchen Entscheidung werden aber Lösungsmöglichkeiten vorgeschlagen, die das Konzept der Nutzenmaximierung mit den Zielsetzungen ärztlichen Handelns und den Interessen betroffener Patienten kompatibel machen. So wird eine Differenzierung der Anwendung „eines Kosten-Effektivitäts-Ansatzes" dadurch möglich, daß man ihn „durch Erwägungen distributiver Gerechtigkeit ergänzt". Eine solche Adjustierung der Verteilungskriterien an die jeweilige Situation läßt sich nicht durch eine „ethische Metatheorie", auf keinen Fall durch den Verzicht auf eine ethische Konzeption, wohl aber durch die Kombination ethischer und gesundheitsökonomischer Überlegungen erreichen.

Auf diesem Weg geht – so die Selbsteinschätzung der Autoren – die Studie einen Schritt weit voran, erlangt aber kein letztgültiges Ergebnis. Plausibel ist der Ansatz des „risikoadjustierten QALY-Modells", das es ermöglicht, „den Schweregrad eines Gesundheitszustandes und das Mortalitätsrisiko in einen Kosten-Effektivitäts-Ansatz zu integrieren". Da aber „den Ergebnissen gesundheitsökonomischer Evaluationen im Rahmen gesundheitspolitischer Entscheidungen immer nur unterstützende Funktion" eingeräumt werden kann, gibt das utilitaristische Prinzip – darin besteht seine Unüberspringbarkeit und Stärke, aber auch seine begrenzte Reichweite – nur eine generelle Devise vor: Bei „wichtigen Entscheidungen über die (Nicht-)Finanzierung medizinischer Verfahren [müssen] gesundheitsökonomische Ergebnisse tatsächlich einbezogen werden", um auf der Basis von Kosten-Effektivitäts-Kriterien zu gewährleisten, „dass mit den begrenzt verfügbaren Ressourcen ... der maximale medizinische Nutzen erzielt wird". In dieser Abwägung spielen utilitaristische und nicht-utilitaristische Kriterien zusammen.

Auf jeden Fall dokumentiert die praktische Umsetzung des utilitaristischen Prinzips im Gesundheitswesen nicht nur die in der gängigen Debatte in den

Vordergrund gerückten Unzulänglichkeiten der Ethik und insbesondere der utilitaristischen Ethik, sondern zugleich auch ihre Effektivität im Sinne der klugen Bewirtschaftung begrenzter Mittel, damit ihre Verwandtschaft zur „Ökonomik" (im Sinne Kolmars). So läßt sich das Fazit aller bisherigen Überlegungen auch als Aufforderung lesen, die ethische Diskussion mit Ökonomie und Politik zu verknüpfen, um die gesamten Ressourcen praktischer Argumentation für die Analyse des Handelns im Gesundheitssystem zu nutzen. Zugleich erweist sich dadurch das Desiderat der Integration einer kritischen Prüfung der bestehenden Rechtslage.

Die Schnittstelle und den Brückenschlag zwischen Ökonomie und Medizinethik bilden – bei Voraussetzung begrenzter Ressourcen in der Gesundheitsfürsorge (d.i. bei Voraussetzung der generell und für jegliches ökonomische Handeln gegebenen Ausgangs- und Motivationslage) – Fragen der Sicherung einer gerechten Zuteilung. Das Recht definiert H. Freudenberg in seinen Überlegungen zu den rechtlichen Problemen der Ökonomisierung der Medizin als ein „staatliches", damit durchsetzungskräftiges Entscheidungssystem der „Vermeidung oder Lösung von Konflikten widerstreitender Interessen", näherhin von sozialen Interessenkonflikten. „Gerechtigkeit" der Zuteilung vorhandener Güter ist wie für Ökonomie und Ethik auch der Leitfaden und Maßstab rechtlicher Regelungen.

Als Ausgangspunkt seiner Überlegungen entwickelt Freudenberg eine nähere Bestimmung der Interessenkonflikte, die durch eine Ökonomisierung medizinischer Mittel und Güter entstehen, im Blick auf die „beteiligten Akteure". Gemeint sind jeweils die entsprechenden betroffenen juristischen Personen, nämlich „die Leistungserbringer (Ärzte, Krankenhäuser, Apotheker u.s.w.)", dann die Versicherungen und die Bürger qua „Patient" oder „Beitragszahler". Gegenläufige Interessen, damit soziale Interessenkonflikte entstehen bereits in ein und derselben Person, die als „Patient" an einer optimalen medizinischen Versorgung und gleichzeitig an „umfassender Freistellung von Gesundheitsausgaben" interessiert ist, als Beitragszahler einer Versicherung aber an möglichst geringen Kosten, damit an einer „Begrenzung der Gesundheitsausgaben". Im letzten trifft er sich zwar mit den Interessen der Versichertengemeinschaft, setzt sich aber in Konflikt mit dem eigenen Interesse als Patient und mit dem Interesse der Leistungserbringer an optimaler Versorgung („Therapiefreiheit") bei möglichst hoher Vergütung. Es obliegt dem Recht, dies Geflecht von Überschneidungen und konfligierenden Interessen, das Geflecht sozialer Konflikte des Handelns im Gesundheitswesen, zu regeln. Dies geschieht durch Schaffung eines Rahmens der Konfliktlösung in der Rechtsetzung, durch „abstrakt generelle Regelungen", also „Spielregeln" der Ökonomisierung, die fall- und personübergreifend gelten. Für deren institutionelle Reichweite, formelle Funktion sowie für die Grenzen der Entscheidungsbefugnis ist ein Prozeß demokratischer Willensbildung, nicht ökonomische Rationalität die Grundlage.

Die rechtlichen Rahmenbedingungen der Ökonomisierung der Medizin bilden die „'Baupläne' der privaten und gesetzlichen Krankenversicherungen", die die Untersuchung Freudenbergs zunächst charakterisiert, um daran anschließend rechtliche Probleme der Ökonomisierung durch „Einflussnahme auf den Leistungs*anspruch* bzw. das Leistungs*verhalten*" zu untersuchen. Abgeschlossen wird die genaue Analyse des Geflechts rechtlicher Normierung im Versicherungswesen durch Überlegungen zu den Möglichkeiten einer Begrenzung des Leistungsanspruchs durch Rationalisierung und Rationierung. Geboten und rechtlich geregelt sind sowohl der Abbau von Überversorgung, von Fehlversorgung unter den Aspekten der Wirtschaftlichkeit und Qualitätssicherung, aber auch die (verfassensrechtliche) Einschränkung der Rationierung.

Verfassungsrechtliche Schranken für eine Rationierung lassen sich weder aus den Grundrechten der Leistungserbringer noch der Patienten erheben. Interessant ist hier wieder die Verschränkung von Ethik und Recht, denn im „Vordergrund steht bei der verfassungsrechtlichen Bewertung ökonomischer Verteilungsentscheidungen *unter Knappheitsbedingungen* ... die Frage der *Verteilungsgerechtigkeit*". Relativ harte Grenzen zieht das „Differenzierungsverbot", jenseits dessen „der Gesetzgeber jedoch einen weiten sozialpolitischen Gestaltungsspielraum" hat. So ist beispielsweise eine finanzielle Überforderung der Versichertengemeinschaft „ein rechtlich akzeptiertes Rationierungskriterium". In aktuellen Regelungen wird dies durch eine teilweise Beschränkung „des Anspruchs auf Freistellung von Gesundheitsaufgaben" bereits umgesetzt, wobei auch hier „die Frage nach der *Gerechtigkeit* in der besonderen Form der *Belastungsgerechtigkeit* im Vordergrund" steht.

Den Brückenschlag von rechtlichen zu ökonomischen zu pragmatischen Aspekten demonstriert die Untersuchung an Möglichkeiten, das Ziel aller Maßnahmen, nämlich „ein am ökonomischen Prinzip orientiertes Leistungsverhalten der Patienten und Leistungserbringer" zu erwirken, und an Möglichkeiten der Steuerung des Verhaltens der Leistungserbringer. Sowohl das Instrument der Wirtschaftlichkeitsprüfung als auch die Leistungssteuerung über Honorarmaßnahmen fallen in den Rahmen des rechtlich Möglichen.

Auch Freudenberg geht in seinen Überlegungen zum Verhältnis von Recht und Ökonomisierung davon aus, daß die Herstellung eines Äquilibriums zwischen ökonomisch vernünftiger Bewirtschaftung knapper Mittel und der ethisch gebotenen Orientierung an einer Optimierung der Gesundheitsversorgung nicht generell erreichbar ist. Es besteht immer die Gefahr, „dass die Leistungserbringer unter dem Eindruck von Vergütungsbegrenzungen und Wirtschaftlichkeitsprüfungen ihr Handeln ökonomisch so rational ausrichten, dass die notwendige medizinische Versorgung nicht mehr gewährleistet ist", daß also die abstrakte ökonomische Rationalität sowohl das Ethos ärztlichen Handelns als auch das ethische Prinzip der Gerechtigkeit verletzt. Im Rahmen des Rechts ist – um dieses Äquilibriums willen – ein Blick auf das Haftungsrecht hilfreich, da hier (wie Freudenberg an einigen Beispielen demonstriert) die abstrakt an der ökonomischen Rationalität orientierte Aufstellung von Leistungskatalogen und das medizinisch Notwendige im jeweiligen ärztlichen Handeln miteinander oder auch gegeneinander ins Spiel gebracht werden.

Letztlich entscheidet sich die Frage, ob sich Ökonomie und (Medizin-)Ethik vereinbaren lassen, daher auch nicht allein im Blick auf die rechtlichen Regelungen. So notwendig sie sind, sie erweisen sich nicht als hinreichend, um über das Konzept eines „klugen" Wirtschaftens mit knappen Mitteln prinzipiell zu entscheiden. Die Herstellung einer ausgewogenen Kombination von ökonomischer Rationalität (also rein an der Optimierung von Mitteleinsätzen orientiertem Handeln), ökonomischer Klugheit (zweckdienlichem Einsatz ökonomischer Rationalität zur Erreichung von Handlungszielen) und Ethik (der diskursiven Erhebung vertretbarer Handlungsziele unter dem Gesichtspunkt einer gerechten Verteilung knapper Güter) entscheidet sich von Fall zu Fall in der Praxis, hier im Rahmen des Handelns der „Leistungserbringer", der Kliniken und der Ärzte.

Im bewußten Kontrast zu den argumentativen Üblichkeiten werden in den Beiträgen zu *Ökonomie und Medizinethik* rechtliche und ethische Probleme der Ökonomisierung als zwei Facetten einer Problemlösung mit einem einheitlichen Ziel diskutiert. Es geht, wie die Überlegungen von U. Freudenberg zeigen, in der Diskussion rechtlicher Aspekte der Ökonomisierung der Medizin um die Leistungsfähigkeit des Rechts in der Lösung von Interessenkonflikten, damit um eine Integration rechtlicher Regelungen (deren Vorteil in der implementierten Durchsetzungsfähigkeit liegt) in den Kontext ethischer Reflexion, zur Lösung sozialer Konflikte, hier zur Lösung von Zuteilungskonflikten. Die Rechtfertigung rechtlicher Regelungen liegt darin, daß sich trotz eines weitgehenden Gleichklangs der Interessen von Arzt und Patient (auf der Basis der Regelung ärztlichen Handelns durch das ärztliche Ethos, das dem Gesundheitsinteresse des Patienten entspricht) institutionell zwangsläufig Konflikte zwischen diesen beiden Akteuren und den Interessen von Versicherungsgemeinschaften, also auch den mittelbaren Handlungsinteressen der zunächst beachteten Akteure ergeben. Das Recht als ein „staatliches Entscheidungssystem zur Konfliktlösung" (Habermas) mit zwar begrenzter Reichweite, aber wegen der Zwangsbefugnis hoher Verbindlichkeit, erweist sich als eine der Steuerungskomponenten, die die abstrakte ökonomische Rationalität auf das Problem der Legitimität von Handlungen hin erweitert.

III. Praktische Probleme der Ökonomisierung

Der so charakterisierte Handlungsspielraum kennzeichnet auch die prinzipiellen Möglichkeiten ärztlichen Handelns im Rahmen einer Medizin, die angesichts knapper Mittel auf kluges Wirtschaften und gerechte Zuteilung angewiesen ist.

In einer kritischen Analyse des Konzepts und der Methoden der Evidenzbasierten Medizin umreißt H. Raspe ein Wissenschaftskonzept der Medizin, das eine Grundlage abgibt, um die Evidenz-basierte Medizin und ihre Bedeutung korrekt einschätzen zu können. In Auseinandersetzung mit den gängigen wissenschaftstheoretischen Selbstdefinitionen der Medizin entweder als Naturwissenschaft vom Menschen oder als angewandte Wissenschaft, die sich durch „Nutzung einer oder mehrerer grundlegender Wissenschaften auszeichnete", definiert Raspe die Medizin als „Handlungswissenschaft", damit als eine Verflechtung von theoretischem und Handlungswissen im Rahmen eines sozialen Handlungssystems. Als eine solche soziale Handlungswissenschaft ist die Medizin darauf verpflichtet, „die Veränderung des status praesens und seines (in der Medizin so genannten) ‚natürlichen' Verlaufs" in Angriff zu nehmen. In einer knappen Übersicht wird das Handlungsfeld der Medizin als ein Feld der Handlungsnormierung personaler Interaktion auf der Basis geteilter Aufgaben und Ziele, bereitstehender Mittel und Institutionen charakterisiert. Konstitutiv ist ein in Können überführtes Wissen und die Konzentration auf einen individuellen Aktionspartner. Die durch die Medizin „intendierten Veränderungen sind nicht ziellos und haben in jedem Fall einen persönlichen, zwischenmenschlichen und sozialen Wert" – darin liegt ihr Charakter als „Normwissenschaft". Zugleich wird hier die für das ärztliche Handeln konstitutive Verwiesenheit auf eine ethische Reflexion ersichtlich, die Verpflichtung zur Legitimation des wissensgesteuerten Könnens als Mittel zur Veränderung der Situation eines Individuums.

Raspe hebt diesen Aspekt in einer knappen Definition hervor, die zugleich die Verknüpfung von ärztlichem Handeln und Legitimitätskontrolle unter Gesichtspunkten eines klugen Mitteleinsatzes markiert. „Medizin ist *Handlungs*wissenschaft, weil ihr Ziel wissenschaftlich fundiertes Handeln ist. Sie ist Handlungs*wissenschaft* auch und vor allem darin, dass sie die Determinanten und Konsequenzen ihres Handelns immer wieder einer rigorosen wissenschaftlichen Kontrolle unterzieht." Hier wird eine Auseinandersetzung mit der in Deutschland in den letzten Jahren wenig gepflegten Methodenlehre der Medizin erforderlich. Raspe verweist auf P. Martinis *Methodenlehre der therapeutisch-klinischen Forschung* (1932), weiter zurückliegend auf C.A. Wunderlichs Ausführungen von 1851 sowie W. Spitzers Überlegungen von 1986 und charakterisiert die „klinische Forschung als das Studium der Determinanten und Folgen klinischer Urteile, Entscheidungen und Handlungen." Über den Schutz des Rechts auf Forschung im Grundgesetz Art. 5 Abs. 3 hinausgehend erhebt Raspe die Forderung einer „Pflicht zur Forschung"; denn die „Verpflichtung zur klinisch-evaluativen Forschung" ist für die Medizin als Handlungswissenschaft unumgänglich, um „Chancen und Risiken medizinischer Interventionen ex post beurteilen und ex ante abschätzen zu können". In Orientierung an der Deklaration des Weltärztebundes von Helsinki (zuletzt 2002), dem „obersten Ziel" der medizinischen Forschung am Menschen dadurch zu genügen, daß selbst „die am besten erprobten prophylaktischen, diagnostischen und therapeutischen Methoden ... fortwährend durch Forschung auf ihre Effektivität, Effizienz, Verfügbarkeit und Qualität geprüft werden", sichtet Raspe eine Reihe der gängigen Kritiken an der Evidenz-basierten Medizin. Das Fazit: Während die Evidenz-basierte Medizin sich dem Ziel der Verbesserung prophylaktischer, diagnostischer und therapeutischer Verfahren unterstellt, wird in den Kritiken entweder ein alternatives Verständnis der Medizin oder eine Reihe verborgener Vorurteile virulent. So sind die gängigen Kritiken an der Evidenz-basierten Medizin generell von Vorentscheidungen für spezifische Auffassungen von Medizin wie z.B. der anthroposophischen, der „patientenorientierten" geprägt und richten sich gegen das wissenschaftlich-kausalistische Paradigma der Medizin. In der Regel sieht die Kritik inhaltlich so aus, daß eine eingestandene Grenze der Evidenz-basierten Medizin, die bislang unzureichende Patientenorientierung, zum Anlaß genommen wird, „den sinnvollen Beitrag der EbM zu leugnen oder zumindest zu marginalisieren".

Diese Kritik geht nicht nur an der Sache vorbei, sondern sie läßt sich generell zurückweisen, wenn man zugleich mit der unverzichtbaren Ausrichtung an einer wissenschaftlich orientierten Medizin die Grenzen der Evidenz-basierten Medizin beachtet. So garantiert sie keinen „humanen Umgang zwischen Arzt und Patient", ist nicht geeignet, allgemeine Gesundheitsziele oder Ziele der Medizin zu definieren, und sie ist von der Domäne der „reinen und kliniknahen Grundlagenwissenschaften und –forschung" zu unterscheiden. „In anderen Worten: EbM produziert keinen Fortschritt, sie prüft ihn ... und hilft, echte von Scheininnovationen zu unterscheiden." Behält man aber die Grenzen und auch die Schwächen der Evidenz-basierten Medizin im Blick, dann werden die Kritiken obsolet. Die Bedeutung der medizinischen Forschung für die klinische Situation liegt unbestritten darin, daß man am „Prinzip des ‚singulären Kausalerkennens' [und der] orientierenden Beobachtungsstudie" als notwendiger Grundlage, wenngleich nicht als Lieferant „überzeugender empirischer Evidenz für Wirksamkeit und Nutzen medizinischer Maßnahmen" festhält.

Raspe setzt den Kritiken auf deutscher Seite eine Reaktion im angelsächsichen Bereich auf die nämlichen Probleme entgegen. In der sog. „Charta on Medical Professionalism" wird u.a. durch die Verpflichtung, wissenschaftliche Standards aufrechtzuerhalten, die Forschung zu fördern, um neues Wissen und seinen adäquaten Gebrauch zu sichern, ein Rahmen für die Evidenz-basierte Medizin geschaffen. Sie läßt sich „in diesem Kontext verstehen als die professionseigene Vergegenwärtigung und Nutzung des jeweils besten, verfügbaren Handlungswissens aus evaluativer klinischer und Versorgungs-Forschung". Berücksichtigt man den historischen Entstehungsrahmen der Evidenz-basierten Medizin als „Entwicklung aus der Klinik und für die Klinik", dann ist sie – gegen F.W. Kolkmann u.a. – kein „Mittel der De-Professionalisierung" und auch keine Erfindung der Politik oder Ausgeburt rein ökonomischer Interessen. Sie berücksichtigt vielmehr die Eigenart der Medizin wie der Ökonomie, einer jeweils praktischen, am Gesundheitsinteresse des Individuums und an der Aufgabe einer gerechten Zuteilung der Gesundheitsversorgung von seiten der Gemeinschaft orientierten Wissenschaft. Bei realistischer Einschätzung der Möglichkeiten, Grenzen und Schwächen erscheint die Evidenz-basierte Medizin daher als ein „belastbarer aber begrenzter Beitrag zu einer rationalen Entscheidungsfindung in der klinischen Praxis und im Gesundheitswesen".

Die Rolle des Krankenhauses im System der Gesundheitsversorgung diskutieren die drei abschließenden Beiträge dieses Bandes. Die soziale Bedeutung des Krankenhauses als unverzichtbares „Optionsgut" – ein öffentliches Gut, das durch staatliche Sicherung zu garantieren ist – läßt ökonomische Effizienz nur bedingt als Beurteilungsparameter zu. Es finden sich zwar Konzepte einer effizienteren Bereitstellung entsprechender Leistungen durch die Integration unterschiedlicher medizinischer Versorgungsbereiche, die alternative Finanzierungsversionen vorsehen. Diese müssen sich aber unter ökonomischen wie sozialen und ethischen Aspekten überprüfen lassen. Mögliche Kandidaten wie die gegenwärtig virulente „duale Krankenhausfinanzierung" (eine Mischung aus staatlicher Investitionsfinanzierung und kostendeckender Betriebsfinanzierung), die sog. „Club-Lösung" und die „Versicherungs-Lösung" bieten eventuell aussichtsreiche Alternativen zu einer monistischen Finanzierung. Dennoch fehlt bislang ein ausgereiftes Modell, das die Austarierung der wettbewerblichen, also marktwirtschaftlichen Ausrichtung und den staatlichen Sicherstellungsauftrag hinreichender Krankenhauskapazitäten (als eines öffentlichen Gutes) erlaubte. – Ein Anlaß für K.-D. Henke, die „ökonomischen Grundlagen der Krankenhausreform in der Bundesrepublik Deutschland" gerade unter dieser Perspektive der Integration ökonomischer und sozialethischer Erfordernisse zu diskutieren.

Diese Grundlagen der Krankenhausreform lassen sich unter zwei Aspekten, nämlich einer betriebs- und einer volkswirtschaftlichen Perspektive beurteilen – beides aber nur im Blick auf den Rechtsrahmen, innerhalb dessen „die Qualität und die Wirtschaftlichkeit bei der Leistungserbringung" realisiert wird. Unter diesen Gesichtspunkten gewichtet Henke sowohl die bisherigen Reformschritte, die in Richtung auf „mehr Wettbewerb im Gesundheitswesen" zielen, als auch die Aufgabenvielfalt im Gesundheitsbereich. Zweierlei steht einer rein betriebs- oder volkswirtschaftlichen Problemlösung im Wege: die prinzipielle Unwirtschaftlichkeit des sog. Optionsnutzens und die „Distribution, also eine politisch zu definierende Gerechtigkeit". Hier kann die Mobilisierung von Wirtschaftlichkeitsreserven – eine „Daueraufgabe, die es schon aus ethischer Sicht permanent zu verwirklichen gilt" – eine wichtige Grundlage sein, rein marktwirtschaftliche Betrachtung aber keine Erfüllung der Aufgaben, nämlich einer gerechten Verteilung und einer klugen Bewirtschaftung im Sinne des Solidaritätsgedankens, erreichen. Auch die vielversprechende Privatisierung der städtischen Krankenhäuser in Berlin erweist sich – unter diesen Gesichtspunkten analysiert – als nicht radikal genug. Henke vermutet beispielsweise, daß die Gründung mehrerer GmbH's (anstelle einer) die „angestrebte Effizienzsteigerung durch mehr Wettbewerb im Leistungsvergleich" eher erreicht hätte und daß der politische Rahmen die eigentliche Absicht der Privatisierung erschwert hat. So mag zwar eher die Finanzlage Berlins als der „ökonomische Sachverstand" der Hauptgrund für die Reform gewesen sein, das Beispiel zeigt aber mit der „Politisierung und Politikverflechtung" und der zu zaghaften Privatisierung zwei Probleme auf, die für eine Krankenhausreform insgesamt charakteristisch sind. Einen Alternativvorschlag, die vielfältigen Probleme sowohl ökonomisch als auch ethisch vertretbar (wegen der Berücksichtigung der Solidarität der Gesundheitsversorgung) zu lösen, entwickelt Henke in seinen Überlegungen zur integrierten Versorgung – ein Konzept, dessen Realisation aber zumindest aus ökonomischer Sicht „noch viel zu tun" aufgibt.

Auch R. Souchon und D. Herberhold gehen in ihren Überlegungen „zur Vereinbarkeit von ärztlichem Handeln und sozialem Auftrag von Krankenhäusern im Zeitalter der DRG" von der Forderung aus, „Effizienzdenken mit moralischen Verpflichtungen im Gesundheitswesen" zu vereinbaren. Der soziale Auftrag der Krankenhäuser umfaßt den ökonomisch klugen, damit verantwortbaren Umgang mit knappen Mitteln und die „solidarische Zurverfügungstellung" der Gesundheitsleistungen auf einem aktuellen Stand medizinisch-technischen Fortschritts. Zwar ist das DRG-System (diagnosis related grouping) „ein Resultat ... eines ordnungspolitischen Eingreifens des Staates", das selbst wiederum aber aus der „sozialen Verpflichtung, ... die Gesundheitsversorgung sicherzustellen" seinen pragmatischen Sinn und seine ethische Rechtfertigung gewinnt.

Obwohl sich auf den ersten Blick ein grundlegendes Prinzip des ärztlichen Ethos, das in der aktuellen Medizinethik wieder aufgegriffen wird, nämlich das der Gerechtigkeit der Zuteilung knapper Mittel, und ein „diagnosebezogenes Fallpauschalensystem" für im Krankenhaus erbrachte Versorgungsleistungen nicht zu widersprechen scheinen, führen sie im ärztlichen Handeln zu Problemen. Ärztliches Handeln besteht nicht in der Dokumentation von Krankheiten oder Krankheitswertigkeit, sondern in der Hilfeleistung. Um der Aufrechterhaltung klinischer Versorgung willen gewinnt aber die erste Orientierung immer mehr (zu viel) an Aufmerksamkeit. Dadurch entsteht der üblicherweise beklagte Konflikt einer Beschränkung ärztlicher Handlungsspielräume durch ökonomische Zwänge und damit verbunden die Instrumentalisierung ärztlichen Handelns wie der behandelten Patienten.

Dennoch lassen sich, wie in weiteren Überlegungen gezeigt wird, ärztliches Ethos und ökonomische Effizienz durch die Orientierung an effizienterer Nutzung vorhandener Mittel vereinbaren. Das heißt, durch kluges Wirtschaften läßt sich auch gegenwärtig eine opitmale, an wissenschaftlicher Evidenz ausgewiesene Versorgung von Patienten erreichen. „Maßstab und Strategie" für diese Ausrichtung liefert – hier verweisen die Autoren auf den Beitrag von Raspe – die „evidenzbasierte Medizin" mit dem Ziel, „Leitlinien" zu entwickeln, „die einen abgesicherten Korridor für ärztliches Handeln" eröffnen.

Da sich auch für die Umsetzung einer solchen an einer Optimierung, damit an ethisch vertretbaren und zugleich ökonomisch zu erwirkenden Standards, orientierten Gesundheitsversorgung in die ärztliche Praxis noch weitere Probleme ergeben, schließt sich eine Reflexion auf die Aktualisierung und die damit zu erreichenden „Spielräume des durch ein ärztliches Ethos geleiteten Handelns unter gegebenen ökonomischen Bedingungen" an. Die traditionelle Orientierung am Wohl des Patienten und an der Schadenabwendung muß durch ein „Gebot zur Qualität und zum Ressourcenbewusstsein" ergänzt werden. Über eine Differenzierung zwischen dem Prinzip der „Gleichbehandlung aller Betroffenen" und dem Prinzip der „Gerechtigkeit", das „dem der unbedingten Gleichheit" entgegensteht, lassen sich weitere Aktualisierungen folgern. Die „voluntas aegroti" sollte im Sinne einer wohlverstandenen Autonomie verstanden und durch die Förderung des „informed consent" aktualisiert werden. Gerechtigkeit – verstanden im Sinne einer vom Prinzip der Gleichheit gelösten Fairness – wird zum Leitfaden des Handelns. Unter ökonomischen Gesichtspunkten ist zugleich die „Realisierbarkeitsregel" zu beachten. Hier geht es um „die für alle Beteiligten ... besten unter den real möglichen Lösungen", also um durch „pragmatische Klugheit" gewonnene bzw. erweiterte Handlungsspielräume. Dadurch werden letztlich auch in diesen Überlegungen durch die Frage nach der gerechtfertigten Praxis ökonomische Klugheitsregeln und Zweckdebatte verknüpft.

Die Notwendigkeit, aber auch die Komplexität einer solchen Reflexion demonstriert R. Souchon an seinen Überlegungen zur „Rationierung medizinischer Mittel bei alten Patienten". Am besonders brisanten Beispiel alter Tumorerpatienten werden Möglichkeiten diskutiert, trotz knapper Mittel „Bedarfsgerechtigkeit ... Verteilungsgerechtigkeit und ... Nichtdiskriminierung bei der medizinischen Versorgung" zu gewährleisten.

Was für die aufgrund des steigenden Alters inzwischen häufigste Alterserkrankung und Todesursache gilt, soll beispielhaft „auch für eine große Anzahl von Patienten mit nicht-onkologischen Erkrankungen gelten", da auch für sie in der Regel zutrifft, daß die Erkrankungsursachen außerhalb des individuellen Verantwortungsbereichs und der Beeinflussungsmöglichkeiten liegen. Da für sämtliche Überlegungen Rationierung nicht im üblichen Sinn einer Vorenthaltung wirksamer Behandlungen, sondern „im Sinne von Verteilung von Leistungen gemäß dem Bedarf" bei zwangsläufiger Limitierung aufgrund knapper Mittel verstanden wird, muß für alte Patienten dieselbe Abfolge von Priorisierung und Rationierung ins Spiel gebracht werden wie für jeden Erkrankten. Für den besonderen Fall onkologisch erkrankter Menschen läßt sich allerdings die gängige Kombination von Evidenz basierter Medizin, also die Kopplung der Priorisierung von Versorgungsleistungen „an gesichertes Wissen auf Basis methodisch hochwertiger klinischer Studien und wissenschaftlich kritischer Analysen von Forschungsergebnissen" nicht in Anschlag bringen. Der Grund: Bei der Vielfältigkeit onkologischer Erkrankungen im Alter gibt es keine zureichende Auswertung in entsprechenden klinischen Studien. Die wenigen vorhandenen Vergleiche zeigen allerdings, daß gerade bei der Tumortherapie der Effekt verfügbarer Maßnahmen altersunabhängig gleichermaßen positiv ist, wenn entsprechend der allgemeine Gesundheitszustand positiv ist.

Damit ist klar, daß für einen Therapieentscheid nicht das kalendarische Alter, sondern der allgemeine gesundheitliche Status des Patienten ausschlaggebend sein muß. Zwingend erforderlich sind aber weitere spezifische Studien der geriatrischen Onkologie, die eine entsprechende Beurteilung der „körperlichen und funktionellen Möglichkeiten und Leistungsfähigkeiten" sowie der Therapieverträglichkeit stützen, dadurch eine „substantielle Unterstützung von Entscheidungsfindungen für oder gegen eine onkologische Diagnostik oder Therapie" bereitstellen. Bereits die wenigen vorhandenen Studien zeigen, daß eine wohlverstandene, der Rationierung vorhergehende Priorisierung legitimiert, damit eine Vereinbarkeit des im ärztlichen Ethos verankerten Prinzips der „benevolentia" und des ökonomischen Gebots einer sparsamen, klugen Bewirtschaftung der Mittel durch eine transparente Rationierung gewährleistet werden könnte.

IV. Fazit

Die auf den ersten Blick verfahrene Konkurrenz von Ökonomie und Ethik verdankt sich (leider) keinem bloßen Alltagsmißverständnis, im Gegenteil: Gerade durch die Entwicklung der philosophischen Disziplin der Ethik in der letzten Hälfte des vorigen Jahrhunderts wird dies Mißverständnis gestützt, ja provoziert. Primär motiviert die Kritik an der utilitaristischen Ethik, der Organisation von Handlungsregeln bzw. der Normierung menschlichen Handelns durch das Prinzip des größten Glücks der größten Zahl zur Skepsis und zu Vorbehalten einer Ausrichtung ethischer Reflexionen am allgemeinen – zudem noch numerisch erhebbaren – Nutzen. Kants Überlegungen in der *Grundlegung zur Metaphysik der Sitten*, es habe im „Reich der Zwecke", also im Bereich der Orientierung des Handelns, „alles entweder einen Preis oder eine Würde",[1] scheint das utilitaristische Prinzip aus den Angeln zu heben. Der „Preis" wird im Sinne Max Webers in „Nutzen, ökonomischen Wert" zu übersetzen sein. Dagegen bleibt die „Würde" dem Menschen vorbehalten, denn „die Sittlichkeit und die Menschheit [ist] ... dasjenige, was allein Würde hat".

Im Blick auf diejenigen, die nicht zur „größten Zahl" gehören, deren Wohl und Glück dem utilitaristischen Prinzip geopfert wird, gewinnt Kants „Instrumentalisierungsverbot" zweifelsfrei die Sympathien. Die grundlegende Forderung der Ethik, ihr Prinzip liegt darin, „daß jedes vernünftige Wesen als Zweck an sich selbst, nicht bloß als Mittel zum beliebigen Gebrauche für diesen oder jenen Willen" anerkannt werden muß. Bei genauerem Zusehen und intensiverer Auseinandersetzung mit Kant – dem Ziehvater der deontologischen (an moralischer Verpflichtung, am Pflichtgedanken) orientierten Ethik –

---
[1] I. Kant: *Grundlegung zur Metaphysik der Sitten*. In: *Kants Werke*. Akademie-Textausgabe, Bd. IV. Berlin 1903. Unveränderter Nachdruck, Berlin 1968, 434f, zum folgenden vgl. 435, 438.

gewinnt das Konzept seiner Ethik und das Instrumentalisierungsverbot an Operabilität. Es heißt nicht, daß „vernünftige Wesen", denen allein und mit Notwendigkeit „als Zweck an sich selbst" eine Würde zuerkannt werden muß, *in keinem Fall* für die Zwecke Dritter instrumentalisiert werden dürfen. Diese rigide Auslegung zieht in der Regel mehr oder weniger verdeckt metaphysische, ja theologisch fundierte religiöse Aspekte hinzu, nämlich z.B. daß die Personwürde eine Leihgabe für den Menschen durch göttliche Schöpfung und Gottes Willen sei.[2] Bleibt man bei Kants Überlegung, so erweist sich zweierlei: Selbstverständlich ist menschliche Interaktion – insbesondere wenn man gemeinsames Handeln als solidarische Schicksals- und Endlichkeitsbewältigung versteht –, ist jede Hilfeleistung, durch selbst bei individueller Freiwilligkeit notwendige (situationseigene) Instrumentalisierung anderer definiert. Unsere Berufe sind und machen uns zu Instrumenten im Dienste anderer. Dies ist insbesondere im ärztlichen Ethos seit Jahrtausenden thematisiert und zur Verpflichtung erhoben worden. Die spannende ethische Frage ist also die nach der Auslotung des Verbotes, andere „nicht *bloß* als Mittel zum beliebigen Gebrauch für diesen oder jenen Willen", d.i. für die Interessen und Handlungsintentionen Dritter aufzuzehren.

Die Modifikationen einer utilitaristischen Ethik, insbesondere die Integration von Gerechtigkeitsgesichtspunkten erweisen sich gerade da, wo sie für das Handeln im Gesundheitswesen als Regulierung und Orientierung ausgebracht werden, einerseits als differenzierungsbedürftig, andererseits aber als prinzipiell interessant. Denn dieses Ethikkonzept ist grundlegend mit dem Gedanken der Ökonomik, des klugen Wirtschaftens zum Zwecke lebensformstützender Möglichkeiten, zum Zwecke solidarischer Schicksals- und Endlichkeitsbewältigung vereinbar. Zudem weisen die Differenzierungen in die Richtung einer Berücksichtigung nicht nur der Interessen der größten Zahl, sondern führen auch zu rationalen Konzepten der Berücksichtigung individueller Interessen.

Die zweite voreilige Schlußfolgerung liegt darin, daß – mit Kant – die Ethik einen weit höheren Platz einnehme als die Ökonomie, die es eben nur mit „Preis", „Wert" und letztlich Nutzen einer *Sache* zu tun hat, also personale und Selbstzweckgesichtspunkte überhaupt nicht zu reflektieren bräuchte oder – verschärft sogar – nicht dürfte. Was aber, wenn im Alltagsgeschäft, insbesondere im Bereich des Gesundheitswesens nun ökonomische Perspektiven die der Selbstzwecklichkeit entweder stillschweigend oder eben unter Hinweis auf die Sachzwänge verdrängen? Es zeigt sich auch in diesem zweiten Punkt,

---

[2] Eine solche Rigidisierung der ethischen Position entwickelt beispielsweise Hans Jonas in seiner *Ethik der Verantwortung*, die sich allerdings nicht als weltanschauliche Fundierung moralischer Normen, sondern als allgemein verbindliche Inhaltsethik versteht. In der aktuellen Ethikdiskussion spielen solche Mixturen von philosophischer Reflexion und weltanschaulichen (meist christlichen, bei Jonas aber eben der jüdischen Religion verpflichteten) inhaltlichen moralischen Überzeugungen eine unglückliche Rolle, weil sie den Aufgabenbereich der Ethik entweder untunlich erweitern oder – damit verbunden – ihre rationalen Konzepte insgesamt aufweichen.

daß die Konzentration auf „Ethik pur" zwar die Prinzipien rein und klar erhalten mag, daß die rationale Argumentation aber die inneren Bereiche des philosophischen Elfenbeinturms nicht überschreiten kann, ihren Weg nicht in die Alltagswelt des Regulierungs- und Zwecksorientierungsbedarfs findet. Die eigentlich spannenden Bereiche der Ethik, ihre Durchsetzungskraft via Argumentation und ihre Bedeutung für die Zweckdebatte, der sich eine reflektierte Ökonomie aus wissenschaftlichem Selbstinteresse verschreibt, bleiben ausgespart. Gerade dieser Bereich und damit die Interferenz von Ethik und Ökonomie muß uns in der Bemühung um ein gerechtfertigtes und akzeptables Handeln im Gesundheitsbereich aber interessieren.

Hagen, im Oktober 2007
Annemarie Gethmann-Siefert

I. HANDELN IM GESUNDHEITSWESEN:

MEDIZINETHIK, ÄRZTLICHES ETHOS UND ÖKONOMIE

Carl Friedrich Gethmann
Das Ethos des Heilens
und die Effizienz des Gesundheitswesens

Das Thema dieses Beitrags[1] bezeichnet einen Gegensatz, der in der gegenwärtigen Diskussion vielfach als Antagonismus interpretiert wird. Demzufolge wird das Verhältnis zwischen dem Ethos des Heilens einerseits und der ökonomischen Effizienz des Gesundheitswesens andererseits als ein unvermittelbarer, Konflikt auslösender Gegensatz gesehen. Es bedarf keines besonderen Tiefsinns, um hinter diesem Gegensatz die semantisch wirksame Disjunktion zu erkennen: Mit dem Ethos des Heilens verbindet sich die Vorstellung des Individuellen und Vertraulichen, man denkt an die Sphäre der Kleingruppeninteraktion zwischen Arzt und Patient. Die Effizienz des Gesundheitswesens hingegen ist der Bereich des Fremden und Kollektiven, die Sphäre der gesellschaftlichen Anonymität. Das Ethos des Heilens appelliert an die zwischenmenschliche Barmherzigkeit und die Bereitschaft zum altruistischen Einsatz. Demgegenüber appelliert die Forderung nach Effizienz des Gesundheitswesens an den ökonomischen Egoismus und die Geldgier.

Im folgenden soll aus der Perspektive der professionellen Ethik herausgestellt werden, dass die antagonistische Deutung des Verhältnisses von Ethos des Heilens und Effizienz des Gesundheitswesens auf Vorurteilen beruht, denen wegen ihres Konfliktpotentials entgegenzutreten ist. Die kulturhistorischen Hintergründe dieser Vorurteilslage können hier nicht im Einzelnen untersucht werden. Sie hängen mit religiös geprägten Moralvorstellungen zusammen, die das Denken des Abendlandes im Zusammenhang mit monastisch-asketischen Lebensformen zutiefst geprägt haben. Diese Moralvorstellungen sind durch dualistisch-manichäische Tendenzen geprägt, die auch heute noch in vielen Moraldoktrinen präsent sind. Gegenüber diesem Syndrom sollen hier vor allem zwei Thesen expliziert werden:

(a) Wirtschaftlicher Wohlstand ist eine ethisch positiv ausgezeichnete Kategorie und ökonomische Effizienz ist eine instrumentelle Größe, die für wirtschaftlichen Wohlstand konstitutiv ist.

---

[1] Der folgende Beitrag hat die Aufgabe, die philosophischen Grundlagen des Memorandums: C.F. Gethmann, W. Gerok, H. Helmchen, K.-D. Henke, J. Mittelstraß, E. Schmidt-Aßmann, G. Stock, J. Taupitz, F. Thiele: *Gesundheit nach Maß?* Eine transdisziplinäre Studie zu den Grundlagen eines dauerhaften Gesundheitssystems. Berlin 2004, in konziser Form darzustellen. Übereinstimmungen mit den Ausführungen insbesondere des ersten Kapitels dieser Schrift sind somit beabsichtigt. Der Beitrag ist zuerst erschienen in: *Berichte und Abhandlungen.* Bd. 11. Hrsg. von der Berlin-Brandenburgischen Akademie der Wissenschaften. Berlin 2006, 83-97.

(b) Die Teilnehmer an einem öffentlichen Gesundheitswesen, vor allem Patienten und Ärzte, tragen im Interesse der Realisierung eines Ethos des Heilens eine Systemverantwortung für das Funktionieren des Gesundheitswesens.

Die beiden Thesen beruhen auf einem Komplex von Prämissen und Präsuppositionen, die in diesem Rahmen nicht vollständig expliziert werden können.[2] Die Aufgabenstellung dieses Beitrags beschränkt sich daher darauf, den Rechtfertigungsweg zu rekonstruieren, der von der individuellen Erfahrung der Bedürftigkeit und Störanfälligkeit zur Einrichtung eines öffentlichen Gesundheitswesens führt. Dieser Rechtfertigungsweg soll hier nicht deswegen untersucht werden, weil es relevante Zweifel an seiner Richtigkeit gäbe, sondern weil es der Weg der Rechtfertigung ist, durch den die tragenden Begriffe ihre Bedeutung erhalten und daher die notwendigen Unterscheidungen fundiert werden.[3] Gemäß diesem Programm geht der Weg der Argumentation vom Phänomen der Krankheit und anderen Kontingenzerfahrungen aus. Kontingenzerfahrungen sind Antriebe für menschliches Wollen und insoweit eine notwendige (aber nicht immer hinreichende) Bedingung des Sollens, schließlich eines Ensembles von Verpflichtungen und Berechtigungen. Ein solches Ensemble strebt unter bestimmten gesellschaftlichen Rahmenbedingungen auf eine Institutionalisierung zu; auf solche Weise entstandene Institutionen sind dem Prinzip der Gerechtigkeit entsprechend zu kritisieren.

1. Menschliche Elementarbedürfnisse und das Ethos des Heilens

1.1 Kontingenzerfahrungen

Menschliche Selbst- und Welterfahrung ist immer auch Erfahrung der eigenen Begrenztheit und der Begrenztheit der Anderen. Diese Erfahrungen sind vielgestaltig und interpretationsbedürftig. Es lassen sich unterscheiden:
- Erfahrungen der *Bedürftigkeit*, z.B. die Erfahrung der Angewiesenheit auf Nahrung, Schlaf, Erholung, soziale Einbindung sowie kulturelle Aktivität;
- Erfahrungen der *Störanfälligkeit*, z.B. der Verletzbarkeit durch Missgeschick und Unfälle und der Anfälligkeit für Krankheiten;
- Erfahrungen der eigenen *Sterblichkeit* und der Sterblichkeit des anderen (besonders des nahe stehenden) Menschen;
- Erfahrungen der *Phasenhaftigkeit* des Lebens, z.B. des Alterns.

---

[2] Für eine ausführliche Darstellung vgl. die in Anm. 1 zitierte Schrift, 9-23 und 39ff.
[3] Dies entspricht dem Prinzip des semantischen Operationalismus bzw. Inferentialismus; vgl. zum Überblick R. Brandom: *Articulating Reasons*. An Introduction to inferentialism. Cambridge 2000.

Diese Erfahrungen sind Elemente der *conditio humana* und sie haben dadurch einen apriorischen Status. Das bedeutet, dass diese Phänomene nicht nur Gegenstände von Erfahrungen sind, sondern Bedingungen der Möglichkeit von Erfahrung.[4] Die Rede vom apriorischen Status verkennt jedoch nicht, dass die genannten Erfahrungen einer weitgehenden historisch-kulturellen Variabilität unterliegen. Daher hängt die Qualifikation der genannten Typen von Kontingenzerfahrungen erheblich von natürlichen und kulturellen Rahmenbedingungen ab. Dies lässt sich am Beispiel der menschlichen Angewiesenheit auf Nahrung leicht illustrieren. Die menschliche Nahrungsaufnahme unterliegt in synchroner und diachroner Perspektive einer scheinbar unbegrenzten Variabilität. Im Grenzfall scheint die Angewiesenheit durch Befriedigung und Erfüllung im Rahmen einer Überflussgesellschaft sogar zu verschwinden. Dieses Verschwinden ist allerdings nur ein Schein, dessen Aufdeckung die Rede vom apriorischen Status untermauert. Eine Nahrungsmittelknappheit kann unter günstigen natürlichen und kulturellen Bedingungen überwunden werden, das Kontingenzphänomen, nämlich die Angewiesenheit des Menschen auf Nahrung, bleibt gleichwohl bestehen. Eine Überflussgesellschaft wird ja vom Menschen nur deshalb angestrebt, weil er auf Nahrung angewiesen bleibt. Ginge diese Angewiesenheit unter, würde das Streben nach Überfluss seinen Sinn verlieren.

Ähnlich können Krankheiten überwunden werden, vielleicht sogar – gemäß der Diktion der Weltgesundheitsorganisation – „endgültig". Die Anfälligkeit für Krankheiten bleibt jedoch bestehen. Zur Illustration kann die Überwindung bestimmter Infektionskrankheiten dienen. Dass die Pocken „ausgemerzt" sind, kann bedeuten, dass kollektive Impfprogramme nicht mehr notwendig sind, es bedeutet jedoch nicht, dass die Gefährdung aufgrund menschlicher Störanfälligkeit nicht mehr bestünde. Krankheiten werden in großem Umfang und hoffentlich zunehmend heilbar, die Anfälligkeit für sie bleibt bestehen.

Die Beispiele zeigen, dass das Kontingenzphänomen nicht der akute Nahrungsmangel oder die akute Erkrankung ist, sondern die bleibende Bedürftigkeit und Anfälligkeit.

Entsprechend wird die Lebenserwartung des Menschen vermutlich auch weiter, vielleicht sogar erheblich gesteigert werden, doch auch ein erheblich verlängertes menschliches Leben wird sein Ende finden. Auch die Erfahrung der Sterblichkeit und der Phasenhaftigkeit des Lebens erweisen sich somit als solche apriorischer Art. Für das Phänomen der Sterblichkeit hat M. Heidegger[5] durch seine Analyse des „Seins zum Tode" herausgestellt, dass die existenzielle Bedeutung des Todes nicht in der Erfahrung des Todes als raumzeitlichem Ereignis liegt (dieses Ereignis ist definitionsgemäß kein Ereignis *im* menschlichen Leben), sondern in der Konstitution aller Entscheidungen und Erfahrun-

---

[4] Die Formulierung spielt auf Kants obersten Grundsatz aller synthetischen Urteile an: I. Kant: *Kritik der reinen Vernunft*. 1787, B 197 (zitiert nach der Ausgabe Hamburg 1956).
[5] M. Heidegger: *Sein und Zeit*. Halle 1927, § 46-53.

gen des individuellen Lebens als unwiederholbar und end-gültig. Dass das menschliche Leben sein Ende findet, prägt somit den gesamten Lebensverlauf. Dazu gehört auch, dass der Lebensverlauf eine unumkehrbare Richtung hat und relativ zu dem vorweggenommenen Ende aus spezifischen Phasen besteht.[6] Diese Phasenhaftigkeit des menschlichen Lebens besagt, dass der Mensch niemals gewissermaßen in seiner Vollgestalt präsent ist. Unbeschadet der personalen Identität durch alle Lebensphasen hindurch erfährt sich der Mensch als phasengebunden verschieden. Bezüglich der Jugendphase ist die Sonderstellung des Jugendlichen durch eine lange Moral- und Rechtsgeschichte bezeugt und geregelt. Dahinter steht das erfahrungsgestützte Bild, dass die Identität des Menschen in der Jugendphase schrittweise entsteht. Entsprechend werden dem Erwachsenen und dem alten Menschen besondere positive („verantwortlich", „weise") und negative („überlastet", „gebrechlich") Attribute zugesprochen.

Die Rede vom apriorischen Status im Bezug auf die Erfahrung von Krankheiten beinhaltet, dass die Vorstellung einer Befreiung des Menschen von Krankheiten kritisch zu interpretieren ist. In bezug auf den jeweiligen Zustand der Krankheit ist die Bewältigung durch Prävention, Kuration oder Kompensation in der Tat ein plausibles Ziel. Die jeweilige Erkrankung kann ohne weiteres weggedacht werden. Die Anfälligkeit für Krankheiten bleibt dagegen ein Element der *conditio humana,* auch wenn faktisch zu einem bestimmten Zeitpunkt keine akute Erkrankung vorliegt. Dabei ist auch zu berücksichtigen, dass die Beeinträchtigung des Lebens durch Krankheiten nicht nur die jeweils eigenen Krankheiten betrifft. Die Erkrankung anderer, vor allem nahe stehender Menschen spielt für die Lebenserfahrung eine bedeutende Rolle. Die Beispiele des „Seins zum Tode", der Phasenhaftigkeit des Lebens und der Anfälligkeit für Krankheiten illustrieren, dass der Mensch, wie immer sich seine Visionen erfüllen, ein wesentlich durch Kontingenz bestimmtes Wesen bleibt. Die medizinischen Disziplinen als praktische, d.h. zweckbezogene Wissenschaften bleiben daher auf den Zweck der Kontingenzbewältigung bezogen. Neuere Vorstellungen zu einer „wunscherfüllenden" Medizin (die sich gerne mit einer gewissen Dienstleistungsrhetorik amalgamiert) scheinen demgegenüber am Zweck der Kontingenz*beseitigung* orientiert zu sein.

Kontingenzbeseitigung wäre allerdings ein Projekt, das zugleich menschliches Leben nicht verbessert sondern beseitigt. Ein unsterbliches Wesen wäre ein Wesen ohne Lebensphasen, ohne Lebensgeschichte, ohne Identität in der Differenz des Wandels. Ein endloses Leben wäre ein Leben, in dem alle Erfahrungen immer noch gemacht werden könnten – also nie gemacht würden –, ein Leben, in dem alle Entscheidungen immer noch getroffen werden könnten

---

[6] Zur anthropologischen Bedeutung der Phasenhaftigkeit des Lebens s. C.F. Gethmann: „Phasenhaftigkeit und Identität menschlicher Existenz. Zur Kritik einiger Visionen vom Altern". In: *Biomolecular Aspects of Aging.* The Social and Ethical Implications. Hrsg. von der Max-Planck-Gesellschaft. München 2002, 50-61.

– also nie getroffen würden. Ein solches Leben überfordert die menschliche Vorstellungskraft keineswegs, im Gegenteil, man kann sich ein solches Leben so gut vorstellen, dass man es sich nicht mehr sinnvoll wünschen kann. Demzufolge sollten die medizinischen Disziplinen sich nicht an der Utopie einer absoluten Überwindung von Krankheit als Leitidee orientieren, sondern weiterhin an der Leitidee einer Verhinderung oder Verminderung krankheitsbedingten Leids.[7]

1.2 Verpflichtungen und Berechtigungen

Die faktische Variabilität menschlicher Bedürfnisse ist unübersehbar. Mit Blick auf die Formulierung sozialer Verpflichtungen ist jedoch unabdingbar, eine normative Vorstellung solcher Bedürfnisse zu entwickeln, die wenigstens erfüllt sein müssen, damit von einem menschenwürdigen Leben die Rede sein kann. Dabei ist leicht plausibel zu machen, dass Bedürfnisse einen unterschiedlichen Rang hinsichtlich der Funktion für die elementare Lebensbewältigung und hinsichtlich der Legitimierbarkeit des Anspruchs auf Erfüllung haben. Das Bedürfnis, sich ausreichend ernähren zu wollen, ist sicher anders einzustufen, als das Bedürfnis, eine Ballettaufführung in Wuppertal erleben zu wollen. Ungeachtet derartiger Plausibilitäten fällt im Einzelnen eine Abgrenzung jedoch schwer.

Über die Klassifikationsmöglichkeiten menschlicher Bedürfnisse aus normativer Perspektive gibt es in der gegenwärtigen ethischen und anthropologischen Diskussion intensive Debatten, nachdem vor allem neo-aristotelische Ethikansätze verdeutlicht haben, dass eine Ethik ohne eine gehaltvolle Theorie menschlicher Bedürfnisse nicht zur Rechtfertigung gehaltvoller praktischer Orientierungen gelangen kann.[8] Dabei spielt vordringlich die Frage eine Rolle, wie man elementare Bedürfnisse auszeichnet, deren Erfüllung kulturinvariant jedermann zugestanden werden muss. Solche Bedürfnisse wären geeignet, Interessen zu rechtfertigen, die wechselseitig nicht mehr streitig gemacht werden können.

Die Fürsorge für kranke Menschen und die über Prozesse der Institutionalisierung erfolgende Transformation dieser im Rahmen eines Gesundheitswesens sind von der Überzeugung getragen, dass es zu den Verpflichtungen von

---

[7] Der kritische Hinweis bezieht sich nicht nur auf die Visionen der sog. Transhumanisten, sondern auch auf die aktuelle Diskussion über die „wunscherfüllende Medizin"; vgl. B. Irrgang: *Posthumanes Menschsein? Künstliche Intelligenz, Cyberspace, Roboter, Cyborgs und Designer-Menschen. Anthropologie des künstlichen Menschen im 21. Jahrhundert.* Wiesbaden 2005; und C.F. Gethmann: „Einleitung" zum Kolloquium „Der 'neue' Mensch. Ethische Probleme der Genforschung und Biotechnologie". In: *Kreativität.* Kolloquiums-Vorträge des XX. Deutschen Kongresses für Philosophie. TU Berlin, September 2005. Hrsg. von G. Abel. Hamburg 2006, 303-305.

[8] Vgl. u.a. M.C. Nussbaum: *The Fragility of Goodness.* Cambridge 1986.

Menschen gehört, in bestimmten Fällen für das Leiden anderer aufzukommen, d.h. sich zu bemühen, es zu verhindern, es zu beheben oder seine Folgen so weit wie möglich auszugleichen. Zwar wird faktisch niemand ernstlich die Meinung vertreten, es solle jeder allein mit seinen gesundheitlichen Problemen zurecht kommen, doch ist die Frage nach der Rechtfertigung von Verpflichtungen und Berechtigungen im Rahmen eines Ethos des Heilens für die Bestimmung der Inhalte und ihrer Tragweite von Bedeutung. Insbesondere ist die Frage zu klären, wie sich die kleingruppeninterne Fürsorge unter den Bedingungen der Komplexität und Anonymität einer hochkomplexen Großgesellschaft in ein Gesundheitswesen transformiert.

Die Erfahrung und erfahrungsbezogene Beschreibung einer Bedürftigkeit allein stellt allerdings noch keine hinreichende Grundlage für Sollensansprüche dar. Vielmehr bedarf es im Interesse der Vermeidung eines naturalistischen Fehlschlusses[9] eines auffordernden Aktes. Der naturalistische Fehlschluss ist nur vermeidbar, wenn die Bedürftigkeitserfahrung von vornherein als Erfahrung eines Aufforderungsphänomens verstanden wird. Beispielsweise ist die Äußerung „Ich habe Hunger" oder „Ich bin krank" unter sprachlichen Normalbedingungen keine bloße Beschreibung eines Zustandes (z.B. eines Selbstversuchs), sondern eine Aufforderung, geäußert in Form eines Deklarativsatzes.

Somit ist mit der Beschreibung einer Kontingenzerfahrung der von ihr ausgehende präskriptive Charakter noch nicht erklärt. Vielmehr muss mit der Erfahrung von Bedürftigkeit und Störanfälligkeit der Anspruch an sich selbst und andere verbunden sein, Bedürfnisse zu erfüllen (d.h. nicht: sie zum Verschwinden zu bringen) und Störungen zu bewältigen (d.h. sie zu vermeiden, zu beseitigen oder ihre Folgen auszugleichen). In diesem Zusammenhang muss hier nicht erörtert werden, wie Menschen einzuschätzen sind, die sich mit der Unerfülltheit ihrer Bedürfnisse abfinden oder sich ihre Erfüllung abzugewöhnen versuchen. Es genügt, dass es faktisch hinreichend viele Menschen gibt, die sich selbst und andere mit dem Anspruch konfrontieren, auf ihre Bedürftigkeit und Störanfälligkeit einzugehen, sich also nicht mit ihrem Zustand abfinden. Ein solcher Anspruch kann sich als Erwarten, Hoffen, Drängen, Erzwingen oder in anderer Form äußern, er hat jedenfalls grundsätzlich Aufforderungsqualität.

Aufforderungen (einschließlich Selbstaufforderungen) sind eine notwendige, wenn auch nicht immer hinreichende Bedingung des Sollens. Wo nichts gewollt wird, ist auch nichts gesollt. Daraus ergibt sich als Kennzeichnung des Ursprungs jedes Sollens ein Moralprinzip derart, wie es W. Kamlah prägnant in Gestalt seiner „Praktischen Grundnorm" formuliert hat:

---

[9] Vgl. R. Wimmer: „Naturalismus (ethisch)". In: *Enzyklopädie Philosophie und Wissenschaftstheorie*. Hrsg. von J. Mittelstraß. Mannheim 1984, Stuttgart 1995, 965-966.

„Beachte, daß die Anderen bedürftige Menschen sind wie du selbst, und handele demgemäß!"[10]

1.3 Ethos und Ethik

Der Mensch tritt wegen seiner Bedürftigkeit seiner Umwelt mit Erwartungen, Wünschen, Ansprüchen, Forderungen, Zumutungen usw. gegenüber. Diese werden zu individuellen Handlungsgewohnheiten und kollektiven Handlungsweisen habitualisiert. Das Ensemble wechselseitiger anerkannter Verpflichtungen und Berechtigungen in bezug auf die wechselseitigen Ansprüche bildet das Ethos (die Moral, die Sitte) einer Interaktions- und Kommunikationsgemeinschaft. Ein solches Ethos besteht nicht primär aus Sätzen, sondern eben aus Handlungsweisen und Handlungsgewohnheiten. Im Interesse der Verständigung über Ethos-Systeme hat sich jedoch die methodische Konstruktion bewährt, Handlungen als (meist implizite) Regelbefolgungen aufzufassen. Solche moralischen Regeln sind also in der rekonstruktiven Betrachtung bedingte Aufforderungen, und zwar solche, die der direkten Handlungsanleitung dienen. Im Unterschied zum Ethos besteht die Disziplin, die dieses Ethos als Materialobjekt aufweist, nämlich die Ethik *(ars ethica)* wesentlich aus Sätzen, nämlich solchen, die Anforderungen an jedermann richten. Im Gegensatz zu den Sätzen des Ethos dienen diese aber nicht der Handlungsanleitung, sondern der Handlungsbeurteilung.

Es ist Aufgabe der Ethik, Moralen auf die in ihnen implizierten (moralischen) Regeln hin zu rekonstruieren, diese Regeln anhand ethischer Beurteilungskriterien zu überprüfen und diese wiederum nach allgemeinen Gesichtspunkten wie Funktionalität und Konsistenz zu beurteilen. In der Ethik werden also Regeln zur Beurteilung des Handelns erfunden und unter dem Gesichtspunkt der Verallgemeinerbarkeit überprüft.[11]

Dies bedeutet im Falle des Ethos des Heilens, dass ein solches Ethos ohne zwei wesentliche Präsuppositionen unverständlich, nicht erklärbar und nicht rechtfertigbar wäre:
(a) Es gibt ein relativ allgemeines Bedürfnis, frei von Krankheiten zu leben;
(b) Dieses Bedürfnis rechtfertigt grundsätzlich den Anspruch gegenüber der sozialen Umgebung auf Erfüllung.

---

[10] W. Kamlah: *Philosophische Anthropologie.* Sprachliche Grundlegung und Ethik. Mannheim 1973, 95.
[11] Die in v.a. in der angelsächsischen Medizinethik diskutierte *ethics of care* ist also in diesem Sinne keine Ethik, sondern eine Moral (der Fürsorge), die so wie jede Moral einer ethischen Kritik zu unterziehen ist.

1.4 Konflikte

Der elementare Charakter bestimmter Bedürfnisse rechtfertigt zwar entsprechende Interessen, es gibt jedoch keine Garantie, dass derartige Interessen mit Blick auf andere Interessen eines Akteurs oder gleiche Interessen anderer Akteure konfliktfrei erfüllbar sind. Die von Bedürfnissen ausgehenden Ansprüche und entsprechende Aufforderungen sind zwar Ursprung des Sollens, aber sie erzeugen auch Konflikte, und zwar genau dann, wenn sie nicht zugleich (nicht nur: nicht gleichzeitig) erfüllbar sind. Konfliktbewältigungsstrategien wiederum sind in einer langen Kulturgeschichte eingeübt und in Ethos-Systemen (Moralen, Sitten) mehr oder weniger explizit niedergelegt. Einer expliziten, gar professionellen Reflexion bedarf es insoweit nicht. Auch das Ethos des Heilens ist ein derartiges Ethos-System, das sich vor allem in Handlungsregeln der Angehörigen von Heilberufen fassen lässt.

Ethos-Systeme sind ohne Zweifel leistungsfähig, sie haben jedoch immanente systematische Grenzen. Ethos-Systeme beziehen sich auf kontingente Überzeugungsbestände um Ursache-Wirkungs-Beziehungen und gruppengebundene Üblichkeiten. Unter den Bedingungen unübersichtlichen Wissensfortschritts und entsprechender Ausdifferenzierungen (z.B. durch Professionalisierung von Wissensbeständen und von Handlungsstrategien) verliert ein Ethos-System nicht selten seine allgemeine Verbindlichkeit. Man kann diesbezüglich von einer *internen* Krise eines Ethos sprechen. Ferner ist ein Ethos gebunden an die kulturelle Gemeinschaft, in der es sich entwickelt hat. Treffen unterschiedliche kulturelle Gemeinschaften mit unterschiedlichen Ethos-Systemen aufeinander, können Konflikte höherer Ordnung entstehen, die grundsätzlich die Frage aufwerfen, welches der aufeinander treffenden Ethos-Systeme, wenn nicht ein Drittes, Präferenz genießt. In bezug auf Konflikte dieserart kann man von einer *externen* Krise von Ethos-Systemen sprechen.

Unter Krisenbedingungen dieser Art wird eine explizite Reflexion auf die Regel der Konfliktbewältigung unvermeidlich. Die professionelle Ethik als philosophische Disziplin, die die „Geschäftsordnungsregeln" des moralischen Diskurses evaluiert, ist also grundsätzlich ein Krisenphänomen. Dies betrifft auch die Konjunktur der medizinischen Ethik (im Unterschied zum Ethos des Heilens) in der zeitgenössischen Diskussion.[12]

In Diskursen um Ziele und Zwecke (Rechtfertigungsdiskurse) streben die Diskursparteien eine diskursive Verständigung über ihre Handlungszwecke an.[13] Gelingt eine solche Verständigung, ist sie für die Parteien verständlich, d.h. die Akteure beziehen aus den Diskursergebnissen Berechtigungen bzw. Verpflichtungen für die Ausführung oder Unterlassung bestimmter Handlun-

---

[12] Vgl. O. Höffe: *Medizin ohne Ethik?* Frankfurt am Main 2002.
[13] Vgl. C.F. Gethmann und T. Sander: „Rechtfertigungsdiskurse". In: *Ethik in der Technikgestaltung.* Praktische Relevanz und Legitimation. Hrsg. von A. Grunwald und S. Saupe. Berlin u.a. 1999, 117-151.

gen. Berechtigungen und Verpflichtungen sind somit an die grundsätzliche Möglichkeit diskursiver Konfliktbewältigung gebunden. Bestehen dagegen keine Konflikte oder sind die Akteure davon überzeugt, dass non-diskursive Strategien (z.B. ihrer höheren Effektivität wegen) vorzuziehen sind, kann man ersichtlich nicht von Berechtigungen und Verpflichtungen sprechen.

Das Gelingen von Rechtfertigungsdiskursen hängt von einer Reihe von Voraussetzungen ab, die unter anderem die Grundlagen für ein gerechtes Gesundheitswesen konstituieren. Zu ihnen gehören sowohl der Universalismus der Gerechtigkeit als auch das für ein Gesundheitswesen konstitutive Solidaritätsprinzip. Vor allem ist für das Gelingen von Rechtfertigungsdiskursen eine Vorentscheidung bezüglich der Frage unvermeidlich, welchen Akteuren überhaupt das Recht zur Diskursteilnahme zugestanden wird. Grundsätzlich sind hierzu drei Antworttypen denkbar. Man könnte der Überzeugung sein, die Berechtigung zur Diskursteilnahme und Übernahme entsprechender Verpflichtungen nur sich selbst zuzugestehen (moralischer Egoismus). Diese Position führt offenkundig nur dann zu einer Konfliktbewältigung, wenn der Akteur einen Konflikt mit sich selber austrägt. Obwohl der moralische Egoismus die Position vieler Menschen darzustellen scheint, scheidet er somit aus der ethischen Reflexion als ernstzunehmende Position aus. Bedeutender ist die Auffassung, dass an Rechtfertigungsdiskursen nur die Angehörigen bestimmter Gruppen teilnehmen können (moralischer Partikularismus). Alle bekannten Moralen sind partikularistisch konstruiert, weil sie die Diskursteilnahme auf Menschen beschränken, die nach bestimmten Gesichtspunkten (z.B. der Zugehörigkeit zu Stamm, Stand, Bekenntnis, Rasse, Klasse, Geschlecht usw.) charakterisiert sind. Partikularistische Moralen können die gruppeninternen Konflikte durchaus zufriedenstellend regeln, sie finden jedoch grundsätzlich dann ihre Grenzen, wenn es zu Konflikten zwischen Gruppen kommt. Legt man daher vorsorglich Wert darauf, Konfliktlösungsmöglichkeiten im Vorhinein maximal auszuschöpfen, muss jedermann als Diskursteilnehmer zugelassen werden (moralischer Universalismus). Vor allem mit Blick auf die entstehende Weltgesellschaft ist daher der moralische Universalismus die Position, die von der professionellen Ethik bevorzugt wird. Dies ist auch der funktionelle Grund, warum ethische Regeln immer auf Verallgemeinerbarkeit abheben.[14]

Werden Moralen einer ethischen Kritik unterzogen, ist daher zu prüfen, ob die Maximen, die diese Moral ausmachen, verallgemeinerbar sind. Beurteilt die Ethik Moralen als nicht-universalisierbar, ist zu klären, wie die inhärenten Maximen verändert werden müssen, damit sie universalisierbar und damit konfliktfrei werden. Am moralischen Diskurs sollte jeder teilnehmen können, der durch das Äußern einer Aufforderung einen Anspruch geltend machen

---

[14] S. dazu C.F. Gethmann: „Universelle praktische Geltungsansprüche. Zur philosophischen Bedeutung der kulturellen Genese moralischer Überzeugungen". In: *Entwicklungen der methodischen Philosophie*. Hrsg. von P. Janich. Frankfurt a.M. 1991, 148-175.

kann – und damit potentiell Konflikte erzeugt. Die Universalität der moralischen Imperative umfasst also alle, die sich auf das Auffordern verstehen.[15]

2. Sozialer Anspruch und Sozialsystem

2.1 Die Transformation des Kleingruppenethos

Die moralischen Normen menschlichen Handelns werden richtigerweise zunächst als Regeln der Kleingruppeninteraktion rekonstruiert. Dies entspricht dem Prinzip des methodischen Individualismus, wonach nur von individuellen Akteuren metaphernfrei gesagt werden kann, dass sie Handlungen ausführen oder unterlassen.[16] Der Anfang bei der Kleingruppeninteraktion beruht somit keineswegs auf einer modellmäßigen Fiktion oder einer laborartigen Konstruktion, sondern sie stellt eine unverzichtbare Grundlage ethischer Theoriebildung dar. Ausgehend von den spezifischen Bedingungen der Interaktion zwischen Individuen unter Bedingung der Kleingruppeninteraktion lassen sich diejenigen Desiderate bestimmen, auf deren Grundlage überindividuelle soziale Gebilde wie Traditionen, Institutionen und Organisationen rekonstruiert und hinsichtlich ihrer normativen Implikationen kritisiert werden können. Die wichtigsten Bedingungen der Kleingruppeninteraktion sind die (vermeintlich) beliebige räumliche und zeitliche Präsenz der Interaktionsparteien und die (vermeintlich) beliebige Energie, alle Konflikte je *neu* zu bewältigen. Insoweit diese Bedingungen in dramatischem Umfang unerfüllt oder sogar unerfüllbar sind, treten institutionelle Prozeduren an die Stelle tatsächlicher singulärer Handlungen. Da die Akteure nicht in der Lage sind und auch nicht zu sein brauchen, Handlungen unter gleichen oder ähnlichen Handlungsumständen jeweils neu zu planen und auszuführen oder zu unterlassen, entwickeln sie situationstypische Handlungsweisen. Weil und insoweit solche Handlungsweisen zwischen Akteuren wechselseitig bekannt und anerkannt sind, entwickeln sich in Gruppen Handlungsgewohnheiten. Werden Handlungsgewohnheiten auf Dauer gestellt und weitergegeben, entwickelt sich eine Tradition. Institutionen sind Formen sanktionsbewehrter bzw. rechtlich verfasster Formen solcher Traditionen.

In komplexen Gesellschaften sind hoch-aggregierte Quasi-Akteure wie Institutionen und Organisationen daher geradezu der Normalfall der sozialen Interaktion. Diese Quasi-Akteure haben ihren pragmatischen Witz darin, nicht ständig unter Rechtfertigungsdruck gesetzt zu werden. Gleichwohl sind sie funktionaler Kritik nicht grundsätzlich entzogen. Bereits Handlungsgewohn-

---

[15] Durch diese Bestimmung ist allerdings noch nicht das extensionale Problem gelöst, welche Spezies unter das Kriterium fallen.
[16] Vgl. C.F. Gethmann: „Individualismus, methodologischer". In: *Enzyklopädie Philosophie und Wissenschaftstheorie*. Hrsg. von J. Mittelstraß. Mannheim 1984, Stuttgart 1995, 226f.

heiten unterliegen immer auch einer Kontrolle, die die Verlässlichkeit und Verständlichkeit einer solchen Handlungsgewohnheit zum Gegenstand hat. In Weiterführung einer solchen Kontrolle können auch Traditionen, Institutionen und Organisationen grundsätzlich daraufhin überprüft werden, ob sie ihren primären Handlungszweck (der Zweck, zu dem sie konstituiert wurden) und ihren sekundären Entlastungszweck (der Zweck, das individuelle Handeln zu entlasten) erfüllen.

Eine solche Kritik wird vor allem durch immanente Probleme ausgelöst, die mit der Institutionalisierung wesentlich gegeben sind. Die pragmatische Notwendigkeit, Diskursprobleme zu typisieren, führt zu einer Situationsdistanz, die unter Umständen disfunktional wirkt. Die pragmatische Notwendigkeit, Entscheidungen „ohne Ansehen der Person" zu treffen, führt zu einer Anonymisierung von Interaktionsverhältnissen. Systemattribute, die mit der Institutionalisierung als solcher zusammenhängen und nicht auf Einzelakteure reduziert werden können, erzeugen holistische Effekte („Sachzwänge"), die als entmündigend erfahren werden können.

2.2 Die Institutionalisierung des Ethos des Heilens

Das Elementarbedürfnis eines gesunden Lebens und der darauf beruhende Anspruch auf Hilfe zur Erfüllung dieses Bedürfnisses sind Grundlage für die Traditionsbildung im Rahmen eines Ethos des Heilens. Es liegt auf der Hand, dass die damit aufgeworfenen Interaktionsprobleme bei fortschreitender gesellschaftlicher Komplexität und damit gegebener fortschreitender Professionalisierung aufgrund wachsender Ansprüche des Könnens und Wissens an die Akteure zur Ausdifferenzierung sehr unterschiedlicher Gesundheitswesen führen können. Ein Gesundheitswesen ist ein höchst komplexes soziales Gebilde mit allen Zügen von Institutionalisierung und Organisierung im explizierten Sinne. Ebenso weist es einen Zug zur Disfunktionalität im skizzierten Sinne auf. Dies macht deutlich, dass sich eine Kritik eines Gesundheitswesens nicht auf institutionenpragmatische und organisationstechnische Sekundärphänomene beschränken darf. Letztlich muss es immer um die Frage gehen, ob eine bestimmte Form der Institutionalisierung dem primären Zweck der Erfüllung eines Elementarbedürfnisses der Bewältigung der Störanfälligkeit des gesunden Lebens genügt. Gesundheitsstandards sind diejenigen Kriterien, die als Instrumente einer entsprechenden Kritik eines Gesundheitswesens dienen.[17]

Die Notwendigkeit und der Sinn einer solchen Kritik lässt sich gut illustrieren, wenn man die gesellschaftlichen Institutionen und staatlichen Organisationen metaphorisch als soziale Phänomene betrachtet, wie wenn sie aus ex-

---

[17] Vgl. dazu C.F. Gethmann, W. Gerok, H. Helmchen, K.-D. Henke, J. Mittelstraß, E. Schmidt-Aßmann, G. Stock, J. Taupitz, F. Thiele: *Gesundheit nach Maß?* Eine transdisziplinäre Studie zu den Grundlagen eines dauerhaften Gesundheitssystems. Berlin 2004, 47-73, 98-106.

pliziten Vertragsverhandlungen hervorgegangen wären. Die Metapher des Vertragsschlusses erlaubt zunächst die Unterscheidung zwischen einem horizontalen Gesellschaftsvertrag der Bürger untereinander im Rahmen der kommutativen Gerechtigkeit und einem Herrschaftsvertrag zwischen den Bürgen und dem Staat im Rahmen der distributiven Gerechtigkeit. Durch die Institutionalisierung eines Gesundheitswesens geht das System *wechselseitiger* sozialer Ansprüche im Rahmen der kommutativen Gerechtigkeit in Ansprüche *gegenüber* einem staatlich gewährleisteten Gesundheitswesen im Rahmen der distributiven Gerechtigkeit über. Unter den Bedingungen staatlicher Organisation transformiert sich der wechselseitige Anspruch in einen Anspruch gegen das Gesundheitswesen. Es ist beispielsweise ein qualitativer Unterschied, ob der vom individuellen Kranken ausgehende Hilfeappell sich unter Bedingungen der Kleingruppeninteraktion (etwa im Rahmen einer bäuerlichen Großfamilie) an seine Umgebung richtet, oder ob er sich als Rechtsanspruch im Rahmen einer gesetzlichen Krankenversicherung artikuliert. Analog ist der Unterschied zwischen der Erfüllung des sozialen Hilfegebots durch Almosen im Vergleich zu einer Fürsorgeregelung im Rahmen einer staatlichen Sozialpolitik zu betrachten.

Die mit diesem Unterschied gegebene Transformation geht häufig unter, wenn undifferenziert vom Ethos des Heilens gesprochen wird. Die Gefahr, die ein derartiger Mangel an Differenzierung mit sich bringt, liegt einerseits in der Verwechslung von persönlichen mit institutionellen Formen der Rechtfertigung von Handlungen – von Institutionen bzw. ihren Funktionsträgern kann kein „Herz" verlangt werden –, andererseits in einer falschen Moralisierung institutioneller Verhältnisse – wer Steuern in ein Sozialsystem zahlt, kann nicht noch zusätzlich moralisch zum Almosengeben verpflichtet werden.

2.3 Gleichheit versus Gerechtigkeit

Wie dargestellt gehört zu den Grundannahmen des fiktiven Gesellschaftsvertrags das Postulat der normativen Gleichheit der Vertragspartner. Ein Gesellschaftsvertrag wird zwischen faktisch ungleichen Partnern geschlossen, die sich gegenseitig als gleichberechtigt und gleichverpflichtet anerkennen. Das Postulat der normativen Gleichheit ist also konsequent von der deskriptiven Gleichheit zu unterscheiden. In einem deskriptiven Sinne ist Gleichheit zwischen Vertragspartnern zwar nicht logisch aber empirisch so gut wie ausgeschlossen. Zur deskriptiven Ungleichheit gehört, dass auch die Bedürfnisse der Vertragsteilnehmer, wie sie z.B. aufgrund ihrer jeweiligen physischen Konstitution erwachsen, faktisch ungleich sind. Gerade im medizinischen Kontext sind positive Ansprüche aus schicksalhafter Bedürftigkeit oder Störanfälligkeit, durch Unfall oder konstitutionelle Gebrechen nur auf dem Hintergrund deskriptiver Ungleichheit zu verstehen. Erst aufgrund eines normativen Postulats der Gleichheit werden aus faktischen Anspruchstellern grundsätzlich gleiche Anspruchsberechtigte. Auch für im normativen Sinne Gleiche gilt jedoch, dass Gleiches gleich und Ungleiches ungleich zu behandeln ist. Soziale Verhältnisse sind gerecht, wenn sie durch eine Rechtfertigung der materiellen Ungleichheit zwischen Gleichen fundiert sind. Zugespitzt heißt das: Gerechtigkeit ist gerechtfertigte Ungleichheit.

Die potentielle Diskursteilnahme ist dasjenige Prinzip, das die intuitive Gleichheitsforderung mit Blick auf die Bedürftigkeit des Menschen erfüllt. Demgegenüber ist die Gleichverteilung als mögliches Diskursergebnis fast nie ein verallgemeinerbares Ergebnis. Damit ist deutlich, dass die Gleichheit des Diskurszuganges (formelle Gleichheit) mit einem materiell differenzierten Universalismus der Gerechtigkeit (materielle Ungleichheit) kompatibel ist.[18] Dieser Ansatz hat erhebliche Folgen für die Diskussion über die Frage, was der normative Gehalt eines einem Gemeinwesen zugrunde liegenden Solidaritätsprinzips ist. Dieses Solidaritätsprinzip soll jedermann, d.h. jedem, der einer bestimmten Klasse von Individuen angehört, z.B. den Bewohnern eines Staatsgebiets, in gleicher Weise Zugang zu den Entscheidungsverfahren über die Einrichtung eines Gesundheitswesens bieten. Diese Forderung wird in demokratisch verfassten Gesellschaften durch die direkten oder repräsentativen Gesetzgebungsverfahren realisiert. Dagegen kann der normative Gehalt des Solidaritätsprinzips nicht besagen, dass jeder die gleichen Einzahlungen in das System leistet und die gleichen Auszahlungen aus dem System erhält.

In bezug auf das Gesundheitswesen wird das Prinzip der differenzierten Gleichheit schon dadurch plausibel, dass diagnostische und therapeutische Leistungen nicht gleich verteilt werden, sondern gezielt den Bedürftigen zukommen sollen. Es wäre somit sinnwidrig, wenn Mitglieder eines Sozialsystems wie dem Gesundheitswesen Gleichverteilung erwarten. Dies betrifft sowohl negative wie positive Ansprüche an das Gesundheitswesen. Negative Ansprüche umfassen zum einen den individuellen Anspruch auf Abwesenheit von Zwang und die Einräumung von Selbstbestimmung; hiervon sind nur unter besonderen Bedingungen (z.B. bei Seuchengefahr) Ausnahmen möglich. Sie umfassen zum anderen den Schutz vor Beeinträchtigungen der individuellen wie kollektiven Gesundheit. Dies betrifft beispielsweise gesundheitspolitische Maßnahmen in den Bereichen Umweltschutz, Lebensmittelüberwachung und allgemeine Hygiene. Positive Ansprüche an das Gesundheitswesen beinhalten die meisten diskutierten substantiellen Ansprüche auf Gesundheitsleistungen. Dabei ist zu berücksichtigen, dass sich diese Ansprüche nur auf eine vorhandene Gesamtleistung beziehen können und ihre Reichweite beschränkt werden muss. Behandlungsbedürftigkeit ist eine notwendige aber keine hinreichende Bedingung für die Rechtfertigung eines Anspruchs auf solidarische

---

[18] Dies wird in allen philosophischen Ethikkonzeptionen so oder so ähnlich ausgearbeitet; vgl. für viele O. Höffe: *Politische Gerechtigkeit*. Grundlegung einer kritischen Philosophie von Recht und Staat. Frankfurt am Main 1987.

Bezahlung.[19] Spätestens bei der Festlegung positiver Anspruchsrechte ist die kriterielle Funktion von Gesundheitsstandards und Krankheitsindikatoren unentbehrlich, wenn die Festlegung rational, d.h. Ergebnis eines diskursiven Prozesses sein soll.

2.4 Fragen der Systemgestaltung

Die historisch-faktische und wohl alternativlose soziale Lösung des mit dem Prinzip der Gerechtigkeit in bezug auf das Syndrom Gesundheitsanspruch und Hilfeverpflichtung in einer komplexen Gesellschaft gegebene Problem ist das System der institutionalisierten Bewältigung von Krankheiten in einem Gesundheitswesen. Es ist eine wesentliche Aufgabe des Staates, ein solches System zu gewährleisten, wobei zunächst offen ist, ob der Staat diese Aufgabe in Form eines staatlichen Gesundheitssystems, einer staatlichen Pflichtversicherung, eines (staatlich beaufsichtigten) Systems von privaten Versicherungen, oder in gemischten Formen realisiert. Grundsätzlich lässt das Solidaritätsprinzip in der konkreten Ausgestaltung ein weites Spektrum möglicher Realisierungen zu.

Der klassische Weg, den Sozialstaat zwischen der notwendigen Pflicht zur Verwirklichung der Grundrechte und der Organisationsfreiheit der Bürger zu organisieren, ist allerdings das Versicherungswesen. Eine Versicherungspflicht bei freier Versicherungswahl gilt daher in vielen Staaten für viele Lebensbereiche als die Auflösung des scheinbaren Paradoxes von Freiheit und Hilfegebot. Damit erweisen sich ein staatliches Gesundheitssystem, aber auch eine staatliche Pflichtversicherung im Sinne der gesetzlichen Krankenversicherung aufgrund der unzureichenden Berücksichtigung der Organisationsfreiheit des Bürgers als defizitär. Demgegenüber erlaubt es das Prinzip privater Versicherungen, Gesichtspunkte der Risikosolidarität und der Einkommenssolidarität zu vereinbaren. Die Eigenverantwortung in Verbindung mit der Systemverantwortung lässt sich in mehrfachen Dimensionen verwirklichen, beispielsweise bei der Wahl der Versicherung, bei der Wahl des Tarifprofils und bei der eigenen Gesundheitsvorsorge.

Auf der anderen Seite verwirklicht das private Versicherungswesen die Verpflichtung zu kollektiver Solidarität durchaus. Eine Sozialversicherung, sei sie privat oder gesetzlich, geht man nicht ein, um monetäre oder andere Eigeninteressen zu verwirklichen. Mitglieder einer Versicherung können nicht einmal die Rückerstattung ihres Prämieneinsatzes erwarten. Im Gegenteil: Mitglieder eines Sozialversicherungssystems müssen im wohlverstandenen Selbstinteresse eine Minimierung ihres Nutzens anstreben. Ein Sozialstaats-

---

[19] Vgl. D. Birnbacher: „Krankheit oder Behandlungsbedürftigkeit?". In: *Berichte und Abhandlungen*. Bd. 11. Hrsg. von der Berlin-Brandenburgischen Akademie der Wissenschaften. Berlin 2006, 83-97.

prinzip ist also mit dem Prinzip der Eigenverantwortung und der Systemverantwortung nicht nur verträglich, sondern ihm wesentlich zugeordnet. Da keine Versicherung funktioniert, wenn jeder Teilnehmer an der Versicherung seine Auszahlung zu maximieren sucht, oder auch nur versucht, wenigstens seine Prämie herauszubekommen, ist ein Versicherungssystem auf Systemverantwortung angewiesen. Daher besteht kein idealtypischer Gegensatz zwischen einer Versicherung nach dem Konzept der privaten Krankenversicherung und der Zumutung von Eigenverantwortung.

Eigenverantwortung lässt sich vor allem auch durch Anpassung des Versicherungsschutzes an persönliche Lebensgestaltung wahrnehmen. Entsprechende Erwartungen können durch Selbstbeteiligungsverfahren oder sogar Leistungsausschluss unterstrichen werden. Selbstverständlich muss es das Recht eines Teilnehmers an einer Versicherung, insbesondere einer gesetzlichen Krankenversicherung, sein, sich gegen ausgeschlossene Risiken wiederum privat versichern zu können. Grundsätzlich zeigt sich damit, dass die Gegenüberstellung von sozialer Leistung und privater Vorsorge kein Systemantagonismus, sondern lediglich eine Gestaltungsaufgabe darstellt.[20]

Literatur

Birnbacher, D.: „Krankheit oder Behandlungsbedürftigkeit?". In: *Berichte und Abhandlungen*. Bd. 11. Hrsg. von der Berlin-Brandenburgischen Akademie der Wissenschaften. Berlin 2006, 83-97.
Brandom, R.: *Articulating Reasons*. An Introduction to inferentialism. Cambridge 2000.
Gethmann, C.F.: „Individualismus, methodologischer". In: *Enzyklopädie Philosophie und Wissenschaftstheorie*. Hrsg. von J. Mittelstraß. Mannheim 1984, Stuttgart 1995, 226f.
Gethmann, C.F.: „Universelle praktische Geltungsansprüche. Zur philosophischen Bedeutung der kulturellen Genese moralischer Überzeugungen". In: *Entwicklungen der methodischen Philosophie*. Hrsg. von P. Janich. Frankfurt a.M. 1991, 148-175.
Gethmann, C.F.: „Phasenhaftigkeit und Identität menschlicher Existenz. Zur Kritik einiger Visionen vom Altern". In: *Biomolecular Aspects of Aging*. The Social and Ethical Implications. Hrsg. von der Max-Planck-Gesellschaft. München 2002, 50-61.
Gethmann, C.F., W. Gerok, H. Helmchen, K.-D. Henke, J. Mittelstraß, E. Schmidt-Aßmann, G. Stock, J. Taupitz, F. Thiele: *Gesundheit nach Maß?* Eine transdisziplinäre Studie zu den Grundlagen eines dauerhaften Gesundheitssystems. Berlin 2004.
Gethmann, C.F.: „Einleitung" zum Kolloquium „Der 'neue' Mensch. Ethische Probleme der Genforschung und Biotechnologie". In: *Kreativität*. Kolloquiums-Vorträge des XX. Deutschen Kongresses für Philosophie. TU Berlin, September 2005. Hrsg. von G. Abel. Hamburg 2006, 303-305.

---

[20] Ein auf dieser Grundlage ausgeführtes Modell ist zusammenfassend in Gethmann et al.: *Gesundheit nach Maß?*, Teil 5 (213-238) dargestellt. Vgl. ferner die weiteren Beiträge zur Ringvorlesung, die in diesem Band dokumentiert ist.

Gethmann, C.F.: „Wunscherfüllende Medizin: Kontingenzbewältigung oder Kontingenzbeseitigung?" In: *Gesundheit im Spiegel der Disziplinen und Epochen*. Hrsg. von H.W. Grönemeyer, Th. Kobusch, H. Schott, Th. Welt. Tübingen 2006 (im Druck).

Gethmann, C.F., T. Sander: „Rechtfertigungsdiskurse". In: *Ethik in der Technikgestaltung. Praktische Relevanz und Legitimation*. Hrsg. von A. Grunwald und S. Saupe. Berlin u.a. 1999, 117-151.

Heidegger, M.: *Sein und Zeit*. Halle 1927.

Höffe, O: *Politische Gerechtigkeit*. Grundlegung einer kritischen Philosophie von Recht und Staat. Frankfurt am Main 1987.

Höffe, O.: *Medizin ohne Ethik?* Frankfurt am Main 2002.

Irrgang, B.: *Posthumanes Menschsein? Künstliche Intelligenz, Cyberspace, Roboter, Cyborgs und Designer-Menschen*. Anthropologie des künstlichen Menschen im 21. Jahrhundert. Wiesbaden 2005.

Kamlah, W.: *Philosophische Anthropologie*. Sprachliche Grundlegung und Ethik. Mannheim 1973.

Kant, I.: *Kritik der reinen Vernunft*. 1787 (zitiert nach der Ausgabe Hamburg 1956).

Nussbaum, M.C.: *The Fragility of Goodness*. Cambridge 1986.

Wimmer, R.: „Naturalismus (ethisch)". In: *Enzyklopädie Philosophie und Wissenschaftstheorie*. Hrsg. von J. Mittelstraß. Mannheim 1984, Stuttgart 1995, 965-966.

Martin Kolmar
Ökonomie und Medizinethik – Theoretische Überlegungen

1. Einleitung

Unabhängig davon, ob man mit dem Gesundheitssektor nur als Versicherter oder Patient zu tun hat, oder ob man sein Geld in diesem Sektor verdient, wohl niemand kann sich derzeit einer Vielzahl unterschiedlicher Diskussionen entziehen, die die Organisation des Gesundheitswesens betreffen. Begriffe wie Disease-Management-Programme, morbiditätsorientierter Risikostrukturausgleich, Budgetierung, Fallpauschalen, Hausarztsystem, Positivliste, Genetisches Screening, Embryonenforschung und viele weitere mehr jagen durch die Presse und verändern unseren Alltag als Versicherter, Patient, Arzt, Pfleger oder Forscher.

Der Sozialstaat und mit ihm das Gesundheitswesen scheinen in eine tiefe Krise geraten zu sein, die zunächst einmal durch eine Zunahme an Möglichkeiten verursacht wird. Zum Beispiel können durch die Zunahme an medizinischem Wissen immer mehr Krankheiten sinnvoll behandelt werden, und die Familiengröße ist plan- und steuerbar geworden. Insgesamt hat also eine Vergrößerung der Freiheiten des Einzelnen stattgefunden und wird noch weiter stattfinden. Auf der anderen Seite führt aber gerade dieser medizinische Fortschritt dazu, dass man einen immer größer werdenden Anteil des Sozialprodukts sinnvoll für medizinische Leistungen ausgeben kann. Anders als frühere Generationen sind wir bestimmten Krankheiten nicht mehr wehrlos ausgeliefert, sondern können sie sinnvoll bekämpfen, wenn die Bereitschaft existiert, Ressourcen in genügendem Ausmaß zu ihrer Bekämpfung bereit zu stellen. Die „Krise" des Gesundheitswesens, die sich aus diesem Mehr an Möglichkeiten ergibt, ist die Krise der menschlichen Freiheit an sich: Erst wo die Freiheit der Wahl existiert, erwächst die Verantwortung für den Umgang mit dieser Freiheit. Analog stellt sich dieses Problem bezüglich der Frage, inwieweit das technisch Machbare auch wünschbar ist, etwa im Bereich der embryonalen Stammzellenforschung oder der Entschlüsselung des menschlichen Erbguts.

Diese Fragen stellen zunächst einmal ethische Herausforderungen für eine Gesellschaft dar, die einen Umgang mit der aus der Freiheit erwachsenden Verantwortung finden muss. Gleichzeitig existiert auch eine ökonomische Dimension dieses ethischen Problems. So erscheint es als ethisch geradezu selbstevidentes Gebot, die knappen Ressourcen möglichst effizient zu nutzen.

Hierzu zwei Beispiele. (1) Bei der Diskussion über die Entschlüsselung des menschlichen Genoms spielt die Frage immer wieder eine Rolle, ob es Menschen erlaubt sein soll, Eigentumsrechte an genetischen Informationen zu erwerben. Hierzu kann man selbstverständlich eine kategorisch ablehnende oder zustimmende Meinung haben. Eine solche Diskussion kann aber dadurch gewinnen, dass Informationen über die Wirkungen der Schaffung von Eigentumsrechten sowie alternativer institutioneller Arrangements vorhanden sind. Dies ist aber gerade der Kernbereich ökonomischer Forschung: Aufklärung zu leisten über die Wirkungen von Regeln und Institutionen. (2) In Deutschland und anderen Ländern ist der Gesundheitssektor in einer jeweils spezifischen Weise organisiert. Die Organisation dieses Sektors hat dabei einen Einfluss auf dessen Funktion, sowohl, was die Verteilung von Gütern und Ressourcen als auch, was die Effizienz des Mitteleinsatzes angeht. So wird zum Beispiel der Übergang von dem traditionellen Modell einer Trennung von Krankenversicherung und Ärzten zu Disease-Management-Programmen, bei denen man mit der Krankenversicherung auch ein Netzwerk von Ärzten, Krankenhäusern und Pflegeeinrichtungen „einkauft", Wirkungen auf die Verteilung von Einkommen und die Effizienz des Gesundheitswesens haben. Die Ökonomik erlaubt es zu verstehen, warum bestimmte Organisationsformen wie wirken und damit Vorschläge für eine rationale Institutionengestaltung zu entwickeln.

Bevor wir weiter in die Themenstellung einsteigen, ist es sinnvoll, zunächst ein paar Zahlen und Fakten über das deutsche Gesundheitswesen kennen zu lernen. In Tabelle 1.1 sind die Gesundheitsausgaben in Deutschland nach Leistungsarten wiedergegeben.[1]

Wie aus der Tabelle ersichtlich ist, wurden in Deutschland im Jahre 2001 insgesamt etwa € 226 Mrd. im Gesundheitswesen ausgegeben, wovon der größte Einzelblock auf die ärztlichen Leistungen (ungefähr € 55,5 Mrd.) entfiel. Das entspricht nach OECD-Berechnungen etwa 10,7% des Bruttoinlandsprodukts (BIP), im Vergleich zu Ausgaben in Höhe von 4,3% des BIP im Jahre 1960.[2] Damit lag Deutschland im Jahre 2001 um 2,3 Prozentpunkte über einem Durchschnitt von 30 entwickelten Volkswirtschaften, die in die OECD-Studie eingingen. Die höchsten Gesundheitsausgaben – gemessen als Anteil am BIP – wiesen die USA mit 13,9% und die Schweiz mit 10,9% auf. Schlusslichter waren Korea, Luxemburg und die Slowakische Republik, die weniger als 6% des BIP für Gesundheit ausgaben.

Gesundheitsausgaben nach Leistungsarten Mill. Euro			
Gegenstand der Nachweisung	1999	2000	2001
Leistungsarten insgesamt	214 270	218 784	225 931
Prävention/Gesundheitsschutz	9 465	9 841	10 084
allgemeiner Gesundheitsschutz	3 737	3 844	3 994

[1] Siehe *Statistisches Jahrbuch 2003*.
[2] *OECD Gesundheitsdaten 2003*, zu beziehen unter: www.oecd.org/health/healthdata.

Gesundheitsförderung	3 144	3 332	3 382
Früherkennung von Krankheiten	1 547	1 594	1 581
Gutachten und Koordination	659	669	691
Förderung der Selbsthilfe	379	401	436
ärztliche Leistungen	57 168	58 072	59 580
Grundleistungen	18 533	18 614	19 088
Sonderleistungen	28 597	29 292	30 105
Laborleistungen	5 574	5 651	5 773
strahlendiagnostische Leistungen	4 464	4 515	4 614
pflegerische/therapeutische Leist.	49 506	50 509	51 621
pflegerische Leistungen	40 234	41 142	41 856
therapeutische Leistungen	8 321	8 388	8 773
Mutterschaftsleistungen	951	979	992
Ausgleich krankheitsbedingter Folgen	3 751	3 887	4 062
Unterkunft/Verpflegung	13 889	14 222	14 454
Waren	55 733	57 291	60 363
Arzneimittel	31 448	32 408	34 927
Hilfsmittel	11 836	11 970	12 063
Zahnersatz	5 302	5 628	6 001
sonstiger medizinischer Bedarf	7 147	7 284	7 372
Transporte	3 326	3 454	3 613
Verwaltungsleistungen	11 406	11 577	11 951
Forschung/Ausbildung/Investitionen	10 026	9 931	10 203
Forschung	2 214	2 280	2 285
Ausbildung	1 629	1 647	1 643
Investitionen	6 183	6 004	6 275

Quelle: Statistisches Bundesamt Deutschland 2003

Tabelle 1.1

Allein die Größe des Gesundheitssektors zeigt, dass es sich um einen Bereich handelt, der von großer ökonomischer Wichtigkeit ist. Die großen nationalen Unterschiede in den Ausgabenniveaus zeigen aber auch, dass es national sehr unterschiedliche Philosophien und Organisationsweisen des Gesundheitswesens geben muss. Inwieweit die Ausgabendifferenzen auf Unterschiede in den Leistungsniveaus oder auf Unterschiede in der Effizienz der Organisation zurückzuführen sind, lässt sich an dieser Stelle aber nicht beantworten.

Der mittelfristige Trend bei der Entwicklung der Gesundheitsausgaben als Anteil am BIP ist in Tabelle 1.2 wiedergegeben.[3]

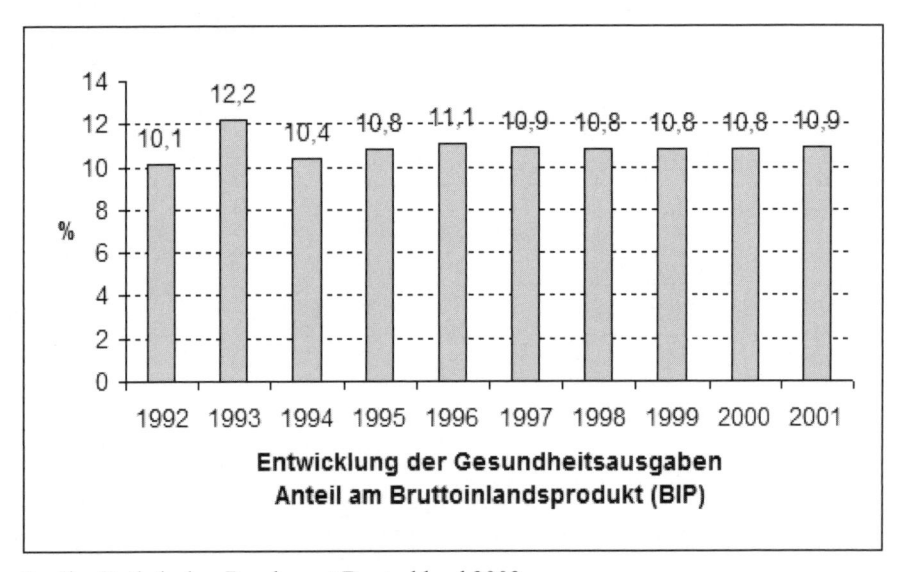

Entwicklung der Gesundheitsausgaben Anteil am Bruttoinlandsprodukt (BIP)

Jahr	1992	1993	1994	1995	1996	1997	1998	1999	2000	2001
%	10,1	12,2	10,4	10,8	11,1	10,9	10,8	10,8	10,8	10,9

Quelle: Statistisches Bundesamt Deutschland 2003

Tabelle 1.2

Wie man sieht, ist es über die vergangenen 10 Jahre nicht zu einer Explosion der Gesundheitsausgaben gekommen, sondern zu einer Stabilisierung auf knapp 11% seit 1997. Daraus lässt sich aber nicht schließen, dass eine Ausgabenerhöhung in diesem Zeitraum kein Problem dargestellt hätte, da im Hintergrund Anpassungen in der Organisation des Gesundheitswesens stattgefunden haben, die eine solche Stabilisierung erst ermöglicht haben. Dies wird insbesondere auffällig, wenn man berücksichtigt, dass ein Hauptverursacher für Ausgabensteigerungen die Arzneimittelkosten gewesen sind, insbesondere verursacht durch Preissteigerungen von bekannten und die Einführung neuer Medikamente. Laut OECD stiegen die Ausgaben preisbereinigt zwischen 1990 und 2001 um

---

[3] Siehe *Statistisches Jahrbuch 2003*.

70%. Gleichzeitig kam es zu einem Rückgang der durchschnittlichen Verweildauer im Krankenhaus von 7,3 Tagen im Jahre 1990 auf 5,8 Tage im Jahre 2000.

Gesundheitspersonal nach Berufen in 1 000				
Gegenstand der Nachweisung	2001		2002	
	insges.	dar. Frauen	insges.	dar. Frauen
Berufe insgesamt	4 131	2 951	4 175	2 994
Gesundheitsdienstberufe	2 179	1 705	2 223	1 745
Ärzte, Zahnärzte, Apotheker	415	168	420	171
Ärzte	298	112	301	114
Apotheker	53	33	54	33
Zahnärzte	64	23	64	24
übrige Gesundheitsdienstberufe	1 764	1 536	1 804	1 574
Arzt-/Zahnarzthelfer	493	488	503	498
Diätassistenten	12	11	12	12
Heilpraktiker	18	12	18	12
Helfer in der Krankenpflege	223	167	229	170
Krankenschwestern, Hebammen	697	591	705	602
Physiotherapeuten, Masseure, med. Badem.	126	92	130	97
medizinisch-technische Assistenten	93	85	96	88
pharmazeutisch-technische Assistenten	48	47	50	50
therapeutische Berufe a.n.g.	54	43	59	47
Soziale Berufe	282	242	297	254

Altenpfleger	263	228	277	239
Heilerziehungspfleger	7	5	7	5
Heilpädagogen	12	9	13	10
Gesundheitshandwerker	136	65	137	67
Augenoptiker	41	25	40	25
Orthopädiemechaniker	11	2	9	2
Zahntechniker	67	35	71	37
sonstige Gesundheitshandwerker	16	4	17	4
sonstige Gesundheitsfachberufe	84	61	85	60
Gesundheitsingenieure	14	11	15	12
gesundheitssichernde Berufe	16	3	15	3
Gesundheitstechniker	8	2	9	1
Pharmakanten	5	3	5	3
pharmazeutisch-kaufmännische Angestellte	41	41	41	40
andere Berufe im Gesundheitswesen	1 449	878	1 433	868

Quelle: Statistisches Bundesamt Deutschland 2003

Tabelle 1.3

In Tabelle 1.3 findet sich eine Aufstellung über das Gesundheitspersonal nach Berufen. Im Jahre 2002 haben danach knapp 4,2 Mio. Menschen Im Gesundheitssektor eine Beschäftigung gefunden. Das sind ungefähr 9,8% der Erwerbspersonen bzw. 10,6% der Erwerbstätigen in Deutschland. Auch hier zeigt sich, dass der Gesundheitssektor eine zentrale Rolle auf dem Arbeitsmarkt spielt. Zum Vergleich: Im vierten Quartal 2001 waren im produzierenden Gewerbe (ohne Baugewerbe) 8,554 Mio. und im Handel, Gastgewerbe und Verkehr 9,988 Mio. Menschen beschäftigt.[4]

Diese Zahlen zeigen, dass Medizin heute zu einem der zentralen ökonomischen Sektoren geworden ist. Damit ist es nahe liegend, als Arbeitshypothese

---
[4] Siehe ebd.

davon auszugehen, dass es zumindest für eine Teilmenge der medizinethischen Fragestellungen sinnvoll ist, die ökonomische Dimension explizit mit zu berücksichtigen. Dabei hat diese Arbeit vier Ziele:

Es soll zunächst das Verhältnis von Medizin und Ökonomik herausgearbeitet werden, um ausgehend von einem vertieften Verständnis der Rolle der Ökonomik zu verstehen, welchen Beitrag diese in einer medizinethischen Diskussion spielen kann und spielen sollte.

Es soll der normative Hintergrund ökonomischer Theoriebildung aufgezeigt werden und gleichzeitig mit Hilfe des ökonomischen Analyseinstrumentariums ein besseres Verständnis der Struktur normativer Urteile abgeleitet werden.

Das zentrale institutionenökonomische Paradigma wird entwickelt und gezeigt, inwieweit es für Fragen der Organisation des Gesundheitswesens nutzbar gemacht werden kann.

Schließlich werden die prinzipiellen Erkenntnisse genutzt, um exemplarisch in einigen Anwendungsfeldern zu zeigen, welche Wirkungen bestimmte Organisationsformen auf die zu erwartende Versorgung mit medizinischen Leistungen haben werden.

Die Arbeit ist wie folgt aufgebaut: In Kapitel 2 werden für den Bereich der Medizin und der Ökonomik grundlegende Begriffe definiert und positive und normative Wissenschaftsbegriffe abgegrenzt. In Kapitel 3 wird auf den Zusammenhang zwischen Medizin, Ökonomik und Ethik eingegangen. Hier werden Zusammenhänge auf der Handlungsebene (Kapitel 3.1) und auf der Theorieebene (Kapitel 3.2 und 3.3) aufgezeigt. In Kapitel 4 wird eine Einführung in die grundlegenden normativen Denkmodelle gegeben, mit denen Ökonomen arbeiten. Kapitel 4.1 beschäftigt sich mit den grundlegenden philosophischen Theorien und Kapitel 4.2 mit pragmatischen Ansätzen. In Kapitel 5 wird ausgehend von den bisherigen Erkenntnissen die Rolle der Ökonomik im Gesundheitswesen und der Medizin noch einmal genau bestimmt. Kapitel 6 entwickelt das grundlegende Analyseinstrumentarium, mit Hilfe dessen die Funktionsweise von Regeln und Institutionen verstanden werden kann. Dieses Instrumentarium wird in Kapitel 7 auf den Gesundheitssektor angewendet und allokative Besonderheiten auf verschiedenen Teilmärkten identifiziert und bezüglich ihrer institutionellen Konsequenzen untersucht. In Kapitel 8 wird das in Kapitel 6 und 7 entwickelte Instrumentarium auf bestimmte Reformmodelle und Fragestellungen angewendet, um zu zeigen, wie man es nutzbringend einsetzen kann.

2. Positive und normative Wissenschaftsbegriffe

Medizin und Ökonomik als Wissenschaften weisen große strukturelle Ähnlichkeiten auf. Sie unterscheiden sich lediglich im Betrachtungsgegenstand und in den für die Fragestellungen jeweils als Erfolg versprechend erachteten

Methoden. Beide Wissenschaften lassen sich in einen positiven und einen normativen Bereich unterteilen. Der Begriff Medizin stammt vom lateinischen *ars medicina*, Heilkunst, und befasst sich im weitesten Sinne mit der Erkennung (Diagnostik), Vorbeugung (Prophylaxe) und Behandlung (Therapie) körperlicher und seelischer Erkrankungen des Menschen.

In der Medizin als positiver Wissenschaft wird also versucht zu verstehen, wie der Körper funktioniert und wie bestimmte Einflüsse auf ihn wirken. In der Diskussion über evidenzbasierte Medizin wird etwa versucht, Kriterien für die Wissenschaftlichkeit medizinischer Hypothesengewinnung aufzustellen um damit vernünftige von weniger vernünftigen Verfahren wissenschaftlichen Arbeitens zu unterscheiden.

```
        Medizin                          Ökonomik
           |                                |
           v                                v
┌─────────────────────────┐      ┌─────────────────────────┐
│ positiv:                │      │ positiv:                │
│ - wie funktioniert der  │      │ - wie funktioniert      │
│   Körper?               │      │   Gesellschaft?         │
│ - wie wirken bestimmte  │      │ - wie wirken bestimmte  │
│   Maßnahmen?            │      │   Maßnahmen?            │
│                         │      │                         │
│ normativ:               │      │ normativ:               │
│ - was soll man tun?     │      │ - was soll man tun?     │
└─────────────────────────┘      └─────────────────────────┘
                  \                    /
                   v                  v
              ┌────────────────────────────┐
              │   normatives Kriterium?    │
              └────────────────────────────┘
```

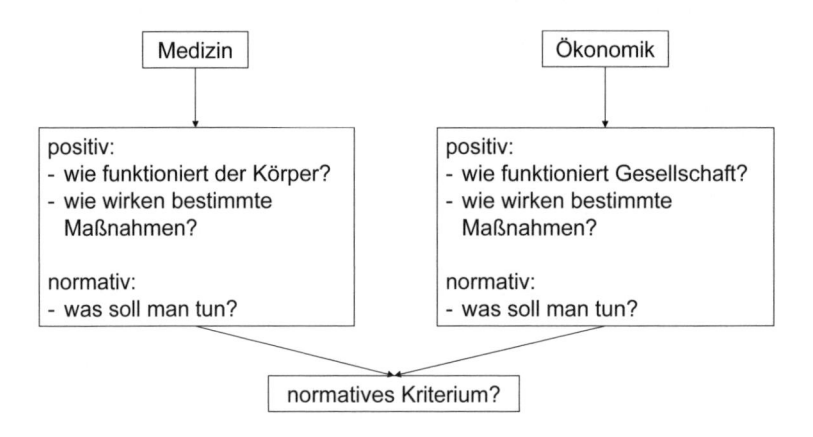

Abbildung 2.1

In der Medizin als normativer Wissenschaft geht es dann darum, auf Grundlage des positiven Wissens über den Körper und seine Interaktion mit der Umwelt Handlungsempfehlungen abzuleiten. Solche Handlungsempfehlungen folgen niemals direkt aus der empirischen Evidenz, sondern benötigen neben dem Wissen oder den Vermutungen über Wirkungsmechanismen ein Werturteil. Die Relevanz dieser Feststellung mag anhand zweier Beispiele näher erörtert werden. Ob sich etwa im Bereich bestimmter psychischer „Störungen" ein Handlungsbedarf ergibt, hängt wesentlich davon ab, ob eine Person oder eine Gesellschaft diese „Störung" als Krankheit bewertet. Eine solche Klassifikation folgt nicht allein aus der Natur der Sache, sondern bedarf einer expliziten oder impliziten Bewertung durch den Betroffenen oder die Gesellschaft. Das Werturteil bezieht sich hier damit auf die Frage, ob eine bestimmte Verhaltensweise oder Befindlichkeit überhaupt als Krankheit definiert wird. Im Bereich vieler körperlicher Erscheinungen mag eine solche Unterscheidung zunächst sehr einfach erscheinen. Ein grippaler Infekt oder ein Karzinom sind Erscheinungen, die das Wohlbefinden des Einzelnen beeinträchtigen oder sogar sein Leben gefährden, so dass eine Behandlung nach dem jeweiligen Stand des Wissens unmittelbar geboten erscheint. Nichts desto trotz ist es von zentraler Bedeutung, sich klar zu machen, dass eine Entscheidung für oder auch gegen eine Behandlung niemals allein aus den Fakten folgt, sondern stets auf einem Werturteil basiert, unabhängig davon, ob es dem Entscheider in einer bestimmten Situation bewusst ist oder nicht. Der schottische Philosoph David Hume (1711-1776) bezeichnet Argumentationen, die anscheinend einzig aus der Beschreibung von Tatsachen auf ein Sollen schließen, als naturalistischen Fehlschluss. Der Gedanke, dass sich allein aus dem Sein heraus kein Sollen ableiten lasse, hat sich in weiten Teilen der Wissenschaft durchgesetzt.[5]

Der Begriff Ökonomik leitet sich vom griechischen Begriff *Oikos* (das Haus) ab und bezeichnete damit zunächst die Hauswirtschaftslehre, also die Kunst vom Umgang mit knappen Mitteln. Ganz analog wird daher in der Ökonomik als positiver Wissenschaft versucht zu verstehen, wie die Ökonomie funktioniert und welche Folgen bestimmte Maßnahmen haben.[6] Historisch interessierten dabei zum Beispiel eher Fragen nach der Wirkung von Geldpolitik auf Beschäftigung, Inflation und Wachstum. In der neueren, eher mikroökonomisch orientierten Volkswirtschaftlehre ist man hingegen dazu übergegangen, die Funktionsweisen einzelner Teilsysteme der Volkswirtschaft zu untersuchen, also etwa den Gesundheitssektor.[7] Eine typische Frage ist dabei etwa, welche Anreizeffekte und damit Auswirkungen auf die Versorgung der Bevölkerung mit bestimmten medizinischen Dienstleistungen zum Beispiel die Organisation der Krankenversicherung hat. Ein noch so detailliertes Wissen über Wirkungsmechanismen kann aber jemals zu Handlungsempfehlungen führen, ohne auf Werturteile zurück zu greifen. Selbst wenn alle Individuen einer Gesellschaft durch eine bestimmte Reformmaßnahme besser gestellt würden, folgte aus dieser Beobachtung heraus nicht schon, dass diese Maßnahme auch durchgeführt werden sollte. Es bedarf eines – wenn auch wohl recht konsensfähigen – Werturteils.

Diese Werturteile können dabei niemals aus den beiden Wissenschaften Medizin und Ökonomik heraus entwickelt werden. Vielmehr sind sowohl Medizin als auch Ökonomik auf einen gesellschaftlichen Konsens angewiesen. Die normativen Urteile dienen daher als „Input" in den Entscheidungsprozess,

---

[5] Siehe aber Philippa Foot: "Hume on Moral Judgement". In: *David Hume: A Symposium.* Ed. by David Pears. London – New York 1963, 67-76.

[6] Für eine detaillierte Darstellung des ökonomischen Verhaltensmodells sowie einer Unterscheidung von positiver und normativer Ökonomik siehe G. Kirchgässner: *Homo Oeconomicus.* Tübingen 1991.

[7] In der Mikroökonomik werden die Interaktionen einzelner Individuen untersucht, die unter gegebenen Restriktionen miteinander interagieren. Ziel ist dabei einerseits zu verstehen, welche Verhaltensmuster bestimmte Restriktionen erzeugen, um schließlich durch eine rationale Gestaltung von Restriktionen ein möglichst „gutes" Wirtschaftsergebnis zu erreichen. Andererseits geht es um eine verhaltenstheoretische Fundierung gesamtwirtschaftlicher Zusammenhänge wie Arbeitslosigkeit, Inflation, Wachstum, oder für die konkrete Anwendung Struktur und Größe des Gesundheitssektors.

der von den jeweiligen Wissenschaften mit Wissen über Wirkungszusammenhänge angereichert wird, um letztendlich zu einer Entscheidung zu führen.

Viele Kritiker der derzeitigen von Ökonomen entwickelten Reformmodelle des Gesundheitswesens artikulieren eine Furcht vor einer so genannten „Ökonomisierung des Gesundheitswesens". Die oben vorgenommene Definition der Ökonomik als Wissenschaft vom Umgang mit Knappheit und der Trennung zwischen positiver und normativer Wissenschaft erlaubt es uns, den negativ belasteten Vorwurf der Ökonomisierung genauer zu beleuchten. Prinzipiell kann er auf zwei Hypothesen beruhen. Erstens kann damit gemeint sein, dass Befürworter von Reformen nicht dieselben Werturteile haben wie ihre Gegner. Zweitens kann aber auch die Vermutung zum Ausdruck kommen, dass Ökonomen ihre Reformvorschläge auf falschen Vorstellungen über Wirkungsmechanismen basieren. Eine eher ablehnende Haltung gegenüber Reformvorschlägen haben Ökonomen dabei zum Teil selbst zu verantworten, da nicht immer sauber zwischen positiver und normativer Analyse unterschieden wird. Heraus kommt dann ein Amalgam, welches Nicht-Fachleuten nur schwer zu vermitteln ist. Es ist daher zentral für die Akzeptanz ökonomischer Beratung, hier Aufklärung zu leisten. Eine Offenlegung der Werturteile und eine Beschränkung auf die Erläuterung von Wirkungszusammenhängen ist dabei an erster Stelle geboten.

3. Medizin, Ökonomie, Ökonomik und Ethik

Bisher wurden die Begriffe Ökonomie und Ökonomik nicht weiter definiert, weil ein umgangssprachliches Vorverständnis ausreichte. Für ein präzises Verständnis des Verhältnisses von Ökonomie und Ökonomik, Medizin und Ethik ist dies aber nicht ausreichend, so dass an dieser Stelle eine präzise Definitorik erforderlich ist.

Die *Ökonomie* oder Wirtschaft umschreibt alle Handlungen von Menschen in einer Gesellschaft mit dem Ziel, die in der Umwelt vorhandenen Ressourcen zu nutzen. Die *Ökonomik* oder Wirtschaftswissenschaft ist die Wissenschaft, die sich mit der Ökonomie unter Bedingungen der Knappheit beschäftigt. Der Begriff der Knappheit ist dabei essentiell: In einer Welt, in der Güter und Ressourcen nicht knapp wären, könnten alle Bedürfnisse vollständig befriedigt werden. Damit gäbe es keinen Grund zu wirtschaften. Nun sind die Güter und Ressourcen aber knapp, so dass das Problem des Wirtschaftens besteht. Die Ökonomik versucht dann zu verstehen, nach welchen Regeln unter Knappheit gewirtschaftet wird und wie man das Knappheitsproblem „bestmöglich" löst. Die Ökonomie ist daher der Betrachtungsgegenstand der Ökonomik. Daraus folgt, dass jeder Lebensbereich „durch die ökonomische Brille", das heißt unter dem Paradigma der Knappheit betrachtet werden kann.

3.1 Medizin, Ökonomik, Knappheit

An welcher Stelle verbinden sich Ökonomik und Medizin? Wenn es in der Medizin darum geht, Wissen über die Funktionsweise des (menschlichen) Organismus zu gewinnen, um letztendlich Krankheiten zu heilen und Leiden zu lindern, scheint eine Verbindung zur Ökonomik zunächst nicht unmittelbar gegeben. Viel deutlicher wird die Verbindung, wenn man sich klar macht, dass der Gesundheitssektor ein Teilsystem der Ökonomie ist, welcher vielfach mit den anderen Teilsystemen interagiert und in welchem selbst nach bestimmten Regeln gehandelt wird. So sind zum Beispiel zur Gewinnung von Wissen über die Funktionsweise des Organismus und zur Heilung Ressourcen in Form von Zeit und Kapital notwendig, die knapp sind, anderenfalls lebten wir im Paradies. Wie Wissen über Krankheiten gewonnen und genutzt wird, hängt dann ganz unmittelbar von den Regeln ab, nach denen in einer Ökonomie Ressourcen in verschiedene Verwendungen gelenkt werden. Die Ökonomik ist die Wissenschaft, die sich mit den aus dem Phänomen der Knappheit resultierenden Problemen wissenschaftlich befasst, und damit kann sie einem helfen zu verstehen, welcher Zusammenhang zwischen den Regeln des Wirtschaftens und dem resultierenden Wirtschaftsergebnis bestehen.

Das Problem der Knappheit stellt sich nun bezogen auf die Medizin entlang zweier unterschiedlicher Dimensionen. Zum einen betrifft es das Individuum selbst, welches sich fragen muss, wie es seine Ressourcen einsetzten soll, um seine Ziele bestmöglich zu erreichen. Auch Robinson Crusoe wäre mit dem Problem konfrontiert, entscheiden zu müssen, wie viel Zeit und sonstige Ressourcen er für die Schaffung von medizinischem Wissen bzw. der Vermeidung, Diagnose sowie Heilung von Krankheiten verwenden soll, und wie viel Zeit und Ressourcen für andere Tätigkeiten. Es ist dabei zu erwarten, dass Robinson nicht all seine Ressourcen zur Vermeidung, zum Verständnis und zur Heilung von Krankheiten aufwenden wird. Die Ökonomik kann ihm dabei helfen zu verstehen, wie er bei gegebenen Werturteilen seine Miniökonomie bestmöglich organisieren kann, um seine Ziele möglichst weitgehend zu verwirklichen.

Zum anderen betrifft das Phänomen der Knappheit die Gesellschaft, die festlegen muss, nach welchen Kriterien konkurrierende Ansprüche erfüllt werden. So kann es zu einem Zeitpunkt erforderlich sein, bei einem bestimmten, das Angebot übersteigenden Bedarf an lebenswichtigen Organen bestimmte Personen von einer Versorgung auszuschließen und damit ihr sicheres Todesurteil zu sprechen. Dies sind ethische Probleme, die zwar mit Knappheit, zunächst einmal aber anscheinend nichts mit Ökonomik zu tun haben. Denn im Beispiel kann man auch durch eine noch so gute Organisation das Knappheitsproblem nicht weiter verringern. Allerdings kann auch in solchen Situationen die Ökonomik helfen, indem sie über die Wirkungsweise bestimmter Organisationsweisen aufklärt, um damit zu klären, ob ein bestimmter Verteilungsmechanismus in der Lage ist, eine Gerechtigkeitsvorstellung zu verwirklichen. Denn in der Praxis stellen sich Gerechtigkeitsprobleme wie das oben beispielhaft genannte in der Regel nicht in dieser Form. Vielmehr muss man sich darauf verlassen können, dass die Institutionen der Gesellschaft so gut funktionieren, dass ein gerechtes Ergebnis erreicht wird, wenn eine Situation wie die im Beispiel genannte auftritt.

Die Ökonomik kommt in einem umfassenderen Sinn ins Spiel, wenn man sich klar macht, dass Über- und Unterversorgungen mit bestimmten Leistungen nicht von Natur aus gegeben sind, sondern diese systematisch mit der Organisation des Wirtschaftens zusammen hängen. Die Ökonomik hilft einem dabei zu verstehen, welche Wirkungen die Gestaltung von Institutionen auf die Schaffung von Wissen und die Versorgung mit Gütern und Dienstleistungen hat. Eine rationale Institutionengestaltung kann dann das Problem der Knappheit zwar nicht lösen, aber doch die daraus resultierenden Interessenkonflikte minimieren, indem Ressourcen so gelenkt werden, dass keine Verschwendung auftritt.

Aus dem Gesagten folgt, dass es auch eine Reihe von ethischen Problemen in der Medizin geben kann, die nicht primär ökonomischen Ursprungs sind, *dass aber die auf dem Phänomen der Knappheit fußenden ethischen Probleme in der Medizin stets auch eine ökonomische Komponente haben.*[8] Um bei knappen Mitteln zu einer möglichst guten medizinischen Versorgung zu gelangen, muss daher medizinisches und ökonomisches Wissen kombiniert werden.

3.2 Theorien über Körper und Theorien über Gesellschaften

Die bisherige Verbindung von Ökonomik und Medizin erfolgte allein auf einer Handlungsebene: Da das Gesundheitswesen ein Teil der Ökonomie ist, kann es mit Hilfe der Ökonomik in seiner Wirkungsweise analysiert und gestaltet werden. Es gibt aber eine elementarere Verbindung zwischen Ökonomik als Gesellschaftswissenschaft und Medizin als Wissenschaft der Funktionsweise des Körpers, die bei der Frage nach der Funktionsweise des Gesundheitswesens stets mitgedacht werden sollte.

Es mag eingewendet werden, dass die oben vorgenommene „saubere" Trennung zwischen positiver und normativer Wissenschaft deshalb nicht funktioniert, weil auch das Theoriedesign der positiven Wissenschaft von bestimmten Werturteilen ausgehen muss. Die Wissenschaftssprache borgt sich Begriffe und Modellvorstellungen aus anderen Kontexten, so dass damit eine bestimmte Realität „konstruiert" wird, und allein die Konzentration auf bestimmte Fra-

---

[8] Es ist schwierig, hier eine genaue Abgrenzung zu finden, da fast alle Probleme, mit denen die Medizin konfrontiert ist, auch eine ökonomische Komponente haben. So kann man eine Diskussion über die Wünschbarkeit der Stammzellenforschung allein als ethisches Problem des Selbstverständnisses des Menschen verstehen, gleichzeitig ist es aber auch klar, dass durch Eingriffe in das Erbgut Einfluss auf Erkrankungswahrscheinlichkeiten und damit die Kosten des Gesundheitswesens genommen werden.

gestellungen (und nicht auf andere) basiert auf Werturteilen, die prinzipiell nicht vermeidbar sind. Dieser Einwand ist unbestreitbar gerechtfertigt, doch entwertet er nicht den Wert einer prinzipiellen Trennung in positive und normative Wissenschaft, da diese Trennung es erst erlaubt, auf der konkreten Ebene der Entscheidungen Verwirrungen zu beseitigen, die auf einer Vermischung von unterschiedlich angenommenen Wirkungsmechanismen auf der einen und unterschiedlichen Werturteilen auf der anderen Seite beruhen. Dass die potenzielle Normativität eines positiven Theoriendesigns dabei stets mitgedacht werden muss, ergibt sich von selbst.

Allerdings kann auf dieser grundsätzlichen Modellebene nach den Entsprechungen zwischen medizinischem Menschenbild und der gesellschaftlichen Wirklichkeit gefragt werden. Unschuld[9] geht anhand einer Untersuchung des chinesischen und des europäischen medizinischen Denkens der Frage nach, inwieweit Körperbild und Gesellschaftsbild zueinander korrespondieren. Seine Ergebnisse zeigen, wie eng das Denken über die Abläufe im Körper mit dem Denken über gesellschaftliche Abläufe verbunden ist und wie dementsprechend das heutige medizinische Weltbild durch die ökonomischen und gesellschaftspolitischen beeinflusst wurde. Damit gilt auf einer zweiten Ebene, dass Medizin und Ökonomie nicht nur durch das Phänomen der Knappheit auf einer unmittelbaren Handlungsebene miteinander verknüpft, sondern durch die Prägung gemeinsamer Denkansätze auf der strukturellen Ebene miteinander verwoben sind. Siehe dazu auch Abbildung 3.1

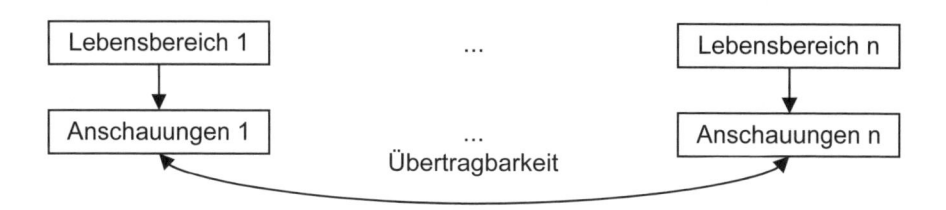

```
┌─────────────────┐          ...          ┌─────────────────┐
│ Lebensbereich 1 │                       │ Lebensbereich n │
└────────┬────────┘                       └────────┬────────┘
         ▼                                         ▼
┌─────────────────┐          ...          ┌─────────────────┐
│ Anschauungen 1  │◄──── Übertragbarkeit ────►│ Anschauungen n  │
└─────────────────┘                       └─────────────────┘
```

Abbildung 3.1

Zentral für das von Unschuld entwickelte Argument ist dabei die Kausalität vom Erleben gesellschaftlicher Strukturen zur Konstruktion eines Interpretationsmusters für den Körper, die anhand zahlreicher Quellen belegt wird. Diese Kausalität ist für das Verständnis von Medizin und Ökonomik nicht von primärem Interesse. Zentral für ein Verständnis von Medizin und Ökonomie ist jedoch die doppelte Verwobenheit von Medizin und Ökonomie auf der Hand-

---

[9] P.U. Unschuld: *Was ist Medizin?* Westliche und Östliche Wege der Heilkunst. München 2003.

lungsebene und Medizin und Ökonomik auf der Theorienebene und die daraus resultierenden normativen Implikationen.

China: Nach Jahrhunderten konkurrierender Königreiche und dadurch bedingter ständiger Kriege, kam es im Jahre 221 v. Chr. zur Bildung eines chinesischen Zentralstaats. In diesem Kaiserreich kam es zur Schaffung einheitlicher Rechtsregeln, einheitlicher Maße und Spurweiten und zu einer gemeinsamen Schrift. Diese Vereinheitlichung bereitete den Boden für einen wirtschaftlichen Aufschwung. Als Folge änderten sich die täglichen Erfahrungen der Menschen, die den Staat als komplexes Gebilde von ineinander greifenden Einzelteilen erfuhren, deren reibungsloses Zusammenwirken zum Gesamtwohl notwendig aber auch hinreichend ist.

Nach Unschuld waren diese Erfahrungen auch für die geistigen Eliten so prägend, dass sie den Nukleus für ein neues Verständnis des menschlichen Körpers boten: *„Der körperliche Organismus war nichts anderes als der in den Körper verlegte staatliche Organismus.*[10] Das chinesische Wort für „heilen" entsprach folgerichtig dem Wort für „regieren" und „ordnen". Es bildete sich auch die Vorstellung eines Körperkreislaufes, der dem ökonomischen Kreislaufdenken angelehnt war.

In der Zeit vor der Reichseinigung ging man davon aus, dass Krankheiten durch Dämonen und Kleinstlebewesen verursacht wurden. Diese Lehre wurde zunehmend verdrängt durch die Lehre von den fünf Wirkkräften, Kälte, Hitze, Dürre, Unmäßigkeit in Essen und Trinken. Zentral für die für uns zentrale Verknüpfung von staatlicher Ordnung und körperlicher Gesundheit ist hier die Idee der Moral und Sittlichkeit als Mechanismus zur Erreichung individueller und gesellschaftlicher Gesundheit: Durch die Lehre der fünf Wirkkräfte ist der Einzelne nicht mehr den beliebigen Launen von Dämonen ausgeliefert, sondern er kann durch sein Verhalten Krankheit vermeiden bzw. Gesundheit zurück erlangen. Dies muss den Erfahrungen der Menschen entsprochen haben, die durch den Übergang von einem Zeitalter der Konflikte und Kriege in ein Zeitalter eines geeinigten Staates mit berechenbarer Gesetzesanwendung sich nicht mehr als Spielball willkürlicher Machtausübung erfuhren, sondern durch Achtung der Gesetze ein freies und friedliches Leben führen konnten. Zentral tritt an diese Stelle die ordnende Funktion von Moral und Sitte: Wer die staatliche Ordnung akzeptiert und ihrer gemäß lebt, muss keine Willkürherrschaft fürchten. Wer sich gemäß der Lehre der fünf Wirkkräfte verhält und Maß hält, um ein Gleichgewicht zu erreichen, dem ist ein Leben in Gesundheit im Rahmen seiner Disposition möglich. Diese Parallelführung der Argumentation verweist auf die für eine stabile Ordnung zentrale Funktion bestimmter moralischer Werte: Wer aus freiwilliger Einsicht in die Funktionsfähigkeit des Ganzen seinen Platz in der Gesellschaft einnimmt, trägt zur Stabilität („Gesundheit") des Gesamtsystems bei. Ein Aufbegehren gegen die vorgegebene

---

[10] Ebd. 77f.

Ordnung führt auf der anderen Seite dazu, dass der Fortbestand des Staates gefährdet wird.

Griechenland: Auch in Griechenland kam es im 5. Jahrhundert. v. Chr. zu einer interessanten Parallelentwicklung: Auf der einen Seite wurde die Idee, Krankheiten seien durch die Götter willkürlich verursacht, durch eine Theorie eines natürlichen Gleichgewichts der vier Wirkkräfte, Wasser, Feuer, Luft und Erde ersetzt. Auf der anderen Seite vollzog sich ein Wandel von Königreichen zu Demokratien. Die der Vorstellung einer Demokratie inne wohnende Idee der Gleichberechtigung übertrug sich auf das Denken über die Natur, in der man eine Mehrzahl unterschiedlicher Elemente vermutete, die zusammen das komplexe Zusammenwirken eines lebenden Organismus ermöglichen. Aus der Erfahrung des gesellschaftlichen Alltags stammte die Erfahrung, dass nur ein ausgewogenes Kräftegleichgewicht zwischen den Bürgern zu Harmonie und Frieden führt. Übertragen auf den Körper bedeutet dies, dass alle Elemente in einem ausgewogenen Maße vorhanden sein müssen, um Gesundheit zu garantieren. Hier wie in China entstand auf der gesellschaftlichen wie auf der körperlichen Ebene die Vorstellung, dass Maßhaltung der Schlüssel zu gesellschaftlicher wie individueller Gesundheit sei. Die Unterwerfung des einzelnen Individuums unter die staatliche Zwangsgewalt erfolgt nicht nur, weil der Herrscher die Macht hat, Zwang auszuüben. Vielmehr ist sie im Sinne der Gesunderhaltung des Staates moralisch geboten.

Neuzeit: An dieser Stelle würde eine genaue Nachzeichnung der Entwicklung des abendländischen Denkens in den Bereichen Medizin und Staat den Rahmen der Arbeit bei weitem sprengen. Allerdings ist eine Parallele wichtig für ein Verständnis der Konzeption von Körper und Gesellschaft. Die in Folge des griechischen Denkens ausgelöste Evolution westlicher Theorienbildung über Körper und Gesellschaft kann als Ideenstreit zwischen zentralistischen und dezentralistischen Auffassungen von Körper- und Gesellschaftsfunktionen interpretiert werden. Für die moderne Sichtweise der Medizin ist der Mediziner Rudolf Virchow von besonderer Bedeutung, und wir werden sehen, dass das moderne Verständnis der Nationalökonomik und der Medizin beide denselben Ursprung haben: den Individualismus. Spätestens in der zweiten Hälfte des 19. Jahrhunderts setzte sich in weiten Teilen der Gesellschaftswissenschaften der methodische und normative Individualismus als Wissenschaftsparadigma durch.[11] Gemäß dieser Auffassung kann eine Gesellschaft nur als Summe der in ihr lebenden Individuen begriffen werden (positiver Individualismus) bzw. muss jedes Werturteil über die Gesellschaft auf die Werturteile der in ihr lebenden Individuen zurückgeführt werden (normativer Individualismus). Diese Sichtweise hat sich heute bei den allermeisten Ökonomen sowohl in ihrer positiven als auch in ihrer normativen Sichtweise durchgesetzt.

Virchow nun übertrug die Idee des Individualismus von der Gesellschaft auf den Körper, indem er den Organismus als eine *„Gesellschaft lebender Zel-*

---

[11] Max Weber: *Soziologische Grundbegriffe.* Stuttgart 1995.

len, ein kleiner Staat, wohl eingerichtet, mit allem Zubehör von Ober- und Unterbeamten, von Dienern und Herren, großen und kleinen" verstand.[12] Noch deutlicher wird die starke Korrespondenz zwischen Körper und Gesellschaft im folgenden Zitat: *„Und doch ist alle Action in den Theilen und das Leben des Volkes nichts als die Summe des Lebens der einzelnen Bürger. So ist es auch in dem kleinen Staate, den der Leib jeder Pflanze und jedes Thiers darstellt ... Dabei versteht es sich von selbst, dass die Selbständigkeit aller dieser Theile keine absolute ist, dass vielmehr jedes durch seine Beziehungen auch auf andere angewiesen und von ihnen abhängig ist."*[13]

Aus dieser Sichtweise folgt der Anspruch, den Körper in seinen Funktionsweisen rein naturwissenschaftlich und ohne Restgröße als Interaktion seiner Elemente erklären zu können. Analog gilt für die Ökonomik, die Funktionsweisen der Gesellschaft rein naturwissenschaftlich und ohne Restgröße als Interaktion seiner Individuen erklären zu können.[14] Die „Krankheit" des Körpers und der Gesellschaft lässt sich zurückführen auf die Krankheit eines oder mehrerer seiner Teilsysteme, welche man mit wissenschaftlichen Methoden entdecken und verstehen kann und für die eine angemessene Therapie entwickelt werden muss.

3.3 Methodologischer und normativer Individualismus

Um die ökonomische Herangehensweise an die Analyse der Funktionsweise von Ökonomien und der Entwicklung von Problemlösungen zu verstehen, bietet es sich an, das Paradigma des methodologischen und normativen Individualismus genauer zu verstehen.

Für die Frage einer möglichst „guten" Gestaltung einer Ökonomie oder eines oder mehrerer seiner Teilsysteme ist das Paradigma des normativen Individualismus zentral. Gemäß dem normativen Individualismus müssen gesellschaftliche Werturteile stets auf die Vorstellungen, Bedürfnisse und Werturteile der betroffenen Individuen zurückgeführt werden. In der Ökonomik hat sich der normative Individualismus in Form des so genannten „Welfarismus" etabliert. Gemäß der Konzeption des Welfarismus drücken sich die Vorstellungen, Bedürfnisse und Werturteile der Individuen in ihren Nutzenbewertungen bestimmter Alternativen aus. Ausgangspunkt gesellschaftlicher Entscheidungen zwischen Alternativen müssen daher stets die Nutzenbewertungen der Alternativen durch die Individuen sein. Gesellschaftliche Entscheidungsprobleme stellen sich dann als Probleme der Aggregation individueller Nutzenbewertungen.

---

[12] R.G. Mazzolini: *Politisch-biologische Analogien im Frühwerk Rudolf V.rchows*. Marburg 1988.
[13] Zit. nach Mazzolini, ebd.
[14] Interessant ist es auch, dass die für die Ökonomik so wichtige Kreislaufanalyse von einem Arzt, François Quesnay (1694-1774), in Anlehnung an den Blutkreislauf entwickelt wurde.

Diese Interpretation des Individualismus führt von Zeit zu Zeit zu Missverständnissen. Eine Ursache für Missverständnisse resultiert etwa aus der Frage, ob Individuen stets beurteilen können, welche Alternative für sie die beste ist. Da dies gerade für viele medizinische Fragen offensichtlicher Weise nicht der Fall ist, könnte eine Bewertung von Alternativen durch die betroffenen Individuen schnell zu fatalen Entscheidungen führen.[15] Diese Feststellung ist richtig, doch berührt sie den Welfarismus nicht in seinen Fundamenten. Selbstverständlich ist das einzelne Individuum in einer ganzen Reihe von Entscheidungssituationen mit einer Bewertung überfordert, da es nicht über das relevante Wissen verfügt. Nichts desto trotz kann es sich freiwillig auf eine Delegation der Entscheidungsbefugnis auf Dritte entscheiden. Wenn ich etwa zum Arzt gehe, überlasse ich es ihm, ob ich meine Kopfschmerzen mit einer Tablette Aspirin behandle, einen Spaziergang mache oder weitere Diagnoseverfahren über mich ergehen lasse. Zentral dabei ist die Freiwilligkeit, mit der ich diese Delegation von Entscheidungskompetenz auf Experten vollziehe. Die Probleme, die sich aus dem Expertenwissen und der damit verbundenen Asymmetrie zwischen Arzt und Patient für die Organisation des Gesundheitswesens ergeben, sind ein Schlüssel für ein Verständnis der Organisationsform des medizinischen Sektors und wichtiger derzeitiger Reformdiskussionen. Sie werden ausführlich in Kapitel 7f behandelt werden.

4. Normative Ökonomik

Wie bereits erwähnt wurde, kann es nicht Aufgabe der Ökonomik sein, selbst Werturteile zu formulieren, die dann gesellschaftlich umgesetzt werden. Vielmehr ist es die Aufgabe der Ökonomik aufzuzeigen, welche Konsequenzen bestimmte Werturteile für eine rationale Gestaltung des Gesundheitswesens haben bzw. ein Institutionendesign zu entwickeln, welches bestimmte, von der Gesellschaft vorgegebene Werturteile bestmöglich umsetzt. An diesem Punkt ist eine doppelte Schnittstelle zwischen Ökonomik und einem Teilbereich der Ethik, der Gerechtigkeitstheorie: Zum einen dient die Ökonomik zum Aufzeigen der Implikationen bestimmter Gerechtigkeitsvorstellungen, auch um sie auf Konsistenz und Wünschenswertheit hin zu untersuchen.[16] Zum anderen ist es die Aufgabe der Ökonomik, gesellschaftliche Werturteile best-

---

[15] Dieses Problem wird ausführlich in Abschnitt 7.5.1 behandelt.
[16] Die Funktion der Ökonomik, Konsequenzen von Gerechtigkeitsvorstellungen aufzuzeigen, entspricht im wesentlichen dem von John Rawls: *A Theory of Justice*. Cambridge 1971, entwickelten Konzept eines weiten Überlegungsgleichgewichts (Reflective Equilibrium), in dem ad-hoc formulierte Gerechtigkeitsgrundsätze durch ein bestimmtes Verfahren so lange modifiziert werden, bis ein Gleichgewicht zwischen den Grundsätzen und den aus ihnen erwachsenden gesellschaftlichen Konsequenzen besteht. Serge Christophe Kolm: *Modern Theories of Justice*. Cambridge/Ma. 1996, nennt diese „Allianz" zwischen Ökonomik und Philosophie „... a philosophical mind in an economic body" (3f).

möglich durch die Entwicklung von institutionellen Regeln umzusetzen. Dem Paradigma des normativen Individualismus folgend besteht die Schnittstelle allerdings nur zur Gerechtigkeitstheorie, da die individuellen Wertvorstellungen als gegeben akzeptiert werden. Fragen einer „richtigen" Individualmoral stellen sich aus dieser Perspektive nicht. Sie nehmen höchstens Eingang in eine Institutionengestaltung, als dass unterschiedliche individuelle, durch ethische Normen geprägte Handlungsmuster unterschiedliche institutionelle Strukturen nach sich ziehen können.

Ungeachtet der obigen Auffassungen basieren die existierenden ökonomischen Vorstellungen natürlich nicht auf beliebigen Werturteilen, sondern es haben sich bestimmte „Theorieklassen" herausgebildet, innerhalb derer üblicher Weise argumentiert wird. Abbildung 4.1 gibt hierüber eine Übersicht.

Es können zwei Ansätze unterschieden werden. Zum einen existieren die grundlegenden, philosophisch fundierten Ansätze, und hier insbesondere das Kriterium der Pareto-Effizienz, der Utilitarismus und verschiedene Maxi-Min-Normen. Diese Unterscheiden sich im Wesentlichen entlang dreier Dimensionen:

1. ihrer zugrunde liegenden Gleichheitsideale und damit verbundenen Ideen einer gerechten Verteilung (Struktur),
2. ihrer normativen Begründung bzw. Legitimation (Begründung), und

```
┌─────────────────────────────────────────────────┐
│  normative Grundstruktur der Mainstream-Ökonomik: │
│                                                 │
│   1. normativer und methodologischer Individualismus │
│              2. Welfarismus                     │
│              3. Maximierung                     │
└─────────────────────────────────────────────────┘
                         ↓
┌─────────────────────────────────────────────────┐
│      weitergehende normative Vorstellungen       │
└─────────────────────────────────────────────────┘
         ↙                              ↘
┌──────────────────┐              ┌──────────────────────┐
│  grundlegend:    │              │    pragmatisch:      │
│  - Effizienz     │─────────────▶│  - Kosten-Nutzen-Analyse │
│  - Utilitarismus │              │  - QALYs             │
│  - Maxi-Min      │              │                      │
└──────────────────┘              └──────────────────────┘
         ↘                              ↙
┌─────────────────────────────────────────────────┐
│  Ökonomik als Wissenschaft der Institutionengestaltung │
└─────────────────────────────────────────────────┘
```

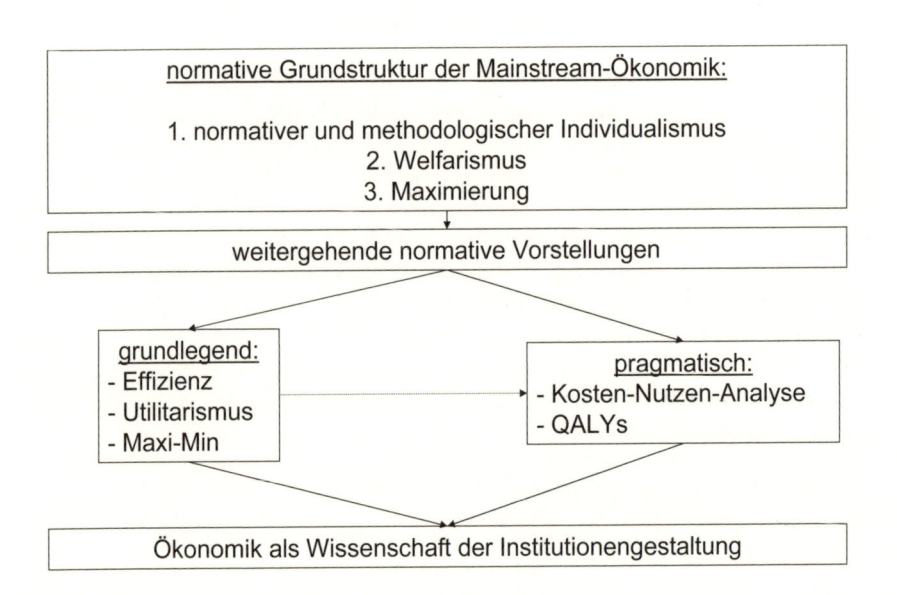

Abbildung 4.1

3. der zu ihrer Verwirklichung notwendigen Informationen über die individuellen Bewertungen der zur Auswahl stehenden Alternativen (Implementierung).

Die einzelnen Punkte werden im Folgenden noch eingehend behandelt. Zum anderen existieren auch „pragmatische" Ansätze, mit Hilfe derer normative Fragen beantwortet werden. Hier sind beispielhaft die Kosten-Nutzen-Analyse und die Analyse mit sogenannten „Quality Adjusted Life Years" (QALYs) zu nennen. Hierbei handelt es sich um Maßzahlen, die errechnet werden, um bestimmte Entscheidungen rational zu unterstützen. Hier stellt sich dann natürlich die Frage, was genau diese Kennzahlen messen und wie sie interpretiert und verwendet werden dürfen. Insbesondere kann die Frage gestellt werden, ob oder unter welchen Bedingungen solche Maßzahlen aus einem philosophischen Theoriegebäude konsistent ableitbar sind. Mit der Definition und Fundierung dieser Maßzahlen werden wir uns im Anschluss an die Diskussion der philosophisch fundierten Ansätze in Abschnitt 4.2 beschäftigen.

4.1 Grundlegende philosophische Ansätze

Betrachten wir den Gesundheitssektor als primär ökonomisches Phänomen der Produktion und Verteilung knapper Ressourcen und Güter, so stellt sich unmittelbar die Frage nach den normativen Kriterien, nach denen eine solche Zuteilung erfolgen soll.[17]

Struktur: Unter der *Struktur* einer Gerechtigkeitstheorie versteht man die Normen, die durch sie zum Ausdruck kommen. Diese sind häufig in Form einer zu optimierenden gesellschaftlichen Zielfunktion implizit oder explizit gegeben. Um dies zu veranschaulichen, betrachten wir im Folgenden die drei Konzeptionen des *Utilitarismus*, der *Pareto-Effizienz* und der *Maxi-Min-Normen* und gehen ganz abstrakt davon aus, dass eine Gesellschaft eine Auswahl aus einer Menge von Alternativen treffen muss. Mit jeder Alternative sei ein bestimmter Nutzen für die Gesellschaftsmitglieder verbunden.[18]

Im Utilitarismus werden die besten bzw. gerechten erreichbaren Alternativen über die Maximierung der Nutzensumme der Gesellschaftsmitglieder definiert. Bei dem Kriterium der Pareto-Effizienz ist eine Alternative gerecht, wenn es nicht mehr möglich ist, durch die Wahl einer anderen erreichbaren Alternative alle Gesellschaftsmitglieder besser zu stellen, ohne mindestens ein Gesellschaftsmitglied schlechter zu stellen. Bei einer auf Nutzen basierenden Maxi-Min-Norm wird eine Alternative als gerecht definiert, wenn der Nutzen

---

[17] Für eine ausführliche Diskussion siehe F. Breyer und M. Kolmar: *Grundlagen der Wirtschaftspolitik*. Tübingen 2001, sowie Kolm, ebd.
[18] Diese Abstraktion erlaubt es, unabhängig vom jeweils spezifischen Kontext auf die Eigenschaften der jeweiligen Gerechtigkeitsnorm abzustellen. Konkrete Anwendungen auf medizinische Probleme sind dann sehr einfach möglich.

der am (bezüglich ihres Nutzens) schlechtesten gestellten Individuen maximiert wird.

Zur Veranschaulichung der unterschiedlichen Konsequenzen dieser Theorien diene das folgende Beispiel. Es gebe zwei Individuen, A und B, die 100 Einheiten eines Gutes untereinander aufteilen sollen. Individuum A ziehe einen Nutzen $u_A(x) = x$ aus dem Konsum von x Einheiten des Gutes, und Individuum B ziehe einen Nutzen $u_B(y) = 10\,y^{1/2}$ aus dem Konsum der verbleibenden y = 100 - x Einheiten des Gutes.

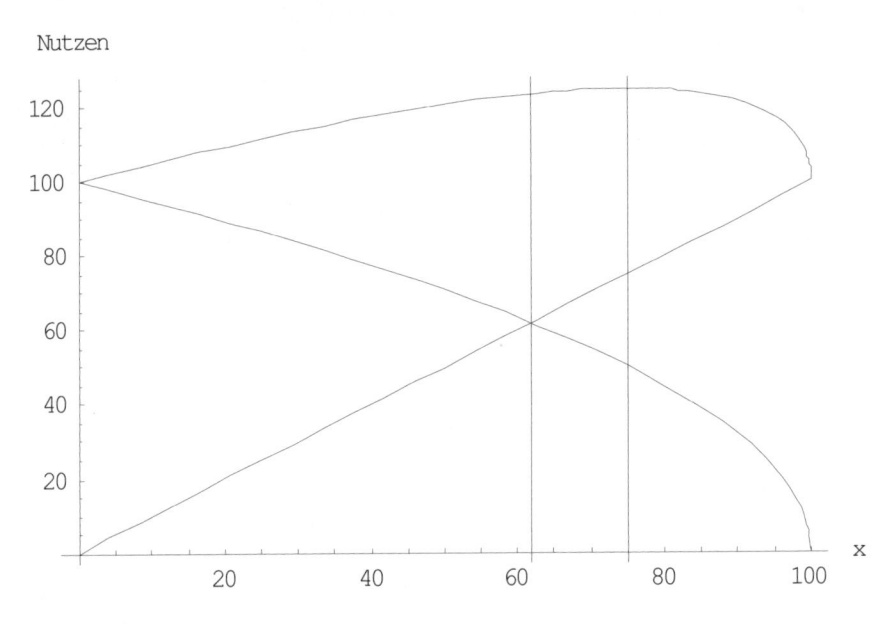

Abbildung 4.2

Abbildung 4.2 veranschaulicht die Ergebnisse. Der Nutzen des A ist durch den von links nach rechts steigenden, der Nutzen des B durch den von links nach rechts fallenden Graph gegeben. Der bei 100 beginnende und endende Graph entspricht der Nutzensumme. Ein Utilitarist würde durch Maximierung der Nutzensumme die Alternative x = 75, y = 25 als optimal und daher gerecht einstufen. Ein Paretianer würde alle Aufteilungen des Gutes auf die beiden Individuen als gerecht einstufen, da es unabhängig von der Aufteilung des Gutes nur möglich ist, den Nutzen eines Individuums zu erhöhen, indem man den Nutzen des anderen verringert. Gemäß der Min-Max-Norm würde schließlich die Verteilung $x = 50\,(5^{1/2} - 1)$, $y = 100 - 50\,(5^{1/2} - 1)$ als gerecht eingestuft, da an dieser Stelle $u_A(x) = u_B(x)$ gilt, was gerade das Nutzenminimum maximiert.

Wie man diesem Beispiel entnehmen kann, hat die zugrunde liegende Gerechtigkeitsvorstellung einen zentralen Einfluss auf die als gerecht erachteten Alternativen und damit auf die Bewertung der Funktionsweise von Märkten und Institutionen. Das Beispiel zeigt, dass das Kriterium der Pareto-Effizienz „blind" auf dem Verteilungsauge ist: Bei gleicher Menge der zu verteilenden Güter ist eine Verteilung, bei der ein Individuum alles hat und das andere nichts, genauso effizient wie die Gleichverteilung der Güter. Dies ist beim Utilitarismus und der Maxi-Min-Norm nicht so, jede Allokation ist im Beispiel Pareto-effizient, aber nur eine maximiert die Nutzensumme bzw. das Nutzenminimum. Daher gehen bei diesen Theorien ganz spezifische Annahmen über eine gerechte Verteilung der Güter ein, die durch die Struktur der Zielfunktion gegeben sind. Wir werden bei der Analyse des Krankenversicherungsmarktes noch sehen, dass diese Unterschiede sehr relevant für die konkrete institutionelle Ausgestaltung dieses Marktes sein können. Hier gilt wie schon zuvor, dass Ökonomen nur die institutionellen Konsequenzen bestimmter Werturteile aufzeigen, nicht jedoch die Werturteile selbst begründen können. Wichtig ist daher bei jedem Reformvorschlag, diese offen zu legen, um erkennbar zu machen, ob eine Kontroverse auf der positiven Ebene der unterstellten Wirkungsmechanismen besteht, oder ob man sich bezüglich der hinterlegten Werturteile nicht einig ist.

Die drei oben genannten Theorien gehören der Klasse der so genannten *konsequentialistischen* Gerechtigkeitstheorien an, da für sie einzig das Ergebnis des Wirtschaftens aus Sicht der Individuen der Gesellschaft zur Beurteilung der Gerechtigkeit zählt. Eine abweichende, sehr einflussreiche konsequentialistische Theorie wurde von John Rawls[19] formuliert, der eine Alternative als gerecht einstuft, wenn durch sie die Versorgung der am schlechtesten mit bestimmten *Grundgütern* versorgten Gesellschaftsmitglieder maximiert wird. Es handelt sich hierbei also ebenfalls um eine Maxi-Min-Norm, die allerdings nicht auf den Nutzenbewertungen der Individuen aufbaut, sondern auf einem Index von Grundgütern, die Rawls für essentiell für ein erfülltes Leben hält.

Alternativ finden sich *prozedurale* Theorien wie die von Milton Friedman,[20] Friedrich August von Hayek[21] und Robert Nozick[22], die eine Beurteilung der Gerechtigkeit gesellschaftlicher Institutionen allein anhand der durch sie verwirklichten Konsequenzen ablehnen. Gemäß diesen Theorien ist eine Institution nicht bezüglich der durch sie resultierenden Ergebnisse zu beurteilen, sondern durch die Gerechtigkeit des Verfahrens, welche diese Ergebnisse hervorbringt. Genügt das Verfahren bestimmten Kriterien bezüglich der gleichen Freiheitsrechte der Individuen, so ist eine Institution gerecht – unabhängig von den Konsequenzen, welche dieses Verfahren für den Einzelnen haben. Aus einer prozeduralen Gerechtigkeitskonzeption ergeben sich wieder andere Schlussfolgerungen für die Beurteilung von Institutionen.

---

[19] J. Rawls: *A Theory of Justice*.
[20] Milton Friedman: *Capitalism and Freedom*. Chicago 1962.
[21] Friedrich A. von Hayek: *Recht, Gesetzgebung und Freiheit*. Bd. 2: *Die Illusion der sozialen Gerechtigkeit*. Landsberg am Lech 1981.
[22] Norbert Nozick: *Anarchy, State, and Utopia*. New York 1974.

Begründung: Eine gegebene Gerechtigkeitsstruktur kann unterschiedlich begründet werden. Unter einer Begründung verstehen wir eine ethische Legitimation der Struktur. Je nach Zeitpunkt und Gesellschaft sind dabei unterschiedliche Begründungsmuster akzeptiert worden. Bis in die Neuzeit fanden sich im europäischen Kulturkreis in der Regel naturalistische oder metaphysische Begründungen für Gerechtigkeitsstrukturen. Eine metaphysische Begründung kann z.B. die Vorstellung von einer gerechten Ordnung aus dem Willen Gottes heraus bestimmt sehen. Die 10 Gebote der christlichen Religionen sind ein Beispiel: Man hat sich an sie zu halten, weil sie von Gott gegeben sind, nicht, weil es vielleicht nützlich wäre, dies zu tun. Eine naturalistische Begründung leitet ethische Sätze – und damit auch Gerechtigkeitsstrukturen – aus beobachtbaren Tatsachen ab. Sätze über Gerechtigkeit – so der Anspruch einer solchen Theorie – sind damit prinzipiell genauso wahrheitsfähig wie naturwissenschaftliche Sätze über z.B. die Gravitation.

Durch die geistesgeschichtlichen Entwicklungen der Neuzeit sind sowohl metaphysische als auch naturalistische Begründungsansätze in argumentative Schwierigkeiten geraten und werden in der Regel nicht mehr als Begründungen akzeptiert. Wie bereits gesagt, hat David Hume etwa dem Naturalismus einen unzulässigen Schlussfehler vom Sein auf das Sollen vorgeworfen.

Seit der französischen Revolution bzw. seit den Arbeiten Immanuel Kants finden sich in der Regel zwei Begründungsmodelle, mit Hilfe derer in der aktuellen Diskussion Gerechtigkeitsstrukturen abgeleitet werden. Die eine Begründung bedient sich der Idee des Vertrags, den sie als Gesellschaftsvertrag für die Ableitung bestimmter Ideale benutzt. Hier wird davon ausgegangen, dass Individuen in einem in gewisser Weise strukturierten Urzustand sich auf bestimmte Regeln einigen werden, die damit als normativ legitimiert für die empirisch vorgefundene Gesellschaft gelten. Damit wird ein Interessenkonflikt im tatsächlichen Leben zurückgeführt auf eine Situation gleich gerichteter Interessen in einem geeignet gewählten Urzustand, Umverteilung im realen Leben wird als Effizienzsteigerung im Urzustand umgedeutet. Wenn der Einzelne der Gerechtigkeit bzw. Fairness der Urzustandssituation zustimmen muss, so die Idee, ist er auch verpflichtet, Maßnahmen zuzustimmen, die seinen tatsächlichen Interessen zuwider laufen. Wenn etwa durch medizinischen Fortschritt in Zukunft das Gesundheitskostenrisiko eines Menschen schon sehr früh sehr genau feststellbar ist, kann es zu der Frage kommen, inwieweit Krankenversicherungsunternehmen solche Informationen bei der Tarifgestaltung nutzen dürfen. Ein Mensch, der von sich glaubt oder weiß, nur ein geringes Kostenrisiko aufzuweisen, wird für die Nutzung dieser Informationen sein, weil dadurch seine Prämien sinken würden. Umgekehrt gilt dies für Menschen mit überdurchschnittlichem Krankheitskostenrisiko. In einem geeignet gewählten Urzustand kann der Konflikt dadurch aufgelöst werden, dass man die Präferenzen der Individuen in einer Situation untersucht, in der sie noch keine Informationen über ihr Risiko haben. Kommt man zu dem Schluss, dass das einzelne Individuum z.B. nicht für seine genetische Disposition verantwortlich gemacht werden sollte, spiegelte ein solcher Urzustand die Idee von Gerechtigkeit wider, und man käme zu dem Schluss, dass eine solche Prämiendifferenzierung ungerecht wäre. Kommt man im Urzustand zu dem Schluss, dass das einzelne Individuum z.b. sehr wohl für seine genetische Disposition verantwortlich gemacht werden sollte, käme man eher zu dem Schluss, dass eine solche Prämiendifferenzierung vertretbar wäre.

Man findet in diesem Begründungsprogramm einen argumentativen Dreischritt:
1. Der Urzustand wird konzipiert. Dieser entspricht in der Regel bestimmten intuitiven Fairnessvorstellungen (Gleichheit der Individuen bezüglich bestimmter gerechtigkeitsrelevanter Variablen, diese wird in der Regel durch die Fiktion eines Schleiers des Nichtwissens erzeugt).
2. Den Individuen werden bestimmte Interessen in diesem Urzustand zugewiesen.
3. Die als gerecht betrachteten Institutionen werden durch rationales und einstimmiges Verhalten der Individuen im Urzustand beschlossen.

Institutionen sind damit gerecht, wenn sie aus dem rationalen Eigeninteresse der im Urzustand befindlichen Individuen ableitbar sind. Der Begriff der Rationalität ist in diesem Begründungsansatz ein funktionaler, wesentlich ist hier, dass erstens die Individuen sich bei der Abstimmung rational gemäß ihrem Eigeninteresse verhalten und dass zweitens die aus diesem Prozess resultierenden Institutionen und Regeln konsistent abgeleitet werden. Der Schritt vom strikt egoistischen Eigeninteresse zum Gemeinschaftsinteresse wird hier durch die Konstruktion des Urzustands geleistet: John Rawls[23] etwa konzipiert ihn so, dass den Individuen systematisch Informationen vorenthalten werden, so dass sie von ihren persönlichen Lebensumständen abstrahieren müssen. So kennen sie etwa weder ihre reale gesellschaftliche Stellung noch ihr reales Vermögen oder ihre Qualifikationen. Jürgen Habermas[24] benutzt eine ähnliche Konstruktion zur Ableitung von Gerechtigkeitsurteilen, indem er die Individuen in eine Situation eines idealen (herrschaftsfreien) Diskurses versetzt. Prinzipien, auf die man sich unter den Bedingungen eines idealen Diskurses verständigt hat, gelten demnach als normativ gerechtfertigt.

Der weit überwiegende Teil der modernen Gerechtigkeitskonzeptionen ist kontraktualistisch konzipiert oder kann doch zumindest so rekonstruiert werden.[25] Der Utilitarismus war ursprünglich eine naturalistische Theorie, ist aber durch die Arbeiten von Harsanyi[26] kontraktualistisch neu fundiert worden. Die Attraktivität der Anwendung des Vertrags auf gerechtigkeitstheoretische Begründungsprobleme liegt an der normativen Bindewirkung echter Verträge:

---

[23] J. Rawls: *A Theory of Justice*.
[24] Jürgen Habermas: *Theorie des kommunikativen Handelns*. Frankfurt 1981.
[25] Siehe S.C. Kolm: *Modern Theories of Justice*.
[26] J.C. Harsanyi: "Cardinal Utility in Welfare Economics and in the Theory of Risk-Taking". In: *Journal of Political Economy* 61 (1953), 55.

Durch einen Vertrag wird ein gegenseitiges Versprechen geäußert, auf dessen Erfüllung man sich ohne Bezug auf die eingetretenen Umstände allein aus der Tatsache heraus, dass es ein Versprechen ist, verlassen kann. Der Kontraktualismus versucht nun, diese Selbstbindung vom realen auf den Gesellschaftsvertrag zu übertragen, um das begründungstheoretische Vakuum zu füllen.

Da die moralische Bindewirkung einer solchen Konstruktion immer wieder angezweifelt wurde,[27] sollen nun noch kurz zwei andere Argumentationsmuster vorgestellt werden. John Rawls etwa bindet sein kontraktualistisches Argument in den größeren Begründungszusammenhang einer kohärenztheoretischen Überlegung ein, die er *weites Überlegungsgleichgewicht* (reflective equilibrium) nennt. In diesem weiten Überlegungsgleichgewicht hat das kontraktualistische Argument nur die Rolle einer Heuristik, mit deren Hilfe die moralischen Intuitionen der Individuen mit den sich daraus ergebenden institutionellen Konsequenzen abgeglichen werden. Die notwendige Verpflichtungswirkung bezieht Rawls aus einer anderen Konstruktion. Er behauptet nämlich, dass wir uns im Zustand des weiten Überlegungsgleichgewichts aus unserer Eigenschaft als Vernunftwesen heraus an die Einhaltung der als gerecht erkannten Regeln gebunden fühlen. Diese Konstruktion der moralischen Selbstverpflichtung aus dem Wunsch heraus, sich nicht selbst widersprechen zu wollen, hat Rawls von Immanuel Kant geborgt, auf den dieses Argumentationsschema zurückgeht. Rawls sieht sich insbesondere in seinen späten Schriften auch immer stärker der moralphilosophischen Tradition Kants verpflichtet.[28]

Ein zweiter Begründungsansatz benutzt den Rationalitätsbegriff wesentlich direkter, indem er fordert, dass die Frage nach der Gerechtigkeit einer Institution immer die Frage nach der Begründbarkeit einer durch sie erlassenen Entscheidung sei. Gerechtigkeit sei daher Begründbarkeit, was der Rationalität im umgangssprachlichen Wortsinn entspräche. Aus diesem Rationalitätspostulat wird dann – und hier sind wir bereits bei der Struktur der so gefolgerten Gerechtigkeitstheorie – auf die ideale Gleichheit der für gerechtigkeitsrelevant erachteten Größen geschlossen: Nehmen wir an, wir hätten bei einer Aufteilungssituation mit zwei Individuen zwischen den Alternativen *(1,5)*, *(2,2)* und *(5,1)* zu wählen. Dabei gehen wir davon aus, dass die hier zu verteilende Größe die einzige ist, die als gerechtigkeitsrelevant erachtet wird und dass die Zahlen Maße für die Versorgung der beiden Individuen mit diesen Größen sind. Da ich nicht begründen kann, warum ich eine Verteilung *(1,5)* einer Verteilung *(5,1)* vorziehen soll, kann eine Entscheidung für die eine oder andere nicht rational sein, und daher nicht gerecht. Die einzige Verteilung, die dieses Problem nicht besitzt, ist die *(2,2)*. Damit können wir direkt aus der Tatsache heraus, dass wir eine Begründung fordern, auf die Gerechtigkeit der Gleichheit schließen. Dieses direkte Verfahren wurde in den vergangenen Jahrzehn-

---

[27] Siehe W. Kersting: *Die politische Philosophie des Gesellschaftsvertrags*. Darmstadt 1994.
[28] Siehe J. Rawls: *Politischer Liberalismus*. Frankfurt a. M. 1998.

ten insbesondere von Serge-Christophe Kolm[29] für die Begründung von Maxi-Min-Normen herangezogen.

Wie man aus dem oben Gesagten bereits folgern konnte, können gleiche Gerechtigkeitsstrukturen unterschiedlich begründet sein und prinzipiell gleiche Begründungsansätze zu unterschiedlichen Gerechtigkeitsstrukturen führen. So hat, wie oben bereits angesprochen wurde, Rawls auf kontraktualistische Art und Kolm über die Rationalität der Gleichheit auf die Gerechtigkeit einer Maxi-Min-Norm geschlossen. Auf der anderen Seite haben die oben genannten Autoren alle für die Ableitung sehr unterschiedlicher Gerechtigkeitsstrukturen auf das kontraktualistische Argument zurückgegriffen.

Implementierung: Unter der Implementierung verstehen wir all die Maßnahmen, die erforderlich sind, um eine bestimmte Gerechtigkeitsstruktur im realen Wirtschaftsgeschehen umzusetzen. Dazu sind zwei Dinge notwendig: Erstens muss man über das Wissen verfügen, ob bestimmte Institutionen die Gerechtigkeitsstruktur verwirklichen. Dies ist das eigentliche Einsatzgebiet von Ökonomen. Zweitens ist es erforderlich, dass Institutionen prinzipiell bezüglich ihrer Kompatibilität mit dem Gerechtigkeitsideal überprüft werden können.

Wie man anhand der Beispiele der Pareto-Effizienz, des Utilitarismus und der Maxi-Min-Norm leicht sehen kann, übersetzt sich diese Kompatibilitätsforderung in ein Informationsproblem: Bei der Maxi-Min-Norm ist es etwa erforderlich, Informationen über die absoluten Nutzen*niveaus* der Individuen sinnvoll interpretieren und interpersonell vergleichen zu können. Beim Utilitarismus hingegen ist es erforderlich, Informationen über Nutzen*differenzen* der Individuen sinnvoll interpretieren und interpersonell vergleichen zu können. Diese Anforderungen führen zu zwei Fragen:

1. Ist „Nutzen" eine Größe, die bezüglich der Niveaus bzw. Differenzen messbar ist? Ist es beispielsweise für den Fall des Utilitarismus sinnvoll zu sagen, dass ein Individuum, welchem man bei Alternative 1 einen Nutzen von 10 und bei Alternative 2 einen Nutzen von 20 zuordnet, sich durch den Übergang von 1 zu 2 um 10 Nutzeneinheiten *verbessert*?
2. Wenn die Messbarkeit von Niveaus oder Differenzen als gegeben erachtet wird, macht es Sinn, diese interpersonell zu vergleichen? Gehen wir etwa im obigen Beispiel davon aus, dass Nutzendifferenzen sinnvoll interpretierbar sind. Ein Übergang von Alternative 1 zu Alternative 2 bedeutet eine Verbesserung von Individuum A um 10 Einheiten und eine Verschlechterung von Individuum B um 5 Einheiten. Bedeutet dies auch eine doppelt so große Verbesserung von Individuum A im Vergleich zur Verschlechterung von Individuum B?

Die Antwort auf diese Fragen hängt von dem Konzept des Nutzens ab, das man verwendet. Das traditionell in der Ökonomik verwendete Konzept des

---

[29] S.C. Kolm: *Modern Theories of Justice.*

Nutzens geht davon aus, dass Nutzen nur ordinale Informationen enthält (d.h. dass man nur sagen kann, dass die eine Alternative besser oder schlechter als die andere ist) und dass Nutzen nicht zwischen Individuen vergleichbar ist. Wenn dies so ist, folgt daraus, dass weder der Utilitarismus noch die Maxi-Min-Norm umsetzbar sind, da sie Informationen über Nutzen voraussetzen, die im Konzept des Nutzens nicht enthalten sind.

Zur Veranschaulichung diene das folgende Beispiel: Zwei Patienten A und B benötigen eine bestimmte Therapie, um wieder zu gesunden. Die Therapie kann aber nur an einem Patienten durchgeführt werden. Die Frage stellt sich nun, welcher Patient die Therapie bekommen soll. Es ist sicher unkritisch anzunehmen, dass beide Patienten mit Therapie einen höheren Nutzen haben als ohne. Das Kriterium der Pareto-Effizienz würde daher sagen, dass beide möglichen Lösungen optimal sind. Geht man utilitaristisch vor, würde man die Therapie dem Patienten zukommen lassen, dessen Nutzendifferenz zwischen dem Zustand mit und ohne Therapie größer ist. Dazu ist es wie gesagt aber erforderlich, dass diese Differenz sinnvoll interpretiert und verglichen werden kann. Dies wirft zwei Probleme auf. Erstens muss geklärt werden, ob Nutzen tatsächlich diese Mess- und Vergleichbarkeitsanforderungen erfüllt. Nun ist es häufig aber so, dass Patienten über bestimmte Alternativen nur sagen können, dass sie die eine besser finden als die andere, nicht aber, wie viel besser. Mit anderen Worten sind Nutzenwerte dann rein ordinal. Zum anderen muss man sich, selbst wenn man die Bereitschaft mitbringt, Nutzendifferenzen zu interpretieren und zu vergleichen, darauf verlassen, dass bei einer Befragung der Patienten diese tatsächlich ihren „wahren" Nutzen offenbaren. Im obigen Beispiel ist dies regelmäßig nicht zu erwarten, wenn sie wissen, dass von Ihrer Nennung die Entscheidung abhängt.

An dieser Stelle könnte man nun zu der Auffassung kommen, dass die Konsequenz aus den Mess- und Vergleichbarkeitsproblemen sein könnte, Gerechtigkeitstheorien zu bevorzugen, die mit rein ordinaler Messbarkeit und ohne interpersonelle Vergleichbarkeit auskommen, oder solche zu bevorzugen, die nicht auf tatsächlichen Nutzenwerten der Individuen aufbauen. Im letzteren Fall setzt man sich dem Vorwurf des Paternalismus aus.[30]

Leider sind der Verwirklichung auch des ersten Vorgehens sehr enge Grenzen gesetzt, die erstmalig von Kenneth Arrow[31] präzise gezogen wurden. Er stellte sich die Frage nach der Möglichkeit, im Falle rein ordinaler, interpersonell nicht vergleichbarer individueller Präferenzen eine konsistente Gruppenpräferenz zu erzeugen. Seine Antwort ist im Wesentlichen negativ. Das genaue Argument ist nur mit Hilfe einer formalen Sprache exakt wiederzugeben, was den Rahmen dieser Arbeit sprengen würde. Intuitiv kann man das nach

---

[30] J. Rawls: *A Theory of Justice*, basiert seine Gerechtigkeitskonzeption explizit nicht auf Nutzenbewertungen der Individuen, sondern auf einem Index von Grundgütern. Kolm (*Modern Theories of Justice*) basiert eine Gerechtigkeitstheorie auf der Idee von allen Individuen gemeinsamen „Fundamentalpräferenzen".

[31] K.J. Arrow: *Social Choice and Individual Values*. New York 1951.

Arrow benannte Unmöglichkeitstheorem aber wie folgt fassen: Nehmen wir an, eine Gesellschaft bestehe aus mindestens drei Mitgliedern und die Anzahl der Alternativen sei auch mindestens drei. Dann existiert keine Möglichkeit, aus individuellen Präferenzen über die Alternativen eine konsistente Gruppenpräferenz abzuleiten, die die folgenden Annahmen erfüllt:
1. Die Gruppenpräferenz ist für alle möglichen individuellen Präferenzen definiert.
2. Die Reihung zweier Alternativen in der Gruppenpräferenz hängt nur von den individuellen Präferenzen dieser beiden Alternativen ab.
3. Wenn jedes Gesellschaftsmitglied eine Alternative einer anderen strikt vorzieht, so sollte dies auch die Gruppenpräferenz tun.
4. Es gibt kein Individuum, welches unabhängig von den Präferenzen aller anderen Individuen stets seine strikte Präferenz durchsetzt.

Diese Annahmen klingen auf den ersten Blick recht harmlos: Die erste Annahme besagt nur, dass die Möglichkeit der Gesellschaft, Alternativen zu ordnen, nicht von den spezifischen Präferenzen der Individuen abhängen soll. Die zweite Annahme ist rein technischer Art, da sie impliziert, dass man die gesellschaftliche Reihung allein aus paarweisen Vergleichen der Alternativen erhalten kann. Die dritte Alternative versteht sich fast von selbst, wenn man nicht grundsätzlich bezweifelt, dass die Individuen ihren Nutzen selbst einschätzen können, und die vierte Alternative schließt einen Diktator aus. Trotzdem entfalten sie in ihrer Kombination eine große Wirkung: Ohne Mess- und Vergleichbarkeit sind keine normativen Aussagen in einer Welfaristischen Theorie der Gerechtigkeit fundierbar.

4.2 Pragmatische Ansätze

In konkreten Situationen, in denen beispielsweise über den Bau eines Krankenhauses oder die Einführung einer bestimmten Therapie entschieden werden muss, finden sich in der Regel keine abstrakt-philosophischen Theorien, die als normative Orientierungshilfe dienen, sondern Entscheidungen werden mit pragmatischen Kriterien normativ unterstützt.

Es existiert eine Fülle von solchen Kriterien, die alle in bestimmten Situationen zur Anwendung kommen und die spezifische Vor- und Nachteile haben. Sie reichen von Kosten-Effektivitätsanalysen über Kosten-Nutzen-Analysen bis zu Konzepten von Disability-Adjusted Life Years (DALYs) und Quality-Ajusted Life Years (QALYs).[32]

Wir werden im Folgenden die Konzepte der Kosten-Nutzen-Analyse und der QALYs herausgreifen und kurz erläutern. Anschließend werden wir unter-

---
[32] Für eine Übersicht siehe F. Breyer, P. Zweifel und M. Kifmann: *Gesundheitsökonomie*. Berlin ^{4}2003.

suchen, ob bzw. unter welchen Voraussetzungen diese pragmatischen Ansätze in den unter 4.1 abgehandelten allgemeinen Gerechtigkeitstheorien verankert werden können.

Kosten-Nutzen-Analyse: Die Vorstellung der Kosten-Nutzen-Analyse ist prinzipiell sehr einfach und plausibel. Die Durchführung eines bestimmten Projekts, sagen wir der Bau eines Krankenhauses, hat bestimmte erwartete Kosten und Nutzen bei den Individuen zur Folge. Das Projekt sollte durchgeführt werden, wenn die Summe des erwarteten Nutzens die Summe der erwarteten Kosten übersteigt. Alternativ kann man bei verschiedenen zur Auswahl stehenden Alternativen für jede eine Nutzen-Kosten-Differenz bilden und die Alternativen somit ordnen.

Kosten und Nutzen sind wie Äpfel und Birnen: sie sind nicht direkt vergleichbar. Um das Kriterium operational zu machen, benötigt man eine Messung des Nutzens als Zahlungsbereitschaft. Eine solche Operationalisierung lässt sich aus der Entscheidungstheorie des Haushalts ableiten. Nehmen wir beispielsweise an, dass die Kosten eines Projektes durch Steuern oder Preissteigerungen vollständig durch die betroffenen Individuen getragen werden. Dann lässt sich der individuelle Nutzenvorteil eines Übergangs von der Status-Quo Alternative ohne zusätzliches Krankenhaus zur Alternative mit zusätzlichem Krankenhaus als Nutzendifferenz fassen. Um nun ein monetäres Maß für diese Nutzendifferenz zu erhalten, kann man auf zwei Arten vorgehen: Man definiert die Zahlungsbereitschaft eines Individuums entweder als den Geldbetrag, den es maximal zu zahlen bereit ist, um den Status Quo zu verlassen oder als den Geldbetrag, den man einem Individuum mindestens zahlen muss, damit es bereit ist, im Status Quo zu verbleiben. Beide Konzepte der Zahlungsbereitschaft sind im Allgemeinen nicht identisch, was uns aber hier nicht weiter interessieren muss.[33] Wichtiger ist, dass durch diese Konzeption ein monetäres Maß für Nutzenänderungen geschaffen wird. Die gesellschaftliche Entscheidungsregel bei diesem Konzept lautet dann, dass ein Projekt durchgeführt werden sollte, wenn die Summe der Zahlungsbereitschaften abzüglich der Kosten über alle Individuen positiv ist.

Wie wir sehen, gehen in dieses Maß implizite Annahmen über die Mess- und interpersonelle Vergleichbarkeit von Nutzen ein, und es stellt sich die Frage, welche dies sind, bzw. ob das Konzept der Kosten-Nutzen-Analyse konsistent aus einer allgemeinen Gerechtigkeitstheorie abgeleitet werden kann. Dies ist im Allgemeinen für eine beliebige Welfaristische Gerechtigkeitstheorie nicht der Fall. Die Summe der Nettovorteile entspricht nur dann der Summe der Wohlfahrtsänderungen, wenn die Einkommensverteilung in der Gesellschaft gemäß dieses Wohlfahrtsmaßes bereits gerecht ist: Die Gesamtwohlfahrtsänderung der Durchführung eines Projekts lässt sich approximieren durch die Summe der Änderungen der gesellschaftlichen Wohlfahrt

---

[33] Für eine ausführliche Ableitung siehe F. Breyer und M. Kolmar: *Grundlagen der Wirtschaftspolitik.*

aufgrund der Änderungen der individuellen Nutzen. Die Änderung des individuellen Nutzens entspricht wiederum der Nutzenänderung aufgrund einer Änderung des Einkommens multipliziert mit dem individuellen Nettovorteil. Nur wenn daher der individuelle Nutzeneffekt der Einkommensänderung auf die gesellschaftliche Wohlfahrt für alle Individuen gleich ist, entspricht eine welfaristische Wohlfahrtsmaximierung dem Kriterium der Kosten-Nutzen-Analyse. Dies bedeutet aber nichts anderes als dass die Gesellschaft das Ziel der Schaffung einer gerechten Einkommensverteilung bereits erreicht haben muss. Da dies regelmäßig nicht der Fall sein wird, schwebt das Konzept der Kosten-Nutzen-Analyse insofern in der Luft; sie lässt sich nicht gerechtigkeitstheoretisch verankern.

QALYs: Beim Konzept der QALYs geht es um die Schaffung eines Maßes, welches mehrdimensionale Konsequenzen von Handlungen zu einer Dimension zusammenfasst. Das Maß ist entwickelt worden, um den Zielkonflikt zwischen Lebenslänge und Lebensqualität, der bei vielen medizinischen Fragestellungen existiert, analytisch zugänglich zu machen. Nehmen wir etwa an, ein Patient habe die Wahl zwischen zwei unterschiedlichen Therapieformen. Bei Therapie 1 hat er für den Rest seines Lebens eine relativ hohe Lebensqualität, aber eine geringe Restlebenserwartung. Bei Therapie 2 hat er für den Rest seines Lebens eine geringere Lebensqualität, aber eine relativ hohe Restlebenserwartung. Bei einer konkreten Entscheidungssituation tritt kein größeres Problem auf: Man kann den Patienten aufklären und selbst zwischen den Alternativen wählen lassen. In einer Reihe von Situationen, so etwa bei der grundsätzlichen Entscheidung zugunsten der Finanzierung einer Therapieform, ist dies aber nicht gegeben, hier kann das Konzept der QALYs als Entscheidungsgrundlage dienen.

QALYs gewichten dabei die erwartete Dauer eines Gesundheitszustandes mit der Nutzenbewertung dieses Zustands. Letztere müssen über Befragungen ermittelt werden. Eine gesellschaftliche Entscheidung nach dem Konzept der QALYs ist dann einfach: Es lassen sich allen Alternativen QALYs zuordnen, die nach ihrer Größe gereiht werden. Bei der Wahl einer Alternative wird dann die mit den höchsten QALYs gewählt. Alternativ werden bei der Bestimmung einer Teilmenge von Patienten, die eine Therapie bekommen sollen, die Patienten mit den höchsten QALYs gewählt.

Auch dieses Kriterium entbehrt nicht einer intuitiven Plausibilität. Aber auch hier kann man fragen, inwieweit es fundierbar ist. Anders als bei der Kosten-Nutzen-Analyse stellt sich die Frage nach der Fundierung hier aber gleich zweifach: Zum einen kann gefragt werden, ob eine Entscheidung nach dem QALY-Kriterium konsistent mit individuellem Rationalverhalten ist. Zum andern kann gefragt werden, ob es eine gerechtigkeitstheoretische Fundierung gibt.

Eine entscheidungstheoretische Fundierung ist dabei unter bestimmten einschränkenden Annahmen an die individuellen Nutzenbewertungen möglich. Insbesondere gilt, dass die Individuen über das Leben stabile Präferenzen über

Gesundheitszustände haben müssen, dass sie eine konstante Risikoaversion bezüglich der Restlebensdauer haben müssen und dass die Anzahl der Lebensjahre, die ein Individuum für eine Verbesserung der Lebensqualität aufzugeben bereit ist, unabhängig von der Restlebensdauer ist. Ob diese Annahmen nun als so restriktiv erachtet werden, dass man dem Konzept der QALYs eine entscheidungstheoretische Fundierung abspricht oder nicht, muss hier nicht entschieden werden. Wichtig ist zu sehen, dass die Anwendung eines solchen Ad-Hoc-Konzepts nicht ohne Probleme erfolgen kann, wenn man den methodologischen Individualismus, der einem eine individualistische Fundierung solcher Entscheidungskriterien aufzwingt, zum Ausgangspunkt nimmt.

Bezüglich einer gerechtigkeitstheoretischen Fundierung gilt ähnliches. Für eine welfaristische Fundierung gilt, dass (a) die QALYs ein Indikator für den individuellen Nutzen sein müssen und (b) die Verteilung der QALYs zwischen den Personen irrelevant ist. Nimmt man an, dass QALYs ein Nutzenindikator sind, führt (b) damit zum Utilitarismus, bei dem es einzig auf die Maximierung der Summe der Nutzen ankommt. Mit anderen Worten entspricht die Anwendung des QALY-Konzepts auf interpersonelle Probleme den gerechtigkeitstheoretischen Vorstellungen des Utilitarismus. Für die praktische Anwendung dieses Maßes ist das insofern von Bedeutung, dass man sich klar über die oben herausgearbeiteten Begründungs-, Struktur- und Informationseigenschaften des Utilitarismus sein muss, die man durch die Verwendung des QALY-Konzepts implizit als normativen Referenzpunkt akzeptiert: Wer seine Entscheidungen anhand von QALYs fällt, verhält sich wie ein Utilitarist und sollte dies daher auch in anderen Bereichen berücksichtigen, wenn er nicht rein eklektisch handeln will.

5. Die Rolle der Ökonomik

Aus den bisherigen Ausführungen lässt sich ein Arbeitsprogramm für eine Ökonomik des Gesundheitswesens ableiten: In der Ökonomik als *positiver* Wissenschaft des Gesundheitswesens muss es entweder um die Erklärung der institutionellen Entwicklung verschiedener Teilbereiche des Gesundheitswesens hin zur derzeitigen Situation gehen. Oder die Analyse der Wirkungsweise unterschiedlicher Organisationsformen steht im Vordergrund. Dabei geht es um die Identifikation der strukturellen Besonderheiten bestimmter medizinischer Güter und Dienstleistungen, die dazu führen, dass gleiche Organisationsstrukturen bei unterschiedlichen Gütern zu verschiedenen Ergebnisse führen. In der Ökonomik als *normativer* Wissenschaft geht es dann um die Ableitung von Handlungsempfehlungen. Nochmals soll hier betont werden, dass es dabei nicht in der Kompetenz des Ökonomen liegt, eigenständig normative Kriterien zur Bewertung von Institutionen zu entwickeln. Vielmehr liegt seine Aufgabe darin, die Implikationen bestimmter Werturteile aufzuzeigen. Mit anderen Worten werden die normativen Zielvorgaben bezüglich ihrer Folgen überprüft und institutionelle Strukturen entwickelt, die diesen Vorgaben am besten gerecht werden.

Ökonomik wird hier präzisiert als Institutionenökonomik, das heißt, es wird angenommen, dass ökonomisches Verhalten durch die institutionellen Regeln der Gesellschaft systematisch gesteuert werden kann.[34] In diesem Abschnitt werden wir daher zunächst eine ganz allgemeine Einführung in das institutionenökonomische Analyseinstrumentarium gegeben. Dass diese Grundüberlegung auch für das Gesundheitswesen gilt, wird dabei vorausgesetzt. Unabhängig davon, ob ein Patient zum Arzt geht, um sich untersuchen zu lassen, er sich bei einer Versicherung gegen das Einkommensrisiko bestimmter Krankheiten versichern lässt, oder ob er in der Apotheke ein bestimmtes Medikament erwirbt, stets findet ein Tausch von Gütern und/oder Dienstleistungen statt. Genauso besteht zwischen einem angestellten Arzt oder Pfleger und einem Krankenhaus ein Arbeitnehmer-Arbeitgeber-Verhältnis, in dem eine mehr oder weniger klar spezifizierte Dienstleistung gegen Lohn erbracht werden soll. In dieser Hinsicht unterscheidet sich der medizinische Bereich nicht von anderen Bereichen der Gesellschaft: Es finden Tauschakte statt, und die Organisation dieser Tauschakte hat einen Einfluss auf das Gesamtergebnis.

Die Ökonomik als positive und normative Wissenschaft beginnt mit dem Paradigma, die gesellschaftliche Realität als Reaktion auf das Phänomen der Knappheit verstehen und gestalten zu können. Knappheit bedeutet, dass nicht alle Wünsche aller Menschen zugleich befriedigt werden können. Es ist dabei eine der elementaren Erkenntnisse der Ökonomik, dass in einer Welt der Knappheit Tausch und Spezialisierung alle Menschen besser stellen kann: Unterschiedliche Menschen haben unterschiedliche Fähigkeiten und Bedürfnisse. Ohne Tausch lebte der Mensch wie Robinson Crusoe auf seiner Insel vor der Ankunft von Freitag in einer Situation der Autarkie, in der er alle Güter und Dienstleistungen, die er zur Befriedigung seiner Bedürfnisse benötigt, auch selbst produzieren müsste. Es ist offensichtlich, dass eine solche Situation in den allermeisten Fällen nicht optimal sein kann.

Wenn Tausch und Spezialisierung nun aber das Potenzial für eine Erhöhung der Wohlfahrt in sich bergen, stellt sich die Frage nach der Organisation des Tausches, nach den Regeln oder Institutionen, die die Tauschakte strukturieren. Zum Beispiel schafft die Institution des Privateigentums die Voraussetzung für das Entstehen von Märkten, auf denen dann Güter und Dienstleistungen gehandelt werden können. Märkte haben für eine große Anzahl von Gütern ihre Leistungsfähigkeit in der Schaffung von Wohlfahrt bewiesen, und wir werden gleich noch näher darauf eingehen, was der Grund dafür ist. Im Folgenden werden wir eine Verteilung der Ressourcen und Güter auf die Individuen eine *Allokation* nennen, und das Problem der Verteilung der Ressourcen und Güter unter den Menschen ein *Allokationsproblem*. Ganz allgemein

---

[34] Eine sehr gute Einführung in die Institutionenökonomik bieten R. Richter und E.G. Furubotn: *Neue Institutionenökonomik.* Tübingen 1999.

lässt sich dann festhalten, dass ein Allokationsproblem durch die Organisation des Wirtschaftens, durch die Institutionen, die die Handlungen der Individuen steuern, beeinflusst werden kann. Dabei steht die Institution des Marktes neben anderen möglichen Institutionen, also etwa einem System der Zentralplanung, und es liegt im Zentrum der wirtschaftswissenschaftlichen Analyse zu verstehen, unter welchen Voraussetzungen welche Institutionen wie gut funktionieren. In der Realität beobachten wir auch in kapitalistischen Marktwirtschaften die Koexistenz unterschiedlicher Institutionen. Bestimmte Tauschakte werden über Märkte abgewickelt, andere aber innerhalb eines Unternehmens, wieder andere durch den Staat. Markt oder Unternehmen bedeutet die Wahl zwischen Verhandlung und Weisung: Auch wenn der Angestellte eines Unternehmens zu Beginn seiner Beschäftigung der Bereitstellung seiner Arbeitskraft gegen einen bestimmten Lohn auf einem Markt zugestimmt hat, werden die meisten konkreten Aufgaben innerhalb seines Beschäftigungsverhältnisses nicht durch Verhandlung, sondern durch Weisung zugeteilt.[35] Man kann sagen, dass das Arbeitsverhältnis die allgemeine Einverständniserklärung des Arbeitnehmers ist, Weisungen zu akzeptieren. Das bedeutet aber, dass unter bestimmten Voraussetzungen die Schnittstelle „Hierarchie" anscheinend Vorteile gegenüber der Schnittstelle „Markt" haben muss, dies aber nicht für alle Fälle und unbegrenzt so ist, denn ansonsten würden Unternehmen unbegrenzt wachsen, bis die ganze Volkswirtschaft nur noch ein einziges Unternehmen wäre. Ein System, welches vollständig durch Weisung funktioniert, ähnelt aber sehr stark einem zentralstaatlich-sozialistischen Planungsmodell, und die Erfahrung zeigt, dass diese nicht zur Maximierung der Wohlfahrt führen. Was bedeutet diese Überlegung für das Weitere?

Allokationsproblem
↓
Analyse der Steuerungs-
fähigkeit durch
Institutionen
↙ ↘
Markt   Andere
↘ ↙
Ableitung institutio-
neller Empfehlungen

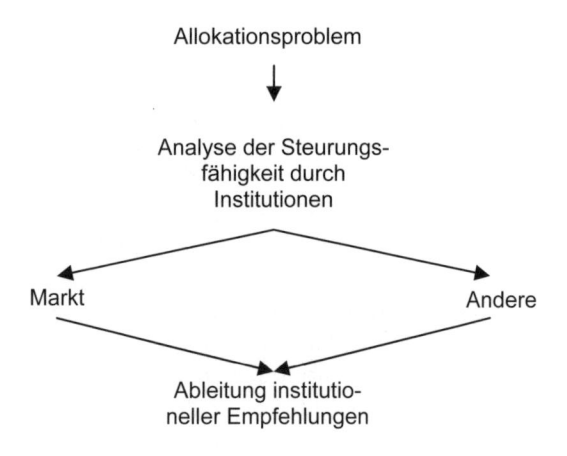

Abbildung 5.1

---

[35] Siehe dazu ebd.

Unterschiedliche Institutionen haben anscheinend unterschiedliche Steuerungsfähigkeiten. Damit ist es erforderlich zu verstehen, welche Besonderheiten von Gütern und Allokationsproblemen dazu führen, dass bestimmte Institutionen anderen überlegen sind und welche dies sind. (Siehe dazu auch Abbildung 5.1.)

Um dies zu verstehen, bietet es sich an, noch einmal ganz grundsätzlich über Allokationsprobleme und die daraus erwachsenden Aufgaben der institutionellen Steuerung nachzudenken. Durch die Vorteile von Tausch und Spezialisierung werden die Handlungen der Individuen interdependent. Die Interdependenz von Handlungen besagt nichts anderes, als dass die Entscheidung eines Individuums, etwas zu tun oder zu unterlassen, in der Regel die Handlungsmöglichkeiten und Nutzen der anderen Individuen beeinflusst. So führt die Entscheidung eines Individuums, einen Apfel zu essen, dazu, dass niemand Anderes diesen Apfel mehr essen kann, die Entscheidung, laute Musik zu hören, dazu, dass alle Nachbarn auch in den „Genuss" der Musik kommen. Aus der Interdependenz der Handlungen erwächst nun das Problem der institutionellen Steuerung. Nehmen wir etwa an, es würden zwei Individuen, A und B, leben. Beide möchten gern Äpfel und Brot konsumieren, nur Individuum A sei in der Lage, Äpfel zu produzieren, und nur Individuum B sei in der Lage, Brot zu backen. Nehmen wir weiter an, diese Individuen lebten in einer Anarchie und Individuum A sei viel stärker als Individuum B. Als Konsequenz würde A dem B alles Brot wegnehmen und alle Äpfel und Brote selbst verzehren. Dies würde sich Individuum B vielleicht ein-, zweimal gefallen lassen, dann aber auf die Herstellung von Brot verzichten. Die resultierende Allokation ist ineffizient. Die Ineffizienz wird dadurch verursacht, dass Individuum A die Konsequenzen seiner Handlungen in seinem Verhalten nicht berücksichtigt. Es hat stets einen Anreiz, dem B das Brot wegzunehmen, wenn es welches gebacken hat. Führen wir in dieser Situation nun Eigentumsrechte ein, die auch durchgesetzt werden, so ändert sich die Situation: Individuum A bekommt nur noch Brot von Individuum B, wenn es bereit ist, dafür einen Preis zu bezahlen (in dieser sehr einfachen Ökonomie in Form von Äpfeln). Was ist die Konsequenz dieser Änderung? Wenn A ein Brot mehr und B ein Brot weniger isst, so steigt der Nutzen des A und sinkt der des B, die Handlungen sind interdependent. Durch die Entrichtung eines Preises (in Form von Äpfeln) „internalisiert" Individuum A die negativen Konsequenzen seiner Handlung auf den Nutzen von B, da A den B mit mindestens so vielen Äpfeln entschädigen muss, dass B dem Tausch zustimmt. Damit hat der B aber Anreize, Brot zu produzieren, und die resultierende Allokation ist effizient.

Die Einführung von Eigentumsrechten und der damit ermöglichten Entstehung eines Marktes führt dazu, dass die Individuen die Konsequenzen ihrer Handlungen auf die anderen Individuen in ihr Kalkül aufnehmen, dass die Interdependenzen internalisiert werden. Nichtinternalisierte Interdependenzen nennt man auch „Externe Effekte".

Die Internalisierung von Interdependenzen wurde hier am Beispiel eines Marktes erläutert. Andere Institutionen können aber ebenfalls in der Lage sein, eine effiziente Allokation zu erreichen. Dies motiviert die folgende Schlussfolgerung:

Folgerung 5.1 (Prinzip der vollständigen Internalisierung): Eine Institution ist effizient, wenn durch sie die Verhaltensanreize so gesteuert werden, dass jedes Individuum den Gesamteffekt seiner Handlungen auf sich selbst und andere bei seinen Entscheidungen berücksichtigt.

Folgerung 5.1 ist eine Wenn-Dann-Aussage, die eine Reihe von Fragen nach sich zieht, die eine Theorie optimaler Institutionen beantworten muss:
1. Gibt es Institutionen, die das Prinzip der vollständigen Internalisierung erfüllen?
2. Falls ja, welche sind dies?
3. Falls nein, was sind die Ursachen dafür, dass gegen das Prinzip der vollständigen Internalisierung verstoßen wird?
4. Und welche Prinzipien treten dann an die Stelle des Prinzips und welche Institutionen verwirklichen diese neuen Prinzipien?

Seit den Arbeiten von Ronald Coase[36] hat sich die Transaktionskostenökonomik als Forschungsfeld etabliert, die die oben gestellten Fragen untersucht. Um die spezifischen Antworten zu verstehen, ist es nicht verwunderlich, dass die Begriffe der Transaktion und der Transaktionskosten geklärt werden müssen. Unter einer *Transaktion* versteht man die Übertragung eines Guts oder einer Dienstleistung über eine klar abgrenzbare Schnittstelle, also etwa den Verkauf eines Apfels. Die *Transaktionskosten* sind dann die Kosten, die zur Durchführung der Transaktion notwendig sind. Diese können sich von Institution zu Institution unterscheiden. In einer Anarchie gibt es etwa keine Kosten der Setzung und Durchsetzung von Eigentumsrechten, gleichzeitig entstehen Kosten dadurch, dass bestimmte ökonomisch sinnvolle Transaktionen unterbleiben. Arrow[37] bezeichnet die Transaktionskosten daher auch als die Kosten der Organisation des Wirtschaftens, in einer normativen Theorie hat die Gestaltung von Institutionen demzufolge die Aufgabe, Transaktionskosten zu minimieren.

Williamson[38] unterscheidet vier institutionelle Ebenen (s. Abb. 5.2). Auf einer gesellschaftlich grundlegenden Ebene (E1) finden sich die verhaltensleitenden Normen sowie ethischen und religiösen Grundsätze einer Gesellschaft.

---

[36] Ronald Coase: "The Nature of the Firm". In: *Economica* 4 (1937), 386-405; ders.: „The Problem of Social Cost". In: *Journal of Law and Economics* 3 (1960), 1-44.

[37] K.J. Arrow: "The Organization of Economic Activity: Issues Pertinent to the Choice of Market versus Non-Market Allocation". In: *The Analysis and Evaluation of Public Expenditures: The PBB-System*. Joint Economic Committee, 91st Congress. Washington 1969.

[38] O. Williamson: "The New Institutional Economics: Taking Stock, Looking Ahead". In: *Journal of Economic Literature* 38 (2000), 595-613.

Diese ändern sich nur sehr langfristig und werden daher meist als exogen bei der Institutionengestaltung vorausgesetzt. Auf der Ebene des Regelsystems (E2) finden sich die grundlegenden institutionellen Strukturen einer Gesellschaft, also etwa die Verfassung und die Gesetze. Auf der Ebene E3 finden sich institutionelle Strukturen, die sich innerhalb der Werte- und Gesetzesstruktur gebildet haben, also zum Beispiel juristische Personen wie öffentliche und private Unternehmen mit ihren jeweiligen Unternehmensverfassungen. Schließlich findet sich auf der Ebene der individuellen Interaktion (E4) der Bereich der Verträge und Abkommen, die zwischen natürlichen und/oder juristischen Personen abgeschlossen werden.

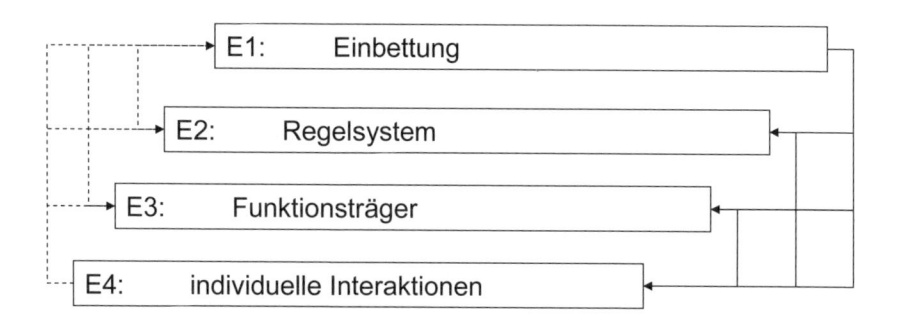

```
    ┌─────► E1:    Einbettung                     ─┐
    │                                              │
    ├─────► E2:    Regelsystem                ◄────┤
    │                                              │
    ├─────► E3:    Funktionsträger       ◄─────────┤
    │                                              │
    └───── E4:    individuelle Interaktionen ◄─────┘
```

Abbildung 5.2

All diese Ebenen beeinflussen sich gegenseitig, wie die in Abbildung 5.2 eingezeichneten Pfeile andeuten sollen. Für den Großteil der folgenden Analyse des Gesundheitswesens wird aber explizit die Kausalität von der Funktionsträgerebene E3 auf die Ebene individueller Interaktionen E4 analysiert, weil dies die Kausalität ist, die für viele Fragen zentral ist und die auch in dem Großteil der politischen Reformmodelle im Zentrum der Aufmerksamkeit steht. Man sollte sich aber klar machen, dass die Funktionsweise des Gesundheitswesens durch die Interaktion aller Ebenen bestimmt wird.[39]

Coase[40] hat darauf hingewiesen, dass die Frage der Organisation des Wirtschaftens in einer transaktionskostenfreien Welt in gewisser Hinsicht irrelevant ist. Nehmen wir etwa an, die Setzung und Durchsetzung von Eigentumsrechten erzeuge keine Kosten und die Individuen seien in der Lage, alle ökonomisch relevanten Größen vertraglich zu spezifizieren und gegebenenfalls vor Gericht durchzusetzen. Dann folgt allein aus der Rationalität der Individuen,

---

[39] Die häufig zu hörenden Appelle an die individuelle Solidarität verweisen etwa auf die Einbettungsebene E1: Bei stärker gemeinschaftsorientierten Normen und altruistischen Werten sind Umverteilungsmaßnahmen auf der Ebene E2 und E3 einfacher durchsetzbar.
[40] R. Coase: „The Problem of Social Cost".

dass alle Tauschgewinne auf einem Markt auch ausgeschöpft werden, eine reine Marktwirtschaft wäre stets effizient. Gleichzeitig gilt, dass unter diesen Voraussetzungen eine reine Planungswirtschaft ebenfalls effizient gestaltet werden kann: Eine Planwirtschaft lässt sich immer als ein langfristiger Vertrag deuten, der festlegt, unter welchen Voraussetzungen wer was machen muss. Sind die Kosten eines solchen Vertrages null und kann er auf alle relevanten Größen eingehen, so ist auch hier das Ergebnis stets effizient.

Folgerung 5.2 (Coase-Irrelevanz-Theorem): Bei Abwesenheit von Transaktionskosten gibt es stets ein Markt- und ein Planungsverfahren, welches zu einem effizienten Wirtschaftsergebnis führt.

Das Coase-Irrelevanz-Theorem verweist auf die zentrale Bedeutung des Transaktionskostenbegriffs bei der Analyse der Steuerungsfähigkeit bestimmter Institutionen. In einer Welt ohne Transaktionskosten können wir weder erklären, warum es Unternehmen gibt, noch können wir erklären, warum der Staat in bestimmten Wirtschaftsbereichen regulierend eingreift, noch können wir erklären, warum es Märkte gibt, denn ein Planungsmechanismus ist ebenfalls effizient. Andererseits werden wir im nächsten Abschnitt sehen, dass der Blick auf die Transaktionskosten, der Blick auf die Imperfektionen der institutionellen Steuerung gerade im Bereich des Gesundheitswesens in die Lage versetzt, besser zu verstehen, was die Ursache dafür ist, dass unregulierte Märkte häufig nicht in der Lage sind, ein effizientes Wirtschaftsergebnis sicher zu stellen, und welche Form der Regulierung dies nach sich ziehen sollte. Umgekehrt wird es aber auch möglich sein zu verstehen, in welchen Bereichen Märkte als Allokationsmechanismen effizient funktionieren können.

6. Ökonomik des Gesundheitswesens

Unterschiedliche Güter haben ganz unterschiedliche Eigenschaften, die zu ganz unterschiedlichen Transaktionskosten führen. Ziel dieses Abschnittes ist es, für wesentliche Bereiche des Gesundheitswesens zu untersuchen, welche allokativen Besonderheiten existieren und welche Konsequenzen dies für ihre institutionelle Steuerung hat. Ganz grob lässt sich das Gesundheitswesen wie in Abbildung 6.1 untergliedern.

In der Abbildung wird zwischen den Bereichen „Individuum", „Versicherung", „Arzneimittel", „Arzt", „Krankenhaus" und Pflegeeinrichtung" sowie dem Rest der Ökonomie unterschieden. Ein Individuum weiß, dass es in seinem Leben mit bestimmten Krankheitsrisiken konfrontiert ist, die sich gegebenenfalls bereits realisiert haben oder sich noch realisieren können. Vor einer solchen Realisierung wird das Individuum mit zwei Typen von Handlungen und Transaktionen reagieren, wenn es risikoavers ist.

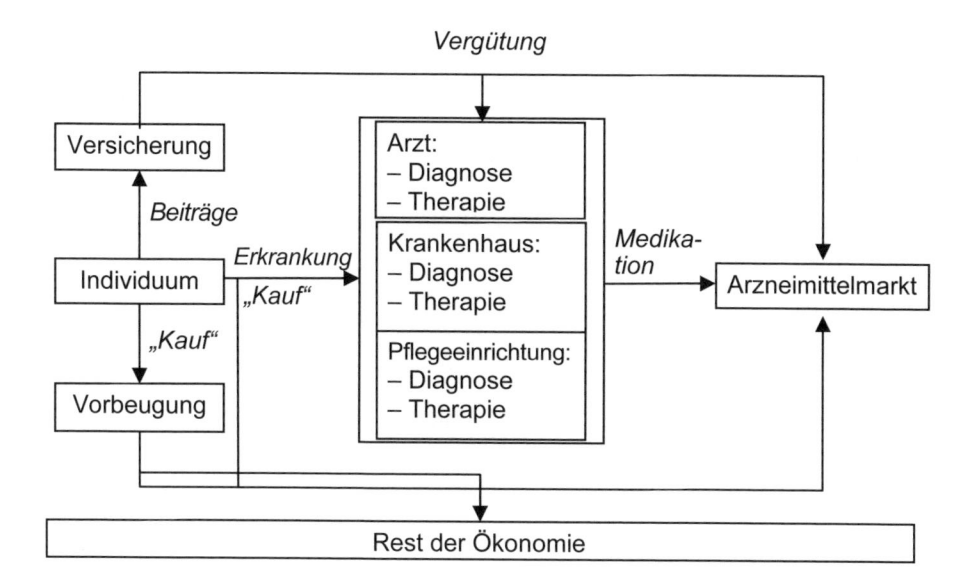

```
                          Vergütung
    ┌─────────────────────────────────────────────────────┐
    │                                                     │
 ┌──────────────┐      ┌──────────────────┐               │
 │ Versicherung │      │ Arzt:            │               │
 └──────────────┘      │ – Diagnose       │               │
        ↑              │ – Therapie       │               │
     Beiträge          ├──────────────────┤               │
                       │ Krankenhaus:     │  Medika-   ┌────────────────┐
 ┌──────────────┐ Erkrankung │ – Diagnose │  tion      │ Arzneimittel-  │
 │ Individuum   │──"Kauf"──→ │ – Therapie │─────────→  │ markt          │
 └──────────────┘            ├──────────────────┤      └────────────────┘
     "Kauf"                  │ Pflegeeinrichtung:│              ↑
 ┌──────────────┐            │ – Diagnose       │               │
 │ Vorbeugung   │            │ – Therapie       │               │
 └──────────────┘            └──────────────────┘               │
        │                            │                          │
        └──────────────────────┬─────┴──────────────────────────┘
                               ↓
              ┌─────────────────────────────────────┐
              │        Rest der Ökonomie            │
              └─────────────────────────────────────┘
```

Abbildung 6.1

Zum einen wird es durch bestimmte Vorbeugemaßnahmen beziehungsweise durch Früherkennung versuchen, das Risiko bestimmter Erkrankungen zu reduzieren. Hier kommt es zu zahlreichen Transaktionen sowohl mit Ärzten und Krankenhäusern im Bereich der Beratung und Früherkennung, mit dem Arzneimittelmarkt beim Kauf von bestimmten Präparaten und dem Rest der Ökonomie, etwa beim Kauf bestimmter Sportartikel etc. Die Abgrenzung der Vorbeugung von anderen Konsumtätigkeiten ist ausgesprochen schwierig und wird üblicher Weise nicht in die Analyse des Gesundheitswesens aufgenommen. Nichts desto trotz hat die Organisation des Gesundheitswesens wichtige Rückwirkungen auf den Rest der Ökonomie, indem die Aufklärung über Krankheiten und die Abdeckung von Krankheitsrisiken das Konsumverhalten der Individuen ganz generell beeinflussen.

Zum anderen wird ein Individuum versuchen, sich gegen die finanziellen Risiken, die aus einer Erkrankung resultieren, zu versichern. Dazu gehört zum einen die Versicherung der direkt aus der Therapie der Erkrankung folgenden Kosten (Krankenversicherung) und zum anderen die Kosten durch den eventuell entstehenden Einkommensverlust durch eine Unterbrechung oder Aufgabe der Berufstätigkeit (Regelungen zur Lohnfortzahlung und Berufsunfähigkeitsversicherung). Dabei sind insbesondere Regelungen über die versicherten Erkrankungen und die Vergütung von Leistungserbringern notwendig.

Im Fall einer Erkrankung nimmt ein Individuum Dienstleistungen des medizinischen Sektors im engeren Sinne in Anspruch. Dies kann – in der Regel zunächst – durch Diagnose und Therapiemaßnahmen durch einen Allgemeinmediziner oder Facharzt erfolgen, durch Inanspruchnahme von Diagnose- und Therapieleistungen in einem Krankenhaus und/oder einer Pflegeeinrichtung.

Zur Diagnose und Therapie werden in der Regel Geräte und Medikamente benötigt, die auf dem Markt für Arzneimittel angeboten werden. Hier kann ein Individuum entweder direkt als Kunde auftreten (OTC-Produkte), oder der Arzt verordnet eine Medikation.

Um die Organisationsweise der einzelnen Teilmärkte zu verstehen, werden in Kapitel 7 ganz generell die allokativen Besonderheiten unterschiedlicher Güter und Dienstleistungen untersucht, die auf den oben angesprochenen Märkten gehandelt werden. Dabei werden wir stets zunächst davon ausgehen, die Versorgung mit bestimmten Leistungen erfolge auf einem unregulierten Markt. Dies ermöglicht es aufzuzeigen, welche Imperfektionen aus welchen Gründen auf einem Markt zu erwarten sind und inwieweit diese Imperfektionen durch eine Regulierung des Marktes bzw. eine Ersetzung des Marktes durch andere Institutionen reduziert werden können.

7. Allokative Besonderheiten von medizinischen Leistungen

7.1 Ansteckende Krankheiten

Anders als bei nicht ansteckenden Krankheiten kommt es bei ansteckenden Krankheiten zu wesentlichen Interdependenzen zwischen den Handlungen der einzelnen Individuen. Die Entscheidung eines erkrankten Individuums, sich behandeln zu lassen, bzw. eines noch nicht behandelten Individuums, sich beispielsweise impfen zu lassen, hat Auswirkungen auf die Erkrankungswahrscheinlichkeit der übrigen Bevölkerung. Auf einem unregulierten Markt käme es zu externen Effekten und damit Ineffizienzen, da das einzelne Individuum in seinem Kalkül nur die eigenen Kosten und den eigenen Nutzen einer Behandlung berücksichtigt. Dies verstößt gegen das Prinzip der vollständigen Internalisierung, welches fordert, dass alle Interdependenzen in das Kalkül aufgenommen sein müssen. Sobald die durch die Krankheit potenziell betroffene Gruppe hinreichend groß wird, werden die Kosten einer solchen Internalisierung auf Märkten prohibitiv, der Markt ist ineffizient, und das gesellschaftliche Erkrankungsrisiko ist suboptimal hoch. Jedes Individuum hat den Anreiz, sich als „Trittbrettfahrer" zu verhalten, indem es von der Behandlung anderer profitiert, ohne sich selbst behandeln zu lassen.

Aus diesem Grund bietet es sich an, in das Marktgeschehen regulierend einzugreifen. Dies kann zum Beispiel durch eine Subventionierung der Behandlungskosten geschehen, die so weit gehen kann, dass ein Individuum, welches sich behandeln lässt, dafür eine Geldzahlung erhält. Damit reduzieren sich aus Sicht des Einzelnen die Kosten der Behandlung, so dass das Niveau an Schutz steigt. Auch eine solche Lösung ist allerdings nicht frei von Transaktionskosten. Insbesondere benötigt der Staat zur Berechnung der richtigen

Subventionshöhe Informationen über den Krankheitsverlauf und die damit einhergehende Beeinträchtigung der Individuen. Diese hat er aber nicht, so dass entweder eine optimale Schutzhöhe in der Regel verfehlt wird oder Informationsbeschaffungskosten auftreten. Zusätzlich werden Subventionen regelmäßig über Steuern oder Beiträge finanziert, die selbst auf anderen Märkten Verzerrungen erzeugen. Die damit einhergehenden Kosten müssen gegen den Nutzen eines verbesserten Schutzes aufgerechnet werden.

Da Impfungen und die Behandlung ansteckender Krankheiten regelmäßig im Leistungspaket der Krankenversicherung enthalten sind, liegt hier eine solche Form der Subventionierung vor. Diese führt aber nur dazu, dass der monetäre Preis einer Behandlung aus Sicht des Individuums auf null sinkt. Aufgrund von Unbequemlichkeiten und Risiken der Behandlung ist daher die Anreizwirkung häufig zu schwach.

Einen stärkeren Eingriff in die individuellen Freiheitsrechte stellt eine Zwangsbehandlung bzw. Zwangsimpfung dar. Auch diese Lösung ist nicht ohne Kosten, da der administrative Aufwand zur Durchsetzung der Zwangsbehandlung – insbesondere bei Widerständen in der Bevölkerung – sehr groß sein kann.

Mit anderen Worten kommt es bei der optimalen Gestaltung von Institutionen darauf an, die jeweiligen Transaktionskosten miteinander zu vergleichen. Nicht in jeder Gesellschaft folgt aus der Ineffizienz eines rein dezentralen, unregulierten Verhaltens bei ansteckenden Krankheiten der Schluss, dass dieser Markt reguliert werden muss. Die Transaktionskosten aus dem suboptimalen Schutzniveau können niedriger sein als die Transaktionskosten eines Markteingriffes. In Gesellschaften mit weit entwickelten staatlichen Institutionen wird allerdings regelmäßig der Schluss gelten, dass ein Markteingriff in Form von Subventionierungen oder eines Behandlungszwangs die Wohlfahrt erhöht.

7.2 Medizinische Leistungen als Optionsgüter

Glücklicher Weise benötigen die meisten Menschen einen Großteil der medizinischen Leistungen niemals in ihrem Leben. Trotzdem profitieren sie davon, dass diese Leistungen erbracht werden. Dies nennt man den Optionswert eines Gutes: Man hat eine positive Zahlungsbereitschaft für ein Gut, auch wenn man es gegebenenfalls niemals nutzen wird, weil man heute noch nicht ausschließen kann, dass man in einer Notlage darauf wird zurückgreifen müssen. Daher ergibt es Sinn, bestimmte Behandlungskapazitäten und Therapieverfahren vorzuhalten, auch wenn sie für eine gewisse Zeit gar nicht in Anspruch genommen werden.

Ist zu erwarten, dass es auf einem Markt zu einer effizienten Vorhaltung von medizinischen Optionsgütern kommt? Aus ökonomischer Sicht hängt die Antwort auf diese Frage wesentlich von den im Hintergrund stehenden Werturteilen einer Gesellschaft ab. Prinzipiell ist es möglich, einen Marktmechanismus für Optionsgüter zu benutzen, denn Individuen, die für die Vorhaltung einer Kapazität nicht bezahlt haben, können prinzipiell von der Nutzung der Kapazität im Ernstfall ausgeschlossen werden. Die Möglichkeit des Ausschlusses verhindert das so genannte „Trittbrettfahrerverhalten", welches sonst auch bei Optionsgütern zum tragen käme.[41]

Allerdings beruht die effektive Durchsetzung des Ausschlusses auf zwei Voraussetzungen. Erstens muss im Falle der Inanspruchnahme nachweisbar sein, ob das Individuum für das Optionsgut bezahlt hat. Das ist in einer Reihe von Fällen problemlos möglich, gerade im Bereich akuter Notlagen aber häufig nicht. Ob ein Rettungshubschrauber im Falle eines Unfalls etwa genutzt werden darf, ist aus Sicht des Unfallopfers häufig nicht nachweisbar. Darüber hinaus verstößt der Ausschluss von Rettungsleistungen von in Notlagen befindlichen Individuen sehr häufig grundlegenden ethischen Prinzipien einer Gesellschaft, zumindest so lange die Kapazitäten nicht vollständig durch „berechtigte" Nutzer ausgeschöpft werden. Mit anderen Worten wird in solchen Fällen nicht ausgeschlossen, obwohl ein Ausschluss prinzipiell möglich wäre. Als Konsequenz wird Trittbrettfahrerverhalten eine individuell rationale Verhaltensoption. Dies hat zur Konsequenz, dass eine Unterversorgung mit Optionsgütern zu erwarten ist.

Auch in diesem Fall bietet es sich wie schon zuvor an, das Kapazitätsniveau durch allgemeine Steuern oder Abgaben zu finanzieren, so lange die Transaktionskosten der Steuererhebung nicht zu hoch werden. In der Regel wird ein so gewähltes Kapazitätsniveau das Optimum verfehlen, doch wird es trotzdem zu einer Verbesserung des Marktergebnisses führen.

7.3 Meritorische Güter

Das Konzept der meritorischen Güter ist unter Ökonomen heiß umstritten, da sie es gewohnt sind, vom Konzept des mündigen, im Wesentlichen rational entscheidenden Bürgers auszugehen. Unter einem meritorischen Gut versteht man nämlich ein solches, bei dem der Einzelne nicht rational entscheiden kann, ob und welcher Konsum für ihn gut ist. Wir betreten hier also das dünne Eis des Paternalismus, bei dem andere besser zu beurteilen in der Lage sind als man selbst, was für einen gut ist. Im Bereich der Medizin gibt es aber zwei Bereiche, in denen der meritorische Charakter von Gütern relativ unumstritten ist. Mit dem zentralen Bereich werden wir uns in Abschnitt 7.5.1 unter den Stichwörtern „Erfahrungs- und Vertrauensgüter" noch eingehend beschäftigen. An dieser Stelle sei nur gesagt, dass selbstverständlich das Konzept der Konsumentensouveränität in vielen Bereichen akuter Notlagen durchbrochen werden muss. Man kann mit einem Bewusstlosen nicht darüber verhandeln,

---

[41] Unter dem Begriff des Trittbrettfahrens versteht man ein Verhalten, bei dem ein Gut oder eine Dienstleistung in Anspruch genommen wird, ohne dass dafür bezahlt wird.

wie er nun behandelt werden möchte oder sollte. Er muss einfach behandelt werden. Aus diesem Grunde haben wir in zahlreichen Situationen mit Notlagen ein so elementares Marktversagen, dass man es sich häufig gar nicht bewusst macht. Trotzdem hat es Konsequenzen für die Organisation des Gesundheitswesens, weil Ärzte und Helfer in die Lage versetzt werden müssen, in solchen Situationen ohne Zustimmung des Betroffenen gegebenenfalls auch in seine körperliche Unversehrtheit einzugreifen. In einer reinen Marktlösung kämen Ärzte und Pfleger sonst im besten Fall im Nachhinein nicht an ihr Geld (es sei denn, der so wieder Hergestellte zahlt freiwillig) und müssten im schlimmsten Fall mit einer Klage wegen eines Eingriffs in die elementaren Persönlichkeitsrechte rechnen.

7.4 Altruismus

Unter dem Begriff des Altruismus wird verstanden, dass Individuen nicht nur aus dem eigenen Konsum, sondern auch aus dem Konsum anderer Individuen Nutzen ziehen. Im konkreten Fall der medizinischen Versorgung bezieht sich der Altruismus in der Regel auf die Hilfe, die anderen Individuen im Krankheitsfall zukommt. So ist es ein weitgehender gesellschaftlicher Konsens, dass Individuen ein bestimmtes Niveau an medizinischer Grundversorgung erhalten sollten, unabhängig davon, ob sie selbst zur Finanzierung in der Lage sind, und dass Menschen in akuten Notlagen geholfen wird.

Der Altruismus kann zwei unterschiedliche Formen annehmen, die für das Geberverhalten, also das Verhalten der Individuen, die in einer solchen Situation Hilfe leisten, sehr unterschiedliche Konsequenzen haben. Der Altruismus kann sich direkt auf den Akt des Gebens beziehen, mit anderen Worten möchte der Geber persönlich seinen Anteil leisten. Oder er kann sich auf das Versorgungsniveau der bedürftigen Individuen richten. Die erste Form des Altruismus findet sich häufig bei Geschenken, bei denen der Schenker nicht primär ein Interesse am Nutzen oder Lebensstandard des Beschenkten hat, sondern dem der Akt des Schenkens wichtig ist. Diese Form des Altruismus erzeugt keine weiteren institutionenökonomischen Probleme. Dies ist bei der zweiten Form des Altruismus anders. Da der einzelne ein Interesse an der Grundversorgung des Anderen hat und dafür auch eine Zahlung zu leisten bereit ist, nicht aber selbst notwendiger Weise als Geber auftreten muss, kommt es hier zu einem Trittbrettfahrerproblem, wie wir es bereits im Falle der ansteckenden Krankheiten kennen gelernt haben: Jeder Einzelne ist bereit zu geben, noch besser ist es aber, wenn die anderen dies tun. Insgesamt ist zu erwarten, dass es bei einer rein dezentralen Lösung daher zu einem ineffizient niedrigen Niveau an medizinischer Grundversorgung kommen wird.

Eine Lösung des Problems besteht dann in der Schaffung einer staatlichen Grundsicherung, die umverteilend wirkt. Diese kann entweder steuer- oder beitragsfinanziert sein. Im letzten Fall muss allerdings noch ein Versicherungszwang hinzu treten, um zu vermeiden, dass einzelne Individuen dadurch Trittbrett fahren, dass sie sich der Versicherung komplett entziehen.

Bislang haben wir die aus dem Phänomen des Altruismus resultierenden Probleme nur aus Sicht der Geber betrachtet. Für beide oben genannten Formen des Altruismus ergibt sich aber noch ein analoges Problem auf Seiten der Nehmer. Wie bei jedem Mindestsicherungssystem werden Verhaltensänderungen erzeugt, die sich in zu geringen Vorsorgeinvestitionen, sei es bezüglich des eigenen Krankheitsrisikos, sei es bezüglich der abgeschlossenen Versicherungen, äußern können. Diese Verhaltensänderungen erhöhen die Kosten der Mindestsicherung.

7.5 Asymmetrisch verteilte Informationen

Das Phänomen der asymmetrisch verteilten Informationen ist im Bereich des Gesundheitswesens ausgesprochen relevant und weist unterschiedliche Ausprägungen auf. Bevor wir die Ausprägungen im Einzelnen diskutieren, werden wir zunächst erörtern, welche Konsequenzen symmetrisch verteilte Informationen für die Organisation von Tauschverhältnissen haben.

Tausch ist immer dann ökonomisch vorteilhaft, wenn zwischen den Tauschpartnern noch Handelsgewinne existieren, wenn mit anderen Worten die Wertschätzung eines Gutes oder einer Dienstleistung durch den potenziellen Käufer größer als durch den potenziellen Verkäufer ist. Zunächst mag es ungewohnt sein, die Güter und Dienstleistungen des Gesundheitswesens in den Kategorien Tausch und Handelsgewinne zu analysieren, doch besteht an dieser Stelle kein qualitativer Unterschied zwischen z.B. dem Kauf eines Medikaments und dem Kauf eines Apfels bzw. der Inanspruchnahme einer Beratungsdienstleistung beim Arzt oder bei einem Reisebüro. Wieso ist dies so?

Beim Kauf eines Apfels gilt, dass der potenzielle Verkäufer eine gewisse Wertschöpfung des Apfels hat, die einen Mindestpreis bestimmt, von dem ab er bereit ist, den Apfel zu verkaufen. Umgekehrt gilt für den potenziellen Käufer, dass er eine Wertschöpfung für den Apfel hat, der einen Maximalpreis festlegt. Tausch sollte zu einem Preis zwischen Mindest- und Höchstpreis stattfinden, wenn ersterer größer als letzterer ist. Die Wertschöpfung des Verkäufers bestimmt sich dabei nicht notwendig aus dem Nutzen, den er durch den eigenen Konsum des Apfels erzielen könnte, sondern umfasst auch die Kosten der Erzeugung des Apfels. Analog gilt dies bei Medikamenten: Der potenzielle Käufer (Patient) hat eine maximale Zahlungsbereitschaft für das Medikament, und der potenzielle Verkäufer hat eine minimale Verkaufsbereitschaft für das Medikament. Tausch sollte stattfinden, wenn die maximale Zahlungsbereitschaft größer als die minimale Verkaufsbereitschaft ist, mit anderen Worten, wenn Handelsgewinne existieren. Im Bereich der Dienstleistungen ist die Logik dieselbe: Die Inanspruchnahme einer Beratung im Reisebüro hilft dem Kunden, das für ihn richtige Angebot zum günstigsten Preis zu finden.

Dafür hat er eine bestimmte Zahlungsbereitschaft. Das Reisebüro wird bereit sein, diese Dienstleistung anzubieten, wenn die durch die Beratung entstehenden Kosten kleiner sind als der erzielbare Preis, mit anderen Worten also, wenn Handelsgewinne existieren.

Im Arzt-Patienten-Verhältnis gilt dieselbe Logik: Der Patient zieht einen bestimmten Nutzen aus den Diagnose- und Therapiedienstleistungen des Arztes, der Arzt hat dadurch direkte monetäre Kosten, aber auch solche in Form von entgangener Freizeit oder alternativen Verdienstmöglichkeiten. Handelsgewinne existieren, wenn der Nutzen die Kosten übersteigt.

Informationen werden als symmetrisch verteilt bezeichnet, wenn alle Handelspartner über den gleichen Informationsstand bezüglich aller ökonomisch relevanten Güter verfügen. In einer Situation mit symmetrischen Informationen über die Qualität des Gutes oder der Dienstleistung und den Nutzen und Kosten der Handelspartner ist zu erwarten, dass Tausch immer dann stattfinden wird, wenn Handelsgewinne existieren. Dies folgt allein aus der Rationalität der Individuen. Damit können Märkte effizient funktionieren.

Im Allgemeinen sind Informationen aber nicht symmetrisch verteilt, der Käufer kennt seinen Nutzen in der Regel besser als der Verkäufer, und umgekehrt kennt der Verkäufer seine Kosten und die Produktqualität besser als der Käufer, und selbst wenn alle Handelspartner über diese Informationen verfügen, kann es sein, dass diese vor einem Gericht nicht nachweisbar sind.

Solche Situationen asymmetrisch verteilter Informationen können unter bestimmten Umständen, müssen aber nicht zu Ineffizienzen führen. Im Beispiel des Marktes für Äpfel mag dies kurz erläutert werden. Dort werden in der Regel Informationen über Kosten und Nutzen asymmetrisch verteilt sein, doch wird dies nicht wirklich relevant, da es eine große Zahl von potenziellen Käufern und Verkäufern gibt, die sich jeweils mit einem aus ihrer Sicht exogenen Marktpreis konfrontiert sehen. Zu einem solchen Preis ist dann die Entscheidung des Einzelnen nur noch, zu kaufen oder nicht zu kaufen bzw. zu verkaufen oder nicht zu verkaufen. Es gibt keine strategischen Spielräume für den Einzelnen, die Effizienz verhindern könnten. Anders ist der Fall allerdings im anderen Extrem eines einzigen Anbieters und Nachfragers. Dort ergibt es für den Einzelnen Sinn, seine wahre Preisbereitschaft zu verschleiern, damit man zu einem attraktiveren Preis handelt. In der Konsequenz können Situationen auftreten, in denen nicht gehandelt wird, obwohl Handelsgewinne existieren.

Das obige Beispiel zeigt einen Spezialfall asymmetrisch verteilter Informationen. Für den Fall des Gesundheitswesens ergibt es Sinn, zwischen drei Fällen der Informationsasymmetrie zu unterscheiden:
1. Der Käufer/Patient kann die Qualität des Gutes oder der Dienstleistung nicht perfekt beurteilen.
2. Käufer und Verkäufer haben asymmetrisch verteilte Informationen bezüglich Kosten und Nutzen des Handelspartners.

3. Käufer und Verkäufer können die Erbringung einer Leistung vor Gericht nicht nachweisen (verifizieren) oder die Leistung zu Beginn der Geschäftsbeziehung nicht hinreichend beschreiben.

7.5.1 Erfahrungs- und Vertrauensgüter

Bei den meisten gewöhnlichen Gütern kann der Konsument ziemlich präzise beurteilen, welchen Nutzen er aus dem Konsum ziehen wird. Dies ist bei einer Reihe von medizinischen Gütern und Dienstleistungen nicht der Fall. Ökonomen unterscheiden dabei zwischen zwei verschiedenen Gruppen von Gütern:

Definition: Ein Gut wird *Erfahrungsgut* genannt, wenn der Konsument vor dem Konsum die Qualität des Gutes nicht beurteilen kann, aber danach.

Definition: Ein Gut wird *Vertrauensgut* genannt, wenn der Konsument weder vor noch nach dem Konsum die Qualität des Gutes beurteilen kann.

Insbesondere bei Vertrauensgütern versagt der Marktmechanismus, da die elementaren Voraussetzungen für seine Nutzung, nämlich die vertragliche Spezifikation der Eigenschaften des Gutes oder der Dienstleistung, an denen man interessiert ist, nicht möglich ist, da ihre Erfüllung nicht überprüft werden kann. Nehmen wir etwa an, man geht mit den Symptomen „Husten, Schnupfen, Schüttelfrost" zum Arzt, der einem bestimmte Medikamente verordnet, und eine Woche später ist man wieder gesund. Ist es möglich zu entscheiden, welchen Beitrag die Einnahme der Medikamente am eigenen Genesungsprozess geleistet hat?

Güter sind nicht ihrem Wesen nach Vertrauensgüter, sondern es ist aus individueller Sicht rational, sie zu solchen zu machen, weil die Kosten der Informationsbeschaffung, die nötig wäre, um selbst beurteilen zu können, welche Maßnahme in welcher Situation angemessen wäre, prohibitiv sind. Der Prozess der Arbeitsteilung im Bereich des Wissensmanagements folgt derselben Logik wie der Prozess der Arbeitsteilung in allen anderen Bereichen der Produktion: Die Existenz von Experten basiert auf der notwendigen Spezialisierung des Einzelnen auf bestimmte Bereiche. Dadurch entstehen aber erst Vertrauensgüter und mit ihnen die Probleme der Allokation durch den Marktmechanismus.

Welche Probleme ergeben sich aus dem Phänomen des Vertrauensgutes? Gehen wir für den Moment von dem Idealbild des egoistischen, eigennutzorientierten Homo Oeconomicus aus. Dieser würde eine Expertenposition zu seinen Gunsten auszunutzen trachten. Mittel dazu hat er viele: die Verordnung unnötiger oder unnötig teurer Diagnose- und Therapieverfahren, die Schaffung langfristiger Abhängigkeiten oder sogar die Verordnung oder Durchführung schädlicher Diagnosen oder Therapien. Die Konsequenz daraus ist, dass ein Markt für Vertrauensgüter, der ohne unterstützende Mechanismen auskommen muss, zusammenbricht.

Auch wenn das Bild des egoistischen Homo Oeconomicus sicherlich überzeichnet ist, ist die Vertrauensgutproblematik in der Lage, die Existenz einer ganzen Reihe von institutionellen Strukturen und anderer empirischer Phänomene zu erklären. So folgt aus dem Vertrauensgutproblem unmittelbar die Existenz der so genannten angebotsinduzierten Nachfrage, mit der das Phänomen beschrieben wird, dass ein größeres Angebot ärztlicher Leistungen auch zu einer erhöhten Nachfrage führt.[42]

Die Bereitstellung von Vertrauensgütern kann nur auf indirekten Mechanismen beruhen: der Reputation des Arztes (individuell oder kollektiv), der Beurteilung indirekter Leistungsmerkmale durch unabhängige Expertengremien oder der intrinsischen Motivation.

Reputationsmechanismen: Eine der häufigsten Antworten einer Gesellschaft auf das Vertrauensgutproblem ist der Aufbau von Reputation durch den Aufbau einer Marke. Eine *individuelle* Reputation des Arztes lässt sich in der Regel nicht für die Diagnose und Therapie *bestimmter* Krankheiten aufbauen, da ein spezifisches Individuum in der Regel nicht häufig genug an ihr erkrankt. Daher treten an die Stelle einer solchen spezifischen Reputation allgemeine Reputationsmechanismen, also entweder die individuelle Reputation durch Übertragung von vermuteter Kompetenz zwischen verschiedenen Krankheiten (der Arzt hat mich in der Vergangenheit bei den Krankheiten A bis X gut behandelt, also wird er mich auch bei der Krankheit Y gut behandeln), oder die kollektive Reputation durch Austausch von Informationen zwischen Individuen (der Arzt hat Individuen A bis X bei der Krankheit K gut behandelt, also wird er mich auch bei der Krankheit K gut behandeln). Reputation basiert stets auf der Möglichkeit, ein heutiges betrügerisches Verhalten in der Zukunft zu bestrafen. Da dies in der Regel umso einfacher ist, je einfacher und größer die Möglichkeit zur Bestrafung ist, bilden sich in Vertrauensgutsituationen häufig Unternehmen mit dem Angebot von Produktbündeln und spezifische Markennamen. Eine Marke erlaubt es, relativ einfach eine Reputation aufzubauen, da der Widererkennungswert beim Konsumenten hoch ist. Gleichzeitig führt die Bündelung von Produkten unter dem Dach einer Marke dazu, dass eine Bestrafung bei einer mangelhaften Leistungserbringung relativ einfach wird: Es ist nicht notwendig, in der Zukunft ein bestimmtes Produkt oder einen bestimmten Leistungserbringer zu sanktionieren, sondern es ist möglich, das gesamte Unternehmen zu sanktionieren. Dies führt zu einer Disziplinierung des Leistungserbringers. Beispiele hierfür können sowohl im Bereich des Pharmamarktes gefunden werden, wo Ärzte und Patienten nicht nur in der Lage sind, bestimmte Produkte zu boykottieren, sondern die gesamte Produktpalette eines Herstellers, als auch im Bereich der ärztlichen Dienstleistungen gefunden werden, wo der Zusammenschluss zu Gemeinschaftspraxen nicht nur eine bessere Ausnutzung von Synergien ermöglicht, sondern auch zu einer Markenbildung führt, weil das Angebot durch eine Verringerung der Zahl der Anbieter überschaubarer wird.

---

[42] F. Breyer et al.: *Gesundheitsökonomie,* 308ff.

Experten: In den Kontext der Reputationsbildung kann auch die Schaffung unabhängiger Expertengremien eingereiht werden, deren Aufgabe es ist, entweder ex ante durch die Aufstellung bestimmter Mindestnormen für Diagnose-, Therapie- oder Testverfahren, der Setzung von Ausbildungsstandards etc. oder ex post durch die Überprüfung bestimmter Vorgänge, das Problem der mangelnden Sorgfalt oder der betrügerischen Absichten einzugrenzen. Die prinzipiellen Informationsvorteile solcher Expertengremien sind unbestritten, allerdings zeigen sich in der Praxis zahlreiche Probleme und Kontroversen bei der Umsetzung. So hat etwa die Definition bestimmter anerkannter Testverfahren zur Folge, dass etwa Bereiche der Alternativmedizin aus der Gruppe der durch Krankenkassen erstattbaren Leistungen herausgenommen werden. Hier wird also dem Konsumenten nicht nur eine Information gegeben, sondern es folgen konkrete finanzielle Konsequenzen. Darüber hinaus ist es umstritten, inwieweit die Schaffung solcher Expertengremien „von oben" verordnet werden muss, oder inwieweit es im Interesse der Leistungsanbieter selbst liegt, Standards „von unten" zu schaffen, um damit eine Reputation aufbauen zu können. Parallelen bestehen dabei zum Beispiel zur derzeitigen Diskussion der Abschaffung bzw. Lockerung des Meisterzwangs. Der Meisterbrief kann dabei prinzipiell als ein Mechanismus zur Überwindung des Vertrauensgutproblems bei zahlreichen Dienstleistungen verstanden werden. Eine restriktive Handhabung führt aber dazu, dass die erzielbaren Einkommen durch eine Beschränkung des Marktzutritts ineffizient hoch sind. Eine Lockerung wird hier zu einer Zunahme der Konkurrenz führen, gleichzeitig müssen sich alternative Modelle der Reputationssignalisierung bilden, die das Vertrauensgutproblem im Griff halten.

Intrinsische Motivation: Selbstverständlich kommt es auch dann nicht zu einer Ausnutzung der Expertenposition, wenn sicher gestellt ist, dass der Experte über die richtige intrinsische Motivation zur Leistungserbringung verfügt. An dieser Stelle kreuzen sich zentrale Achsen einer Diskussion über Ethik in der Medizin. Letztlich können alle Ethiken als Versuch verstanden werden, das Auseinanderfallen von individueller und kollektiver Rationalität durch eine Veränderung der individuellen Rationalität zu lösen. Der Eid des Hypokrates kann genauso in diesem Sinne verstanden werden wie Kants kategorischer Imperativ. So einig man sich darüber sein kann, welche Funktion eine Bindung des individuellen Verhaltens an bestimmte ethische Normen hat, so schwierig ist es zumindest aus ökonomischer Sicht zu verstehen, wie man diese Motivation systematisch schafft. Dabei scheint eine gewisse Einigkeit darüber zu bestehen, dass die Schaffung expliziter Anreizmechanismen zu einer dauerhaften Zerstörung von normengeleitetem Verhalten führen kann (Verdrängung intrinsischer durch extrinsische Motivation), der umgekehrte Weg ist allerdings weitgehend unklar. Robert Putnam hat unter dem Stichwort des *Sozialkapitals* eine neue Forschungsrichtung losgetreten, deren Erklärungsgegenstand gerade das filigrane Netzwerk von gesellschaftlichen Interaktionen ist. Es ist zu diesem Zeitpunkt aber verfrüht, Schlussfolgerungen, die in eine konstruktive Richtung weisen, zu ziehen.

7.5.2 Asymmetrisch verteilte Informationen über Kosten und Nutzen

Die Situation asymmetrisch verteilter Informationen über Kosten und Nutzen von Handelspartnern ist in den allermeisten Käufer-Verkäufer-Beziehungen relevant, doch wird es insbesondere auf Versicherungsmärkten zu einem Problem, weshalb wir uns im folgenden auf das Phänomen der Versicherung und dabei insbesondere auf den Markt für Krankenversicherungen konzentrieren werden.

Ein Versicherungsmarkt entsteht, wenn eine Marktseite einem Risiko ausgesetzt ist, welches es vermeiden möchte und dafür bereit ist, einen bestimmten Preis zu bezahlen, und die andere Marktseite zu diesem Preis bereit ist, das Risiko zu übernehmen. Dazu kann es entweder bereit sein, weil es selbst das Risiko nicht so negativ bewertet (Unterschiede im Grad der Risikoaversion), oder weil es durch die Versicherung vieler statistisch nicht perfekt korrelierter Risiken dieses im Durchschnitt reduzieren kann.

Auf dem Markt für Krankenversicherungen wird das finanzielle Risiko aus einer Erkrankung versichert. Dabei weisen unterschiedliche Individuen unterschiedliche Erkrankungsrisiken und damit erwartete Kosten auf. Wir bezeichnen im Folgenden diese Kostenunterschiede als „Risikotyp" eines Individuums.

Wenn beide Marktseiten über diese Kostenrisiken symmetrisch informiert sind, kann ein Versicherungsmarkt effizient funktionieren: Nehmen wir an, ein Versicherungsunternehmen ist in der Lage, durch Diversifikation das Marktrisiko vollständig zu vernichten. Dann bedeutet Effizienz, dass jedem Individuum ein Vollversicherungsvertrag angeboten wird. Die Höhe der Prämien steuert dann die Verteilung der Handelsgewinne zwischen Versicherer und Versichertem. Auf einem Monopolmarkt wird der Monopolist die Prämien so ausgestalten, dass er die Handelsgewinne weitestgehend abschöpft. Auf einem vollständig kompetitiven Markt wird der Wettbewerb die Prämien so weit senken, dass die Handelsgewinne weitestgehend von den Versicherten abgeschöpft werden.

Inwieweit die eine oder andere Lösung zu einer gerechteren Verteilung führt, ist dabei nicht ohne Informationen über die Verteilung der Eigentumsrechte an den Unternehmen zu beurteilen. Es bleibt allerdings ein Ansatzpunkt für weiter gehende Eingriffe in den Markt, da in jedem Falle Individuen mit hohen erwarteten Krankheitskosten höhere Prämien zahlen werden als Individuen mit niedrigen erwarteten Krankheitskosten. In vielen Gesellschaften wird diese Form der Ungleichbehandlung als ungerecht empfunden, so dass unterschiedliche Regulierungen des Marktes gerechtfertigt werden. Zwei idealtypische Eingriffe in den Markt, die eine solche Umverteilung zwischen „gesunden" und „kranken" Individuen erzeugt, sind die folgenden:

1. Die Einführung eines Kontrahierungszwangs auf Seiten des Versicherers mit der gleichzeitigen Auflage, auf jede Form der Preisdiskriminierung zu verzichten. In der Realität beobachtet man, dass ein solches System mit einem geeignet gestalteten Risikostrukturausgleich flankiert werden muss, um ein „Rosinenpicken" der Versicherer zu vermeiden.
2. Die Einführung einer einheitlichen, staatlichen Zwangsversicherung.

Auf den ersten Blick wirkt das zweite Modell wesentlich einfacher, doch hat die Realität gelehrt, dass staatliche Monopole in der langen Frist aufgrund der mangelnden Vergleichbarkeit der Kosten und Nutzen und der intrinsischen Anreizprobleme zu substanziellen Ineffizienzen neigen.

Eine Reihe von Ökonomen neigt aber der Auffassung zu, dass auf dem Versicherungsmarkt keine symmetrische Informationsverteilung vorliegt, sondern dass die Versicherten systematisch besser über ihr Krankheitsrisiko informiert sind als die Versicherer. Gehen wir davon aus, dass diese Hypothese zutrifft,[43] so ändert sich das obige Argument wie folgt: Die effizienten Versicherungsverträge sehen eine Vollversicherung mit hohen Prämien für hohe und niedrigen Prämien für niedrige Risiken vor. Bei asymmetrisch verteilten Informationen sind solche Verträge nicht möglich, da die hohen Risiken stets die Verträge der niedrigen Risiken kaufen würden, da der Versicherer nicht zwischen den Risikotypen diskriminieren kann. Die damit erforderliche zweitbest-effiziente Lösung hat die folgende Struktur: Nehmen wir an, der erstbest-effiziente Vertrag für die hohen Risikotypen würde aufrechterhalten. Dann müsste der Versicherer den Versicherungsschutz für die niedrigen Risikotypen senken, bis die hohen Risikotypen gerade indifferent zwischen beiden Verträgen sind. Kann dies schon effizient sein? Nein, denn in dieser Lösung haben die niedrigen Risikotypen einen sehr geringen Versicherungsschutz und dementsprechend eine hohe Zahlungsbereitschaft für eine weitere Einheit Versicherung. Um diese abzuschöpfen, muss der Versicherer eine gewisse Quersubventionierung zwischen niedrigen und hohen Risiken einbauen, um sicher zu stellen, dass die hohen Risiken den für sie bestimmten Vertrag wählen.

Aus dem Gesagten folgt aber unmittelbar, dass kompetitive Versicherungsmärkte bei asymmetrisch verteilten Informationen nicht effizient sein können: Böte ein Unternehmen ein zweitbest-effizientes Vertragsbündel an, so könnte ein Konkurrent dadurch Profite machen, dass er allen niedrigen Risiken einen billigeren Vertrag mit einer marginal schlechteren Deckung anböte: Aufgrund der Quersubventionierung zwischen niedrigen und hohen Risiken

---

[43] Es ist sicherlich richtig, dass zum Zeitpunkt des Abschlusses einer Versicherung der potenziell Versicherte seine eigene Krankheitsgeschichte besser kennt als die potenzielle Versicherung. Allerdings ist nicht klar, inwieweit daraus das oben behandelte Informationsproblem folgt. Zum einen kann die Versicherung durch eine Abfragung der Krankheitsgeschichte fehlende Informationen einfordern. Zum anderen ist unklar, ob der Versicherte in der Lage ist, die Informationen über seine Krankheitsgeschichte in geeigneter Form zu interpretieren. Dies kann in der Regel aber die Versicherung.

können beide Marktseiten davon profitieren. Mit anderen Worten sind die Konzepte „Wettbewerb" und „Umverteilung – denn nichts anderes bedeutet ja Quersubventionierung – miteinander nicht verträglich. In einer erstbesteffizienten Welt ist dies nicht weiter auffällig, da Effizienz- von Verteilungsfragen getrennt werden können.[44] Dies ist aber nicht mehr der Fall, wenn aufgrund von asymmetrischer Informationsverteilung eine erstbest-effiziente Lösung nicht mehr erreichbar ist.

Was sind die institutionellen Konsequenzen dieser Beobachtung? Zunächst einmal gibt das Modell eine Erklärung für das Phänomen des Selbstbehalts, welches in einer erstbesten Welt nicht ohne weiteres erklärt werden kann. Aus Sichtweise der Theorie asymmetrisch verteilter Informationen handelt es sich hierbei um ein Instrument der Risikoselektion, welches niedrige Risiken bereit sind zu wählen, um damit der Umverteilung zu hohen Risiken zu umgehen. Es sind die niedrigen Risiken, die zu diesem Instrument greifen, da es für sie im Erwartungswert weniger kostspielig ist, auf die letzten Prozentpunkte Deckung zu verzichten. Diese Sichtweise kontrastiert zur Interpretation eines Selbstbehalts aufgrund zu hoher Prämien.

Darüber hinaus ist die Ineffizienz eines Wettbewerbsmarktes kein Argument gegen eine dezentrale Marktlösung als solcher. Vielmehr gilt, dass ein Monopolanbieter diese Form der Ineffizienz vermeiden kann, da die Individuen der Quersubventionierung nicht entgehen können. Allerdings greifen natürlich wieder die Argumente gegen eine Monopolisierung des Angebots, die wir bereits weiter oben diskutiert hatten.

7.5.3 Fehlende Verifizier- und Beschreibbarkeit der Leistung

Man nennt einen Vertrag verifizierbar, wenn seine Einhaltung oder Nichteinhaltung vor einem Gericht nachweisbar ist. Bei mangelnder Verifizierbarkeit tritt eine Situation auf, in der die Handelspartner zwar genau wissen, wie der jeweils andere sich verhalten hat, dies aber vor Gericht nicht nachweisen können. Die mangelnde Verifizierbarkeit ist in vielen Dienstleistungsbereichen ein Problem, wenn die Dienstleistung kein klar messbares Ergebnis hervorbringt. Dies ist für eine Reihe von medizinischen Leistungen der Fall.

Eine Leistung heißt beschreibbar, wenn zu Beginn einer Geschäftsbeziehung die Handelspartner noch nicht wissen, welche Qualität das zu handelnde Gut genau haben wird. Solche Situationen sind insbesondere im Bereich Forschung und Entwicklung (F&E) gegeben, da zu Beginn eines Forschungsauftrags natürlich noch kein Vertrag kontingent auf das konkrete Forschungsergebnis geschrieben werden kann.

Mangelnde Verifizier- und Beschreibbarkeit von Leistungen führt dazu, dass eine Geschäftsbeziehung nicht vollständig durch Verträge abgesichert

---

[44] Diese Eigenschaft ist unter dem Begriff des Zweiten Hauptsatzes der Wohlfahrtsökonomik bekannt. Siehe Breyer und Kolmar: *Grundlagen der Wirtschaftspolitik*.

werden kann. Damit aber durch einen Vertrag Anreize effizient gesteuert werden können, ist es erforderlich, dass alle ökonomisch relevanten Größen durch ihn festgelegt werden und eine eindeutige Aufteilung der entstehenden Handelsgewinne gefunden wird. Wenn dies nicht der Fall ist, kann es zu ineffizienten Anreizen bei der Erfüllung des Geschäftsverhältnisses kommen. Damit birgt die Unvollständigkeit von Verträgen das Potenzial für ineffiziente Anreize bei der Investition in das Geschäftsverhältnis in sich: Bei einer unvollständigen vertraglichen Absicherung kommt es ex-post, nach erfolgten Investitionen in das Geschäftsverhältnis zum Anreiz, die Aufteilung der Handelsgewinne nachzuverhandeln. Da zu diesem Zeitpunkt die Investitionen in die Handelsgewinne aber bereits getätigt wurden, werden diese bei der Bestimmung der Aufteilung der Handelsgewinne keine Rolle mehr spielen, vielmehr richtet sich die Aufteilung nach der ex-post Verhandlungsstärke der Partner.

Wenn nun zumindest eine Seite der Geschäftsbeziehung nicht in der Lage ist, die getätigten Investitionen wieder rückgängig zu machen (man spricht dann auch von *versunkenen* Investitionen, diese sind zum Beispiel immer bei Zeitinvestitionen gegeben), werden diese in den Nachverhandlungen keine Rolle spielen. Wenn die Leistung nicht oder nur zu einem geringeren Preis an einen anderen Geschäftspartner verkauft werden kann (man spricht dann von der Beziehungsspezifität der Leistung), sind beide Handelspartner zur Erreichung einer maximalen Wertschöpfung aufeinander angewiesen. Treten beide Sachverhalte miteinander auf, so wird die Antizipation des Nachverhandlungsergebnisses im Allgemeinen dazu führen, dass die Anreize, in die Geschäftsbeziehung zu investieren, ineffizient sind.

Aus dieser Grundüberlegung sind in den vergangenen Jahren zahlreiche Schlussfolgerungen für die Bestimmung einer optimalen Unternehmensgröße und die unterschiedlichen Anreizwirkungen von staatlichem im Vergleich zu privatem Eigentum gezogen worden.[45] Diese zunächst recht abstrakt anmutende Konstruktion „Unvollständigkeit eines Vertrages, versunkene Kosten, Beziehungsspezifität der Leistung" ist für eine Reihe von medizinischen Leistungen erfüllt:

- Da neue Medikamente eine Zulassung benötigen, um verkauft oder durch Krankenkassen erstattet zu werden, tritt das Phänomen im Bereich F&E der Pharmaindustrie auf. Ein nicht unwesentlicher Teil der F&E-Kosten sind versunken, und der Wert der Innovation wird durch die Zulassungsentscheidung der Zulassungsbehörden wesentlich beeinflusst. Gleichzeitig lässt sich ein F&E-Projekt nicht durch einen vollständigen Vertrag absichern. Die Anreize der Pharmaindustrie, in F&E zu investieren, sind daher wesentlich durch die Struktur des Zulassungsverfahrens und die Verhandlungsstruktur mit den Krankenkassen beeinflusst.

---

[45] Siehe O.D. Hart: *Firms, Markets, and Financial Structure.* Oxford 1955, sowie O. Williamson: *The Economic Institutions of Capitalism.* New York 1985, für ausführliche Darstellungen dieser Literatur.

- Krankenhäuser können in privater oder öffentlicher Trägerschaft sein. Bei vollständigen Verträgen wäre die Organisationsform für die Effizienz des Ergebnisses irrelevant, da man sowohl bei privater als auch bei öffentlicher Trägerschaft stets ein Anreizsystem (einen Vertrag) finden kann, der effizient ist. Die Leistungen, die ein Krankenhaus erbringt, sind aber zu einem Teil nur ungenügend vertraglich spezifizierbar, weshalb die Organisationsform potenziell einen Einfluss auf die Effizienz des Ergebnisses hat. Gehen wir vereinfachend davon aus, dass ein Krankenhaus zwei Typen von Investitionen tätigt, Prozessinvestitionen, die die Kosteneffizienz beeinflussen, und Qualitätsinvestitionen, die die Qualität der Leistung beeinflussen. Die Erfahrung zeigt, dass bei öffentlicher Trägerschaft die Anreize der Investition in beiden Bereichen ineffizient niedrig sind, aber keine besondere Verzerrung zugunsten eines Bereichs existiert: Der Drohpunkt eines öffentlichen Trägers ist die Kündigung des Managements. Dabei gingen dem Management sowohl die Erträge der Qualitäts- als auch der Prozessinvestitionen verloren. Dies ist anders bei einer privaten Trägerschaft: Hier kommt es zu einer Verzerrung der Anreize zugunsten von Prozess- und zu Ungunsten von Qualitätsinvestitionen. Der Drohpunkt des Trägers ist die Aufkündigung der Geschäftsbeziehung mit dem in Privateigentum befindlichen Krankenhaus. Damit behielte das Eigentümer-Management aber die Erträge der Prozessinvestitionen, da diese definitionsgemäß in der Organisation des Krankenhauses liegen. Die Erträge der Qualitätsinvestitionen sind aber nur realisierbar, wenn es zu einer Leistungserbringung kommt. Diese Verzerrung zugunsten von Kosten senkenden Prozessinvestitionen führen dazu, dass man keine eindeutige Antwort auf die Frage private versus öffentliche Trägerschaft findet. Vielmehr hängt die Antwort von der relativen Wichtigkeit beider Ziele ab. Ist das Effizienz steigernde Potenzial von Prozessinvestitionen vergleichsweise hoch, so ist eine private Trägerschaft vorzuziehen, sind die Qualitätseffekte relativ wichtig, so kann eine öffentliche Trägerschaft Vorteile haben. Zentral für die Beurteilung der Organisation von Krankenhäusern wird dann die disziplinierende Wirkung bezüglich einer Reduktion der Investitionen in Qualität sein, die durch den Aufbau einer öffentlichen Reputation des Krankenhauses erreicht werden kann.[46]

8. Exemplarische Fallstudien

Im Folgenden werden die in den vorangegangenen Kapiteln erarbeiteten Prinzipien exemplarisch auf einige der derzeit existierenden Strukturen und diskutierten Reformmodelle angewendet, um ein besseres Verständnis ihrer konkre-

---

[46] Siehe für weitere Details O.D. Hart, A. Shleifer und R.W. Vishny: "The Proper Scope of Government: Theory and Application to Prisons". In: *Quarterly Journal of Economics* 112.4 (1997), 112, 1127-1161.

ten Bedeutung für die Gestaltung von Institutionen zu bekommen. Dabei erheben die Beispiele keinen Anspruch auf Vollständigkeit, sondern es werden einige wesentliche Aspekte aufgezeigt, die zu einem besseren Verständnis der Vor- und Nachteile bestimmter institutioneller Strukturen beitragen.

8.1 Managed Care etc.

Unter dem Stichwort „Managed Care" wird ein ganzes Bündel von Maßnahmen zusammengefasst. Nach Amelung und Schumacher[47] lässt sich der Begriff definieren als „... *die Anwendung von Managementprinzipien, die zumindest partielle Integration der Leistungsfinanzierung sowie das selektive Kontrahieren der Leistungsfinanzierer mit ausgewählten Leistungserstellern.*" In Abbildung 6.1 wurde stark vereinfacht die Struktur des medizinischen Sektors dargestellt. Die Definition verweist schon darauf, dass unter dem Stichwort „Managed Care" nicht eine ganz spezifische institutionelle Form der Organisation des Gesundheitswesens gemeint ist, sondern dass ein Kontinuum von unterschiedlichen Integrationstiefen und Managementprinzipien hierunter gefasst werden können. So ließe sich auch das unter 8.2 besprochene Hausarztmodell als eine Anwendung von Managed-Care-Ideen interpretieren. Ziele der Einführung von solchen Programmen sind zum einen die Senkung von Kosten und zum anderen die Verbesserung der Versorgung. Da beide Ziele nicht beliebig miteinander vereinbar sind, ist es daher für die Bewertung von Managed-Care wichtig zu verstehen, inwieweit zu erwarten ist, dass durch eine Veränderung der Integrationstiefe der Unternehmen auf diesem Markt Effizienzsteigerungen möglich sind.

Im Folgenden werden wir uns zur Illustration der Wirkung der Einführung von Managed-Care-Modellen auf die beiden Teilbereiche Versicherung und Arzt-Patienten-Verhältnis beschränken, und wir betrachten dabei insbesondere den Fall einer Integration von Versicherung und Leistungserbringer (integrierte Versorgung).[48]

Im klassischen Modell eines gesetzlich krankenversicherten Individuums versichert sich das Individuum bei einer Krankenversicherung und nimmt im Versicherungsfall Leistungen bei einem Arzt, Krankenhaus oder einer Pflegeeinrichtung (in Zukunft kurz „Arzt" genannt) in Anspruch. Dabei sind Versicherung und Arzt rechtlich eigenständige Unternehmen, so dass die Versicherungsleistung nicht mit der ärztlichen Versorgungsleistung gekoppelt ist. Die

---

[47] Volker Amelung, Harald Schumacher: *Managed care: Neue Wege im Gesundheitsmanagement.* Wiesbaden 1999.
[48] Insbesondere klammern wir in dieser Fallstudie den wichtigen Bereich des Krankheitsmanagements (Disease-Mangement) aus, bei dem es darum geht, auf Grundlage evidenzbasierter Medizin für bestimmte Erkrankungen standardisierte Verfahren zu entwickeln, nach denen dann Patienten behandelt und ggf. Leistungserbringer entlohnt werden.

Wahl eines Arztes und die Wahl einer Versicherung sind voneinander unabhängig.

In einem Modell integrierter Versorgung ist das anders. Dort beschäftigt eine Versicherung bestimmte Ärzte, die exklusiv für Versicherte dieser Versicherung Leistungen erbringen. Dies kann unter Wahrung der unternehmerischen Selbständigkeit des Arztes erfolgen, der Arzt kann aber auch Angestellter der Versicherung sein. Aus Sicht des Individuums geht daher die Unabhängigkeit der Versicherungs- und Arztwahl verloren, da es sich mit der Versicherung auch für ein bestimmtes Ärztenetzwerk entscheidet.

In der wirtschaftswissenschaftlichen Literatur ist das hinter den Modellen integrierter Versorgung stehende Phänomen auch als Bündlungsproblem bekannt. Eine große Anzahl von Gütern setzt sich aus vielen Teilen zusammen, die zusammen einen bestimmten Nutzen stiften, und es stellt sich jeweils die Frage, welche dieser Teile einzeln auf Märkten gehandelt und welche zu einem Bündel zusammen gefasst werden sollen, das gemeinsam verkauft wird. Beispiele sind etwa Computersoft- und Hardware. Beim Verkauf eines neuen Betriebssystems oder Anwenderprogramms muss sich etwa *Microsoft* fragen, welche Anwendungen es zu einem Paket zusammenfasst und welche es einzeln verkauft. *Word*, *PowerPoint* und *Excel* etwa werden zusammen als *Office*-Paket angeboten. Bei der Einführung des *Explorer* wurde dieser mit dem Betriebssystem *Windows* als Produktbündel vertrieben. Viele Anbieter wie *Adobe* für das Programm *Photoshop* vertreiben unterschiedlich große Bündel als Profi- und Amateurausgaben.

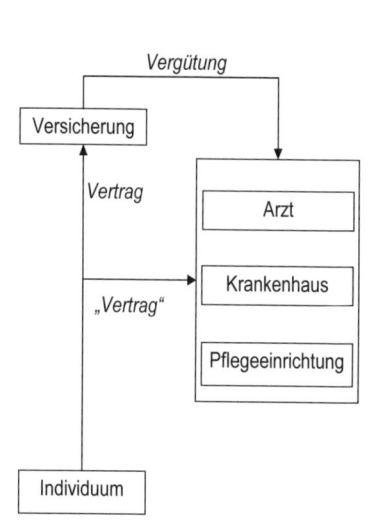

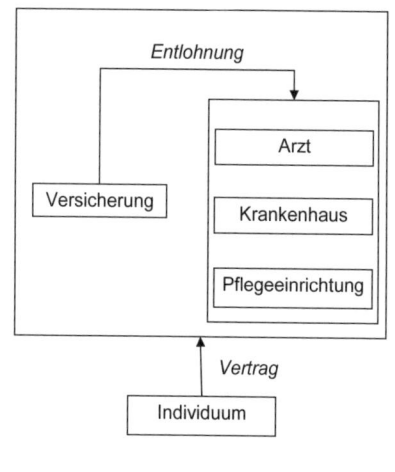

Klassisches Modell   Integrierte Versorgung

Abbildung 7.1

Warum ergibt es aus Sicht eines Anbieters einen Unterschied, ob er die einzelnen Nutzungskomponenten einzeln oder als Bündel vertreibt? Die Gründe sind vielfältig und reichen von der Nutzung von Kostensynergien über Strategien der Preisdiskriminierung bis hin zur Behinderung von Wettbewerb.

Welche Konsequenzen wird eine Umstellung des Produktbündels vom klassischen System zu einer integrierten Versorgung voraussichtlich nach sich ziehen? Um diese Frage zu beantworten, müssen wir auf die allokativen Besonderheiten des Arzt-Patienten- und Versicherungs-Patienten-Verhältnisses eingehen. Als ein zentrales Problem des Arzt-Patienten-Verhältnisses hatten wir den Vertrauensgutcharakter zahlreicher medizinischer Leistungen identifiziert. Dies hat mehrere Konsequenzen:

- Eigennutzorientierte Ärzte haben einen Anreiz, zu viele, zu teure und wirkungslose Diagnose- und Therapieverfahren anzuwenden. Die Kontrollinstanz wäre die Versicherung, deren Kontrollkosten aber sehr hoch sind, und deren Rechtsdurchsetzungskosten bei nachgewiesenen Verstößen auf Seiten der Ärzte aufgrund der rechtlichen Selbständigkeit dieser ebenfalls hoch sind. Wir hatten gesehen, dass der Aufbau einer Reputation für gute Leistungen ein Mechanismus ist, um das Vertrauensgutproblem in den Griff zu bekommen. Aufgrund der Fragmentierung des Ärztemarktes ist es allerdings schwierig für den einzelnen Arzt, eine solche Reputation aufzubauen. Insgesamt ist also damit zu rechnen, dass im klassischen Modell relativ hohe Kosten bei einer gegebenen Leistung entstehen.
- Patienten haben als Kosten eines Arztbesuches (abzüglich eines eventuellen Selbstbehalts) nur die Weg- und Wartekosten zu tragen, sie internalisieren nicht den Effekt ihrer Handlungen auf das Gesamtsystem. Daher werden auch sie zu häufig zum Arzt bzw. zu zu vielen Ärzten gehen („Ärzte-Hopping").

Zusätzlich führt die Selbständigkeit von Ärzten und Krankenhäusern gerade bei komplizierteren Erkrankungen zu einer mangelhaften Koordination der einzelnen Leistungserbringer und zu kostensteigernden Doppeluntersuchungen (Fallmanagement), da der einzelne Leistungserbringer nur die wirtschaftliche Situation seiner Praxis oder seines Krankenhauses im Auge behält, nicht aber die Gesamtsituation des Systems. Mit anderen Worten existieren auch hier externe Effekte.

In einem Modell integrierter Versorgung ändert sich diese Logik. Zunächst einmal bedeutet die Integration von Versicherungs- und Ärztedienstleistung eine Verringerung der Wahlfreiheit der Individuen. Der Zugang zu einem Ärztenetzwerk ermöglicht eine bessere Steuerung des Patienten, was die Wirtschaftlichkeit erhöht. Gleichzeitig kann aufgrund der Integration unterschiedlicher Leistungserbringer ein besseres Fallmanagement bei komplizierteren Erkrankungen erreicht werden. Diese Synergien und Internalisierungen externer Effekte erhöhen tendenziell die Effizienz des Systems.

Eine solche „Produktbündelung" verändert aber auch das Vertrauensgutproblem und das Reputationsproblem. In einem klassischen Markt hat der Arzt den Anreiz, „zu viel" für den Patienten zu tun, da dieser die medizinische Notwendigkeit nur imperfekt beurteilen kann und die Kontrollmöglichkeiten durch die Versicherungen beschränkt sind. In einem Modell integrierter Versorgung besteht nun prinzipiell das umgekehrte Problem: Da der Arzt exklusiv für eine Versicherung arbeitet, verliert er als Selbständiger seinen ganzen Kundenstamm und als Angestellter sein Einkommen, wenn die Versicherung ihm kündigt. Daher internalisiert er in weitaus stärkerem Maße die Interessen der Versicherung. Das kann im Einzelfall zu einer Erbringung eines ineffizient niedrigen Leistungsniveaus für den Patienten kommen, das das Vertrauensgutproblem natürlich auch in dieser Richtung gilt. Das Problem der ineffizient hohen Kosten wird also tendenziell durch ein Problem ineffizient niedriger Kosten ersetzt. Potenziell wird daher das Arzt-Patienten-Verhältnis gestört. Allerdings muss dazu gesagt werden, dass auch schon im derzeitigen Modell mit gedeckelten Kosten die Gefahr besteht, dass der Patient das Vertrauen in die Sachwalterfunktion des Arztes verliert, da dieser bei seinen Diagnose- und Therapieentscheidungen Effekte auf sein Gesamtbudget zu beachten hat.

Allerdings steht dieser Tendenz ein Reputationseffekt gegenüber. Die Zusammenfassung einzelner Ärzte zu einem einer Versicherung zugehörigen Ärztenetzwerk verringert die Fragmentierung des Marktes, so dass es für den neuen integrierten Anbieter einfacher ist, eine Reputation für hohe Qualität aufzubauen. Schafft es eine solche integrierte Versicherung nicht, hohe Qualität nach außen zu signalisieren, werden die Individuen eine solche Versicherung meiden. Damit ist ihr Bestrafungspotenzial höher, und der Anreiz für den einzelnen Anbieter, eine Reputation aufzubauen, wächst. Dieser Effekt kann bei einer ausreichenden Wettbewerbsintensität zwischen den integrierten Versicherern dazu führen, dass das Vertrauensgutproblem einer zu geringen Leistungserbringung gelöst wird.

Zusammenfassend kann daher festgestellt werden, dass die Einführung von integrierten Versorgungsmodellen höchstwahrscheinlich mit Kostensenkungen im Gesundheitswesen verbunden sein wird. Ob dies tatsächlich auch zu einer Zunahme der Effizienz führen wird, hängt davon ab, inwieweit die Wahlfreiheit der Patienten durch die Ärztenetzwerke substanziell beschränkt wird und inwieweit es gelingt, über den Aufbau von Reputation das Vertrauensgutproblem zu lösen. Zusätzlich zeigt die Erfahrung mit Managed-Care-Systemen in den USA, dass der Anteil der Verwaltungskosten und die rechtliche Regulierung deutlich zunehmen. Dies sind Transaktionskosten, die gegengerechnet werden müssen.

8.2 Hausarztsystem und Fallpauschalen

Die derzeit in der Diskussion befindlichen und auch schon in der Praxis eingesetzten Hausarztmodelle und Fallpauschalensysteme können als eine Reaktion auf das Vertrauensgutproblem ärztlicher Leistungen verstanden werden.

Hausarztmodell: Beim Hausarztmodell soll die Wahlfreiheit der Versicherten dahingehend eingeschränkt werden, dass sie bei einer Erkrankung nicht direkt zu einem Facharzt gehen, sondern diesen nur nach einer vorherigen Überweisung durch den Hausarzt aufsuchen dürfen. Ein solches Modell würde bei vollständiger Konsumentensouveränität kontraproduktiv, da der Patient beurteilen könnte, welcher Arzt für seine Erkrankung der richtige ist und diesen dann auch gezielt aufsuchen würde. Ein Dazwischenschalten des Hausarztes vergrößert die Gesamtkosten um das Gehalt des Hausarztes, welches sonst nicht hätte gezahlt werden müssen. Nun ist es aber nicht unbedingt so, dass Patienten bei einer Erkrankung gezielt den richtigen Facharzt aufsuchen, so dass es durch solche Fehlentscheidungen zu vermeidbaren Kosten kommt. An dieser Stelle nimmt der Hausarzt eine Steuerungsfunktion ein, indem er gezielter in der Lage ist, Patienten zu den jeweils relevanten Spezialisten weiter zu überweisen, bzw. selbst die Behandlung zu übernehmen. Da die Abrechnungssätze von Allgemeinmedizinern niedriger als die für Fachärzte sind, folgt auch hier eine Kosteneinsparung. Damit kann gefolgert werden, dass aufgrund des Vertrauensgutcharakters medizinischer Leistungen ein Hausarztmodell immer dann sinnvoll ist, wenn der Anteil von Fehlentscheidungen bei der Arztwahl durch den Patienten hinreichend groß ist.

Fallpauschalen: In der Vergangenheit existierte bei der Vergütung von Krankenhäusern ein so genanntes *retrospektives* Vergütungssystem. Darunter versteht man ein System, bei dem ein Krankenhaus bestimmte Leistungen erbringt, die dann am Ende einer Behandlung oder einer Periode von der Krankenversicherung erstattet werden.

Das Vertrauensgutproblem tritt auch hier auf, da der Patient in der Regel nicht in der Lage ist zu beurteilen, ob z.B. eine bestimmte Diagnose oder Therapie tatsächlich medizinisch notwendig ist, bzw. ob es tatsächlich medizinisch geboten ist, über das Wochenende noch zur Beobachtung im Krankenhaus zu bleiben. Aus Sicht eines profitorientierten Krankenhauses ergeben sich daher in einem System, in dem jede erbrachte Leistung mit der Krankenversicherung abgerechnet werden kann, Anreize, zu hohe Kosten zu erzeugen. Die Kontrollkosten auf Seiten der Versicherungen sind sehr hoch, so dass auch diese nicht in der Lage sind, systematisch zu beurteilen, ob die angefallenen Kosten gerechtfertigt waren.

Eine mögliche Lösung ist, auf ein System der prospektiven Vergütung umzusteigen, bei dem vor Beginn einer Behandlung bereits der Betrag festgelegt wird, den ein Leistungserbringer erhält. Fallpauschalen sind ein Beispiel für ein prospektives Vergütungssystem. In einem Fallpauschalensystem wird der Anreiz, unnötige Kosten zu erzeugen, dadurch verringert, dass Krankheiten durchtypisiert werden und dann für eine Krankheit eines bestimmten Typs ein bestimmter Geldbetrag von der Krankenversicherung erstattet wird, unabhängig von den tatsächlich erbrachten Leistungen. Damit ändert sich das Kalkül des Krankenhauses, es erhält verstärkte Anreize, wirtschaftlich zu handeln. Allerdings tritt das Vertrauensgutproblem nicht nur in Richtung der Erbringung unnötiger Leistungen auf, sondern auch in Richtung der Unterlassung notwendiger Leistungen, was die Befürchtungen erklärt, dass in einem System von Fallpauschalen überdurchschnittlich kostenintensive Fälle diskriminiert werden. Um dieses Risiko einzudämmen, muss ein System von Fallpauschalen in diese Richtung flexibilisiert werden. Damit verbunden ist allerdings ein hoher Verwaltungsaufwand bei der Erfassung und Dokumentation von Krankheitsbildern für das gesamte Krankenhauspersonal, welcher nicht mehr der Erbringung medizinischer Leistungen zur Verfügung steht. Dieser Aufwand entsteht nicht im herkömmlichen System einer retrospektiven Vergütung und muss als Transaktionskosten des Systems der Fallpauschalen den Vorteilen gegenüber gestellt werden.

8.3 Eigentumsrechte an den Informationen über das menschliche Genom

In den vergangenen Jahren gab es eine ausführliche Diskussion über den Wettlauf bei der Erforschung des menschlichen Genoms zwischen dem Unternehmen *Celeron* und dem unter dem Namen *Human Genome Projekt* zusammen geschlossenen Netzwerk von Universitäten. Unternehmen forschen, um mit der Forschung Geld zu verdienen. Eigentumsrechte, also Patente an den Ergebnissen der Forschung, sind ein Mittel, Forschungsergebnisse zu vermarkten. Damit sind in einer Marktwirtschaft Patente und Eigentumsrechte ein zentrales Instrument zur Anreizsetzung in der Forschung: Ohne Eigentumsrechte würde ein Unternehmen zwar die gesamten Kosten seiner Forschungstätigkeit tragen, die gesellschaftlichen Erträge würden aber zum Teil bei anderen anfallen, mit anderen Worten kommt es zu einem Verstoß gegen das Prinzip der vollständigen Internalisierung, es bestehen externe Effekte, die zu ineffizient niedrigen Investitionen in Forschung und Entwicklung führen.

Inwieweit lösen Eigentumsrechte dieses Problem? Wenn ein Unternehmen Eigentumsrechte an den Ergebnissen seiner Forschung hat und diese Eigentumsrechte auch durchsetzbar sind, kann es andere von der Nutzung der Ergebnisse ausschließen. Dies erst ermöglicht es, einen Marktmechanismus zu schaffen, bei dem die Nutzer des Gutes für seine Nutzung bezahlen. Im Idealfall werden die Nutzungspreise gerade den Grenzerträgen aus der Nutzung des Gutes entsprechen. Da die Preise für die Nutzung der Forschungsergebnisse in das Gewinnkalkül des Unternehmens eingehen, internalisiert es aber gerade den Effekt, den seine Forschung auf andere Gesellschaftsmitglieder hat, das Prinzip der vollständigen Internalisierung ist erfüllt und es existieren effiziente Anreize, in Forschung zu investieren.

Die Tatsache, dass Märkte im Idealfall einen effizienten Mechanismus zur Erzeugung von Wissen darstellen, bedeutet aber noch lange nicht, dass es keine alternativen Mechanismen geben kann, die ebenfalls zu Effizienz führen. Wie werden etwa im Hochschulbereich Anreize zu Forschungs- und Entwicklungstätigkeit gesetzt? Der einzelne Forscher erhält üblicher Weise seine Anreize zu forschen nicht dadurch, dass er seine Forschungsergebnisse verkauft, sondern dadurch, dass seine persönlichen Karrierechancen durch seinen Erfolg in der Forschung bestimmt werden. Seine Wahrscheinlichkeit, eine attraktive Professur zu bekommen und sein damit verbundenes Gehalt und Renommee hängen von seinen Veröffentlichungen entscheidend ab oder sollten doch davon abhängen. Dieser Anreizmechanismus gleicht einem Wettkampf, bei dem der schnellste oder Stärkste gewinnt. Prinzipiell ist es möglich, durch die Regelgestaltung und die Höhe des „Preisgeldes" einen Wettkampf so zu gestalten, dass die Forscher effiziente Anreize zur Investition in Forschung und Entwicklung haben, so dass auch über einen solchen Mechanismus externe Effekte internalisiert werden können.

In der Realität befinden wir uns weder in der idealen Markt- noch in der idealen Wettkampfwelt, und das aus mehreren Gründen. Bei der Schaffung von Wissen über das menschliche Genom handelt es sich um ein Informationsgut, welches im Vergleich zu Gütern wie Äpfeln die Eigenschaft hat, nicht rivalisierend zu sein. Dies besagt, dass die Nutzung eines Informationsguts durch ein Individuum nicht bedeutet, dass andere Individuen dieses Gut nicht auch nutzen können. Dies hat die folgenden Konsequenzen. Zum einen ist es ineffizient, Individuen vom Zugang zu Informationsgütern tatsächlich auszuschließen, wenn das Wissen erst einmal existiert. Da das einzelne Individuum in seinem Nutzen aus dem Informationsgut nicht dadurch beeinträchtigt wird, dass auch andere Individuen es nutzen, wäre ein tatsächlicher Ausschluss Verschwendung. Um dies mit Hilfe eines Marktmechanismus zu ermöglichen, muss der Inhaber des Eigentumsrechts in der Lage sein, perfekte Preisdiskriminierung zwischen den einzelnen Nutzern zu betreiben, da er ansonsten Gefahr läuft, dass bestimmte potenzielle Nutzer einen ihre Wertschöpfung übersteigenden Preis bekämen. Eine solche perfekte Preisdiskriminierung wird in der Realität nicht möglich sein, so dass hier Ineffizienzen zur Folge sind, die bei einem universitären Wettkampfmechanismus vermieden werden, da per definitionem das Wissen allen zugänglich ist. Zum anderen ist bei Informationsgütern die Durchsetzung des Ausschlusses (der ja notwendig ist, um Preise auf Märkten zu erzielen) zum Teil sehr schwierig. Dazu müsste sichergestellt werden, dass ein Individuum, welches das Wissen erworben hat, dies nicht anderen Individuen weiter gibt. Zwar kann ein solcher Passus im Nutzungsvertrag festgelegt werden, doch ist es ausgesprochen schwierig, dies auch durchzusetzen. Als Konsequenz würden sich Zweit- und Drittmärkte bilden, die eine effektive Preisdiskriminierung unterlaufen würden. Als Konsequenz würden solche Märkte nicht mehr effizient funktionieren.[49]

Auch wenn diese Konsequenzen durch einen Wettkampfmechanismus vermieden werden können, ist es ausgesprochen zweifelhaft, ob ein solcher effizient gestaltet werden kann. Für eine effiziente Gestaltung muss man sehr präzise in der Lage sein zu kommunizieren, wie die persönlichen Karrierechancen des Forschers mit seinem Forschungsverhalten korreliert sind. Dies ist in der Realität nicht beliebig genau möglich. Zusätzlich benötigt man Informationen über die gesellschaftliche Wertschätzung der Forschung, da von ihnen die Gestaltung effizienter Wettkampfregeln abhängt. Darüber hinaus muss öffentliche Forschung in der Regel durch Steuern finanziert werden, die selbst Verzerrungen hervorrufen. Zusammenfassend kann auch in diesem Beispiel gefolgert werden, dass es weder ein klares Argument für noch ein klares Argument gegen Märkte gibt. Es hängt vielmehr von der Größe der jeweiligen Transaktionskosten ab, welchem Verfahren man den Vorzug gibt.

Literatur

Akerlof, G.: "The Market for Lemons: Qualitative Uncertainty and the Market Mechanism". In: *Quarterly Journal of Economics* 84 (1970) 488-500.
Amelung, V., H. Schumacher: *Managed care: Neue Wege im Gesundheitsmanagement.* Wiesbaden 1999.
Arrow, K.J.: *Social Choice and Individual Values.* New York 1951.
Arrow, K.J.: "The Organization of Economic Activity: Issues Pertinent to the Choice of Market versus Non-Market Allocation". In: *The Analysis and Evaluation of Public Expenditures: The PBB-System.* Joint Economic Committee, 91st Congress. Washington 1969.
Boadway, R.W., N. Bruce: *Welfare Economics.* Oxford 1984.
Breyer, F., M. Kolmar: *Grundlagen der Wirtschaftspolitik.* Tübingen 2001.
Breyer, F., P. Zweifel, M. Kifmann: *Gesundheitsökonomie.* Berlin ^{4}2003.
Coase, R.: "The Nature of the Firm". In: *Economica* 4 (1937), 386-405.
Coase, R.: „The Problem of Social Cost". In: *Journal of Law and Economics* 3 (1960), 1-44.
Dionne, G., N. Doherty: "Adverse Selection in Insurance Markets: A Selective Survey". In: *Contributions to Insurance Economics.* Ed. by G. Dionne. Boston 1992.
Foot, Philippa: "Hume on Moral Judgement". In: *David Hume: A Symposium.* Ed. by David Pears. London – New York 1963, 67-76.
Friedman, M.: *Capitalism and Freedom.* Chicago 1962.
Fudenberg, D., J. Tirole: *Game Theory.* Cambridge 1991.
Habermas, J.: *Theorie des kommunikativen Handelns.* Frankfurt 1981.
Harsanyi, J.C.: "Cardinal Utility in Welfare Economics and in the Theory of Risk-Taking". In: *Journal of Political Economy* 61 (1953), 434-435.

---

[49] Siehe J. Shapiro und H. Varian: *Information Rules: A Strategic Guide to the Network Industry.* Boston 1998, für eine allgemeine Darstellung der Probleme bei der Vermarktung von Informationsgütern.

Harsanyi, J.C.: "Cardinal Welfare, Individualistic Ethic, and Interpersonal Comparison of Utility". In: *Journal of Political Economy* 69 (1955), 309-321.
Hart, O.D.: *Firms, Markets, and Financial Structure.* Oxford 1955.
Hart, O.D., A. Shleifer, R.W. Vishny: "The Proper Scope of Government: Theory and Application to Prisons". In: *Quarterly Journal of Economics* 112.4 (1997), 112, 1127-1161.
Hausman, D.M., M.S. MacPherson: *Economic Analysis and Moral Philosophy.* Cambridge 1996.
Hayek, Friedrich A. von: *Recht, Gesetzgebung und Freiheit.* Bd. 2: *Die Illusion der sozialen Gerechtigkeit.* Landsberg am Lech 1981.
Kagel, J.H., A.E. Roth (Ed.): *The Handbook of Experimental Economics.* New Jersey 1995.
Kersting, W.: *Die politische Philosophie des Gesellschaftsvertrags.* Darmstadt 1994.
Kirchgässner, G.: *Homo Oeconomicus.* Tübingen 1991.
Kolm, S.C.: *Modern Theories of Justice.* Cambridge/Ma. 1996.
Martiensen, J.: *Institutionenökonomik.* München 2000.
Mazzolini, R.G.: *Politisch-biologische Analogien im Frühwerk Rudolf Virchows.* Marburg 1988.
Nozick, R.: *Anarchy, State, and Utopia.* New York 1974.
Pigou, A. C.: *The Economics of Welfare.* London 1946.
Rawls, J.: *A Theory of Justice.* Cambridge 1971.
Rawls, J.: *Politischer Liberalismus.* Frankfurt a. M. 1998.
Richter, R., E.G. Furubotn: *Neue Institutionenökonomik.* Tübingen 1999.
Roemer, J.: *Theories of Distributive Justice.* Cambridge 1996.
Rothschild, M., J.E. Stiglitz: "Equilibrium in Competitive Insurance Markets: An Essay on the Economics of Imperfect Information". In: *Quarterly Journal of Economics* 90 (1976), 630-649.
Shapiro, J., H. Varian: *Information Rules: A Strategic Guide to the Network Industry.* Boston 1998.
Spence, M.: "Product Differentiation and Performance in Insurance Markets". In: *Journal of Public Economics* 10 (1978), 427-447.
Stiglitz, J.E.: "Monopoly, Nonlinear Pricing, and Imperfect Information: The Insurance Market". In: *Review of Economic Studies* 44 (1977), 407-430.
Unschuld, P.U.: *Was ist Medizin?* Westliche und Östliche Wege der Heilkunst. München 2003.
Weber, M.: *Soziologische Grundbegriffe.* Stuttgart 1995.
Williamson, O.: *Markets and Hierarchies.* Analysis of Antitrust Implications. New York 1975.
Williamson, O.: *The Economic Institutions of Capitalism.* New York 1985.
Williamson, O.: "The New Institutional Economics: Taking Stock, Looking Ahead". In: *Journal of Economic Literature* 38 (2000), 595-613.

II. Medizin, Ethik und Recht

Georg Marckmann, Uwe Siebert
Nutzenmaximierung in der Gesundheitsversorgung.
Eine ethische Problemskizze

1. Einleitung

Angesichts anhaltend steigender Gesundheitsausgaben haben verschiedene Länder versucht, Versorgungsprioritäten zu bestimmen, die als Grundlage für eine Begrenzung der verfügbaren Leistungen dienen sollen.[1] Auch der Sachverständigenrat für die Konzertierte Aktion im Gesundheitswesen fordert in einem Gutachten nachdrücklich eine Schwerpunktsetzung in der Gesundheitsversorgung.[2] Eine breite gesellschaftliche Diskussion über mögliche Kriterien einer Prioritätensetzung hat in Deutschland bislang jedoch noch nicht stattgefunden. Im vorliegenden Beitrag soll untersucht werden, welche Rolle das utilitaristische Prinzip der Nutzenmaximierung für die Allokation knapper Gesundheitsressourcen spielen kann und soll.

Erstaunlicherweise findet man kaum einen Philosophen oder Ethiker, der hinsichtlich der Verteilungsprobleme im Gesundheitswesen eine rein utilitaristische Position vertritt. Faktisch spielen Kosten-Nutzen-Erwägungen im Gesundheitswesen jedoch eine nicht unbedeutende Rolle. Zum einen berücksichtigen Ärztinnen und Ärzte in ihrem klinischen Alltag eigentlich immer schon das Verhältnis von Aufwand und Nutzen medizinischer Maßnahmen, wenngleich auch häufig nicht in einer expliziten Art und Weise. Zum anderen sind mit den Kosten-Nutzen- und Kosten-Effektivitäts-Analysen formale Verfahren ökonomischer Evaluation entwickelt worden, mit denen Kosten und Effekte medizinischer Maßnahmen systematisch verglichen werden können. Kosten-Nutzen-Erwägungen scheinen damit gewissermaßen „von unten" einen immer stärkeren Einfluss auf die medizinische Praxis zu gewinnen.

Im vorliegenden Beitrag sollen mit dem Utilitarismus zunächst die philosophischen Grundlagen der Nutzenmaximierung dargestellt werden. Besondere Berücksichtigung finden dabei die praktischen Anwendungsprobleme, da sich diese auch bei der Durchführung ökonomischer Analysen manifestieren. Die methodischen Grundlagen der wichtigsten gesundheitsökonomischen Evaluationsverfahren werden kurz erläutert. Anschließend werden verschiedene Anwendungsszenarien für Kosten-Nutzen-Erwägungen in der Gesundheitsversorgung diskutiert. Als Fallbeispiel für die Anwendung eines Kosten-Effektivitäts-Ansatzes bei der Allokation von Gesundheitsressourcen dient abschließend die Prioritätensetzung im US-Staat Oregon.

---

[1] Zur Übersicht vgl. C. Ham: "Priority setting in health care: learning from international experience". In: *Health Policy* 42.1 (1997), 49-66.
[2] Sachverständigenrat für die Konzertierte Aktion im Gesundheitswesen (Hrsg.): *Bedarfsgerechtigkeit und Wirtschaftlichkeit*. Gutachten 2000/2001. Kurzfassung. Bonn 2001.

2. Philosophische Grundlagen

2.1 Das utilitaristische Prinzip der Nutzenmaximierung

Die philosophischen Wurzeln von Kosten-Nutzen-Erwägungen liegen in der utilitaristischen Ethik, die ursprünglich auf die britischen Philosophen Jeremy Bentham, John Stuart Mill und Henry Sidgwick zurückgeht.[3] Inzwischen hat sich eine Vielzahl unterschiedlicher utilitaristischer Positionen ausdifferenziert, sodass man beim Utilitarismus eigentlich von einer Theoriefamilie sprechen müsste. Eine Darstellung der verschiedenen Typen und Subtypen des Utilitarismus würde den Umfang des vorliegenden Beitrags sprengen. Im Folgenden seien deshalb einige zentrale Grundelemente des utilitaristischen Paradigmas skizziert, wie sie für das Verständnis der ethischen Implikationen einer nutzenorientierten Verteilung im Gesundheitswesen hilfreich sind.

Beim Utilitarismus handelte es sich um eine normative Ethiktheorie, bei der sich die moralische Bewertung an den *Folgen* einer Handlung orientiert. Nach dem utilitaristischen Paradigma ist diejenige Handlung moralisch richtig, die das Wohlergehen aller von der Handlung Betroffenen maximiert. Diese ethische Grundregel kann nicht nur auf einzelne Handlungen, sondern auch auf gesellschaftliche Regelungen und Institutionen angewendet werden. Das utilitaristische Paradigma besteht dabei aus vier verschiedenen Teilkriterien:[4]

1) Die moralische Bewertung einer Handlung ergibt sich nicht wie bei deontologischen Ethiken aus den Eigenschaften der Handlung selbst, sondern aus ihren Folgen (*Folgenprinzip*).
2) Die Folgen einer Handlung werden nach ihrem Nutzen beurteilt (*Nutzen-* oder *Utilitätsprinzip*).
3) Entscheidend ist der Nutzen für das, was an sich, d.h. unabhängig von bestimmten Zielen und Zwecken gut ist. Dem klassischen Utilitarismus liegt dabei ein hedonistisches Menschenbild zugrunde, das auf die Vermehrung von Lust und die Vermeidung von Unlust ausgerichtet ist. Als intrinsisch gut gilt folglich das individuelle menschliche Wohlergehen (*hedonistisches Prinzip*).
4) Entscheidend ist aber nicht allein das Wohlergehen des Handelnden selbst, sondern die Summe der individuellen Wohlergehen aller von einer Handlung oder gesellschaftlichen Regelung Betroffenen (*Aggregationsprinzip*).[5] Dabei geht das Wohlergehen aller Individuen gleichermaßen in die Berechnung ein. Die resultierende Verteilung des Wohlergehens spielt für die Bewertung der Handlungsalternativen hingegen keine Rolle.

---

[3] Zur Übersicht vgl. O. Höffe (Hrsg.): *Einführung in die utilitaristische Ethik*. Tübingen 1992.
[4] Vgl. ebd.
[5] O. Höffe, ebd., spricht hier vom „universalistischen Prinzip". Da dieser Begriff das entscheidende Element der Aufsummierung des individuellen Wohlergehens nur unzureichend wiedergibt, bevorzugen wir den Begriff „Aggregationsprinzip".

2.2 Praktische Probleme bei der Anwendung des utilitaristischen Paradigmas

Eine Stärke des utilitaristischen Paradigmas liegt sicher darin, dass es nicht nur für individuelle Handlungen, sondern auch für gesellschaftliche Regelungen und Institutionen eine klare ethische Grundregel vorgibt, anhand derer man die moralische Güte verschiedener Handlungs- oder Regelungsoptionen beurteilen kann. Grundsätzlich weist der Utilitarismus damit ein großes Problemlösungspotential auf und vermag konkrete Antworten auf unterschiedlichste privat-moralische wie gesellschaftliche Problemstellungen zu geben. Zudem ist das Kriterium der Nutzenmaximierung unter Knappheitsbedingungen intuitiv äußerst einleuchtend: Man soll diejenige Handlung bzw. gesellschaftspolitische Regelung wählen, die mit den verfügbaren Ressourcen das allgemeine Wohlergehen maximiert.

Allerdings ergeben sich bei der praktischen Anwendung des utilitaristischen Paradigmas verschiedene Probleme, die auch bei der Abschätzung von Kosten und Nutzen in der Gesundheitsversorgung zu berücksichtigen sind:

1. Wie kann man den Nutzen für die betroffenen Individuen *quantitativ* bestimmen? Da es kein „natürliches" Maß für das Wohlergehen der Menschen gibt, stellt sich die Frage, anhand welcher Kriterien der Nutzen für die einzelnen Individuen zu messen ist. Grundsätzlich kommen drei verschiedene Maßstäbe in Betracht: (1) Das subjektive Wohlbefinden (wie im klassischen Utilitarismus), (2) die Erfüllung von individuellen Wünschen und Präferenzen (sog. Präferenzutilitarismus) und (3) objektive Kriterien des Wohlergehens. Welche Konzeption menschlichen Wohlergehens man zugrunde legt, hat erhebliche Konsequenzen für die Anwendung des Nutzenkalküls in der Gesundheitsversorgung: Sofern allein das subjektive Wohlbefinden maßgeblich ist, müssen aktuell (Patienten) oder in Zukunft potentiell Betroffene (gesunde Mitglieder der Gesellschaft) selbst nach ihrem Befinden befragt werden. Wenn sich hingegen objektive Kriterien des Wohlergehens definieren lassen, kann der Nutzen auch von außen, bspw. von Experten, beurteilt werden. Entsprechend wurden unterschiedliche Studientypen entwickelt, die die medizinischen Effekte über die *subjektive* Wertschätzung von Gesundheitszuständen (Kosten-*Nutzwert*-Analysen) oder mittels *objektiver* klinischer Parameter bestimmen (Kosten-*Wirksamkeits*-Analysen, vgl. 3.1).

2. Wie kann man den Nutzen, den verschiedene Dinge für das menschliche Wohlergehen haben, vergleichen? Bereits der *intra*subjektive Nutzenvergleich bereitet gewisse Schwierigkeiten. Eine noch größere methodische Herausforderung stellt jedoch der *inter*subjektive Nutzenvergleich dar, da verschiedene Individuen der Beurteilung ihres Wohlergehens sehr unterschiedliche Präferenzen und Werteinschätzungen zugrunde legen.

3. Wie kann man den Nutzen für ein bestimmtes Individuum über die Zeit kumulieren? Da viele Handlungen und institutionelle Regelungen häufig nicht nur einen vorübergehenden, sondern einen länger anhaltenden Nutzen bewirken, stellt sich die Frage, ob der erwartete Nutzen in der Zukunft weniger „wert" und folglich in seinem Betrag zu diskontieren ist. Erschwerend kommt hinzu, dass verschiedene Individuen unterschiedliche Zeitpräferenzen haben.
4. Welche Folgen und Nebenfolgen sind bei der Berechnung der Nutzensumme zu berücksichtigen? Wie weit ist der Kreis der „Betroffenen" einer Handlung zu ziehen? Sollen auch die nachfolgenden Generationen einbezogen werden? Eine „natürliche" Grenze sucht man im utilitaristischen Nutzenkalkül vergeblich. Aus Gründen der Praktikabilität lassen sich letztlich willkürliche Begrenzungen der Folgenbetrachtungen wohl kaum vermeiden. Wo die Grenze jeweils gezogen wird, hat jedoch erheblichen Einfluss auf das Ergebnis der Nutzenkalkulation.

Diese Anwendungsprobleme machen deutlich, welche methodischen Schwierigkeiten das utilitaristische Prinzip der Nutzenmaximierung allgemein und speziell bei der Verteilung von Gesundheitsgütern aufweist. Dass ein systematischer Kosten-Nutzen-Vergleich medizinischer Maßnahmen jedoch dennoch grundsätzlich möglich ist, zeigen die Erfahrungen mit gesundheitsökonomischen Evaluationsverfahren (vgl. Abschnitt 3). Allerdings sind verschiedene methodische Zusatzannahmen erforderlich, die sich nicht mehr aus der Theorie des Utilitarismus ableiten lassen (wie z.B. die Auswahl eines geeigneten Instruments zur Nutzenmessung oder die Festlegung eines Diskontierungssatzes) und bei der Interpretation der Ergebnisse entsprechend zu berücksichtigen sind. Insbesondere die Schwierigkeiten bei der Messung menschlichen Wohlergehens mahnen zur Vorsicht, da die verwendeten quantitativen Instrumente eine Quantifizierbarkeit von Wohlergehen suggeriert, die in Wirklichkeit kaum gegeben ist.

2.3. Ethische Grenzen des Utilitarismus

2.3.1 Prinzipien der Verteilungsgerechtigkeit

Neben diesen theorieinternen, praktischen Schwierigkeiten hat sich das utilitaristische Paradigma auch einer externen ethischen Kritik zu stellen: Inwiefern liefert das Prinzip der Nutzenmaximierung eine adäquate Rekonstruktion unserer Moralvorstellungen? Zu den prominentesten Kritikern des Utilitarismus gehört John Rawls, der seine Theorie der Gerechtigkeit ausdrücklich als Gegenentwurf zum utilitaristischen Paradigma entwickelte. Sein Haupteinwand besteht darin, dass der Utilitarismus ausschließlich die Nutzen*summe*, aber nicht die Nutzen*verteilung* berücksichtigt: „Das erstaunliche Merkmal der utilitaristischen Gerechtigkeitsvorstellung ist nun, dass es keine – oder höchstens eine mittelbare – Rolle spielt, wie diese Summe der Befriedigungen über die einzelnen Menschen verteilt ist; ebenso, wie es höchstens mittelbar eine Rolle spielt, wie ein Mensch seine angenehmen Erlebnisse zeitlich verteilt. In beiden Fällen ist die richtige Verteilung die, die zur höchsten Befriedigung führt."[6] Wenn wir zwei Handlungen zur Auswahl haben, die jeweils den gleichen Gesamtnutzen hervorbringen, ihn aber im einen Fall auf wenige Personen und im anderen Fall auf viele Personen verteilen, so wären sie aus utilitaristischer Perspektive beide als gleichwertig zu beurteilen. Als unparteiische Beobachter würden wir aber vermutlich diejenige Handlung für gerechter halten, die den Nutzen auf mehrere Personen und damit gleichmäßiger unter den Betroffenen verteilt. In vielen Fällen sind wir sogar bereit, auf einen Teil des erreichbaren Gesamtnutzens zu verzichten, um eine gleichmäßigere Verteilung des Nutzens zu erzielen. Offensichtlich vernachlässigt das utilitaristische Paradigma wesentliche Elemente der Moral, nämlich die Grundsätze der *distributiven Gerechtigkeit*.

Um den kollektiven Nutzen zu maximieren, nimmt ein konsequenter Utilitarist auch die Benachteiligung von Minderheiten oder die Verletzung individueller Freiheitsrechte in Kauf. Im Bereich der Gesundheitsversorgung wäre es demnach z.B. gerechtfertigt, bestimmte Menschen, die eine sehr kostenaufwändige Behandlung benötigen, von der Versorgung auszuschließen, wenn auf diese Weise bei anderen Patienten ein *insgesamt* größerer medizinischer Nutzen erzielt werden könnte. Höffe weist allerdings zu Recht darauf hin, dass Nützlichkeitserwägungen gegenüber Verteilungsfragen nicht vollständig indifferent sind.[7] Nach dem Grundsatz des abnehmenden Grenznutzens nimmt infolge der begrenzten Kapazität menschlicher Bedürfnisse der Zugewinn an Lust und Freude ab, je mehr Einheiten eines Gutes man besitzt. Folglich könnte es unter bestimmten empirischen Voraussetzungen tatsächlich den kollektiven Nutzen maximieren, wenn Güter nicht kumuliert an wenige Individuen, sondern gleichmäßiger auf viele Individuen verteilt werden. Allerdings bleibt die Nutzen*maximierung* das primäre Ziel des Utilitarismus, die faire Verteilung des Nutzens wird nicht als *eigenständiger* Wert bei der Folgenbetrachtung berücksichtigt. Als *alleinige* ethische Grundlage für Verteilungsentscheidungen vermag das utilitaristische Paradigma deshalb nicht zu überzeugen.

2.3.2 Verpflichtung auf das Wohl des Patienten

Im medizinischen Bereich ergibt sich ein weiterer Konfliktpunkt mit dem utilitaristischen Prinzip der Nutzenmaximierung aus der ärztlichen Verpflichtung, das Wohl des individuellen Patienten nach bestem Wissen und Gewissen

---

[6] J. Rawls: *Eine Theorie der Gerechtigkeit*. Frankfurt am Main 1975, 44.
[7] O. Höffe (Hrsg.): *Einführung in die utilitaristische Ethik.*

zu befördern. Die Maximierung des kollektiven Nutzens könnte es nämlich von einem Arzt erfordern, seinem Patienten eine effektive, aber teure Maßnahme vorzuenthalten, um damit bei anderen Patienten einen in der Summe größeren Nutzen zu erzielen. Damit kollidiert das Prinzip der Nutzenmaximierung mit der ärztlichen Fürsorgepflicht, die auch das Gebot der Hilfeleistung bei lebensbedrohlichen Erkrankungen umfasst.

Angesichts begrenzter Gesundheitsressourcen erscheint es jedoch weder praktikabel noch ethisch vertretbar, jedem Patienten unabhängig von den entstehenden Kosten alle medizinischen Maßnahmen zukommen zu lassen, so lange diese noch einen positiven Grenznutzen für den Patienten bieten. Unter Knappheitsbedingungen ist jede Behandlung mit Opportunitätskosten verbunden, da die Ressourcen für die Versorgung anderer Patienten fehlen. Medizinische Entscheidungen haben somit unweigerlich distributive Konsequenzen und müssen sich an den Prinzipien einer gerechten Verteilung messen lassen. Interessanterweise kann sich hier ein Ergänzungsverhältnis zwischen utilitaristischem Nutzenkalkül und Gerechtigkeitsethik ergeben. Wenn durch die Berücksichtigung der Kosten-Nutzen-Relation auf sehr teure, aber wenig effektive medizinische Maßnahmen verzichtet wird, können die freiwerdenden Mittel anderen, bedürftigeren Patienten zuteil werden, was die Verteilungsgerechtigkeit möglicherweise erhöht. Genau dies war die Intention der Prioritätensetzung im US-Staat Oregon: Durch eine kosteneffektivitätsorientierte Priorisierung der Gesundheitsleistungen sollten mehr Menschen einen Zugang zur Gesundheitsversorgung erhalten (vgl. Abschnitt 5.1).

3. Gesundheitsökonomische Evaluationen

3.1 Formen der gesundheitsökonomischen Evaluationen

Angesichts der in Abschnitt 2.2 beschriebenen praktischen Schwierigkeiten bei der Anwendung des utilitaristischen Nutzenkalküls verwundert es wenig, dass verschiedene methodische Ansätze entwickelt wurden, um Kosten und Nutzen medizinischer Verfahren in einer systematischen Weise zu evaluieren. Eine vollständige gesundheitsökonomische Evaluation vergleicht mindestens zwei medizinisch sinnvolle Maßnahmen miteinander und berücksichtigt dabei Kosten und gesundheitliche Effekte. Nach der Einheit der medizinischen Zielgröße kann man die folgenden gesundheitsökonomischen Studientypen unterscheiden:[8]

---

[8] Vgl. M.F. Drummond, B.J. O'Brien, G.L. Stoddart, G.W. Torrance: *Methods for the Economic Evaluation of Health Care Programs*. Oxford 1997; O. Schöffski, A. Uber: „Grundformen gesundheitsökonomischer Evaluationen". In: *Gesundheitsökonomische Evaluationen*. Hrsg. von O. Schöffski und J.-M. von der Schulenburg. Berlin 2002, 175-203.

1. *Kosten-Nutzen-Studien*: Sowohl die Kosten als auch die Effekte werden in monetären Einheiten ausgedrückt, sodass sich die Nettokosten einer Strategie ermitteln lassen. Aufgrund der Schwierigkeiten beim Umrechnen von Gesundheitseffekten in Geldeinheiten ist dieser Ansatz in der Medizin weniger gebräuchlich.[9] Abweichend vom Begriff des Nutzens im engeren ökonomischen Sinne wird häufig (wie auch in diesem Beitrag) der Begriff „medizinischer Nutzen" im weiteren Sinne verwendet, als Überbegriff für einen gesundheitlichen Effekt einer medizinischen Maßnahme, der in verschiedenen Einheiten ausgedrückt werden kann.
2. *Kosten-Wirksamkeits-Studien*: Die klinischen Effekte werden in natürlichen Einheiten beschrieben (z.B. Blutdrucksenkung in mm Hg, zusätzliche Lebenserwartung in Jahren). Meist eignet sich jedoch keiner der natürlichen Parameter dazu, den klinischen Effekt umfassend zu beschreiben.
3. *Kosten-Nutzwert-Studien*: Um den oben genannten Problemen zu begegnen, wird die Durchführung von Kosten-Nutzwert-Studien empfohlen.[10] Ein Nutzwert (engl. utility) fasst verschiedene Dimensionen eines Outcomes in einem einzigen Wert zusammen und ist als quantitatives Maß für den Grad der Präferenz für dieses Outcome zu verstehen.[11] Das im Rahmen von gesundheitsökonomischen Evaluationen am häufigsten verwendete Verfahren zur Ermittlung von Nutzwerten ist das Konzept der qualitätsadjustierten Lebensjahre (QALYs), welches eine Kombination der beiden Zielgrößen Lebensdauer und Lebensqualität ermöglicht.[12] Dabei werden zunächst für jeden Gesundheitszustand die verschiedenen Dimensionen der gesundheitsbezogenen Lebensqualität in einem einzigen Indexwert zusammengefasst, der im Allgemeinen auf einer Skala zwischen 0 (für Tod) und 1 (für vollständige Gesundheit) abgebildet wird. Die QALYs werden dann als Integral der jeweiligen gesundheitsbezogenen Lebensqualität über die Lebensdauer ermittelt.[13] Abbildungen 1 bis 3 zeigen die in QALY ausgedrückten Effekte

---

[9] M.C. Weinstein, W.B. Stason: „Foundations of cost-effectiveness analysis for health and medical practices". In: *New England Journal of Medicine* 296 (1977), 716-721.

[10] M.R. Gold, J.E. Siegel, L.B. Russell, M.C. Weinstein (Hrsg.): *Cost-Effectiveness in Health and Medicine*. New York – Oxford 1996; Hannoveraner Konsensus Gruppe: „Deutsche Empfehlungen zu gesundheitsökonomischen Evaluation. Revidierte Fassung des Hannoveraner Konsens". In: *Gesundheitsökonomie und Qualitätsmanagement* 4 (1999), A 62-65; R. Leidl, J.-M. von der Schulenburg, J. Wasem: *Ansätze und Methoden der ökonomischen Evaluation*. Baden-Baden 1999; J. Wasem, U. Siebert: „Gesundheitsökonomische Parameter einer Evidence-based medicine". In: *Zeitschrift für Ärztliche Fortbildung und Qualitätssicherung* 93 (1999), 427-436.

[11] H. Raiffa: *Decision analysis*: introductory lectures on choices under uncertainty. New York 1968; J. von Neumann, O. Morgenstern: *Theory of games and economic behavior*. Princeton/N.J. 1944.

[12] S. Böhmert, T. Kohlmann: „Verfahren zur Bewertung von Gesundheitszuständen und Lebensqualität". In: *Lebensqualitätsforschung und Gesundheitsökonomie in der Medizin*. Hrsg. von U. Ravens-Sieberer, A. Cieza, N. von Steinbüchel, M. Bullinger. Landsberg 2000, 53-72.

[13] W. Greiner, A. Uber: „Gesundheitsökonomische Studien und der Einsatz von Lebensqualitätsindices am Beispiel des LQ-Indexes EQ-5D (EuroQol)". In: *Lebensqualitätsforschung und*

drei verschiedener Behandlungen, die die Lebensqualität (Behandlung A), die Lebenserwartung (Behandlung B) oder Lebensqualität und Lebenserwartung (Behandlung C) verbessern. Behandlung A und B führen jeweils zu einem Zugewinn von 0,5 QALY und sind damit in QALY ausgedrückt gleichwertig. Dies verweist bereits auf ein methodisches Problem der QALY: Ob ein Gesundheitseffekt auf eine verbesserte Lebensqualität oder eine verlängerte Lebenserwartung zurückzuführen ist, lässt sich den QALYs nicht entnehmen, ist aber für die differentielle Beurteilung der Verfahren möglicherweise sehr wohl von Bedeutung.

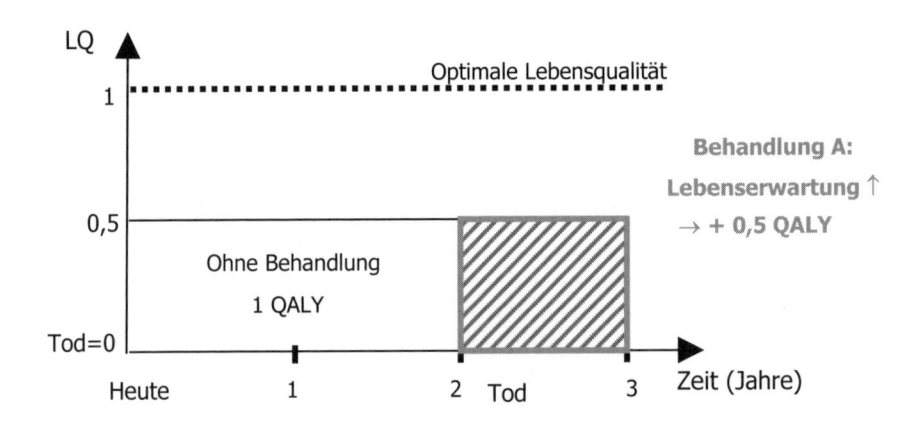

Abbildung 1: In QALY ausgedrückter Effekt einer Behandlung A, die die Lebenserwartung um ein Jahr verlängert. Ohne Behandlung verstirbt der Patient nach 2 Jahren. Die Lebensqualität bleibt unter der Behandlung unverändert.

Gesundheitsökonomie in der Medizin. Hrsg. von U. Ravens-Sieberer, A. Cieza, N. von Steinbüchel, M. Bullinger. Landsberg 2000, 336-351.

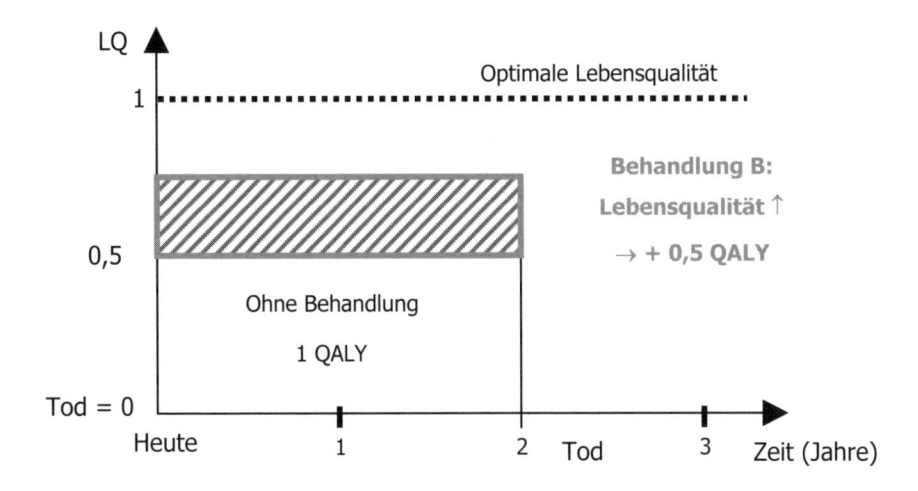

Abbildung 2: In QALY ausgedrückter Effekt einer Behandlung B, die allein die Lebensqualität, aber nicht die Lebenserwartung verbessert.

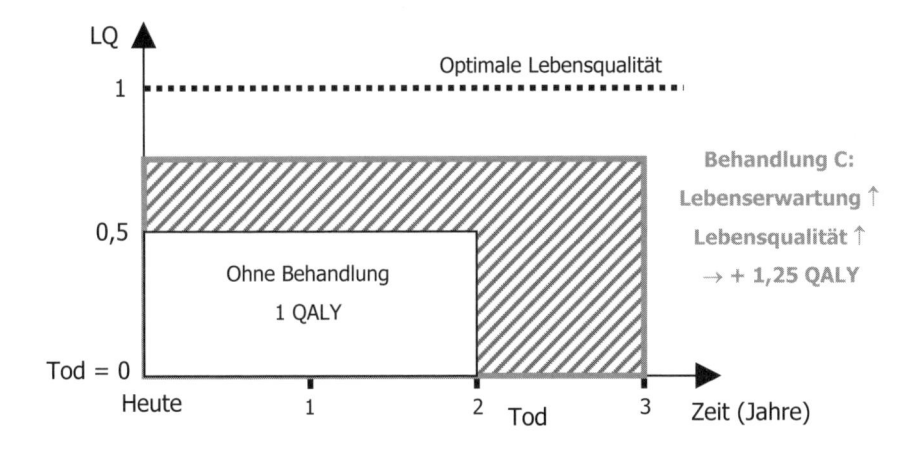

Abbildung 3: In QALY ausgedrückter Effekt einer Behandlung C, die die Lebensqualität erhöht und die Lebenserwartung um ein Jahr verlängert.

Das Kosten-Nutzwert-Verhältnis des Vergleiches zweier Handlungsalternativen berechnet sich als Quotient zwischen den inkrementellen Kosten (Differenz der erwarteten Kosten) und den inkrementellen Nutzwerten (Differenz der erwarteten Nutzwerte). Im Gegensatz zu diesen klar definierten ökonomischen Begriffen begegnet man in der medizinischen Literatur sehr häufig dem Begriff „Kosten-Effektivitäts-Studie", der teils als Synonym für Kosten-Wirksamkeits-Studie und teils als Überbegriff für Kosten-Wirksamkeits- und Kosten-Nutzwert-Studien verwendet wird (letzteres gilt für diesen Beitrag).
4. *Kosten-Minimierungs-Studie*: Geht man beim Vergleich zweier medizinischer Verfahren davon aus, dass beide die gleiche medizinische Effektivität besitzen, so braucht man lediglich die Kosten der medizinischen Verfahren ermitteln und gegenüberstellen. Das Ergebnis kann in monetären Einheiten angegeben werden.

3.2 Rahmenbedingungen einer gesundheitsökonomischen Evaluation

Folgende Rahmenbedingungen, in denen sich verschiedene implizite Wertannahmen verbergen, sind bei einer gesundheitsökonomischen Evaluation zu berücksichtigen und explizit zu spezifizieren:
- *Gesundheitsökonomischer Studientyp*: Es ist anzugeben, welcher der oben genannten Studientypen verwendet wird. Die Wahl sollte begründet werden.
- *Medizinischer Nutzen*: Die medizinischen Effekte können ausgedrückt werden als klinische Parameter (z.B. Blutdruck, Anzahl entdeckter Karzinomfälle, etc.), Lebenserwartung, Lebensqualität, Nutzwerte (z.B. QALYs) oder monetäre Einheiten und bestimmen damit den gesundheitsökonomischen Studientyp.
- *Berücksichtigte Kostenarten*: Aus gesellschaftlicher Sicht sind Kosten der in Geldeinheiten bewertete Ressourcenverbrauch einer medizinischen Maßnahme. Man unterscheidet zwischen medizinischen und nichtmedizinischen sowie zwischen direkten und indirekten Kosten. *Direkte* Kosten fallen unmittelbar in Zusammenhang mit der Durchführung der medizinischen Maßnahme an (z.B. Arzneimittel, Krankenhausversorgung). *Indirekte* Kosten sind insbesondere durch den morbiditäts- und mortalitätsbedingten Produktivitätsausfall bedingt.
- *Zielpopulation*: Es ist zu spezifizieren, welche Zielpopulation der Studie zugrunde liegt bzw. für welche Patienten die Ergebnisse Gültigkeit haben sollen.
- *Zeithorizont*: Der Zeitraum, in dem Kosten und Effekte erfasst und miteinander verrechnet werden, ist anzugeben. Der Zeithorizont sollte alle medizinisch oder ökonomisch relevanten Ereignisse abdecken.

- *Perspektive*: Eine Evaluation kann aus gesellschaftlicher Perspektive durchgeführt werden. Andere Perspektiven sind die des Kostenträgers (z.B. Krankenkasse), eines Betriebes, des Herstellers von medizinischen Geräten oder Arzneimitteln, oder des Patienten. Die Wahl der Perspektive bestimmt wesentlich, welche Kosten und Effekte bei der Evaluation zu berücksichtigen sind.
- *Diskontierung*: Kosten und Effekte, die in der Zukunft anfallen, werden über jährliche Diskontraten in den Gegenwartswert umgerechnet, da (unabhängig von der Inflation) die meisten Menschen lieber heute als in der Zukunft über die finanziellen Ressourcen verfügen. Man spricht von einer positiven Zeitpräferenz.
- *Verglichene medizinische Maßnahmen*: Dem untersuchten medizinischen Verfahren sind Vergleichsalternativen gegenüberzustellen, d.h. es ist eine *inkrementelle* Betrachtung durchzuführen. Zu den wichtigsten Alternativen gehören das bisherige medizinische Standardverfahren, keine Diagnostik bzw. Behandlung und andere konkurrierende Interventionsformen. Da es bei so genannten Strategien (zusammengesetzte Diagnose/Behandlungs-Pläne) oft sehr viele mögliche Kombinationen von diagnostischen bzw. therapeutischen Elementen gibt, ist auf eine klinisch sinnvolle Auswahl der Strategien zu achten.
- *Design*: Das Design kann experimenteller Art sein. In so genannten Piggy Back-Studien werden z.B. im Rahmen von randomisierten klinischen Studien (RCT) parallel zur medizinischen Effektivität die anfallenden Ressourcen erfasst. In vielen Fällen ist mit Hilfe entscheidungsanalytischer Modellierungen eine Zusammenführung von Daten aus RCTs mit begrenztem Zeithorizont und Beobachtungsstudien mit langem Zeithorizont erforderlich, um eine umfassende gesundheitsökonomische Beurteilung zu ermöglichen.[14] Formen der Entscheidungsanalysen sind das Entscheidungsbaumverfahren und Markov Modelle.[15]

3.3 Verfahren zur Nutzwertbestimmung

Wie bereits erwähnt, werden in Kosten-Nutzwert-Studien die medizinischen Effekte in Nutzwerten ausgedrückt, wobei der Nutzwert den Grad der Präferenz für ein bestimmtes medizinisches Outcome angibt. Verschiedene Methoden zur Bestimmung von Nutzwerten stehen zur Verfügung. Bei der *Rating*

---

[14] U. Siebert: „Transparente Entscheidungen in Public Health mittels systematischer Entscheidungsanalyse". In: *Das Public Health Buch. Gesundheit fördern, Krankheit verhindern*. Hrsg. von F.W. Schwartz, B. Badura, R. Leidl, H. Raspe, J. Siegrist, U. Walter. München 2003, 485-502; ders.: "When should decision-analytic modeling be used in the economic evaluation of health care?" In: *European Journal of Health Economics* 4.3 (2003), 143-150.

[15] U. Siebert, N. Mühlberger, O. Schöffski: „Desk Research". In: *Gesundheitsökonomische Evaluationen*. Hrsg. von O. Schöffski und J.-M. von der Schulenburg. Berlin 2002, 79-122.

Scale-Methode tragen die Probanden ihre Präferenz für einen bestimmten Gesundheitszustand als Punktwert auf einer Skala zwischen 0 (Tod) und 100 (vollständige Gesundheit) ein. Im Gegensatz dazu basiert das *Standard Gamble-Verfahren* (Standardlotterie) direkt auf den Axiomen der Nutzentheorie.[16] Bei diesem Verfahren wird der Nutzwert eines Gesundheitszustandes G ermittelt, indem der Proband aus zwei Alternativen eine auswählen soll (vgl. Abb. 1). Die erste Alternative ist eine Behandlung mit zwei möglichen Ausgängen: (1) Erreichen der vollständigen Gesundheit mit der Wahrscheinlichkeit p oder (2) Tod mit der Wahrscheinlichkeit 1 - p. Die zweite Alternative ist, dass der Proband sicher im Zustand i verbleibt. Die Wahrscheinlichkeit p wird nun so lange variiert, bis der Proband indifferent zwischen beiden Alternativen ist. Der resultierende Wert für p (Indifferenzpunkt) entspricht dem Nutzwert des Gesundheitszustandes i.

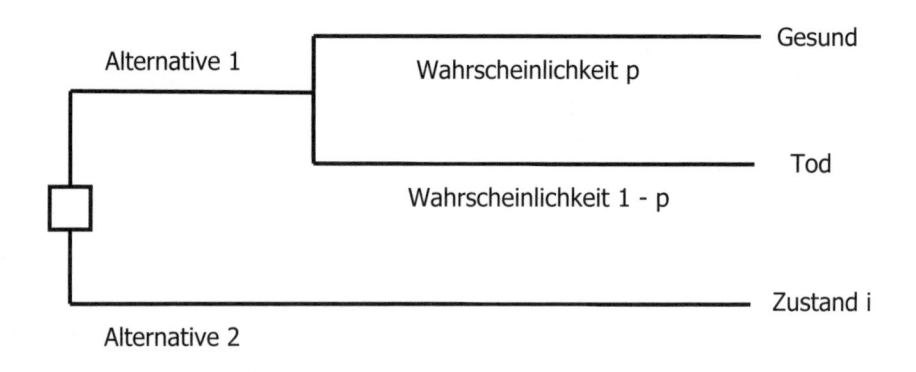

Abbildung 4: Standard Gamble Verfahren zur Nutzwertbestimmung (Erläuterung im Text)

Bei der *Time Trade-off-Methode* (Methode der zeitlichen Abwägung) wird der Proband ebenfalls vor zwei Alternativen gestellt: Die erste Alternative ist das Verbleiben im Gesundheitszustand i für eine vorgegebene Zeit t_0. Die zweite Alternative besteht darin, bis zur Zeit t_1 (mit $t_1<t_0$) in vollständiger Gesundheit zu leben und dann plötzlich und schmerzfrei zu sterben. Die Zeit t_1 wird solange variiert, bis der Proband indifferent ist. Der resultierende Wert t_1 (Indifferenzpunkt) entspricht dem Nutzwert des untersuchten Gesundheitszustandes i.

---

[16] J. von Neumann, O. Morgenstern: *Theory of games and economic behavior*.

3.4 Empfehlungen zur Durchführung und Bewertung gesundheitsökonomischer Evaluationen

Wesentliche Voraussetzungen für die Nachvollziehbarkeit und Vergleichbarkeit der Ergebnisse gesundheitsökonomischer Evaluationen sind eine hohe Transparenz und die Standardisierung der eingesetzten Verfahren. Für Deutschland wurden deshalb diverse Empfehlungen und Leitfäden für die Durchführung gesundheitsökonomischer Evaluationen entwickelt.[17] Ferner entwickelte das gesundheitsökonomische Panel der „German Scientific Working Group Technology Assessment for Health Care" im Auftrag des DIMDI/Bundesministerium für Gesundheit ein konsensbasiertes Instrumentarium zur Bewertung der Qualität gesundheitsökonomischer Evaluationsstudien.[18] Im internationalen Kontext sei auf die BMJ-Guidelines[19] und das Standardwerk von Gold et al. hingewiesen[20].

4. Anwendungsszenarien für das Prinzip der Nutzenmaximierung in der Gesundheitsversorgung

Obwohl es kein hierarchisch gegliedertes Allokationssystem gibt, kann man für die Gesundheitsversorgung verschiedene Verteilungsebenen idealtypisch unterscheiden (vgl. Abb. 5).

Auf der *oberen Ebene der Makroallokation* wird entschieden, welches Gewicht Medizin und Gesundheit gegenüber anderen gesellschaftlichen Zielen bekommen soll, d.h. wie viele Ressourcen insgesamt in die Gesundheitsversorgung fließen sollen. Auf der *unteren Ebene der Makroallokation* erfolgt die Verteilung des Gesamtbudgets auf die verschiedenen Teilbereiche der medizinischen Versorgung. Auf der *oberen Ebene der Mikroallokation* wird bspw. in

---

[17] Hannoveraner Konsensus Gruppe ... ; H.-H. König, D. Stratmann, R. Leidl: „Wann ist eine Leistung kosteneffektiv? Leitfaden für die Beurteilung von ökonomischen Evaluationen". In: *Münchner medizinische Wochenschrift* 140 (1998) 216-220; Leidl et al.: *Ansätze und Methoden der ökonomischen Evaluation*.

[18] U. Siebert, C. Behrend, N. Mühlberger, J. Wasem, W. Greiner, J.-M. von der Schulenburg, et al.: „Entwicklung eines Kriterienkataloges zur Beschreibung und Bewertung ökonomischer Evaluationsstudien in Deutschland". In: *Ansätze und Methoden der ökonomischen Evaluation – eine internationale Perspektive*. Hrsg. von R. Leidl, J.-M. von der Schulenburg, J. Wasem. Baden-Baden 1999, 156-170; U. Siebert, N. Mühlberger, C. Behrend, J. Wasem: „PSA-Screening beim Prostatakarzinom. Systematischer gesundheitsökonomischer Review. Entwicklung und Anwendung eines Instrumentariums zur systematischen Beschreibung und Bewertung gesundheitsökonomischer Studien. Aufbau einer Datenbasis 'Evaluation medizinischer Verfahren und Technologien' in der Bundesrepublik Deutschland". In: *Health Technology Assessment*. Baden-Baden 2001.

[19] M.F. Drummond, O. Jefferson: "Guidelines for authors and peer reviewers of economic submissions to the BMJ. The BMJ Economic Evaluation Working Party". In: *British Medical Journal* 313 (1996), 275-283.

[20] M.R. Gold et al. (Hrsg.): *Cost-Effectiveness in Health and Medicine*.

Ebenen		Verteilung
Makro-Allokation	Obere Ebene	Gesamtvolumen der Gesundheitsausgaben
	Untere Ebene	Verteilung auf die Teilbereiche der medizinischen Versorgung
Mikro-Allokation	Obere Ebene	Verteilung auf Patientengruppen (medizinische Leitlinien, Standards)
	Untere Ebene	Verteilung an einzelne Patienten

Abbildung 5: Ebenen der Allokation von Gesundheitsgütern[21]

Form von Leitlinien geregelt, welche Patientengruppen welche Gesundheitsleistungen erhalten sollen. Auf der *unteren Ebene der Mikroallokation* wird schließlich über die Zuteilung von Gesundheitsleistungen an einzelne Patienten entschieden. Kosten-Nutzen-Erwägungen können auf den verschiedenen Ebenen Anwendung für die Ressourcenverteilung finden:

1. *Obere Ebene der Makroallokation*: Nach dem Prinzip der Nutzenmaximierung müssten Ressourcen in die Gesundheitsversorgung fließen, sofern das Verhältnis von Grenznutzen zu Grenzkosten günstiger ist als bei alternativen Mittelverwendungen. Die erforderliche Kosten-Nutzen-Kalkulation dürfte praktisch allerdings kaum zu realisieren sein, da sich der Nutzen verschiedener gesellschaftlicher Ausgabenbereiche nur äußerst schwer vergleichen lässt.

2. *Untere Ebene der Makroallokation*: Die Ressourcenallokation innerhalb der Gesundheitsversorgung erfordert Nutzenvergleiche über verschiedene Indikationen, Programme und Versorgungsbereiche hinweg und damit ein generisches Maß für den Nutzwert medizinischer Maßnahmen, wie beispielsweise die qualitätsadjustierten Lebensjahre (QALYs). In formalisierter Form erfolgt dies vor allem mit Kosten-Nutzwert-Analysen. Grundsätzlich ist es möglich, medizinische Maßnahmen entsprechend ihres Kosten-Nutzwert-Verhältnisses in einer Rangliste anzuordnen, bei der diejenigen Maßnahmen oben stehen, bei denen ein QALY relativ kostengünstig erzeugt werden kann („League Table"). Wie Tabelle 1 beispielhaft zeigt, ist das Kosten-Nutzwert-Verhältnis keine intrinsische Größe medizinischer Maßnahmen, sondern hängt wesentlich von der Indikation, d.h. den Einsatzbedingungen ab. Um die Effizienz der Versorgung zu erhöhen, kann es deshalb sinnvoller sein, die Indikationen für medizinische Maßnahmen einzuschränken, anstatt diese vollständig aus dem Leistungskatalog auszugliedern.

---

[21] H.T.J. Engelhardt: *The foundations of bioethics*. New York – Oxford 1996, 387ff.

Maßnahme	Kosten eines zusätzl. QALY in £
Cholesteroltest und ausschließliche Diät	220
Neurochirurgischer Eingriff bei einer Kopfverletzung	240
Rat des Hausarztes, das Rauchen einzustellen	270
Antihypertensive Therapie zur Vermeidung eines Schlaganfalls	940
Herzklappenersatz bei einer Aortenstenose	1.140
Cholesteroltest und anschließende Behandlung	1.480
Koronare Bypass-Operation wegen schwerer Angina pectoris	2.090
Nierentransplantation	4.710
Brustkrebsreihenuntersuchung	5.780
Herztransplantation	7.840
Kontrolle des Gesamt-Serumcholesterins und Behandlung	14.150
Koronare Bypass-Operation wegen leichter Angina pectoris	18.830
Ambulante Pritonealdialyse	19.870
Krankenhaus-Hämodialyse	21.970
Erythropoietin-Behandlung bei Anämie von Dialyse-Patienten (bei angenommener 10%iger Reduktion der Mortalität)	54.380
Neurochirurgischer Eingriff bei bösartigen intrakraniellen Tumoren	107.780
Erythropoietin-Behandlung bei Anämie von Dialyse-Patienten (bei angenommener Konstanz der Mortalität)	126.290

Tabelle 1: Inkrementelles Kosten-Nutzwert-Verhältnis verschiedener medizinischer Maßnahmen[22]

---

[22] O. Schöffski, W. Greiner: „Das QALY-Konzept zur Verknüpfung von Lebensqualitätseffekten mit ökonomischen Daten". In: *Gesundheitsökonomische Evaluationen*. Hrsg. von O. Schöffski und J.-M. von der Schulenburg. Berlin 2002, 367-399, 378.

Eine ähnliche Liste, auf der die medizinischen Maßnahmen nach ihrem Kosten-Nutzwert-Verhältnis angeordnet sind, sollte in Oregon als Grundlage für die Leistungsbegrenzungen im staatlichen Medicaid-Programm dienen (vgl. Abschnitt 5).

3. *Obere Ebene der Mikroallokation*: Hier wird das Kosten-Nutzwert-Verhältnis verschiedener diagnostischer und therapeutischer Maßnahmen bei *einer* bestimmten Erkrankung bzw. Indikation verglichen, wobei verschiedene Patientenmerkmale (Schweregrad der Erkrankung, Symptomatik, klinische Charakteristiken, Alter, Geschlecht, etc.) Berücksichtigung finden. Nachdem die verfügbaren Alternativen in eine Reihenfolge mit steigenden inkrementellen Kosten-Nutzwert-Verhältnissen gebracht worden sind, wird diejenige Maßnahme ausgewählt, die das größte Kosten-Nutzwert-Verhältnis aufweist, das gerade noch innerhalb der maximalen (gesellschaftlichen) Zahlungsbereitschaft für eine Ergebniseinheit liegt. Die Ergebnisse dieser Kosten-Nutzwert-Abschätzungen können in die Entwicklung entsprechender diagnostischer oder therapeutischer Leitlinien einfließen. Der Kosten-Nutzwert-Vergleich innerhalb einer bestimmten Indikation gehört sicher zu den Stärken gesundheitsökonomischer Evaluationen.

4. *Untere Ebene der Mikroallokation*: Das Prinzip der Nutzenmaximierung kann auf der Ebene einzelner Patienten Anwendung finden, wenn (a) diejenige Maßnahme für einen einzelnen Patienten ausgewählt wird, deren Kosten-Nutzwert-Verhältnis gerade noch im Rahmen des maximal akzeptierten Verhältnisses aus Kosten und Nutzwert liegt; oder wenn (b) der Nutzen einer medizinischen Maßnahme für verschiedene Individuen verglichen wird, um anschließend dasjenige Individuum auszuwählen, das den größten Nutzen von der Maßnahme zu erwarten hat (z.B. bei der Vergabe von Organen zur Transplantation).

Neben methodischen Problemen ergeben sich je nach Anwendungsebene auch unterschiedliche ethische Implikationen. Wenn auf der *unteren Makroebene* Ressourcen über verschiedene Personengruppen hinweg verteilt werden, stellt sich bspw. die Frage, inwieweit ein Kosten-Effektivitäts-Ansatz in der Lage ist, andere für die Allokation knapper Ressourcen relevante ethische Werte wie die Verteilungsgerechtigkeit oder die bevorzugte Behandlung Schwerstkranker hinreichend zu berücksichtigen. Diese Frage wird in Abschnitt 5 anhand der Prioritätensetzung im US-Staat Oregon genauer untersucht.

Bei der Allokation auf den *Mikroebenen* besteht die große Herausforderung darin, die maximal akzeptablen Kosten pro Ergebniseinheit zu bestimmen. Im Rahmen eines öffentlichen Gesundheitswesens ist es letztlich eine gesellschaftliche Entscheidung, wie viel Geld für ein zusätzliches qualitätsbereinigtes Lebensjahr höchstens ausgegeben werden soll. Aus Gründen der Gleichbehandlung sollte das Kosten-Nutzwert-Verhältnis eher in Form von kostensensiblen Versorgungsstandards auf der oberen Mikroebene Berücksichtigung finden als im Rahmen notwendig subjektiv gefärbter Einzelfallentscheidungen durch die Leistungserbringer auf der unteren Mikroebene.[23] Um Patienten, denen nur eine sehr kostenaufwändige Behandlung helfen kann, nicht völlig von der Versorgung auszuschließen, erscheint es aus Gründen der Fairness sinnvoll, für verschiedene Indikationen unterschiedliche Grenzwerte im Kosten-Nutzwert-Verhältnis festzulegen, je nach dem, ob eine Behandlung mit einem kleineren (d.h. besseren) Kosten-Nutzwert-Verhältnis zur Verfügung steht.

5. Prioritätensetzung in Oregon

5.1 Hintergrund

Viel Aufmerksamkeit hat der Versuch des US-Staates Oregon hervorgerufen, den Leistungsumfang im Medicaid-Programm, der staatlichen Gesundheitsversorgung für die Armen, mithilfe einer Prioritätenliste zu beschränken. Aufgrund eines erheblichen finanziellen Defizits entschied sich Oregon 1987 dazu, die meisten Organtransplantationen aus dem Deckungsumfang der Medicaid-Versorgung auszuschließen, da – so die Argumentation – die verfügbaren finanziellen Ressourcen für ungefähr 1500 Schwangerschafts-Vorsorgeuntersuchungen besser eingesetzt seien als für 30 Transplantationen. Noch im gleichen Jahr wurde dem 7-jährigen, an einer Leukämie leidenden Coby Howard eine Knochenmarktransplantation verweigert. Bevor seine Mutter durch Spenden die notwendigen $100.000 für die Krankenhausvorauszahlung aufgebracht hatte, verstarb Coby Howard unter großer Anteilnahme der Öffentlichkeit an den Folgen der Leukämie.[24]

Dieser Vorfall löste in Oregon eine heftige öffentliche Debatte über die Leistungsbeschränkungen in der Medicaid-Versorgung aus. Unter der Führung des Notfallmediziners und Senatspräsidenten John Kitzhaber verabschiedete Oregon 1989 mit großer Mehrheit den Oregon Basic Health Services Act. Mit dem Gesetz verfolgte der Staat zwei Ziele: Zum einen sollte es verhindern, dass lebensrettende Behandlungen vorenthalten werden, während weniger effektive Maßnahmen für leichte Erkrankungen abgedeckt sind. Zum anderen sollte die Medicaid-Versorgung auf alle Menschen ausgedehnt werden, die unterhalb der Armutsgrenze leben. Aufgrund knapper Budgets war das Medicaid-Programm bislang nur den Allerärmsten vorbehalten, ein großer Anteil der Geringverdienenden war ohne Krankenversicherungsschutz geblieben.

---

[23] Vgl. G. Marckmann: „Verteilungsgerechtigkeit in der Gesundheitsversorgung". In: *Bioethik*. Eine Einführung. Hrsg. von M. Düwell und K. Steigleder. Frankfurt am Main 2003, 333-343.
[24] H.D. Klevit, A.C. Bates, T. Castanares, E.P. Kirk, P.R. Sipes-Metzler, R. Wopat: "Prioritization of health care services. A progress report by the Oregon Health Services Commission". In: *Archives of Internal Medicine* 151.5 (1991), 912-916.

5.2 Prozess der Prioritätensetzung

Noch 1989 wurde die „Oregon Health Services Commission" (OHSC) eingerichtet und beauftragt, eine Prioritätenliste medizinischer Maßnahmen aufzustellen, die als Grundlage für die Leistungsbeschränkungen im Medicaid-Programm dienen sollte. Anstatt einzelne Personen oder Personengruppen von der Versorgung auszuschließen, sollten die wichtigsten medizinischen Leistungen allen Berechtigten zur Verfügung stehen. Das Gesetz legte die Methode der Prioritätensetzung nicht im Detail fest, forderte die OHSC aber auf, die Bevölkerung von Oregon an der Prioritätensetzung zu beteiligen. In der Folge führte die OHSC deshalb 12 öffentliche Anhörungen und 47 Bürgerversammlungen durch, um die gesundheitsbezogenen Präferenzen der Bevölkerung zu ermitteln. Zudem befragte die Kommission 1001 Bürger telefonisch, welchen Wert sie verschiedenen individuellen Gesundheitszuständen beimessen.

Für die Erstellung der ersten Prioritätenliste von 1990 verwendete die OHSC einen reinen Kosten-Effektivitäts-Ansatz, bei dem der Prioritätsgrad einer medizinischen Maßnahme aus dem Verhältnis von Kosten und erwartetem medizinischem Nutzen berechnet wurde. Die resultierende Rangliste löste jedoch heftige Proteste aus, da sie allgemein verbreiteten Intuitionen hinsichtlich der Wichtigkeit medizinischer Maßnahmen widersprach. Nachgewiesen effektive und lebensrettende Maßnahmen wie die Entfernung eines entzündeten Blinddarms oder die chirurgische Behandlung einer ektopen Schwangerschaft bekamen beispielsweise eine geringere Priorität zugeordnet, als eine Zahnkrone (vgl. Tabelle 2). Die besondere Bedeutung *lebensrettender* Maßnahmen war in der Liste offenbar nicht adäquat repräsentiert.[25] In der Folge wurde die Prioritätenliste mehrfach überarbeitet, wobei sich die OHSC immer weiter von ihrem ursprünglichen Kosten-Effektivitäts-Ansatz entfernte. Schon die revidierte Liste von 1991 zeigte praktisch keine Korrelation mehr mit der ersten Liste von 1990.[26]

5.3 Allokation nach Kosten-Effektivität: Oregons erste Prioritätenliste

(1) Das „Scheitern" von Oregons erster Prioritätenliste kann grundsätzlich technische oder konzeptionelle Gründe haben. David Eddy vertrat beispiels-

---

[25] D.C. Hadorn: „Prioritäten in der Gesundheitsversorgung im US-Staat Oregon: Kosten-Effektivität und das Gebot der Hilfeleistung treffen aufeinander". In: *Gerechte Gesundheitsversorgung. Ethische Grundpositionen zur Mittelverteilung im Gesundheitswesen*. Hrsg. von G. Marckmann, P. Liening, U. Wiesing. Stuttgart – New York 2003, 282-295.

[26] G. Marckmann, U. Siebert: „Prioritäten in der Gesundheitsversorgung: Was können wir aus dem "Oregon Health Plan" lernen?" In: *Deutsche Medizinische Wochenschrift* 127.30 (2002), 1601-1604; T.O. Tengs, G. Meyer, J.E. Siegel, J.S. Pliskin, J.D. Graham, M.C. Weinstein: "Oregon's Medicaid ranking and cost-effectiveness: is there any relationship?" [see comments] In: *Medical Decision Making* 16.2 (1996), 99-107.

weise die Auffassung, dass die kontraintuitiven Ergebnisse vor allem auf *technische* Probleme im verwendeten Kosten-Effektivitäts-Ansatz zurückzuführen seien.[27] David Hadorn sah das Scheitern hingegen darin begründet, dass ein Kosten-Effektivitäts-Ansatz *konzeptionell* nicht das richtige Instrument für eine Rationierung medizinischer Leistungen sei, weil dieser das „Gebot der Hilfeleistung" nicht ausreichend berücksichtige.[28] Damit stellen sich zwei Fragen, die im Folgenden untersucht werden sollen:

(2) Enthielt der Kosten-Effektivitäts-Ansatz von Oregon *technische* Unzulänglichkeiten, die zu den wenig überzeugenden Ergebnisse führten? Als methodischer Referenzstandard dienen dabei die Empfehlungen des US-amerikanischen „Panel on Cost-Effectiveness in Health and Medicine".[29]

(3) War ein Kosten-Effektivitäts-Ansatz *konzeptionell* das falsche Instrument, um Prioritäten in der Gesundheitsversorgung zu setzen?

Anschließend soll erörtert werden, ob methodische Verbesserungen des Ansatzes zu einer akzeptableren Reihung der Diagnose-Behandlungs-Kombinationen hätten führen können.

5.3.1 Zusammenstellung der Diagnose-Behandlungs-Kombinationen

Anhand der International Classification of Disease (ICD-9) und der Current Procedural Terminology (CPT-4) stellte die OHSC zunächst 1692 Diagnose-Behandlungs-Kombinationen zusammen. Die Verwendung der ICD-9 und CPT-4 hatte sicher administrative Vorteile, begrenzte aber erheblich die Spezifität der Beschreibung von Diagnosen und entsprechenden Behandlungsmaßnahmen. Die Folge waren sehr breite Diagnose-Behandlungs-Kategorien, die teilweise sehr heterogene Krankheitszustände und Interventionen enthielten; zudem ließen sich individuelle Variationen innerhalb der Kombinationen nicht abbilden. Damit ging die bedeutsame Abhängigkeit der Kosteneffektivität vom Krankheitsschweregrad verloren.

Anschließend berechnete die OHSC nach folgender Formel für jede Diagnose-Behandlungs-Kombination das Verhältnis von Kosten und medizinischem Nutzen:

---

[27] D.M. Eddy: "Oregon's methods. Did cost-effectiveness analysis fail?" In: *Jama* 266.15 (1991), 2135-2141; ders.: „Die Methode der Prioritätensetzung in Oregon: Versagte die Kosten-Effektivitäts-Analyse?" In: *Gerechte Gesundheitsversorgung. Ethische Grundpositionen zur Mittelverteilung im Gesundheitswesen*. Hrsg. von G. Marckmann, P. Liening, U. Wiesing. Stuttgart – New York 2003, 295-305.

[28] D.C. Hadorn: "Setting health care priorities in Oregon. Cost-effectiveness meets the rule of rescue". In: *Jama* 265.17 (1991), 2218-2225; ders.: „Prioritäten in der Gesundheitsversorgung im US-Staat Oregon".

[29] M.R. Gold et al. (Hrsg.): *Cost-Effectiveness in Health and Medicine;* C. Hoffmann, O. Schöffski, J.-M. Graf von der Schulenburg: „Die Standardisierung der Methodik im In- und Ausland". In: *Gesundheitsökonomische Evaluationen.* Hrsg. von O. Schöffski und J.-M. Graf von der Schulenburg. Berlin 2002, 421-470.

$$\text{Kosten-Nutzen-Verhältnis} = \frac{\text{Kosten der Maßnahme}}{\text{Nettonutzen der Maßnahme x Dauer}}$$

Tabelle 2 zeigt exemplarisch für vier verschiedene Behandlungsverfahren, welche Faktoren in die Berechnung des Kosten-Nutzen-Verhältnisses einfließen.

Behandlungs- maßnahme	Erwarteter Nettonutzen der Behandlung	Erwartete Dauer des Nutzens (J)	Kosten ($)	Prioritäts- grad	Prioritäts- rang
Zahnkrone	0,08	4	38,10	117,6	371
Behandlung einer ektopen Schwangerschaft	0,71	48	4015	117,8	372
Kiefergelenks- schienen	0,16	5	98,51	122,2	376
Entfernung des Blinddarms	0,97	48	5744	122,5	377

Tabelle 2: Berechnungsgrundlage von Prioritätsgrad und -rang bei vier Erkrankungen[30]

5.3.2 Die Abschätzung der Kosten

Die Kosten der Maßnahmen bestimmte die OHSC anhand der Medicaid-Abrechnungsdaten, nur die *direkten medizinischen* Kosten wurden berücksichtigt. Das Vorgehen unterscheidet sich damit in dreierlei Hinsicht von den Empfehlungen des „Panels":

1. Die Kostenermittlung erfolgte nicht aus einer gesellschaftlichen Perspektive, sondern aus der Perspektive des Kostenträgers. Andere direkte nichtmedizinische Kosten (z.B. Patientenzeit) und indirekte Kosten (krankheitsbedingte Produktivitätsverluste) blieben unberücksichtigt.
2. Die OHSC verwendete die Durchschnittskosten einer Maßnahme, anstatt eine inkrementelle Betrachtung durchzuführen, die die zusätzlichen Kosten einer Maßnahme im Vergleich zur nächstbesten Alternative zugrunde legt. Beide Verfahren können zu sehr unterschiedlichen Ergebnissen führen, für die Entscheidungsfindung ist jedoch allein die inkrementelle Betrachtung relevant.

---

[30] D.C. Hadorn: "Setting health care priorities in Oregon."

3. Die OHSC berücksichtigte nicht die Akut- und Folgekosten, die bei Unterlassung einer Maßnahme entstehen. Auf diese Weise unterschätzte sie möglicherweise das Potential effektiver, aber teurer Maßnahmen.

5.3.3 Die Messung der Behandlungseffektivität

Um die Wirksamkeit der verschiedenen Maßnahmen zu berechnen, multiplizierte die OHSC den erwarteten Nettonutzen einer Behandlung mit der erwarteten Dauer dieses Nutzens. Dafür mussten zunächst die Behandlungsergebnisse bestimmt und deren Lebensqualität bewertet werden. Die Behandlungsergebnisse wurden mithilfe der „Quality of Wellbeing" (QWB) Skala gemessen, die die Gesundheitszustände anhand von vier Dimensionen klassifiziert: Mobilität, physische Aktivität, soziale Aktivität und klinische Symptome.[31] In den meisten Fällen konnte die OHSC bei der Bestimmung der Wirksamkeit der Maßnahmen nicht auf die Ergebnisse kontrollierter Studien zurückgreifen, sondern musste sich auf die Urteile medizinischer Experten verlassen. Dies ist zwar sicher ein weiterer methodischer Schwachpunkt, letztlich blieb der OHSC aber keine andere Möglichkeit, Effektivitätsdaten für das gesamte Leistungsspektrum zu erhalten. Da die Behandlungsergebnisse nach einem 5-Jahres-Intervall gemessen wurden, blieb der zeitliche Verlauf des Gesundheitszustands unberücksichtigt. Zudem war die Einteilung der QWB-Skala zu grob, um relevante Unterschiede in den Schweregraden der Symptome abbilden zu können. Weiter erschwert wurde die exakte Bestimmung der Behandlungsergebnisse durch die breiten Leistungskategorien, die Maßnahmen für ein Spektrum unterschiedlicher Indikationen die gleiche Wirksamkeit zuordnete.[32]

Um die Wertschätzung verschiedener Gesundheitszustände zu bestimmen, führte die OHSC eine Telefonumfrage unter 1001 Einwohnern von Oregon durch. Die Lebensqualität der Gesundheitszustände auf der QWB-Skala wurden mit einem Rating Scale-Verfahren ermittelt (vgl. Abschnitt 3.3). Auf einer Skala von 0 (schlechtester Zustand) bis 100 (bester Zustand) mussten die Befragten angeben, welchen Wert sie dem jeweiligen Gesundheitszustand beimessen. Für jeden Gesundheitszustand wurde so ein Durchschnittswert für die Lebensqualität errechnet. Um den Nettonutzen der Behandlungen zu berechnen, wurde die Differenz der Lebensqualität mit und ohne Behandlung gebildet und mit der Dauer des Behandlungseffektes multipliziert.

Das von der OHSC verwendete Rating Scale-Verfahren hat gegenüber anderen Verfahren der Lebensqualitätsmessung den Vorteil, dass es für die Befragten einfach zu verstehen und damit relativ leicht anwendbar ist. Allerdings

---

[31] M.F. Drummond et al.: *Methods for the Economic Evaluation of Health Care Programs,* 161.
[32] So wurde bspw. 55 Biopsien bei unterschiedlichsten Indikationen (einschließlich Psychose, Atemnot, Leukoplakie und aseptischer Meningitis bei einer HIV-Infektion) das gleiche Behandlungsergebnis zugeordnet; D.M. Eddy: "Oregon's methods."

stellen empirische Untersuchungen die Validität der Ergebnisse in Frage.[33] Offenbar meiden die Befragten bei der Einschätzung von Gesundheitszuständen tendenziell die Enden der Skala. Damit wird die Lebensqualität geringer Gesundheitsstörungen unterschätzt und folglich der Nutzen entsprechender Behandlungsmaßnahmen überschätzt. Deshalb ist es auch fraglich, ob Rating Scales tatsächlich die Eigenschaften einer Intervall-Skala aufweisen, bei der gleichen Intervallen auf der Skala auch gleiche Unterschiede in der Wertschätzung entsprechen. Die Intervallskalierung ist aber eine wichtige Voraussetzung für Kosten-Effektivitäts-Analysen, da alle quantitativen Zugewinne an Lebensqualität gleich gewertet werden, egal ob sie z.B. zwischen 0,1 und 0,2 oder zwischen 0,8 und 0,9 liegen. Zudem wurden die Befragten in Oregon offenbar nicht ausdrücklich darauf hingewiesen, dass ihre QWB-Angaben implizit eine Abwägung zwischen Lebensqualität und Lebensdauer über verschiedene Individuen und Krankheitszustände hinweg ausdrücken sollten. Erik Nord sieht darin einen der wesentlichen Gründe für die kontraintuitiven Reihungen in der ersten Prioritätenliste.[34] Seiner Auffassung nach hätte man die Ergebnisse des Rating Scale-Verfahrens im oberen Bereich der Skala transformieren müssen, um die gesellschaftlichen Präferenzen – einschließlich der Bedeutung der Lebensrettung – adäquat wiederzugeben und dadurch eine überzeugendere Prioritätenliste zu erhalten.

5.3.4 Konzeptionelle Kritik

Die Zielsetzung von Kosten-Effektivitäts-Analysen besteht darin, verschiedene alternative Versorgungsprogramme hinsichtlich Kosten und medizinischer Effektivität zu vergleichen. Nach Auffassung des „Panels" sind Kosten-Effektivitäts-Analysen vor allem dann sinnvoll anwendbar, wenn es darum geht, medizinische Maßnahmen für die gleiche Indikation und Patientengruppe zu vergleichen. Über verschiedene Indikationen, Versorgungsbereiche und Patientenpopulationen hinweg sollten Kosten-Effektivitäts-Analysen jedoch nur mit großer Vorsicht angewendet werden, da diese Entscheidungen zusätzliche Wertannahmen erfordern, die in der traditionellen Kosten-Effektivitäts-Analyse nicht enthalten sind.[35]

Damit zusammen hängt die Frage, ob ein Kosten-Effektivitäts-Ansatz das richtige Instrument für eine indikationsübergreifende Allokation knapper Gesundheitsressourcen ist. Kosten-Effektivitäts-Analysen beruhen auf der Annahme, dass die Gesellschaft mit dem gegebenen Umfang an Ressourcen den gesundheitlichen Gesamtnutzen maximieren möchte. Die Ergebnisse empiri-

---

[33] Vgl. M.F. Drummond et al.: *Methods for the Economic Evaluation of Health Care Programs*, 152.
[34] E. Nord: "Unjustified use of the Quality of Well-Being Scale in priority setting in Oregon". In: *Health Policy* 24.1 (1993), 45-53.
[35] M.R. Gold et al. (Hrsg.): *Cost-Effectiveness in Health and Medicine*, 11.

scher Studien lassen jedoch darauf schließen, dass neben der Nutzenmaximierung noch zwei weitere Aspekte eine wesentliche Rolle spielen:[36]
1. Die meisten Menschen geben *lebensrettenden* Maßnahmen und der Behandlung *schwerkranker* Patienten Priorität, d.h. sie bevorzugen eine Maximin-Strategie (Maximierung des Gesundheitsminimums) gegenüber einer reinen Maximierungsstrategie.
2. Die meisten Menschen sind bereit, auf einen Teil des erreichbaren gesundheitlichen Gesamtnutzens zu verzichten, um eine *faire Verteilung* des Nutzens zu erzielen.

Kann ein Kosten-Effektivitäts-Ansatz diesen Allokationspräferenzen gerecht werden? Ein Problem der Kosten-Effektivitäts-Analysen besteht darin, dass alle gewonnen qualitätskorrigierten Lebensjahre gleich gewichtet werden, unabhängig davon, wem sie zugute kommen und in welchem Lebensabschnitt dies geschieht. Die Gewinne an Lebensqualität und -quantität für Schwerkranke haben kein erhöhtes Gewicht.

Verschiedene Autoren argumentieren, Oregons Methode für die Ermittlung gesundheitsbezogener Präferenzen sei nicht geeignet, um Prioritäten für die Allokation knapper Gesundheitsressourcen festzulegen. Eddy kritisiert zum Beispiel, dass die Bürger nach ihren eigenen Präferenzen hinsichtlich bestimmter Gesundheitszustände befragt wurden und nicht direkt nach ihrer Wertschätzung des Nutzens bestimmter medizinischer Maßnahmen.[37] Sie wurden auch nicht aufgefordert, verschiedene Krankheitszustände miteinander zu vergleichen oder Behandlungsmaßnahmen hypothetisch an verschiedene Individuen zu verteilen, beides Aufgaben, die bei Rationierungsentscheidungen ausdrücklich erforderlich sind.[38] Die mit dem Rating Scale-Verfahren ermittelten Präferenzen wären geeignet gewesen, um individuellen Patienten und Ärzten bei der Auswahl einer Behandlungsmaßnahme zu helfen. Stattdessen wurden sie dafür verwendet, um verschiedene Arten von Behandlungen auf verschiedene Patienten zu verteilen. Für Oregons Zwecke wäre es angemessener gewesen, die anstehenden Allokationsentscheidungen, d.h. die Abwägung zwischen lebensrettenden und lebensqualitätsverbessernden Behandlungen, bei den Umfragen direkt anzusprechen.

Ergebnisse empirischer Studien stützen diese Kritik. Ubel et al. konnten zeigen, dass die individuellen, gesundheitsbezogenen Präferenzen, die mithilfe des Rating Scale-, Standard Gamble- oder Time Trade-off-Verfahrens ermittelt wurden, nicht mit den Rationierungsentscheidungen derselben Individuen

---

[36] E. Nord, J. Richardson, A. Street, H. Kuhse, P. Singer: "Who cares about cost? Does economic analysis impose or reflect social values?" In: *Health Policy* 34.2 (1995), 79-94; P.A. Ubel: *Pricing life. Why It's Time For Health Care Rationing.* Cambridge/Ma. 2000.
[37] D.M. Eddy: "Oregon's methods."
[38] P.A. Ubel, G. Loewenstein, D. Scanlon, M. Kamlet: "Individual utilities are inconsistent with rationing choices: A partial explanation of why Oregon's cost-effectiveness list failed". [see comments] In: *Medical Decision Making* 16.2 (1996), 108-116.

übereinstimmten.[39] Alle drei Methoden der Lebensqualitätsmessung wiesen der Lebensrettung und der Behandlung schwerkranker Patienten signifikant weniger Gewicht zu als die Befragten dies in Verteilungsentscheidungen tun würden. Offenbar lassen sich die Ergebnisse der Lebensqualitätsmessung nicht ohne weiteres in ein Allokationsschema für knappe Gesundheitsressourcen übertragen. Dies legt die Schlussfolgerung nahe, dass Oregons Kosten-Effektivitäts-Ansatz vor allem deshalb „scheiterte", weil er für Verteilungsentscheidungen wichtige Werte nicht ausreichend berücksichtigte.

5.4 Methodische und ethische Implikationen der Erfahrungen in Oregon

Der von der OHSC verwendete Kosten-Effektivitäts-Ansatz weist im Vergleich zu den Empfehlungen des „Panel" erhebliche methodisch-technische Schwächen auf, was die vergleichsweise niedrige Korrelation mit Kosten-Effektivitäts-Daten aus der Literatur erklären könnte.[40] Das zum Teil kontraintuitive Ranking der Maßnahmen scheint allerdings auch konzeptionell begründet zu sein. Ohne eine adäquate Skalentransformation konnte das verwendete Rating Scale-Verfahren wichtige Allokationspräferenzen nicht adäquat repräsentieren. Damit stellt sich die Frage, ob Oregons Verfahren der Prioritätensetzung hätte methodisch verbessert werden können, ohne – wie die OHSC es tat – den Kosten-Effektivitäts-Ansatz gleich vollkommen aufzugeben. Nahe liegend wäre zunächst die Verwendung einer anderen Methode zur Messung der Lebensqualität. Standard Gamble-, Time Trade-off- und das transformierte Rating Scale-Verfahren liefern für vergleichbare Gesundheitszustände jeweils numerisch höhere Werte und messen damit lebensrettenden Maßnahmen im Vergleich zur Behandlung geringfügiger Gesundheitsstörungen mehr Gewicht bei als bei Verwendung des untransformierten Rating Scale-Verfahrens.[41] Den empirischen Untersuchungen von Ubel[42] zufolge stimmen aber auch die Ergebnisse von Standard Gamble- und Time Trade-off-Verfahren nicht mit den Allokationspräferenzen der Probanden überein, da auch sie die Priorität der Lebensrettung und der Behandlung Schwerstkranker nicht hinreichend erfassen.

Nord und Ubel haben deshalb die Verwendung des *Person Trade-off-Verfahrens* vorgeschlagen, wenn die Kosten-Effektivitäts-Betrachtungen als Grundlage für gesellschaftliche Rationierungsentscheidungen dienen sollen.[43] Während die drei anderen Verfahren ermitteln, wie die Probanden die Gesundheitszustände für sich selbst bewerten, erfordert das Person Trade-off-

---

[39] Ebd.
[40] T.O. Tengs, et al.: "Oregon's Medicaid ranking and cost-effectiveness."
[41] Vgl. M.R. Gold et al. (Hrsg.): *Cost-Effectiveness in Health and Medicine,* 114f.
[42] P.A. Ubel et al.: "Individual utilities are inconsistent with rationing choices."
[43] E. Nord: "Unjustified use of the Quality of Well-Being Scale in priority setting in Oregon"; P.A. Ubel: *Pricing life.*

Verfahren ausdrücklich Abwägungen zwischen verschiedenen Behandlungsverfahren für verschiedene Patientengruppen. Die Probanden müssen bei dieser Methode entscheiden, wie viele Patienten mit einem Gesundheitszustand A geheilt werden müssen, damit das Ergebnis äquivalent ist zu der Behandlung von 10 Patienten im Gesundheitszustand B. Das Verhältnis der Patientenzahlen drückt dann die relative Wertschätzung der Behandlungen von Zustand A und B aus. Obwohl die Fragestellung bei der Person Trade-off-Methode für Verteilungsentscheidungen angemessener erscheint, kann noch nicht abschließend beurteilt werden, ob das Verfahren tatsächlich ein valides Maß für die Allokationspräferenzen der Bevölkerung bietet, zumal die interne Konsistenz der Ergebnisse noch erhebliche Probleme bereitet.[44]

Eine weitere Lösungsmöglichkeit für eine plausible Gewichtung in Abhängigkeit des aktuellen Schweregrades des Gesundheitszustandes bzw. des Mortalitätsrisikos stellt das *risikoadjustierte QALY-Modell* dar, welches im Gegensatz zum vorwiegend eingesetzten *risikoneutralen* QALY-Modell verschiedene Risikohaltungen und damit Gewichtungen von besonders guten oder schlechten Gesundheitszuständen über die Zeit hinweg zulässt.[45] Die meisten Menschen präferieren eine Option mit einem geringeren Erwartungswert, wenn damit z.B. die Wahrscheinlichkeit für Ereignisse mit einer besonders niedrigen Lebensqualität reduziert werden kann. Dieses Risikoverhalten wird risikovermeidend oder risikoavers genannt und führt u.a. dazu, dass einem rohen Gewinn an Lebensqualität von 0,2 auf 0,3 letztlich ein höherer Nutzwert zugeordnet wird als einem Gewinn von 0,6 auf 0,7. Dadurch kommt einem medizinischen Effekt bei Personen mit einem schlechteren Gesundheitszustand ein höherer Stellenwert zu als bei Personen mit geringen gesundheitlichen Beeinträchtigungen. Die *Maximin-Strategie* impliziert die extremste Form der risikoaversen Haltung. Die oben geforderte stärkere Gewichtung von Gesundheitseffekten bei lebensbedrohlichen oder hinsichtlich der Lebensqualität schweren Erkrankungen können bei Verwendung des risikoadjustierten QALY-Modelles empirisch erhoben und in Kosten-Effektivitäts-Analysen integriert werden.

Doch auch wenn die erwähnten Modifikationen erfolgreich wären, verbliebe noch das Problem, die gesellschaftlichen Präferenzen hinsichtlich der *Verteilung* des gesundheitlichen Nutzens zu integrieren. Solange dies nicht gelingt, muss die Anwendung eines Kosten-Effektivitäts-Ansatzes immer durch Erwägungen distributiver Gerechtigkeit ergänzt werden. Das relative Gewicht der Verteilungskriterien kann dabei aus keiner ethischen Metatheorie abgeleitet werden, sondern muss im Rahmen demokratisch legitimierter Entscheidungsprozesse in Einklang mit den Präferenzen der Bevölkerung herausgearbeitet werden.

---

[44] P.A. Ubel: *Pricing life,* 168f.
[45] M. Johannesson: "QALYs, HYEs and individual preferences – a graphical illustration". In: *Social Science and Medicine* 39.12 (1994), 1623-1632; M. Johannesson, J.S. Pliskin, M.C. Weinstein: "A note on QALYs, time tradeoff, and discounting". In: *Medical Decision Making* 14 (1994), 188-193.

6. Fazit

Angesichts der Mittelknappheit im Gesundheitswesen erscheint eine effiziente Ressourcenallokation nicht nur ökonomisch zweckmäßig, sondern auch ethisch geboten. Kosten-Nutzen-Abwägungen können dabei auf unterschiedlichen Ebenen in der Gesundheitsversorgung Anwendung finden. Mit den gesundheitsökonomischen Evaluationsverfahren stehen Methoden zur Verfügung, mit denen das Verhältnis von Kosten und Gesundheitseffekten medizinischer Maßnahmen systematisch untersucht und verglichen werden kann. Sie stellen damit ein wichtiges Hilfsmittel für die Entscheidungsträger im Gesundheitswesen dar. Wie die Erfahrungen bei der Prioritätensetzung in Oregon sehr eindrücklich zeigen, ist bei der Anwendung eines Kosten-Effektivitäts-Ansatzes bei der Allokation knapper Ressourcen allerdings Vorsicht geboten. Ökonomische Analysen folgen dem utilitaristischen Prinzip der Nutzenmaximierung und können damit andere wichtige Werte für die Verteilung knapper Gesundheitsgüter nicht ausreichend abbilden. Zum einen bleibt die Verteilung des erzielten gesundheitlichen Nutzens unberücksichtigt; folglich sind Kosten-Effektivitäts-Betrachtungen immer durch gerechtigkeitsethische Überlegungen zu ergänzen. Zum anderen sollte nach weithin geteilter Auffassung lebensrettenden Maßnahmen und der Behandlung Schwerkranker eine besondere Priorität zukommen. Mit dem Person Trade-off-Verfahren und dem risikoadjustierten QALY-Modell wurden hier zwei Ansätze vorgestellt, die es ermöglichen, den Schweregrad eines Gesundheitszustandes und das Mortalitätsrisiko in einen Kosten-Effektivitäts-Ansatz zu integrieren. Weitere methodische und empirische Forschung ist jedoch erforderlich, um die Praktikabilität und Kommunizierbarkeit dieser Verfahren besser beurteilen zu können.

In jedem Falle sollte den Ergebnissen gesundheitsökonomischer Evaluationen im Rahmen gesundheitspolitischer Entscheidungen immer nur unterstützende Funktion zukommen. Sie stellen nur eines von mehreren entscheidungsrelevanten Elementen dar. Andererseits sollte sichergestellt werden, dass bei wichtigen Entscheidungen über die (Nicht-)Finanzierung medizinischer Verfahren gesundheitsökonomische Ergebnisse tatsächlich einbezogen werden. Denn immer, wenn politische Entscheidungen anders ausfallen, als dies Kosten-Effektivitäts-Kriterien nahe legen, bedeutet dies, dass mit den begrenzt verfügbaren Ressourcen nicht der maximale medizinische Nutzen erzielt wird. Die Summe der dadurch verloren gehenden Lebensjahre oder QALYs sollte bekannt sein und anhand der entsprechenden nicht-utilitaristischen Kriterien in expliziter und transparenter Weise begründet werden.

Literatur

Böhmert, S., T. Kohlmann: „Verfahren zur Bewertung von Gesundheitszuständen und Lebensqualität". In: *Lebensqualitätsforschung und Gesundheitsökonomie in der Medizin.* Hrsg. von U. Ravens-Sieberer, A. Cieza, N. von Steinbüchel, M. Bullinger. Landsberg 2000, 53-72.

Drummond, M.F., O. Jefferson: "Guidelines for authors and peer reviewers of economic submissions to the BMJ. The BMJ Economic Evaluation Working Party". In: *British Medical Journal* 313 (1996), 275-283.

Drummond, M.F., B.J. O'Brien, G.L. Stoddart, G.W. Torrance: *Methods for the Economic Evaluation of Health Care Programs.* Oxford 1997.

Eddy, D.M.: "Oregon's methods. Did cost-effectiveness analysis fail?" In: *Jama* 266.15 (1991), 2135-2141.

Eddy, D.M.: „Die Methode der Prioritätensetzung in Oregon: Versagte die Kosten-Effektivitäts-Analyse?" In: *Gerechte Gesundheitsversorgung. Ethische Grundpositionen zur Mittelverteilung im Gesundheitswesen.* Hrsg. von G. Marckmann, P. Liening, U. Wiesing. Stuttgart – New York 2003, 295-305.

Engelhardt, H.T.J.: *The foundations of bioethics.* New York – Oxford 1996.

Gold, M.R., J.E. Siegel, L.B. Russell, M.C. Weinstein (Hrsg.): *Cost-Effectiveness in Health and Medicine.* New York – Oxford 1996.

Greiner, W., A. Uber: „Gesundheitsökonomische Studien und der Einsatz von Lebensqualitätsindices am Beispiel des LQ-Indexes EQ-5D (EuroQol)". In: *Lebensqualitätsforschung und Gesundheitsökonomie in der Medizin.* Hrsg. von U. Ravens-Sieberer, A. Cieza, N. von Steinbüchel, M. Bullinger. Landsberg 2000, 336-351.

Hadorn, D.C.: "Setting health care priorities in Oregon. Cost-effectiveness meets the rule of rescue". In: *Jama* 265.17 (1991), 2218-2225.

Hadorn, D.C.: „Prioritäten in der Gesundheitsversorgung im US-Staat Oregon: Kosten-Effektivität und das Gebot der Hilfeleistung treffen aufeinander". In: *Gerechte Gesundheitsversorgung. Ethische Grundpositionen zur Mittelverteilung im Gesundheitswesen.* Hrsg. von G. Marckmann, P. Liening, U. Wiesing. Stuttgart – New York 2003, 282-295.

Ham, C.: "Priority setting in health care: learning from international experience". In: *Health Policy* 42.1 (1997), 49-66.

Hannoveraner Konsensus Gruppe: „Deutsche Empfehlungen zu gesundheitsökonomischen Evaluation. Revidierte Fassung des Hannoveraner Konsens". In: *Gesundheitsökonomie und Qualitätsmanagement* 4 (1999), A 62-65.

Höffe, O. (Hrsg.): *Einführung in die utilitaristische Ethik.* Tübingen 1992.

Hoffmann, C., O. Schöffski, J.-M. Graf von der Schulenburg: „Die Standardisierung der Methodik im In- und Ausland". In: *Gesundheitsökonomische Evaluationen.* Hrsg. von O. Schöffski und J.-M. Graf von der Schulenburg. Berlin 2002, 421-470.

Johannesson, M.: "QALYs, HYEs and individual preferences – a graphical illustration". In: *Social Science and Medicine* 39.12 (1994), 1623-1632.

Johannesson, M., J.S. Pliskin, M.C. Weinstein: "A note on QALYs, time tradeoff, and discounting". In: *Medical Decision Making* 14 (1994), 188-193.

Klevit, H.D., A.C. Bates, T. Castanares, E.P. Kirk, P.R. Sipes-Metzler, R. Wopat: "Prioritization of health care services. A progress report by the Oregon Health Services Commission". In: *Archives of Internal Medicine* 151.5 (1991), 912-916.

König, H.-H., D. Stratmann, R. Leidl: „Wann ist eine Leistung kosteneffektiv? Leitfaden für die Beurteilung von ökonomischen Evaluationen". In: *Münchner medizinische Wochenschrift* 140 (1998) 216-220.

Leidl, R., J.-M. von der Schulenburg, J. Wasem: *Ansätze und Methoden der ökonomischen Evaluation.* Baden-Baden 1999.

Marckmann, G., U. Siebert: „Prioritäten in der Gesundheitsversorgung: Was können wir aus dem "Oregon Health Plan" lernen?" In: *Deutsche Medizinische Wochenschrift* 127.30 (2002), 1601-1604.

Marckmann, G.: „Verteilungsgerechtigkeit in der Gesundheitsversorgung". In: *Bioethik. Eine Einführung.* Hrsg. von M. Düwell und K. Steigleder. Frankfurt am Main 2003, 333-343.

Neumann, J. von, O. Morgenstern: *Theory of games and economic behavior.* Princeton/N.J. 1944.

Nord, E.: "Unjustified use of the Quality of Well-Being Scale in priority setting in Oregon". In: *Health Policy* 24.1 (1993), 45-53.

Nord, E., J. Richardson, A. Street, H. Kuhse, P. Singer: "Who cares about cost? Does economic analysis impose or reflect social values?" In: *Health Policy* 34.2 (1995), 79-94.

Raiffa, H.: *Decision analysis: introductory lectures on choices under uncertainty.* New York 1968.

Rawls, J.: *Eine Theorie der Gerechtigkeit.* Frankfurt am Main 1975.

Sachverständigenrat für die Konzertierte Aktion im Gesundheitswesen (Hrsg.): *Bedarfsgerechtigkeit und Wirtschaftlichkeit.* Gutachten 2000/2001. Kurzfassung. Bonn 2001.

Schöffski, O., W. Greiner: „Das QALY-Konzept zur Verknüpfung von Lebensqualitätseffekten mit ökonomischen Daten". In: *Gesundheitsökonomische Evaluationen.* Hrsg. von O. Schöffski und J.-M. von der Schulenburg. Berlin 2002, 367-399.

Schöffski, O., A. Uber: „Grundformen gesundheitsökonomischer Evaluationen". In: *Gesundheitsökonomische Evaluationen.* Hrsg. von O. Schöffski und J.-M. von der Schulenburg. Berlin 2002, 175-203.

Siebert, U.: „Transparente Entscheidungen in Public Health mittels systematischer Entscheidungsanalyse". In: *Das Public Health Buch. Gesundheit fördern, Krankheit verhindern.* Hrsg. von F.W. Schwartz, B. Badura, R. Leidl, H. Raspe, J. Siegrist, U. Walter. München 2003, 485-502.

Siebert, U.: "When should decision-analytic modeling be used in the economic evaluation of health care?" In: *European Journal of Health Economics* 4.3 (2003), 143-150.

Siebert, U., C. Behrend, N. Mühlberger, J. Wasem, W. Greiner, J.-M. von der Schulenburg, et al.: „Entwicklung eines Kriterienkataloges zur Beschreibung und Bewertung ökonomischer Evaluationsstudien in Deutschland". In: *Ansätze und Methoden der ökonomischen Evaluation – eine internationale Perspektive.* Hrsg. von R. Leidl, J.-M. von der Schulenburg, J. Wasem. Baden-Baden 1999, 156-170.

Siebert, U., N. Mühlberger, C. Behrend, J. Wasem: „PSA-Screening beim Prostatakarzinom. Systematischer gesundheitsökonomischer Review. Entwicklung und Anwendung eines Instrumentariums zur systematischen Beschreibung und Bewertung gesundheitsökonomischer Studien. Aufbau einer Datenbasis 'Evaluation medizinischer Verfahren und Technologien' in der Bundesrepublik Deutschland". In: *Health Technology Assessment.* Baden-Baden 2001.

Siebert, U., N. Mühlberger, O. Schöffski: „Desk Research". In: *Gesundheitsökonomische Evaluationen.* Hrsg. von O. Schöffski und J.-M. von der Schulenburg. Berlin 2002, 79-122.

Tengs, T.O., G. Meyer, J.E. Siegel, J.S. Pliskin, J.D. Graham, M.C. Weinstein: "Oregon's Medicaid ranking and cost-effectiveness: is there any relationship?" [see comments] In: *Medical Decision Making* 16.2 (1996), 99-107.

Ubel, P.A, G. Loewenstein, D. Scanlon, M. Kamlet: "Individual utilities are inconsistent with rationing choices: A partial explanation of why Oregon's cost-effectiveness list failed". [see comments] In: *Medical Decision Making* 16.2 (1996), 108-116.

Ubel, P.A.: *Pricing life*. Why It's Time For Health Care Rationing. Cambridge/Ma. 2000.

Wasem, J., U. Siebert: „Gesundheitsökonomische Parameter einer Evidence-based medicine". In: *Zeitschrift für Ärztliche Fortbildung und Qualitätssicherung* 93 (1999), 427-436.

Weinstein, M.C., W.B. Stason: „Foundations of cost-effectiveness analysis for health and medical practices". In: *New England Journal of Medicine* 296 (1977), 716-721.

Ulrich Freudenberg
Rechtliche Aspekte der „Ökonomisierung" der Medizin[*]

(1) Grundlagen

I. Das Recht als Mechanismus zur Lösung von Interessenkonflikten

Unbeschadet jeder Diskussion über sein Wesen dient das Recht der *Vermeidung oder Lösung von Konflikten widerstreitender Interessen.* Das gilt für jede seiner Erscheinungsformen, gleichgültig also, ob es uns in der Form der
- *Rechtssetzung* (durch den Gesetzgeber oder durch sonst zur Rechtssetzung befugte Körperschaften wie z.B. Gemeinden, Universitäten oder Krankenkassen)
- *Rechtsanwendung* (z.B. durch Privatpersonen, die einen Vertrag schließen, oder durch Behörden, die einen Bescheid erlassen) oder der
- *Rechtsprechung* (durch Gerichte)

gegenübertritt.

Die rechtlichen Probleme der Ökonomisierung der Medizin lassen sich daher am besten beschreiben, indem man sich die grundlegenden Interessenkonflikte klar macht, die einerseits zum Phänomen der Ökonomisierung führen und andererseits durch sie ausgelöst werden.

II. Die der Ökonomisierung zugrunde liegenden Interessenkonflikte

In praktisch jedem modernen Gesundheitswesen lassen sich drei Gruppen von Akteuren ausmachen, deren Interessen einander zumindest potenziell widerstreiten:
- die *Leistungserbringer* (Ärzte, Krankenhäuser, Apotheker usw.)
- die *Krankenversicherungen* (private Krankenversicherungen und gesetzliche Krankenkassen)
- die *„Bürger",* die den anderen beiden in unterschiedlicher Ausprägung begegnen: den Leistungserbringern als *Patienten,* den Krankenversicherungen als *Beitragszahler.*

Wir werden im Laufe der Zeit sehen, dass sich das deutsche Gesundheitswesen in seiner Komplexität nicht allein durch diese Typologie beschreiben lässt. Sie reicht aber aus, um sich die zentralen Interessenkonflikte bewusst zu machen.

---

[*] Der Beitrag beruht auf einem im Jahr 2003 gehaltenen Vortrag des Verfassers und gibt den Stand von Gesetzgebung und Rechtsprechung aus dem Jahr 2004 wieder.

Die Existenz von Versicherungen ist dabei keine Selbstverständlichkeit. Gesundheitsleistungen sind – rechtlich betrachtet – gewöhnliche Vertragsleistungen, gleichgültig, ob es sich dabei um Dienstleistungen (wie die ärztliche Behandlung oder eine physiotherapeutische Leistung), Werkleistungen (wie die Anfertigung einer Prothese) oder Verkäufe (wie bei Arzneimitteln) handelt. Derlei nehmen die Menschen im Allgemeinen, wie z.B. bei Abschluss eines Mobilfunkvertrages, bei Vergabe eines Kfz-Reparaturauftrages oder beim Kauf eines DVD-Players, in Anspruch, ohne hierfür zuvor eine Versicherung abgeschlossen zu haben. Anders als bei den genannten Vertragstypen kann aber nahezu jedermann in eine gesundheitliche Situation geraten, die zu meistern seine individuellen finanziellen Möglichkeiten übersteigt. Angesichts der hohen Bedeutung des Gutes „Gesundheit" entspricht es daher schon individueller Vernunft, die mit Erkrankung verbundenen wirtschaftlichen Risiken kollektiv, d.h. durch eine Versicherung, abzusichern. Das kann prinzipiell auf freiwilliger Basis durch Abschluss eines privaten Versicherungsvertrages wie z.B. bei Haftpflicht- oder Rechtsschutzversicherungen geschehen.

Andererseits kann der Einzelne durch eine Erkrankung, deren angemessene Behandlung seine finanzielle Leistungskraft übersteigt, aber auch zu einem gesellschaftlichen Risiko werden.

Bei übertragbaren Infektionskrankheiten liegt das auf der Hand. Darüber hinaus bergen jedenfalls schwerere Erkrankungen die Gefahr der Invalidisierung und damit des Verlustes der Fähigkeit, den eigenen Unterhalt zu sichern. Die möglichen Folgen davon sind Verarmung und Obdachlosigkeit. Schließlich erlegen sich zivilisierte Gesellschaften regelmäßig die Verpflichtung auf, ihren Mitgliedern jedenfalls das Existenzminimum zu sichern, zu dem unbeschadet ihrer wirtschaftlichen Leistungsfähigkeit zumindest auch eine medizinische Grundversorgung gehört.

Aus allen diesen Gründen kann der „unversicherte" Bürger zu einer finanziellen Belastung für die Gesellschaft werden. Das führt in der Regel – bei im Detail völlig unterschiedlicher Ausgestaltung[1] – zur Etablierung eines „Versicherungszwangs".

Betrachtet man nun zunächst Patienten und Leistungserbringer, so stellt man hinsichtlich Umfang und Qualität der Leistungen im Krankheitsfall einen bemerkenswerten „Gleichklang" der Interessen fest.

Die *Patienten* sind – nicht zuletzt aus der Erwägung heraus, dass Gesundheit bekanntlich das „höchste Gut" ist, das man sich „vor allem" zum neuen

---

[1] In der Europäischen Union bestehen gesetzliche Krankenversicherungen in Belgien, Deutschland, Frankreich, Griechenland, Luxemburg, Niederlande und Österreich, im Wesentlichen auch in Italien. Ein kombiniertes System aus steuerfinanziertem staatlichem Gesundheitsdienst für medizinische Sachleistungen und obligatorischer Sozialversicherung für Geldleistungen gibt es in Finnland, Großbritannien, Irland, Portugal, Schweden und Spanien. Nur Dänemark unterhält einen voll steuerfinanzierten staatlichen Gesundheitsdienst. Vgl. zu Einzelheiten Bundesministerium für Gesundheit und Soziale Sicherung: *Sozial-Kompass EUROPA 2003*.

Jahr oder zum Geburtstag wünscht – an einer *optimalen medizinischen Versorgung auf technisch höchstem Niveau* interessiert, darüber hinaus im Hinblick auf die mit jeder Erkrankung verbundenen seelischen Belastungen an möglichst *intensiver menschlicher Zuwendung* durch den jeweiligen Leistungserbringer. Insoweit decken sich diese Interessen mit der *ärztlichen Handlungsmaxime,* die z.B. im Hippokratischen Eid zum Ausdruck kommt und darin besteht, *alles zu tun, was dem Patienten nützlich ist.*[2]

Was dem Patienten nützlich ist und was dieser als optimale medizinische Versorgung empfindet, kann dabei in wesentlichen Punkten durch den Leistungserbringer definiert werden:

- Die im Gegensatz zu anderen Marktsegmenten *fehlende Konsumentensouveränität* der Patienten einerseits (ins Warenhaus geht man, weil man weiß, was man will; zum Arzt geht man, weil man nicht weiß, was einem fehlt) bei entsprechend überlegenem Wissen der Leistungserbringer andererseits und
- die mit der hohen Bewertung des Gutes „Gesundheit" zusammenhängende *Irrationalität der Nachfrageentscheidungen* (welcher Patient verzichtet auf die Anfertigung einer teuren Computertomografie, wenn der Arzt erklärt, dies sei die einzige Möglichkeit, die Ursache der geklagten Beschwerden herauszufinden?)

bedingen die sog. *Anbieterdominanz* der Leistungserbringer, kraft derer sie die Vorstellung der Patienten von optimaler medizinischer Versorgung maßgeblich mitbestimmen können.[3]

Diesem Interesse und dem Bewusstsein der *Leistungserbringer,* dass die Patienten ihre eigene Gesundheit als „höchstes Gut" einschätzen, entspricht ihre Erwartung, dass den *Gesundheitsausgaben* eine sehr hohe, *möglichst* die *absolute Priorität* eingeräumt wird. Sie wird indessen enttäuscht, und zwar aufgrund eines doppelten Mechanismus:

- Der Patient ist nämlich nicht nur Patient, sondern zugleich *Beitragszahler* zu seiner Versicherung. In dieser Eigenschaft erwartet er von der Versicherung als Gegenleistung für seine Beiträge *möglichst vollständige Freistellung von eigenen Gesundheitsaufwendungen.*
- Die *Versicherung* ihrerseits ist jedoch ein *Kollektiv von Beitragszahlern.* Sie setzt sich insoweit zusammen *aus Gesunden und Kranken.* Jedenfalls gesunde Menschen räumen ihren Ausgaben für Gesundheit jedoch keinesfalls absolute, sondern nur relative Priorität ein (z.B. weil sie mit den ihnen zur Verfügung stehenden Mitteln noch ein Haus, ein Auto oder Urlaubsreisen finanzieren wollen). Zugespitzt lässt sich sagen: *Gesunde sind nicht be-*

---

[2] „In wieviele Häuser ich auch kommen werde, zum Nutzen der Kranken will ich eintreten und mich von jedem vorsätzlichen Unrecht und jeder anderen Sittenlosigkeit fernhalten ...".
[3] Vgl. hierzu ausführlich Ulrich Freudenberg: *Beitragssatzstabilität in der gesetzlichen Krankenversicherung – Zur rechtlichen Relevanz einer politischen Zielvorgabe.* Baden-Baden 1995, 23ff.

reit, soviel Mittel für Gesundheitsausgaben aufzubringen, wie sie als Kranke fordern würden.

Die Bereitschaft jedenfalls eines Teils des Kollektivs „Versicherung", nur einen begrenzten Teil des verfügbaren Einkommens oder Vermögens für Gesundheitsausgaben einzusetzen, führt zu der *Erkenntnis: Die finanziellen Mittel für Gesundheitsausgaben sind begrenzt* (sog. *Knappheit der Mittel*). Diese Erkenntnis zieht gleichzeitig – wie bei jeder Mittelknappheit – zugleich eine *Handlungsmaxime* nach sich, die als das sog. *ökonomische Prinzip* bezeichnet wird und die darin besteht,
- mit den zur Verfügung stehenden Mitteln (sog. *Budget*) einen *möglichst hohen Nutzen* (Output) zu erzielen (*Maximumprinzip auf der Makroebene*) und
- ein gegebenes *Ziel* (z.B. Therapieziel) mit *möglichst minimalen Kosten* zu erreichen (*Minimumprinzip auf der Mikroebene*).

Das *konsequente Bewusstmachen der Mittelknappheit bei gleichzeitiger konsequenter Anwendung des ökonomischen Prinzips* können wir (für unsere Zwecke ausreichend) als *Ökonomisierung der Medizin* bezeichnen.

Das ökonomische Prinzip wirkt dabei auf *allen Ebenen des Gesundheitswesens.*[4] Es beeinflusst die Entscheidung, welche Mittel zur Verfügung stehen.

für die Gesundheitsausgaben insgesamt	Makroebene I
für einzelne Sektoren (z.B. Arzneimittel, Prävention, Rehabilitation)	Makroebene II
für einzelne Patientengruppen (z.B. chronisch Kranke, Risikogruppen wie Raucher)	Mikroebene I
für den einzelnen Patienten (sog. Allokation am Krankenbett)	Mikroebene II

Damit offenbaren sich gleichzeitig die mit der Ökonomisierung verbundenen *zentralen Interessenkonflikte:*

---

[4] Vgl. z.B. Tristam Engelhardt: „Zielkonflikte in nationalen Gesundheitssystemen". In: *Ethik und öffentliches Gesundheitswesen*. Hrsg. von Hans-Martin Sass. Berlin – Heidelberg 1988, 35ff.

Interesse der *Patienten*		Interesse der Versicherten-gemeinschaft (*Versicherung*) an Begrenzung der Gesundheitsausgaben
• an Erhalt der optimalen medizinischen Versorgung		
• bei umfassender Freistellung von Gesundheitsausgaben durch die Versicherung	vs.	
Interesse der *Leistungserbringer*		
• an Gewährleistung der optimalen medizinischen Versorgung (Therapiefreiheit)		
• bei möglichst hoher Vergütung		

Die konsequente Umsetzung des ökonomischen Prinzips bedroht dabei nicht nur das Interesse der Patienten an einer möglichst vollständigen Freistellung von Gesundheitsausgaben durch die Versicherung, sondern tendenziell auch ihr Interesse an einer optimalen Versorgung im Krankheitsfall. In dem Maße nämlich, wie die Leistungserbringer ihrerseits danach handeln, treffen auch sie Allokationsentscheidungen mit unmittelbarer Wirkung gegen den Patienten, etwa, indem sie sich entschließen, bestimmte kostenintensive, aber nicht umsatzträchtige Leistungen weniger als bisher zu erbringen oder das Maß ihrer – ökonomisch nicht messbaren – „immateriellen" Zuwendung zum Patienten zu reduzieren.

III. Die Funktionen des Rechts im Rahmen der Ökonomisierung der Medizin

Auf dieser Grundlage lassen sich nun die Funktionen näher beschreiben, die der Rechtsordnung im Rahmen der Ökonomisierung der Medizin zukommen.

Recht ist ein *staatliches Entscheidungssystem* zur Konfliktlösung.[5]

Diese Erkenntnis ist insofern von Bedeutung, als es sich bei den geschilderten Interessen vorderhand nicht um staatliche, sondern um soziale Konflikte, nämlich solche zwischen verschiedenen Angehörigen und Gruppen der Gesellschaft handelt. Gleichzeitig ergeben sich aus dieser Erkenntnis zwei wesentliche Folgerungen:
• Einerseits begrenzt der Umstand, dass es sich um ein staatliches Entscheidungssystem handelt, seine Reichweite. Es ist nicht Aufgabe des Rechts, al-

---
[5] Vgl. Jürgen Habermas: *Die Einbeziehung des Anderen*. Frankfurt/Main 1996, 398.

le gesellschaftlichen, ethischen oder moralischen Konflikte zu lösen, die durch die Ökonomisierung des Gesundheitswesens aufgeworfen werden.[6]
- Andererseits ist ein staatliches Konfliktlösungssystem innerhalb dieser begrenzten Reichweite in der Lage, bestehende Konflikte durch verbindliche Anordnungen zu lösen und die Befolgung dieser Anordnungen notfalls unter Anwendung staatlichen Zwangs durchzusetzen.[7]

Im Hinblick darauf besteht die Funktion des Rechts zunächst darin, durch *Rechtssetzung* einen *Rahmen zur Konfliktlösung* zu schaffen. Das geschieht durch *abstrakt-generelle Regelungen*, also „Spielregeln" der Ökonomisierung, die für eine unbestimmte Vielzahl von Fällen (abstrakt) und eine unbestimmte Vielzahl von Personen (generell) gelten. Bei diesen Regeln kann es sich handeln um

- *institutionelle Regeln*, d.h.: *Wer* entscheidet, wie ein Interessenkonflikt zu lösen ist?
- *formelle Regeln*, d.h.: *Auf welche Weise* wird diese Entscheidung getroffen?
- *materielle Regeln*, d.h.: *Wie* ist zu entscheiden, und das wiederum bedeutet im Hinblick auf die Begrenztheit eines staatlichen Konfliktlösungssystems die Frage nach den *Grenzen* der *Entscheidungsbefugnis*.

Darüber hinaus besteht die Funktion des Rechts darin, durch *Rechtsprechung* die *Einhaltung* dieser *Regeln* zu überwachen.

Die so beschriebenen Funktionen des *Rechts* dürfen nicht mit denen der *Ökonomik* verwechselt werden. Zwar müssen auch die Ökonomen die Frage nach der Zuständigkeit für Entscheidungen, dem Entscheidungsablauf und -inhalt beantworten. Es lassen sich jedoch zwei wesentliche Unterschiede feststellen:

- Recht entsteht in einer Demokratie nicht nach den Regeln der ökonomischen Vernunft, sondern der staatlichen Willensbildung. Recht ist also nicht, was ökonomisch als „richtig" *erkannt*, sondern was nach Maßgabe demokratischer Entscheidungsprozesse von der Mehrheit *gewollt* ist.
- Anders als die ökonomische Erkenntnis unterliegt dabei sowohl das Ergebnis des demokratischen Entscheidungsprozesses als auch die jeweilige Rechtsanwendung im Einzelfall der *Bindung an höherrangiges Recht*, d.h.: Der Gesetzgeber ist an die Verfassung, Verwaltung und Rechtsprechung sind an „Recht und Gesetz" gebunden (Art 20, Abs. 3 Grundgesetz <GG>).

---

[6] Recht als sog. „ethisches Minimum"; vgl. Georg Jellinek: *Die sozialethische Bedeutung von Recht, Unrecht und Strafe.* Leipzig 1908, 45.
[7] Recht als sog. „ethisches Maximum"; so Gustav Schmoller (zit. nach Karl Engisch): *Auf der Suche nach Gerechtigkeit – Hauptthemen der Rechtsphilosophie.* München 1971, 10.

Ausgehend hiervon sollen nun zunächst die rechtlichen „Rahmenbedingungen" der Ökonomisierung in der Medizin, d.h. die „Baupläne" der privaten und der gesetzlichen Krankenversicherung dargestellt werden. Sodann werden die rechtlichen Probleme der Ökonomisierung durch Einflussnahme auf den Leistungs*anspruch* bzw. das Leistungs*verhalten* untersucht. Den Abschluss bildet ein kurzer Blick auf das Haftungsrecht.

IV. Die „Baupläne" der privaten und der gesetzlichen Krankenversicherung

Die geschilderte Konfliktlage offenbart sich in unterschiedlichen Formen und Ausprägungen im Gesundheitswesen der Bundesrepublik Deutschland. Lässt man diejenigen beiseite, die – aus welchen Gründen auch immer – auf eine kollektive Absicherung der mit einer Erkrankung verbundenen finanziellen Risiken verzichten, so lassen sich grob unterscheiden:
• Mitglieder einer gesetzlichen Krankenversicherung (GKV)
• Mitglieder einer privaten Krankenversicherung (PKV)

Darüber hinaus gibt es besondere Systeme für öffentlich Bedienstete mit Beamtenstatus und ihre Angehörigen (Beihilfe bzw. freie Heilfürsorge). Sie werfen mit Blick auf unser Thema keine gesonderten Fragestellungen auf und können daher vernachlässigt werden. Das früher intensiv diskutierte Problem der Versorgung von Sozialhilfeempfängern, die nicht GKV-Mitglieder sind, ist dadurch entschärft worden, dass der Gesetzgeber die Ansprüche dieser Gruppe auf Gesundheitsleistungen und deren Finanzierung im Wesentlichen der gesetzlichen Krankenversicherung angeglichen hat.[8]

1. Beziehungen zwischen Patienten, Leistungserbringern und Versicherung in der privaten Krankenversicherung

a) Grundstrukturen

Mitglied einer privaten Krankenversicherung kann werden, wer *nicht gesetzlich* krankenversichert ist. Natürlich gibt es auch sog. private Zusatzversicherungen (z.B. für Wahlleistungen wie Zwei-Bett-Zimmer oder Chefarztbehandlung im Krankenhaus). Sie können für unsere Überlegungen aber außer Betracht bleiben, weil sie keine Vollversicherung darstellen.

Zwischen dem *Patienten* und seiner *Krankenversicherung* besteht ein *Vertrag*, d.h. eine auf *freiwilliger* Basis zustande gekommene Einigung. Dieser

---
[8] §§ 48, 52 des zum 01.01.2005 in Kraft tretenden Zwölften Buchs Sozialgesetzbuch, das an die Stelle des bisherigen Bundessozialhilfegesetzes tritt.

Einigung legt die private Krankenversicherung ihre *Allgemeinen Geschäftsbedingungen* zu Grunde, die *Allgemeinen Versicherungsbedingungen für die Krankheitskostenversicherung (MB/KK)*.

Aufgrund des Vertrages zahlt der Patient an die private Krankenversicherung *Beiträge*, die nach dem sog. *Anwartschaftsdeckungsverfahren* kalkuliert sind. Dahinter steckt im Grundsatz die Vorstellung, die Kosten der Versicherung für den einzelnen Patienten müssten durch seinen Beitrag gedeckt sein (*Äquivalenzprinzip*). Vereinfacht formuliert, wird der Beitrag des Einzelnen nach dem *Risiko* berechnet, das er für die Versichertengemeinschaft darstellt, wobei allerdings – um die im Alter immens steigenden Kosten aufzufangen – sog. *Altersrückstellungen* gebildet werden.

Ebenso besteht ein *Vertrag* zwischen dem *Patienten* und dem *Leistungserbringer*. Dass diese Feststellung nicht trivial ist, werden wir im Zusammenhang mit der gesetzlichen Krankenversicherung noch sehen. Abgesehen von Notfällen, in denen Ärzte natürlich helfen müssen, sind Patienten und Leistungserbringer frei darin, ob sie einen solchen Vertrag abschließen oder die Behandlung verweigern. Der Vertrag berechtigt die Patienten, die vereinbarten Leistungen (also ambulante oder stationäre Krankenbehandlung, Arznei-, Heil- oder Hilfsmittel und dergleichen) in Anspruch zu nehmen und begründet eine entsprechende Verpflichtung der Leistungserbringer, diese Leistungen zu erbringen. Im Gegenzug erhalten die *Leistungserbringer* einen *Vergütungsanspruch gegen den Patienten*, also nicht gegen seine Versicherung. Wonach sich die Höhe dieser Vergütung richtet, ist unterschiedlich geregelt:

Für *ambulante ärztliche Leistungen* ist die *Gebührenordnung für Ärzte (GOÄ)* maßgebend, die für einzelne Leistungen feste Beträge ausweist, die der Arzt nach seinem Ermessen mit einem Steigerungssatz von in der Regel zwischen 1,8 und 2,3 vervielfältigen darf.

Für die Leistung „*Untersuchung zur Erhebung des Ganzkörperstatus, gegebenenfalls einschließlich Dokumentation*", die nur abgerechnet werden darf, wenn eine Untersuchung der Haut, der sichtbaren Schleimhäute, der Brust- und Bauchorgane, der Stütz- und Bewegungsorgane, sowie eine orientierende neurologische Untersuchung stattgefunden haben (Ziff. 8 GOÄ), wird z.B. ein fester Betrag von 15,15 EUR als 1,0facher Satz und damit ein Höchstbetrag von 34,87 EUR als 2,3facher Satz festgelegt.

Über die ärztlichen Leistungen erhält der Privatpatient eine *Rechnung*, die Leistungen und Steigerungssätze aufschlüsseln muss. Er kann also unmittelbar anhand der Rechnung nachvollziehen, welche Leistungen abgerechnet werden und ob diese erbracht worden sind. Voraussetzung ist natürlich, dass er die Rechnung versteht.

Dazu muss er allerdings z.B. nachvollziehen können, ob bei ihm eine Ultraschalluntersuchung des Herzens als „eindimensionale echokardiographische Untersuchung mittels Time-Motion-Diagramm" (Ziff. 422 GOÄ; 26,82 EUR) oder als „zweidimensionale echokardiographische Untersuchung mittels Real-

Time-Verfahren" (Ziff. 423 GOÄ; 67,02 EUR) erbracht worden ist. Das Beispiel zeigt deutlich die Grenzen der Kontrollmöglichkeiten auf.

Die private Krankenversicherung ist nach Maßgabe der *MB/KK* dem Patienten zur *Kostenerstattung* verpflichtet. Die zentrale maßgebliche Vorschrift lautet auszugsweise:

> § 1 Gegenstand, Umfang und Geltungsbereich des Versicherungsschutzes
> (1) Der Versicherer bietet Versicherungsschutz für Krankheiten ... Er gewährt im Versicherungsfall ... in der Krankheitskostenversicherung Ersatz von Kosten für Heilbehandlung und sonst vereinbarte Leistungen.
> (2) Versicherungsfall ist die medizinisch notwendige Heilbehandlung einer versicherten Person wegen Krankheit oder Unfallfolgen.

Die Versicherung kann dabei feststellen, ob die Vorschriften der GOÄ ihrer Form nach eingehalten worden sind. Dagegen entzieht sich ihrer Kenntnis, ob die abgerechneten Leistungen tatsächlich erbracht worden sind und ob sie gegebenenfalls medizinisch notwendig waren.

Die Frage, was „medizinisch notwendig" ist und damit die Erstattungspflicht der Versicherung auslöst, ist seit kurzem durch eine Grundsatzentscheidung des für Streitigkeiten zwischen den Patienten und ihren privaten Versicherungen in letzter Instanz zuständigen *Bundesgerichtshofs* (BGH) geklärt. Der BGH hat gegen die bis dahin vorherrschende Meinung anderer Gerichte und Autoren entschieden:[9]

> Nach herrschender Meinung in Rechtsprechung und Literatur muss die Heilbehandlung zusätzlich unter Kostenaspekten vertretbar sein. Seien zwei medizinisch gleichwerte, kostenmäßig aber um ein Vielfaches auseinander liegende Möglichkeiten der Behandlung gegeben, so bestehe eine Leistungspflicht nur für die kostengünstigere. Eine zum gleichen Behandlungserfolg führende, erheblich teurere Heilbehandlung sei Luxus, jedoch keine notwendige Heilmaßnahme. Der Versichertengemeinschaft sei die Übernahme luxuriöser Behandlungen nicht zumutbar. Anderenfalls würden die versicherungstechnischen Kalkulationsgrundlagen gesprengt ... Diese Ansicht teilt der Senat nicht.
> Die Einbeziehung von Kostengesichtspunkten lässt sich § 1 Abs. 2 MB/KK ... nicht entnehmen. Allgemeine Versicherungsbedingungen sind so auszulegen, wie ein durchschnittlicher Versicherungsnehmer sie bei verständiger Würdigung ... verstehen muss. ... Ein solcher Versicherungsnehmer ... kann aus dem Wortlaut des § 1 Abs. 2 MB/KK nicht ersehen, dass auch finanzielle Aspekte bei der Beurteilung der medizinischen Notwendigkeit der Heilbehandlung eine Rolle spielen sollen. § 1 Abs. 2 MB/KK stellt nur auf die „medizinisch notwendige" ... Heilbehandlung ab.

---
[9] Urteil vom 12.03.2003 – IV ZR 278/01. In: *Neue Juristische Wochenschrift* 2003, 1596ff.

Zwischen der *privaten Krankenversicherung* und den *Leistungserbringern* besteht *im Regelfall kein Vertrag*.

b) Folgerungen

Die Entscheidung, welche finanziellen Mittel in der privaten Krankenversicherung insgesamt zur Verfügung stehen (Makroebene I), hängt vom Risiko der versicherten Beitragszahler ab. Tendenziell kann dieser Betrag damit unbegrenzt wachsen. *Kostensteigerungen* im *Gesundheitswesen*, gleichgültig ob sie auf dem medizinischen Fortschritt oder der steigenden Lebenserwartung der Versicherten beruhen, führen indessen zwangsläufig zu *Beitragserhöhungen*.

Diese haben in der PKV ein beträchtliches Ausmaß erreicht. Ein privat krankenversicherter Mann von 43 Jahren hatte im Jahr 1970 einen Monatsbeitrag von 79,30 DM zu zahlen. Derselbe Versicherte hätte bei Eintritt im Jahr 1993 bereits 526,00 DM monatlich zahlen müssen. Das entspricht einer Steigerung um 663% bzw. 8,6% jährlich. Der im Jahr 1970 eingetretene Beitragszahler musste 1993, also im Alter von 66 Jahren, bereits 815,00 DM zahlen. Darin kommt eine Steigerung von 928%, jährlich um 10,6% zum Ausdruck.[10]

Diese Entwicklung wird dadurch verschärft, dass die private Krankenversicherung auch die übrigen makro- und mikroökonomischen Entscheidungen kaum beeinflussen kann: Welcher Anteil der Versicherungsleistungen für welchen Leistungssektor zur Verfügung steht (Makroebene II) und wie viel Geld für welche Patientengruppen bzw. einzelnen Patienten ausgegeben werden muss, hängt angesichts der geschilderten geringen Kontroll- und Einflussmöglichkeiten der privaten Krankenversicherungen weitestgehend vom Inanspruchnahme-verhalten der Patienten ab.

Daraus ergibt sich für die bereits geschilderten Interessenlage der Beteiligten:

Den gleich laufenden Interessen der Patienten und der Leistungsbringer an Erbringung bzw. Gewährleistung einer optimalen medizinischen Versorgung steht keine der Anbieterdominanz adäquate Steuerungsmöglichkeit der Versichertengemeinschaft gegenüber (was in letzter Zeit auch von den privaten Krankenversicherungen als zunehmend misslich empfunden wird)[11]. Das Vergütungsinteresse der Leistungserbringer wird im Wesentlichen nur durch gesetzliche Gebührenregelungen, nicht jedoch durch Kontroll- und Steuerungsmöglichkeiten der Versichertengemeinschaft begrenzt. In entsprechend großzügigem Umfang wird dem Interesse der Patienten an Freistellung von Gesundheitsausgaben entsprochen. Das Interesse der Beitragszahler an bezahlbaren Beiträgen wird daher weniger durch das Kollektiv der Versichertenge-

---

[10] Vgl. hierzu und zum Folgenden das Gutachten der Unabhängigen Expertenkommission zur Untersuchung der Problematik steigender Beiträge der privat Krankenversicherten im Alter, in: *Bundestagsdrucksache* 13/4945.
[11] Vgl. hierzu ausführlich Weber: „Viele Ärzte rechnen falsch ab". In: *Süddeutsche Zeitung* vom 17.01.2004.

meinschaft wahrgenommen als vielmehr durch den Beitragszahler selbst, der gegebenenfalls seinen Versicherungsschutz reduzieren, z.B. mit zunehmenden Alter auf einen weniger komfortablen Tarif umsteigen muss.

Bereits dieser kurze Überblick zeigt, dass die private Krankenversicherung nicht das zentrale Feld der Ökonomisierung im Gesundheitswesen darstellt. Dieses liegt vielmehr in der gesetzlichen Krankenversicherung:

2. *Beziehungen zwischen Patienten, Leistungserbringern und Versicherung in der gesetzlichen Krankenversicherung*

a) Grundstrukturen

Der „Bauplan" der gesetzlichen Krankenversicherung ist – wie der Name schon andeutet – umfassend *in oder aufgrund gesetzlicher Regelungen* verankert. Die wichtigsten davon stehen im *Fünften Buch Sozialgesetzbuch (SGB V)*, aufgrund dessen wiederum eine Vielzahl von Rechtsverordnungen, Satzungen, Richtlinien und sog. Normenverträgen ergangen sind. Zu Einzelheiten kommen wir später.

Anders als in der privaten Krankenversicherung kommt zwischen den Patienten und ihren Versicherungen in der gesetzlichen Krankenversicherung *kein Vertrag* zustande. In der Mehrzahl der Fälle besteht die *Mitgliedschaft* vielmehr *kraft Gesetzes*. Die entsprechenden gesetzlichen Regelungen sind so weitgehend, dass rund *90% der Bevölkerung* Mitglied einer gesetzlichen Krankenkasse sind.

So bestimmt z.B. *§ 5 Abs. 1 Nr. 1 SGB V*:

> Versicherungspflichtig sind Arbeiter, Angestellte und zu ihrer Berufsausbildung Beschäftigte, die gegen Arbeitsentgelt beschäftigt sind.

Die Versicherungspflicht besteht nur dann nicht, wenn eine bestimmte Einkommensgrenze überschritten wird. Sie liegt zurzeit bei einem Bruttomonatseinkommen von 3.487,50 EUR.[12]

Daneben sind z.B. die Empfänger bestimmter staatlicher Lohnersatzleistungen (Arbeitslosengeld, z.T. auch Rente), bestimmte Selbständige (Landwirte und Künstler) und Studenten pflichtversichert. Die Pflichtversicherung schließt – was ganz wichtig ist – jeweils auch die engsten Angehörigen (Ehegatte, Lebenspartner, Kinder) mit ein (sog. *Familienversicherung*), soweit diese nicht z.B. ihrerseits selbständig sind oder nennenswertes eigenes Einkommen haben.

---

[12] In der entsprechenden Erhöhung zum 01.01.2003 liegt keine Verletzung der Grundrechte privater Krankenversicherungen auf wirtschaftliche Betätigungsfreiheit; vgl. Bundesverfassungsgericht, Beschl. v. 04.02.2004 – Az 1 BvR 1103/03.

Wer nicht kraft Gesetzes pflichtversichert ist, kann der gesetzlichen Krankenversicherung unter bestimmten weiteren Voraussetzungen *freiwillig beitreten*. Diese Möglichkeit besteht insbesondere für solche Arbeitnehmer, die aufgrund von Gehaltserhöhungen aus der Pflichtversicherung „hinausrutschen" und sich – z.B. wegen des altersbedingt zu hohen Beitrages – nicht privat versichern wollen.

Die *Beiträge* der Krankenkassen werden dabei – anders als in der privaten Krankenversicherung – nicht nach dem Risiko berechnet, das der einzelne Beitragszahler für die Versichertengemeinschaft darstellt, sondern *nach* seiner *finanziellen Leistungsfähigkeit*. Diese wird bei *pflichtversicherten Arbeitnehmern* durch die Höhe des *Bruttolohns* bestimmt, wobei *Arbeitgeber und Arbeitnehmer* die Beiträge *je zur Hälfte* tragen.[13] Bei den *freiwillig Versicherten* fließen auch noch weitere Einnahmen, z.B. aus *Kapitalertrag* oder aus *Vermietung und Verpachtung* in die Beitragsberechnung ein.

Auch der *Leistungsanspruch* des versicherten Patienten beruht in der gesetzlichen Krankenversicherung – ebenso wie seine Mitgliedschaft – *nicht auf Vertrag*, und zwar weder mit der Versicherung selbst noch mit dem Leistungserbringer, *sondern auf Gesetz*. Dabei gelten folgende *Grundnormen des SGB V*:

> § 1 Solidarität und Eigenverantwortung
>
> Die Krankenversicherung als Solidargemeinschaft hat die Aufgabe, die Gesundheit der Versicherten zu erhalten, wiederherzustellen und ihren Gesundheitszustand zu bessern. Die Versicherten sind für ihre Gesundheit mit verantwortlich; sie sollen durch eine gesundheitsbewusste Lebensführung, durch frühzeitige Beteiligung an gesundheitlichen Vorsorgemaßnahmen sowie durch aktive Mitwirkung an Krankenbehandlung und Rehabilitation dazu beitragen, den Eintritt von Krankheit und Behinderung zu vermeiden oder ihre Folgen zu überwinden. Die Krankenkassen haben den Versicherten dabei durch Aufklärung, Beratung und Leistung zu helfen und auf gesunde Lebensverhältnisse hinzuwirken.
>
> § 2 Leistungen
>
> (1) Die Krankenkassen stellen den Versicherten die im Dritten Kapitel genannten Leistungen unter Beachtung des Wirtschaftlichkeitsgebotes (§ 12) zur Verfügung, soweit diese Leistungen nicht der Eigenverantwortung des Versicherten zugerechnet werden. ... Qualität und Wirksamkeit der Leistungen haben dem allgemein anerkannten Stand der medizinischen Erkenntnisse zu entsprechen und den medizinischen Fortschritt zu berücksichtigen.

---

[13] Vgl. im Einzelnen §§ 226 Abs. 1 Nr. 1, 249 Abs. 1 SGB V.

Die medizinische *Leistung* wird also *rechtlich betrachtet durch die Krankenkasse* erbracht, und nicht etwa durch den Leistungserbringer, also z.B. den Arzt oder Apotheker.

Das Verhältnis zwischen Leistungserbringer und Patient wird im SGB V an einer einzigen Stelle berührt, nämlich in § 76 Abs. 4 SGB V. Danach verpflichtet die Übernahme der Behandlung den Arzt „*dem Versicherten gegenüber zur Sorgfalt nach den Vorschriften des bürgerlichen Vertragsrechts*". Das bedeutet, dass der Arzt für „Kunstfehler" bei einem Kassenpatienten genauso verantwortlich und haftbar ist wie bei einem Privatpatienten.[14]

Nun ist es aber offensichtlich, dass die Krankenkassen selbst nicht in der Lage sind, medizinische Leistungen zu erbringen, und zwar schon deshalb nicht, weil sie nicht über das dafür erforderliche angestellte Personal verfügen. Aus diesem Grund regelt das SGB V, dass die *Krankenkassen* mit den *Leistungserbringern Verträge* zu schließen haben. Dabei gibt es für die unterschiedlichen Arten von Leistungserbringern (Ärzte, Krankenhäuser, Physiotherapeuten usw.) ganz unterschiedliche Vorschriften und Regelungssysteme. Während die meisten davon vorsehen, dass die Leistungserbringer unmittelbar von den Krankenkassen als Gegenleistung für die Versorgung der bei ihnen versicherten Patienten eine Vergütung erhalten, liegen die Dinge bei den Ärzten noch wesentlich komplizierter. Das ärztliche Vertragssystem verdient daher eine besondere Betrachtung:

Die Patienten können in der ambulanten Versorgung frei wählen zwischen den zugelassenen Ärzten und medizinischen Versorgungszentren sowie den ermächtigten Ärzten und den aufgrund eines Vertrages mit den Krankenkassen an der ambulanten Versorgung teilnehmenden Krankenhäusern (*§ 76 Abs. 1 SGB V*; sog. *freie Arztwahl*). Dabei ist nicht jeder Arzt, der über eine Approbation verfügt, automatisch auch zugelassener Arzt. Vielmehr benötigt er hierfür eine *Zulassung*, kraft derer er *Mitglied* seiner *Kassenärztlichen Vereinigung* wird und die ihn zur *Teilnahme an der vertragsärztlichen Versorgung berechtigt und verpflichtet* (§ 95 Abs. 3 Satz 1 SGB V). Dasselbe gilt z.B. für medizinische Versorgungszentren und die darin angestellten Ärzte (§ 95 Abs. 3 Satz 2 SGB V). Mit der Zulassung wird der Arzt bzw. Zahnarzt zum *Vertragsarzt* bzw. *Vertragszahnarzt*).[15]

Die Verpflichtung zur Teilnahme an der vertragsärztlichen Versorgung bedeutet:

- Der Vertragsarzt muss *Sprechstunden* abhalten, und zwar „*entsprechend dem Bedürfnis nach einer ausreichenden und zweckmäßigen vertragsärztlichen Versorgung*".[16] Das schließt z.B. eine Nebentätigkeit im Umfang von

---

[14] Vgl. hierzu Ruth Schimmelpfeng-Schütte, in: *Medizinrecht* 2002, 286 <288>.
[15] Wenn im Folgenden von „Vertragsarzt" die Rede ist, sind damit immer auch die Vertragszahnärzte gemeint. Ebenso schließt der Begriff „Kassenärztliche Vereinigung" die Kassenzahnärztlichen Vereinigungen mit ein.
[16] § 17 Abs. 1 Satz 1 Bundesmantelvertrag, für Ärzte.

mehr als 13 Stunden wöchentlich aus.[17] Er darf die Behandlung von Kassenpatienten *nur in begründeten Fällen ablehnen*[18] (z.B. bei Überlastung, aber auch bei zerstörtem Vertrauensverhältnis).
- Der Vertragsarzt muss darüber hinaus die gesetzlichen, vertraglichen und sonstigen Bestimmungen beachten[19] und darf *grundsätzlich keine Vergütung von den Patienten* verlangen.[20] (Ein Ausnahmefall besteht z.B. dann, wenn es sich um Leistungen handelt, die im Rahmen der gesetzlichen Krankenversicherung nicht zur Verfügung gestellt werden und der Patient ausdrücklich sein schriftliches Einverständnis erklärt.)

An die Stelle der vertraglichen Leistungspflicht tritt damit die gesetzliche Leistungspflicht aus dem Status als Vertragsarzt. Statt einer Vergütung unmittelbar durch den Patienten bekommt der Vertragsarzt ein *vertragsärztliches Honorar*, das aufgrund eines äußerst komplizierten, im Wesentlichen zweistufigen Mechanismus berechnet wird:
- Die *Krankenkassen bzw. ihre Landesverbände* vereinbaren mit den *Kassenärztlichen Vereinigungen* die sog. *Gesamtvergütung*. Mit der Zahlung dieser Gesamtvergütung durch die Krankenkassen an die Kassenärztlichen Vereinigungen sind prinzipiell alle vertragsärztlichen Leistungen abgegolten.[21] Die Gesamtvergütung ist ein Teil des Beitragsaufkommens und wird regelmäßig in Höhe einer *Kopfpauschale je Versichertem* gezahlt,[22] also wiederum unabhängig von dessen individuellem Risiko oder der von ihm tatsächlich in Anspruch genommenen ärztlichen Leistungen.
- Die Gesamtvergütung wird sodann von der *Kassenärztlichen Vereinigung* an die *Vertragsärzte* verteilt, und zwar aufgrund des sog. *Honorarverteilungsmaßstabs*, der von der Vertreterversammlung der Vertragsärzte, einem demokratisch gewählten Gremium, als *Satzung* beschlossen wird.

---

[17] Bundessozialgericht, in: SozR 3-5520 § 20 Nr. 3.
[18] § 13 Abs. 7 Satz 1 Bundesmantelvertrag, für Ärzte.
[19] § 16 Bundesmantelvertrag, für Ärzte.
[20] § 18 Abs. 1 Bundesmantelvertrag, für Ärzte.
[21] § 85 Abs. 2 Satz SGB V.
[22] Vgl. zu dieser Möglichkeit § 85 Abs. 2 Satz 2 SGB V; in der vertragszahnärztlichen Versorgung ist es dagegen üblich, die zahnärztlichen Leistungen nach *Einzelleistungen* zu vergüten, wobei dann allerdings die Höhe der Gesamtvergütung begrenzt wird durch eine nach der Anzahl der Versicherten berechnete Vergütungsobergrenze (vgl. § 85 Abs. 2 Satz 7 SGB V).

Zur Verdeutlichung dieser komplexen Abläufe das folgende Schema:

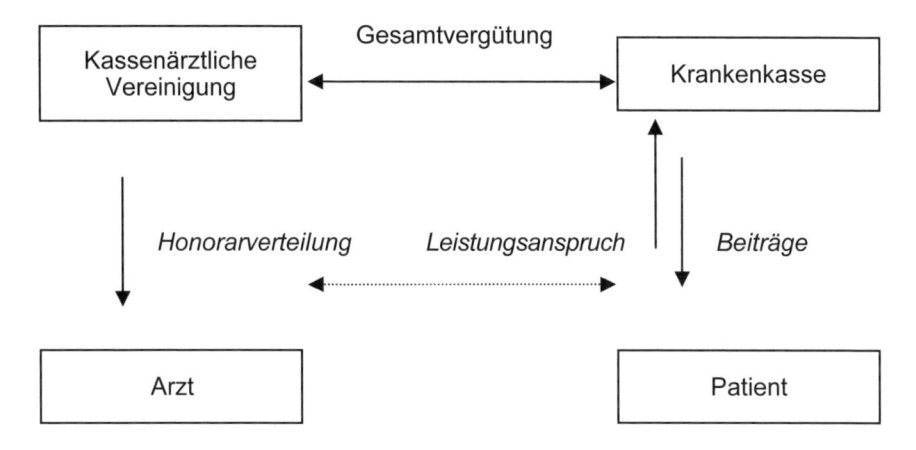

```
                    Gesamtvergütung
┌──────────────┐  ◄─────────────────►  ┌──────────────┐
│ Kassenärztliche │                    │  Krankenkasse │
│  Vereinigung  │                      │              │
└──────┬───────┘                       └──────▲───────┘
       │                                      │
       │                                      │
       │                                      ▼
       │   Honorarverteilung  Leistungsanspruch   Beiträge
       │               ◄─────────────────►
       ▼                                      
┌──────────────┐                       ┌──────────────┐
│     Arzt     │                       │   Patient    │
└──────────────┘                       └──────────────┘
```

Aus dem Schema ergibt sich unmittelbar, dass die Vertragsärzte ihre „Rechnung" nicht an die Versicherten schicken, sondern an die Kassenärztliche Vereinigung. Da die von diesen zu verteilende Gesamtvergütung (ebenso wie das Beitragsaufkommen der Krankenkassen) ihrer Höhe nach aber nicht davon abhängt, welche Leistungen erbracht worden sind, ist es praktisch ausgeschlossen, dass die Vertragsärzte – wie die Ärzte in der privaten Krankenversicherung – nach festen Beträgen abrechnen. Stattdessen sind die von ihnen erbrachten Leistungen im *Einheitlichen Bewertungsmaßstab* (*EBM*) mit Punkten bewertet. Teilt man nun die Gesamtvergütung durch die Summe der von allen Vertragsärzten angeforderten und anerkannten Punkte, so erhält man den sog. *Punktwert*, der letztlich über die Vergütung entscheidet.

Beispiel: Die Leistung „Erhebung des Ganzkörperstatus", die – wie gesehen – in Nr. 8 GOÄ mit bis zu 34,87 EUR bewertet ist, ist in Nr. 60 EBM mit 320 Punkten bewertet. Beträgt der Punktwert z.B. 0,05 EUR, so erhält der Vertragsarzt für diese Leistung 16,00 EUR. Beträgt er dagegen, weil viele Punkte angefordert worden sind, nur 0,03 EUR, so erhält der Vertragsarzt für dieselbe Leistung nur 9,60 EUR.

b) Folgerungen

Die Frage, welches „Budget" für Gesundheitsausgaben zur Verfügung steht (*Makroebene I*), hängt in der gesetzlichen Krankenversicherung nicht von der Inanspruchnahme der medizinischen Leistungen ab, sondern von der *Einkommensentwicklung der Versicherten*. Damit stellt sich die beschriebene Interessenlage der am Gesundheitswesen Beteiligten hier in wesentlich größerer Deutlichkeit als in der privaten Krankenversicherung.

Führen nämlich steigende Gesundheitsausgaben zu steigenden Beiträgen, so belastet dies nicht nur die Einkommen der Versicherten und verringert damit

Spielräume für sonstige Ausgaben. Da bei den Arbeitnehmern die Hälfte der Beiträge vom Arbeitgeber getragen wird, erhöhen sich vielmehr unmittelbar auch die Arbeitskosten. Die Effekte sind bekannt: Die Quote der legalen (und damit beitragspflichtigen) Erwerbsarbeit sinkt, während Arbeitslosigkeit und Schwarzarbeit zunehmen. Diese unerwünschten Wirkungen erhöhen sehr viel stärker als in der privaten Krankenversicherung den Druck, die Beitragssätze zu stabilisieren und nach Möglichkeit sogar zu senken.

Im Kern kommt dies zum Ausdruck im sog. *Grundsatz der Beitragssatzstabilität*, der in § 71 Abs. 1 Satz 1 SGB V geregelt ist[23] und folgenden Wortlaut hat:

> Die Vertragspartner auf Seiten der Krankenkassen und der Leistungserbringer haben die Vereinbarungen über die Vergütungen nach diesem Buch so zu gestalten, dass Beitragssatzerhöhungen ausgeschlossen werden, es sei denn, die notwendige medizinische Versorgung ist auch nach Ausschöpfung von Wirtschaftlichkeitsreserven ohne Beitragssatzerhöhungen nicht zu gewährleisten (Grundsatz der Beitragssatzstabilität).

Damit sind aus interessenorientierter Betrachtung die wesentlichen Stoßrichtungen zur Begrenzung des Beitragssatzanstiegs bereits vorgegeben:

Der *Leistungsanspruch* der *Patienten* wird *beschränkt* auf die *notwendige medizinische Versorgung*, wobei *Wirtschaftlichkeitsreserven auszuschöpfen* sind. Mit dieser Problematik beschäftigt sich der Zweite Abschnitt.

Der *Vergütungsanspruch* der *Leistungserbringer* ist so zu gestalten, dass *Beitragssatzerhöhungen grundsätzlich ausgeschlossen* werden. Auch insoweit gilt der Grundsatz, dass *Wirtschaftlichkeitsreserven auszuschöpfen* sind. Hierum geht es im Dritten Abschnitt.

Im einen wie im anderen Fall bedeutet das Gebot, *Wirtschaftlichkeitsreserven auszuschöpfen*, nichts anderes als die *Anwendung des ökonomischen Prinzips* in der gesetzlichen Krankenversicherung. Die zur Verfügung stehenden Mittel sollen also so eingesetzt werden, dass sie einen größtmöglichen Nutzen erzielen. Gleichzeitig soll der Leistungsanspruch des Patienten mit geringstmöglichem Aufwand befriedigt werden.

(2) Die Ökonomisierung der Medizin und die Begrenzung des Leistungsanspruchs des Patienten

I. Möglichkeiten der Begrenzung des Leistungsanspruchs

Orientiert man sich an den Interessen der Patienten an einer optimalen medizinischen Versorgung bei umfassender Freistellung von Gesundheitsausgaben, so ergeben sich zwei prinzipielle Möglichkeiten, den Leistungsanspruch zu begrenzen:

---

[23] Vgl. hierzu ausführlich Ulrich Freudenberg: *Beitragssatzstabilität in der gesetzlichen Krankenversicherung.*

- die Beschränkung des Versorgungsniveaus
- die Beschränkung des Umfangs, in dem der Versicherte von Gesundheitsausgaben frei gestellt wird.

Die zweite Alternative, die gemeinhin mit den Begriffen *Selbstbehalt* oder *Selbstbeteiligung* umschrieben wird, ermöglicht es, den Leistungskatalog an sich unberührt zu lassen und den Patienten stattdessen in einem bestimmten Umfang an den für ihn veranlassten Gesundheitsausgaben zu beteiligen. Hiervon erhofft man sich einmal einen *Kostendämpfungseffekt*, zum anderen eine *Steuerungswirkung* im Sinne einer *kostenbewussteren Inanspruchnahme* von Gesundheitsleistungen.[24]

Die erste Alternative läuft dagegen auf eine Beschränkung des Leistungskatalogs hinaus. Sie ist in drei Formen mit unterschiedlicher Belastungsintensität für den Patienten vorstellbar:
- als *Rationalisierung* im Sinne eines Ausschöpfens von Wirtschaftlichkeitsreserven
- als *Leistungsausschluss*, wobei man für den Fall, dass es sich um den Ausschluss einer medizinisch notwendigen Leistung handelt, von *Rationierung* spricht.[25]

II. Die Beschränkung des Leistungsanspruchs durch Rationalisierung

1. Grundlagen

Das ökonomische Prinzip besagt auf der Mikroebene, insbesondere also bei der „Allokation am Krankenbett", dass das angestrebte Ziel mit möglichst geringem Kosteneinsatz erreicht werden soll. Seine Umsetzung in der Praxis macht die Beantwortung von zwei Fragen erforderlich:
- Was ist das „angestrebte Ziel"?
- Auf welche Weise soll der Kosteneinsatz minimiert werden?

Die „*angestrebten Ziele*" werden dabei vom Gesetzgeber durch die gesetzlich verbrieften *Leistungsansprüche* vorgegeben:[26] Sie bestehen in der

- *Verhütung von Krankheiten*, Empfängnisverhütung, Sterilisation und Schwangerschaftsabbruch
- *Früherkennung* von Krankheiten
- *Krankenbehandlung*, d.h. *Erkennung, Heilung, Verhütung* der *Verschlimmerung* einer *Krankheit* und *Linderung* von *Krankheitsbeschwerden*

---

[24] Vgl. hierzu im Einzelnen unten unter IV., 184.
[25] Robert Francke, in: *Gesundheitsrecht* 2003, 97 <98>.
[26] Vgl. §§ 11 Abs. 1, 27 Abs. 1 SGB V

Die *Minimierung des Kosteneinsatzes* geschieht in der Regel durch den *Abbau von Über-* und *Fehlversorgung*. Dabei entsteht
- Überversorgung, wenn Leistungen zwar geeignet, aber nicht erforderlich sind
- Fehlversorgung, wenn Leistungen unzweckmäßig, also ungeeignet sind.

Speziell der Abbau von *Fehlversorgung* wird gemeinhin auch als *Qualitätssicherung* umschrieben.

2. Abbau von Überversorgung: Das Wirtschaftlichkeitsgebot

Alle Leistungen der gesetzlichen Krankenversicherung stehen unter dem allgemeinen Wirtschaftlichkeitsgebot, das in § 12 Abs. 1 SGB V im Zweiten Abschnitt des Dritten Kapitels „Leistungen der Krankenversicherung" unter der Überschrift „Gemeinsame Vorschriften" steht und daher zu den durchgängigen Prinzipien des gesamten Leistungsrechts zählt. Es lautet:

> Die Leistungen müssen ausreichend, zweckmäßig und wirtschaftlich sein; sie dürfen das Maß des Notwendigen nicht überschreiten. Leistungen, die nicht notwendig oder unwirtschaftlich sind, können Versicherte nicht beanspruchen, dürfen die Leistungserbringer nicht bewirken und die Krankenkassen nicht bewilligen.

Die Regelung nimmt bewusst alle wesentlichen Akteure des Gesundheitswesens, nämlich die Patienten, die Leistungserbringer und die Versicherungen mit „ins Boot" und verpflichtet sie gemeinschaftlich auf die Wirtschaftlichkeit. Darin liegt ein wesentlicher Unterschied zur privaten Krankenversicherung, wo der Leistungsanspruch – wie gesehen – lediglich auf das medizinisch Notwendige, nicht jedoch Wirtschaftliche beschränkt ist.

Die Einbeziehung aller einzelnen Beteiligten zeigt zudem, wo in erster Linie die an das Wirtschaftlichkeitsgebot des § 12 Abs. 1 SGB V anknüpfenden Allokationsentscheidungen getroffen werden: nämlich auf der *Mikroebene*, also bei der konkreten Zuordnung einer bestimmten Leistung zu einem bestimmten Patienten.

Die Frage, welche rechtliche Relevanz bei dieser Zuordnung der – zusätzlichen – Beschränkung auf das „Wirtschaftliche" zukommt, rührt an zentrale Fragen und Besorgnisse der Gesundheitsdiskussion:
- Beinhaltet das Gebot der Wirtschaftlichkeit in der gesetzlichen Krankenversicherung die Etablierung einer „*Zwei-Klassen-Medizin*" im Verhältnis zur privaten Krankenversicherung?
- Bedeutet es, dass sich die gesetzliche Krankenversicherung lediglich auf eine „*Grundversorgung*" zurückzieht?

Mindestens ebenso spannend wie die Frage, was „wirtschaftlich" im Sinne des § 12 Abs. 1 SGB V heißt, ist dabei allerdings, welche Bedeutung ihm nach dem eindeutigen Wortlaut der Vorschrift nicht beigemessen werden kann:

Das „Wirtschaftlichkeitsgebot"
- erlaubt keine Rationierungsentscheidungen („nur solange der Vorrat erreicht")
- eröffnet keine Ermessensspielräume, wo diese nicht ausdrücklich vorgesehen sind.

Die übrigen Fragen werden schlaglichtartig beleuchtet in einem typischen Fall aus der Spruchpraxis des für Streitigkeiten zwischen gesetzlich versicherten Patienten und ihren Krankenkassen letztinstanzlich zuständigen Bundessozialgerichts (BSG):

Fall:[27]

Die 1963 geborene Patientin ist auf Grund eines 1980 erlittenen Motorradunfalls links beinamputiert. Sie ist Mutter zweier Kinder von zwei und sieben Jahren. Sie besitzt zwei von der Krankenkasse bezahlte Prothesen, mit denen sie ein gutes Gangbild erreicht. Nunmehr begehrt sie die Versorgung mit einem sog. *C-leg*, das laut Kostenvoranschlag rd. 20.000 EUR kosten soll und das ihr Arzt ihr verordnet hat. Das C-leg ist eine computergesteuerte Prothese, die praktisch ein „Laufen ohne zu denken" ermöglicht. Zur Begründung verweist die Patientin darauf, sie könne sich nur mit dem C-leg auf unebenem Gelände schnell und sicher bewegen und auf diese Weise ihre Kinder bei bestimmten Freizeitaktivitäten (Spielen im Freien) sicher begleiten. Die Krankenkasse beruft sich auf *„Überversorgung"*, weil es der Patientin zuzumuten sei, sich mit den ihr zur Verfügung stehenden Prothesen vorsichtig zu bewegen.

Die *Vorfrage*, die sich das BSG nicht mehr ausdrücklich stellt, weil ihre Beantwortung für die Gerichte inzwischen zu einer Selbstverständlichkeit geworden ist, die sich dem unbefangenen Beobachter aber möglicherweise aufdrängt, lautet dabei: Aus welchen Gründen und inwiefern sind die hier getroffenen Entscheidungen und die darin liegende Konkretisierung des Wirtschaftlichkeitsgebotes *überhaupt einer gerichtlichen Kontrolle zugänglich?*

Dazu muss man sich zunächst klar machen, dass es im Kern um *zwei Entscheidungen* geht:
- die *ärztliche Verordnung*
- die *Weigerung der Krankenkasse*, dieser Verordnung zu entsprechen

Wenn die Rechtsprechung diese beiden Entscheidungen vollständig überprüft, dann bedeutet das gleichzeitig, dass sie weder dem Arzt im Rahmen seiner Therapieentscheidung noch der Krankenkasse einen Entscheidungs- oder *Be-*

---
[27] Bundessozialgericht, Urt. v. 06.06.2002 – B 3 KR 68/01 R. In: SozR 3-2500 § 33 Nr. 44.

urteilungsspielraum einräumt. Ein solcher ist aber auch nicht geboten. Denn der Arzt und der Patient einerseits und die Krankenkasse als Versichertengemeinschaft andererseits verfolgen in dem zur Entscheidung anstehenden Konflikt entgegengesetzte Interessen (optimale medizinische Versorgung einerseits, Ausgabenbegrenzung andererseits). Die Anerkennung von Entscheidungsspielräumen an dieser Stelle würde zwangsläufig zur Überbetonung einer dieser beiden Interessen führen.

Wir werden indessen zu einem späteren Zeitpunkt sehen, dass keineswegs alle, sondern vielmehr nur eine Minderheit der Therapieentscheidungen des Arztes einer solchen Kontrolle unterliegen.[28] Dies hängt nicht zuletzt damit zusammen, dass sie zwingend eine einzelfallbezogene Entscheidungsmöglichkeit der Krankenkasse über die Allokation der Leistung voraussetzt. Bei der Versorgung mit Hilfsmitteln (wie einem C-leg) ist das der Fall. Bei der Mehrheit der ärztlichen Entscheidungen, wie z.B. der Durchführung diagnostischer oder therapeutischer Maßnahmen in der Praxis oder der Verordnung von Arzneimitteln auf „Kassenrezept" ist eine (vorherige oder nachträgliche) Bewilligungsentscheidung der Krankenkasse aber gar nicht erforderlich.

Das BSG stellt bei seinen Überlegungen zunächst heraus, dass die Patientin nach den eingeholten Sachverständigengutachten in der Lage ist, das C-leg zu benutzen. Wäre das nicht der Fall, würde es sich nämlich um eine Fehlversorgung handeln, die mit Blick auf das Wirtschaftlichkeitsgebot keinesfalls beansprucht werden kann. Sodann widmet es sich den beiden durch den Fall aufgeworfenen Kernfragen:

- Führt die Möglichkeit, die Behinderung durch erhöhte Wachsamkeit auszugleichen, zur „Unwirtschaftlichkeit" der Versorgung? Anders formuliert: Kann ein Behinderter mit Blick auf das Gebot der Wirtschaftlichkeit zu größerer Eigenverantwortung gezwungen werden?
- Führen die gegenüber einer konventionellen Versorgung erheblich erhöhten Mehrkosten zur Unwirtschaftlichkeit? Anders formuliert: Muss mit Blick auf das Gebot der Wirtschaftlichkeit eine Abwägung zwischen dem „Benefit" für die Patientin und den Kosten für die Versichertengemeinschaft abgewogen werden?

Das BSG beantwortet diese Fragen – auszugsweise zitiert – wie folgt:

> Das Wirtschaftlichkeitsgebot *schließt* ... eine *Leistungspflicht der Krankenversicherung* für solche Innovationen *aus*, die nicht die Funktionalität, sondern *in erster Linie Bequemlichkeit und Komfort* bei der Nutzung des Hilfsmittels betreffen. Die Verbesserungen durch das C-leg bestehen nicht nur in einer größeren Bequemlichkeit, auf die ohne Nachteile für die Funktionssicherheit verzichtet werden könnte. Die Klägerin kann deshalb nicht darauf verwiesen werden, schon durch entsprechende Vorsicht Stürze beim

---

[28] Vgl. dazu (3) II., 190.

> Gehen auf unebenem Gelände oder beim Berg- und Treppabgehen zu vermeiden. Es mag zwar zutreffen, dass die zusätzliche Standsicherheit, die durch die automatische Steuerung der Prothese erzielt wird, zum Teil durch eine größere Vorsicht kompensiert werden kann. Das ist aber immer dann nicht der Fall, wenn die eigene Sicherheit zurücktreten muss, weil andere Gefahren abzuwenden sind, etwa bei der Beaufsichtigung der Kinder, oder wenn eine größere Gefahr als die eines Sturzes rasches Laufen erfordert.
> Die Krankenkasse kann sich zur Abwendung ihrer Leistungspflicht auch nicht auf die erheblichen Mehrkosten der Versorgung berufen. Soweit der Senat in anderem Zusammenhang ausgeführt hat, zwischen den Kosten und dem Gebrauchsvorteil des Hilfsmittels müsse eine „begründbare Relation" bestehen ..., war damit keine zusätzliche *Kosten-Nutzen-Erwägung* gemeint.
> ... Sie kann allenfalls dann *geboten* sein, *wenn* der *zusätzliche Gebrauchsvorteil* des Hilfsmittels *im Alltagsleben eher gering*, die dafür anfallenden *Kosten* im Vergleich zu einem bisher als ausreichend angesehenen Versorgungsstandard als *unverhältnismäßig hoch* einzuschätzen sind. Der Schutz der Solidargemeinschaft vor Überforderungen kann dann gerade im Interesse der vordringlich auf Hilfe angewiesenen behinderten Menschen Einschränkungen erfordern. Ein solcher Sachverhalt liegt hier nicht vor. Die mit dem C-leg verbundenen Funktionsvorteile wirken sich nicht nur am Rande des Alltagslebens, sondern im Lebensmittelpunkt der Klägerin aus, nämlich im Familienleben.

Der Entscheidung lassen sich zur Konkretisierung des Wirtschaftlichkeitsgebotes mehrere wichtige Tendenzen entnehmen:
- Wirtschaftlich ist nur eine solche medizinische Leistung, die das Behandlungsziel in einem *funktionalen Sinne* fördert. Ist das der Fall, kann auch eine teure Leistung beansprucht werden. Wenn also in der öffentlichen Diskussion davon gesprochen wird, die gesetzliche Krankenversicherung ermögliche keine „Luxusversorgung", so ist dies nur insoweit richtig, als Leistungen nicht geschuldet sind, die in erster Linie den Komfort und die Bequemlichkeit verbessern.
- Das Wirtschaftlichkeitsgebot fordert diese funktionale Betrachtung nur mit Blick auf den *individuellen Patienten*. Es lässt einen Ausschluss von Leistungen danach, ob sie volkswirtschaftlich oder gesellschaftspolitisch einen Sinn machen, nicht zu.
- Das Wirtschaftlichkeitsgebot verlangt zwar eine *Kosten-Nutzen-Analyse*. Diese bedeutet indessen nicht, dass einem Patienten im Sinne einer „Zwei-Klassen-Medizin" oder „Grundversorgung" eine technische Innovation von messbarem Nutzen mit der Begründung versagt werden könnte, die Kosten seien zu hoch. Vielmehr gebietet die Analyse in erster Linie die Feststellung, ob ein solcher Nutzen in dem oben dargestellten Sinne besteht. Ist das der Fall, ist die Versagung der Leistung mit Blick auf die Kosten nur dann

statthaft, wenn ein geringer Zusatznutzen einem hohen zusätzlichen finanziellen Aufwand gegenübersteht, zwischen beidem also gewissermaßen ein *grobes Missverhältnis* besteht.

Bemerkenswert ist in diesem Zusammenhang allerdings der „Schlenker" des BSG zum Schutz der Solidargemeinschaft vor Überforderung. Das Gericht stellt damit klar, dass die Gemeinschaft der Versicherten bei begrenzten finanziellen Mitteln vorrangig darauf achten muss, die Versorgung der „vordringlich auf Hilfe angewiesenen behinderten Menschen" – zu gewährleisten. Das entspricht einer verbreiteten sozialpolitischen Forderung nach Konzentration der sozialen Sicherungssysteme auf die „wirklich Bedürftigen".

Dass eine Leistung ausgeschlossen ist, weil sie entweder eine „Luxusversorgung" darstellt oder aber das Therapieziel nicht wesentlich funktional fördert, ist dabei keineswegs nur eine theoretische Überlegung, sondern kommt in der Praxis regelmäßig vor.

So gibt es z.B. bei Haarausfall wegen einer Chemotherapie nur einen Anspruch auf Versorgung mit einer Kunst-, nicht mit einer Echthaarperücke.[29] Zwischen mehreren verschiedenartigen, zur Versorgung jedoch gleichermaßen geeigneten Hilfsmitteln (z.B. Shoprider und Elektrorollstuhl) besteht ein Wahlrecht[30] nur dann, wenn der Patient nicht mit einem von ihnen bereits versorgt ist.[31] Ebenso darf die Krankenkasse im Rahmen der Erstattung von Fahrtkosten z.B. die Leistung auf die Benutzung eines Sammeltransportes statt eines Taxis beschränken.[32] In allen diesen Fällen werden die Patienten durch das geltende Recht nicht daran gehindert, sich die teurere Leistung zu beschaffen. Vielmehr beschränkt sich lediglich ihr Erstattungsanspruch auf den Preis der „wirtschaftlichen" Leistung.[33] Das entspricht dem in § 1 SGB V festgelegten *Verhältnis von Solidarität und Eigenverantwortung* und führt darüber hinaus auch nicht zu einer unangemessenen Benachteiligung solcher Leistungserbringer, die aufwändigere Leistungen am Markt anbieten.

Der Gesetzgeber hat sich nicht darauf beschränkt, zur Vermeidung einer Überversorgung alle Leistungen der gesetzlichen Krankenversicherung „nur" dem allgemeinen Wirtschaftlichkeitsgebot zu unterwerfen. Vielmehr ist dieses Gebot an zahlreichen Stellen konkretisiert worden. Teilweise hat der Gesetzgeber diese Konkretisierungen selbst vorgenommen, teilweise überlässt er sie Gremien der *gemeinsamen Selbstverwaltung*.

So bestimmt z.B. § 40 SGB V, dass stationäre Rehabilitationsleistungen (also eine Kur in einer Kurklinik) nur bewilligt werden darf, wenn ambulante Kurleistungen (z.B. in einem wohnortnahen Reha-Zentrum oder in Form einer

---

[29] Bundessozialgericht, Urt. v. 23.07.2002 – B 3 KR 66/01 R. In: SozR 3-2500 § 33 Nr. 45.
[30] Bundessozialgericht, Urt. v. 03.11.1999 – B 3 KR 16/99 R. In: SozR 3-2500 § 33 Nr. 1.
[31] Bundessozialgericht, Urt. v. 03.11.1999 – B 3 KR 15/99 R. In: *Urteilssammlung für die gesetzliche Krankenversicherung* 9969.
[32] Bundessozialgericht, Urt. v. 30.01.2001 – B 3 KR 2/00 R. In: SozR 3-2500 § 60 Nr. 3.
[33] Vgl. §§ 33 Abs. 2 Satz 4 SGB V, § 31 Abs. 3 SGB IX.

sog. Trinkkur) nicht ausreichen. Zudem dürfen solche stationären Rehabilitationsleistungen grundsätzlich nur für längstens drei Wochen erbracht werden, es sei denn, eine Verlängerung ist „aus medizinischen Gründen dringend erforderlich". Ebenso bestimmen die sog. Heilmittelrichtlinien, dass bei einem Bandscheibenvorfall Krankengymnastik zunächst nur zehnmal mit einer Frequenz von zwei bis drei Anwendungen wöchentlich und dem Ziel verordnet werden darf, dass der Patient ein „Eigenübungsprogramm" erlernt. Auch hier konkretisiert sich also der schon in § 1 SGB V vorgesehene Ausgleich von Solidarität und Eigenverantwortung.

3. Abbau von Fehlversorgung: Qualitätssicherung

Der Abbau von Fehlversorgung dient dazu, solche Leistungen auszuschließen, die die angestrebten (Therapie-)Ziele nicht fördern. Das kann insbesondere darauf beruhen, dass sie sich als nicht zweckmäßig erweisen, weil ihre Wirksamkeit und Qualität nicht gesichert ist. Aus diesem Grund ist das zentrale Feld des Kampfes gegen die Fehlversorgung die sog. *Qualitätssicherung*. Sie dient dem ökonomischen Prinzip insoweit, als sie insbesondere helfen soll, die vorhandenen finanziellen Mittel möglichst nutzbringend einzusetzen. Ihre hohe Bedeutung kommt bereits in den einleitenden Vorschriften des SGB V zum Ausdruck, wenn es in § 2 Abs. 1 Satz 3 SGB V heißt, dass Qualität und Wirksamkeit der Leistungen dem „allgemein anerkannten Stand der medizinischen Erkenntnisse zu entsprechen und den medizinischen Fortschritt zu berücksichtigen" haben.[34]

Dabei mag es auf Anhieb überraschen, dass Maßnahmen der Qualitätssicherung überhaupt zu Konflikten führen können, die rechtlicher Regelung und Lösung bedürfen. Denn es erscheint eigentlich nahe liegend, dass eine qualitativ optimale Versorgung gleichermaßen im Interesse der Patienten, der Leistungserbringer und der Versicherungen liegt. Tatsächlich entstehen die rechtlichen Probleme auch weniger da, wo es unzweifelhaft um die Sicherung der Qualität geht, als vielmehr dort, wo einer der beteiligten Akteure die Gefahr sieht, dass „der Trend zur Ökonomisierung die *Qualitätssicherung zur Wirtschaftlichkeitskontrolle* werden lässt".[35]

a) Das gesetzliche Regelungskonzept der Qualitätssicherung

Abgesehen von der bereits genannten Grundnorm des § 2 Abs. 1 Satz 3 SGB V trifft der Gesetzgeber Entscheidungen im Bereich der Qualitätssicherung in der Regel nicht selbst, sondern delegiert sie auf *Gremien der gemeinsamen*

---

[34] Vgl. dazu in diesem Beitrag S. 152.
[35] So wörtlich die Arbeitsgemeinschaft der Wissenschaftlichen Medizinischen Fachgesellschaften: *Prävention, Standards und zukünftige Entwicklungen in den medizinischen Spezialgebieten*. Düsseldorf 1995, 9.

Selbstverwaltung von Ärzten und Krankenkassen. Das prominenteste ist der zum 01.01.2004 geschaffene *Gemeinsame Bundesausschuss.*

Wenn im Folgenden – vor allem in Rechtsprechungszitaten oder Fußnoten – vom „Bundesausschuss der Ärzte und Krankenkassen" die Rede ist, so handelt es sich dabei um das bis zum 31.12.2003 maßgebliche Vorläufergremium, das aber im Gegensatz zum Gemeinsamen Bundesausschuss nur für die ambulante ärztliche Versorgung, nicht auch die zahnärztliche und die stationäre Versorgung zuständig war. Bei allen unterschiedlichen Regelungen im Detail kann jedoch auf die bislang ergangene Rechtsprechung zum Bundesausschuss der Ärzte und Krankenkassen unbedenklich zurückgegriffen werden.

Die *Grundnorm* des Gemeinsamen Bundesausschusses ist *§ 91 SGB V.* Darin heißt es auszugsweise:

> (1) Die Kassenärztlichen Bundesvereinigungen, die Deutsche Krankenhausgesellschaft, die Bundesverbände der Krankenkassen, die Bundesknappschaft und die Verbände der Ersatzkassen bilden einen Gemeinsamen Bundesausschuss. [...]
>
> (3) Der Gemeinsame Bundesausschuss beschließt
>   1. eine Verfahrensordnung, in der er insbesondere methodische Anforderungen an die wissenschaftliche sektorenübergreifende Bewertung des Nutzens, der Notwendigkeit und der Wirtschaftlichkeit von Maßnahmen als Grundlage für Beschlüsse sowie die Anforderungen an den Nachweis der fachlichen Unabhängigkeit von Sachverständigen und das Verfahren der Anhörung zu den jeweiligen Richtlinien, insbesondere die Feststellung der anzuhörenden Stellen, die Art und Weise der Anhörung und deren Auswertung, regelt.

§ 91 Abs. 1 SGB V zeigt dabei, dass zwei der wesentlichen Interessengruppen im Gesundheitswesen im Gemeinsamen Bundesausschuss repräsentiert sind: die Versicherungen und die Leistungserbringer.

Allerdings fällt auf, dass lediglich die ärztliche Seite der Leistungserbringer einschließlich der Krankenhäuser vertreten ist. Andere Leistungserbringer wie z.B. Apotheker, Physiotherapeuten oder das orthopädische Handwerk finden sich dagegen nicht. Damit wird dem Umstand Rechnung getragen, dass die Leistungen dieser Leistungserbringer im Wesentlichen auf ärztliche Veranlassung erfolgen. Ihre angemessene Beteiligung an Entscheidung muss jedoch durch die Verfahrensordnung (§ 91 Abs. 3 Nr. 1 SGB V) sichergestellt werden.

Die dritte große Gruppe, diejenige der Patienten, gehört nicht zum Gemeinsamen Bundesausschuss. Das ist ausgehend von unserem Interessenmodell insofern ein Defizit, als die Interessen der Versichertengemeinschaft und der Patienten keineswegs immer gleich laufen müssen. Dem hat der Gesetzgeber zum 01.01.2004 insofern Rechnung getragen, als nunmehr die *„für die Wahr-*

nehmung der Interessen der Patientinnen und Patienten und der Selbsthilfe chronisch kranker und behinderter Menschen auf Bundesebene maßgeblichen Organisationen" im Gemeinsamen Bundesausschuss ein *Mitberatungsrecht* – allerdings *nicht: Mitentscheidungsrecht* – erhalten haben.[36]

Die *Aufgaben* des Gemeinsamen Bundesausschusses sind weitreichend. *§ 92 Abs. 1 SGB V* regelt:

> Der Gemeinsame Bundesausschuss beschließt die zur Sicherung der ärztlichen Versorgung erforderlichen Richtlinien über die Gewähr für eine ausreichende, zweckmäßige und wirtschaftliche Versorgung der Versicherten.

Das schließt praktisch alle Bereiche der medizinischen Versorgung ein.

§ 92 Abs. 1 Satz 2 SGB V nennt insoweit z.B. nicht nur die ärztliche und zahnärztliche Behandlung, sondern auch die Verordnung von Arznei-, Verband-, Heil- und Hilfsmitteln, die Beurteilung von Arbeitsunfähigkeit, die Verordnung von Leistungen zur Rehabilitation, die Bedarfsplanung, Maßnahmen der künstlichen Befruchtung usw.

Der Gemeinsame Bundesausschuss gründet darüber hinaus das *Institut für Qualität und Wirtschaftlichkeit im Gesundheitswesen*, das seinerseits *Empfehlungen* erteilt, die der Gemeinsame Bundesausschuss *„im Rahmen seiner Aufgabenstellung zu berücksichtigen* hat". Das genaue Verhältnis zwischen dem Institut und dem Gemeinsamen Bundesausschuss wirft noch viele offene Fragen auf, deren Erörterung den Rahmen dieser Darstellung sprengen würde.[37]

b) Qualitätssicherung am Beispiel der Bewertung von Untersuchungs- und Behandlungsmethoden

aa) Einführung in die Problematik

Das weiteste Betätigungsfeld des Gemeinsamen Bundesausschusses besteht naturgemäß dort, wo es um die Bewertung von Untersuchungs- und Behandlungsmethoden geht. Für sie hat der Gesetzgeber eine eigenständige Vorschrift geschaffen (*§ 135 SGB V*), die Abs. 1 u.a. folgende Regelung trifft:

> Neue Untersuchungs- und Behandlungsmethoden dürfen in der vertragsärztlichen und vertragszahnärztlichen Versorgung zu Lasten der Krankenkassen nur erbracht werden, wenn der Gemeinsame Bundesausschuss auf Antrag einer Kassenärztlichen Bundesvereinigung, einer Kassenärztlichen Vereinigung oder eines Spitzenverbandes der Krankenkassen ... Empfehlungen abgegeben hat über

---

[36] Durch § 140f Abs. 2 SGB V.
[37] Vgl. einstweilen die gesetzlichen Regelungen in § 139a SGB V.

1. die Anerkennung des diagnostischen und therapeutischen Nutzens der neuen Methode sowie deren medizinische Notwendigkeit und Wirtschaftlichkeit – auch im Vergleich zu bereits zu Lasten der Krankenkassen erbrachte Methoden – nach dem jeweiligen Stand der wissenschaftlichen Erkenntnisse in der jeweiligen Therapierichtung,
2. die notwendige Qualifikation der Ärzte, die apparativen Anforderungen sowie Anforderungen an Maßnahmen der Qualitätssicherung, um eine sachgerechte Anwendung der neuen Methode zu sichern, und
3. die erforderlichen Aufzeichnungen über die ärztliche Behandlung.

Der Gemeinsame Bundesausschuss überprüft die zu Lasten der Krankenkassen erbrachten vertragsärztlichen und vertragszahnärztlichen Leistungen daraufhin, ob sie den Kriterien nach Satz 1 Nr. 1 entsprechen. Falls die Überprüfung ergibt, dass diese Kriterien nicht erfüllt werden, dürfen die Leistungen nicht mehr als vertragsärztliche oder vertragszahnärztliche Leistungen zu Lasten der Krankenkassen erbracht werden.

Der wesentliche *Regelungsgehalt* dieser für den juristischen Laien monströs wirkenden Vorschrift lässt sich – bewusst vereinfacht – auf *zwei Kernsätze* reduzieren:

- *Keine neue Methode ohne* den Gemeinsamen Bundesausschuss (§ 135 Abs. 1 Satz 1 SGB V)
- *Keine Methode gegen* den Gemeinsamen Bundesausschuss (§ 135 Abs. 1 Satz 3 SGB V).

Die Vorschrift des § 135 Abs. 1 SGB V dient damit in erster Linie der Sicherung der *Strukturqualität* in der medizinischen Versorgung.

Bei anderen Richtlinien des Gemeinsamen Bundesausschusses stehen die *Prozessqualität* (z.B. bei den Richtlinien zur Sicherung der Qualität ambulanter Operationen und stationsersetzender Eingriffe) oder die *Ergebnisqualität* (z.B. bei der Aufstellung von Qualitätskriterien für die Versorgung mit Füllungen und Zahnersatz) im Vordergrund.[38]

Betrachten wir die Auswirkungen dieser Vorschrift anhand eines konkreten *Falls:*

Der 43jährige Patient, Vater dreier Kinder, leidet an einem in diesem Alter seltenen Karzinom der Bauchspeicheldrüse, einer hochgradig bösartigen Erkrankung mit geringen Überlebenschancen.

1) Zur besseren diagnostischen Abklärung und insbesondere zur Feststellung, ob schon Fernmetastasen vorliegen, setzen die Ärzte ein relativ neuartiges bildgebendes Verfahren ein, die sog. Positronenemissionstomografie (PET),

---

[38] Vgl. hierzu Rainer Hess in: *Kasseler Kommentar zum Sozialversicherungsrecht,* Vor §§ 135 – 139 SGB V Rdnrn 2ff.

das sie hierzu für besonders geeignet halten. Die Krankenkasse lehnt die Übernahme der Kosten in Höhe von 1.500 EUR mit der Begründung ab, der Gemeinsame Bundesausschuss habe die Methode als unwirtschaftlich ausgeschlossen,[39] und zwar nicht etwa mit der Begründung, dass die PET nicht funktioniere, sondern weil „ihre diagnostisch möglicherweise überlegenen Ergebnisse nicht erwiesenermaßen zu besseren therapeutischen Konsequenzen oder einer Verlängerung der Überlebenszeit führen".[40]

2) Nach Abschluss der Diagnostik sehen die Ärzte als einzige noch Erfolg versprechende Behandlungsmöglichkeit eine sog. Ganzkörperhyperthermie an. Dabei wird der Körper kontrolliert überwärmt, und anschließend findet eine Chemo- oder Strahlentherapie statt. Die Ärzte hoffen, dass die Krebszellen durch die Überwärmung für Zytostatika oder Strahlen besonders empfänglich werden. Um bei seiner Familie bleiben zu können, lässt der Versicherte die Therapie wieder ambulant durchführen. Kosten diesmal: 15.000 EUR. Auch sie werden von der Krankenkasse nicht übernommen, und zwar mit dem Argument: Der Gemeinsame Bundesausschuss habe hinsichtlich der neuartigen Methode der Ganzkörperhyperthermie noch keine positive Empfehlung abgegeben.

bb) Der Ausschluss von Untersuchungs- und Behandlungsmethoden aus dem Leistungskatalog

Im ersten Fall kommt ersichtlich § 135 Abs. 1 Satz 3 SGB V zur Anwendung. Auf dieser Grundlage hat der Gemeinsame Bundesausschuss (bzw. sein Vorläufer, der Bundesausschuss der Ärzte und Krankenkassen) die PET als diagnostische Methode aus dem Leistungskatalog der gesetzlichen Krankenversicherung gestrichen.

Um zu verstehen, wie es zu einem solchen Ergebnis kommt, muss man wissen, dass der Ausschuss die Bewertung von Untersuchungs- und Behandlungsmethoden nach von ihm selbst festgelegten Kriterien vornimmt, wobei der Ausschluss dann erfolgt, wenn eines oder mehrere dieser Kriterien nicht erfüllt sind.[41] Dabei erfolgt die Überprüfung der „*Wirtschaftlichkeit*" einer Methode insbesondere auf der Basis von Unterlagen[42] zur

---

[39] Beschluss vom 26.02.2002. In: *Bundesanzeiger* 2002, 10206.
[40] Zusammenfassender Bericht des Arbeitsausschusses Ärztliche Behandlung des Bundesausschusses der Ärzte und Krankenkassen über die Beratungen gemäß § 135 Abs. 1 SGB V, 8.
[41] Ziff. 6.3 Satz 2 der Richtlinien über die Bewertung ärztlicher Untersuchungs- und Behandlungsmethoden gemäß § 135 Abs. 1 Fünftes Buch Sozialgesetzbuch (BUB-Richtlinien) in der Fassung vom 10.12.1999 (*Bundesanzeiger* 2000, 4602), zuletzt geändert am 01.12.2003 (*Bundesanzeiger* 2004, 989).
[42] Ziff. 7.3. BUB-Richtlinien (s. vorige Fußnote).

- *Kostenschätzung* zur Anwendung beim einzelnen Patienten
- *Kosten-Nutzen-Abwägung* im Bezug auf den *einzelnen Patienten*
- *Kosten-Nutzen-Abwägung* im Bezug auf die *Gesamtheit der Versicherten,* auch Folgekosten-Abschätzung
- *Kosten-Nutzen-Abwägung* im *Vergleich zu anderen Methoden*

Bereits ein oberflächlicher Blick zeigt, dass die Anwendung des Begriffs „Wirtschaftlichkeit" durch den Gemeinsamen Bundesausschuss auf eine von ihm zu beurteilende Methode unter Umständen nach ähnlichen Kriterien erfolgt wie die Prüfung der einzelnen Leistung durch die Rechtsprechung. Anders als dort hat der Ausschuss aber zwangsläufig nicht nur den Einzelfall, sondern auch die Gesamtheit der Versicherten einschließlich der für das Kollektiv der Versicherten zu erwartenden Folgekosten im Blick. Dabei wird allerdings – von Fällen groben Missverhältnisses abgesehen[43] und ohne dass die Rechtsprechung dies bislang zu entscheiden brauchte – die Aufnahme einer neuen Methode mit nachgewiesenem zusätzlichen Nutzen in den Leistungskatalog der gesetzlichen Krankenversicherung nicht mit der Begründung verwehrt werden können, sie sei „zu teuer". Voraussetzung ist aber die Feststellung eines solchen Zusatznutzens. Diesen hat der Ausschuss bei der PET, obwohl es sich dabei um eine Untersuchungsmethode, also ein diagnostisches Verfahren handelt, nicht etwa im durch die verbesserte Diagnostik erhöhten Erkenntnisgewinn gesehen. Vielmehr hat er den Nutzen der PET gemessen an den aus diesem Erkenntniszuwachs folgenden therapeutischen Konsequenzen. Da diese nicht zu nachweislich besseren Resultaten (z.B. verlängerter Lebenszeit oder besserer Lebensqualität in der verbleibenden Lebensspanne) führt, ist die Kosten-Nutzen-Analyse seiner Bewertung nach zu Lasten der PET ausgefallen.

Auf der Grundlage von § 135 Abs. 1 Satz 3 SGB V hat der Ausschuss eine Vielzahl von Methoden aus dem Leistungskatalog der gesetzlichen Krankenversicherung gestrichen, unter ihnen z.B.
- Verfahren der *refraktären Augenchirurgie*, also die „Laserbehandlung" von Kurzsichtigkeit,
- die *Thermotherapie* zur Behandlung gutartiger Prostatageschwülste,
- die *extrakorporale Stoßwellentherapie* bei orthopädischen, chirurgischen und schmerztherapeutischen Eingriffen,
- die *Akupunktur* (mit Ausnahme der Indikationen chronischer Kopfschmerz, chronische Schmerzen in der Lendenwirbelsäule, chronische osteoarthritische Schmerzen)

Der Ausschluss einer solchen Fülle von Methoden, die keineswegs als krasse Außenseitermethoden gelten können, sondern auch von „Schulmedizinern"

---
[43] Vgl. dazu oben unter II.2., 162.

angewandt und empfohlen werden, verschärft natürlich den Blick auf die Frage, inwieweit solche Entscheidungen unter dem Blickwinkel „Rechtsprechung als Kontrollinstanz ökonomischer Entscheidungen" einer Überprüfung durch die Gerichte zugänglich sind. Diese Frage lässt sich nur beantworten, wenn man sich zuvor einige wesentliche Punkte klar macht:

- Anders als die Krankenkasse im auf den Patienten bezogenen Einzelfall (konkret-individuelle Regelung) trifft der Bundesausschuss mit seinen Empfehlungen und Richtlinien Regelungen für eine Vielzahl von Fällen und Patienten (abstrakt-generelle Regelung). Ihrer Wirkung nach entsprechen die Richtlinien also einem Gesetz und könnten – zumindest theoretisch – auch vom Gesetzgeber, also vom Bundestag, als solches erlassen werden.
- Ein Verzicht auf solche abstrakt-generellen Regelungen zur Qualitätssicherung würde dazu führen, dass die Qualität jeder einzelnen Maßnahme im jeweiligen Einzelfall immer neu, z.B. anhand von Sachverständigengutachten, geprüft werden müsste. Es liegt auf der Hand, dass dabei keinesfalls ein der Arbeit des Bundesausschusses vergleichbarer Prüfungsaufwand betrieben werden könnte. Die Ergebnisse wären also sehr viel beliebiger und schwerer vorherzusagen.
- Der Gesetzgeber hat auf die Schaffung eigener Regeln verzichtet und stattdessen den Bundesausschuss auf der Grundlage von §§ 92, 135 SGB V mit der Kompetenz ausgestattet, verbindliche Normen aufzustellen. Wer dies unter demokratietheoretischen Gesichtspunkten für bedenklich hält, muss sich andererseits fragen lassen, ob er dem Parlament, in dem alle möglichen unwägbaren Interessen und Einflüsse zur Entscheidungsfindung beitragen, in einem so sensiblen Bereich wie der Qualitätssicherung im Gesundheitswesen tatsächlich ein höheres Maß an Sachkompetenz und Bewertungssicherheit zutraut als dem Bundesausschuss, m.a.W.: ob er wirklich glaubt, dass der Bundestag (oder gegebenenfalls das Bundesgesundheitsministerium) „bessere" oder „richtigere" Entscheidungen treffen würden als der Bundesausschuss. Denn dabei handelt es sich immerhin um eine Einrichtung, in der die für das Gesundheitswesen wesentlichen Interessen – nämlich diejenigen der Leistungserbringer an optimaler medizinischer Versorgung bei angemessener Vergütung und diejenigen der Versichertengemeinschaft an Kostenbegrenzung – paritätisch bei der Beschlussfassung vertreten und die Interessen der Patienten zumindest beratend vertreten sind. Anders ausgedrückt: Mit der Delegation der Entscheidungsbefugnisse auf den Bundesausschuss hat der Gesetzgeber einen erheblichen Teil der Ökonomisierung im Bereich „Qualitätssicherung" dem unmittelbaren Einfluss der Politik entzogen.

Vor diesem Hintergrund hat das BSG, seine bisherige Rechtsprechung zusammenfassend, zum Ausschluss der „Bioresonanztherapie" aus dem Leistungskatalog der gesetzlichen Krankenversicherung dargelegt:[44]

> Ob eine neue Untersuchungs- oder Behandlungsmethode dem allgemein anerkannten Stand der medizinischen Erkenntnisse und damit dem in § 2 Abs. 1 Satz 3 SGB V geforderten Versorgungsstandard entspricht, soll nach Wortlaut und Konzeption des Gesetzes nicht von Fall zu Fall durch die Krankenkasse oder das Gericht, sondern ... für die gesamte ambulante Versorgung einheitlich durch den Bundesausschuss der Ärzte und Krankenkassen als sachkundiges Gremium entschieden werden, um so eine *an objektiven Maßstäben orientierte und gleichmäßige Praxis der Leistungsgewährung* zu erreichen. ... Die ... BUB-Richtlinien ... mit der darin enthaltenen Verfahrensordnung tragen dieser Aufgabenstellung Rechnung, indem sie im Einzelnen regeln, welche Unterlagen für die Überprüfung heranzuziehen sind, nach welchen Kriterien die Bewertung zu erfolgen hat und welche Voraussetzungen für eine Anerkennung der Methode erfüllt sein müssen. [...]
>
> Hat der Bundesausschuss *in einem ordnungsgemäßen Verfahren* eine Entscheidung getroffen, so ist diese einer inhaltlichen Überprüfung durch die Gerichte nicht zugänglich.

Diese Ausführungen offenbaren einen sehr *prozeduralen Ansatz*. Die verbindliche Richtliniensetzung durch den Bundesausschuss ist praktisch technische Zentralisierung der sonst im Einzelfall erforderlichen richterlichen Entscheidungsleistung. Die Einhaltung des hierfür vorgesehenen Verfahrens verbürgt gleichsam die unparteiliche „gleichmäßige" und damit „gerechte" Regelung.[45]

Im Ergebnis zieht sich die Rechtsprechung damit aus der *inhaltlichen* Kontrolle der Entscheidungen des Bundesausschusses weitgehend zurück. Sie beschränkt sich darauf, ob der Bundesausschuss
- ein *ordnungsgemäßes Verfahren* durchgeführt und dabei
- die *Grenzen des* ihm *vom Gesetzgeber erteilten Auftrags eingehalten hat.*

Während bislang noch keine Entscheidung des Bundesausschusses an einem Verfahrensfehler „gescheitert" und auch noch keineswegs klar ist, inwiefern dieses Verfahren überhaupt sachgerecht geprüft bzw. Verfahrensfehler von den Beteiligten gerügt werden können, sind Beschlüsse des Bundesausschusses schon mehrfach beanstandet worden, weil er die Grenzen seiner *Entscheidungskompetenzen überschritten* hatte:
1) So war die Entscheidung, die *intracytoplasmatische Spermieninjektion (ICSI)* als Methode der künstlichen Befruchtung aus dem Leistungskatalog der

---
[44] Bundessozialgericht, Urt. v. 19.02.2003 – B 1 KR 18/01 R. In: SozR 4-2500 § 135 Nr. 1.
[45] Vgl. zu entsprechenden Ansätzen z.B. Niklas Luhmann: *Das Recht der Gesellschaft.* Frankfurt 1993, 222ff; Jürgen Habermas: *Die Einbeziehung des Anderen,* 313.

gesetzlichen Krankenversicherung mit der – inhaltlich zutreffenden – Begründung auszuschließen, das Risiko einer erhöhten Fehlbildungsrate und vermehrter genetischer Schäden sei noch nicht nachweislich beseitigt, rechtswidrig. Denn der Gesetzgeber hatte in Kenntnis dieses bei Maßnahmen der künstlichen Befruchtung generell bestehenden höheren Risikos eine entsprechende Leistungspflicht der Krankenversicherung in § 27a SGB V begründet und als gesonderte Leistungsvoraussetzung eine Beratung der von Kinderlosigkeit betroffenen Eheleute über die medizinischen und sozialen Gesichtspunkte einer künstlichen Befruchtung angeordnet.[46]

2) Der ersichtlich auf *VIAGRA* gemünzte Ausschluss von „Mitteln, die ausschließlich der Anreizung und Steigerung der sexuellen Potenz dienen sollen", war rechtswidrig, weil damit im Ergebnis die *erektile Dysfunktion* (Erektionsschwäche) als eigenständiges Krankheitsbild aus dem Leistungskatalog entfernt wurde und der Bundesausschuss nicht die Befugnis hat zu entscheiden, was eine in der gesetzlichen Krankenversicherung behandlungsbedürftige Krankheit ist.[47]

3) Die *medizinische Fußpflege* durfte der Ausschuss nicht als unwirtschaftlich ausschließen, weil der Gesetzgeber in § 34 SGB V ausdrücklich dargelegt hat, unter welchen Voraussetzungen ein Heilmittel als unwirtschaftlich angesehen und – durch Rechtsverordnung des Bundesgesundheitsministeriums (!) – vom Leistungskatalog der gesetzlichen Krankenversicherung ausgenommen werden kann.[48]

Nach Maßgabe dieser Grundsätze erweist sich der Ausschluss der PET im Ergebnis als rechtmäßig. Die Überlegung, eine Untersuchungsmethode müsse solange in der gesetzlichen Krankenversicherung nicht zur Verfügung gestellt werden, wie sich an sie keine messbaren therapeutischen Konsequenzen knüpfen, dürfte vom Auftrag des Bundesausschusses, auch die Wirtschaftlichkeit einer Methode zu prüfen, noch gedeckt sein. Verfahrensfehler sind bislang nicht ersichtlich oder behauptet worden. Dementsprechend wird der Ausschluss von Untersuchungs- und Behandlungsmethoden aus dem Leistungskatalog der gesetzlichen Krankenversicherung solange „verkraftbar" sein, wie das im *Grundsatz der Beitragssatzstabilität* und in den *Leistungsansprüchen* des SGB V gegebene Versprechen des Gesetzgebers eingehalten wird, die notwendige medizinische Versorgung zu gewähren.

---

[46] Bundessozialgericht, Urt. v. 03.04. 2001 - B 1 KR 40/00 R. In: SozR 3-2500 § 27a Nr 3.
[47] Bundessozialgericht, Urt. v. 30.09.1998 – B 8 KN 9/98 KR R. In: SozR 3-2500 § 27 Nr. 11 – (bezogen auf die Schwellkörper-Autoinjektionstherapie); ausdrücklich für VIAGRA ebenso: Landessozialgericht Nordrhein-Westfalen, Urt. v. 30.01.2003 – L 16 KR 7/02. In: Breithaupt 2003, 485ff; Urt. v. 27.03.2003 – L 5 KR 200/02; die Problematik ist für die Zukunft zu Lasten der Patienten dahingehend gelöst worden, dass der Gesetzgeber nunmehr einen ausdrücklichen Leistungsausschluss verfügt hat (§ 34 Abs. 1 Satz 3 SGB V).
[48] Bundessozialgericht, Urt. v. 16.11.1999 – B 1 KR 9/97 R. In: SozR 3-2500 § 27 Nr. 12.

cc) Verdeckte Rationierung durch Nichtgewährung „neuer" Untersuchungs- und Behandlungsmethoden?

Gerade an dieses Versprechen knüpfen jedoch die Bedenken in Bezug auf § 135 Abs. 1 Satz 1 SGB V an. Danach besteht für neue Untersuchungs- und Behandlungsmethoden ein *Erlaubnisvorbehalt* des Bundesausschusses, und dieser wirkt sich im Beispielsfall 2) aus.

Ohne dass dies in der Vorschrift ausdrücklich geregelt wäre, enthält § 135 Abs. 1 Satz 1 SGB V eine *Entscheidung auf der Makroebene*: nämlich die Festlegung, dass durch die gesetzliche Krankenversicherung *keine Forschungsausgaben im ambulanten Bereich* zu finanzieren sind.[49] Eine Methode, die sich noch im Stadium der Forschung befindet, darf daher Patienten nicht als ambulante Leistung zur Verfügung gestellt werden.

Dabei ist „Stadium der Forschung" durchaus in einem weiten Sinn zu verstehen. Denn der Bundesausschuss bewertet eine Methode nach den Kriterien der evidenzbasierten Medizin. Es reicht also z.B. nicht aus, dass sich eine Methode im Rahmen einer einzigen Studie bewährt hat.

Die Patienten, die eine solche Methode in Anspruch nehmen wollen, haben dann nur zwei Möglichkeiten: Entweder können sie versuchen, sich die Methode stationär zu besorgen – was aber z.B. für neuartige Arzneimitteltherapien und in Zeiten der Ökonomisierung auch des stationären Sektors insgesamt immer schwerer wird –, oder sie können hoffen, in eine klinische Studie aufgenommen zu werden. Gelingt dies jedoch nicht, z.B. weil sie nicht in das Studiendesign passen, tritt die gesetzliche Krankenversicherung auch nicht hilfsweise ein.

Erst wenn das Stadium der Forschung abgeschlossen und die Methode durch den Bundesausschuss anerkannt ist, wird sie – mit Wirkung für die Zukunft – Bestandteil des Leistungskatalogs, so dass man Kosten sparen kann, dass man das *Anerkennungsverfahren verzögert*, die Methode auf diese Weise erst später zur Verfügung stellt und damit *verdeckte Rationierung* betreibt.[50]

Das Problem ist jedenfalls *theoretisch erkannt*. Dem Regelungskonzept des § 135 Abs. 1 Satz 1 SGB V liegt die Vorstellung zu Grunde, dass das Anerkennungsverfahren ausschließlich am Gesichtspunkt der Qualitätssicherung orientiert ist und unverzögert durchgeführt wird. Nur das ordnungsgemäße Verfahren legitimiert die Befugnis des Bundesausschusses, den Leistungskatalog der gesetzlichen Krankenversicherung festzulegen. Schlägt diese Vorstellung fehl, so spricht die Rechtsprechung von einem sog. *Systemversagen*. Ein solches Systemversagen kann insbesondere darauf beruhen, dass die Antragsberechtigten nach § 135 Abs. 1 Satz 1 SGB V keinen Antrag auf Anerkennung der Methode stellen oder dass der Bundesausschuss es nicht zeitgerecht durchführt. Lässt sich dies feststellen, so besteht die Leistungspflicht der Kranken-

---

[49] *Bundestagsdrucksache* 11/2237, 157.
[50] Vgl. hierzu Dieter Hart, in: *Vierteljahresschrift für Sozialrecht* 2002, 265 <288>.

kasse dann, wenn das Gericht von der *Wirksamkeit der Methode* überzeugt werden kann.[51]

Ist eine *wissenschaftliche Anerkennung* der Methode *ausgeschlossen*, was z.B. auf der Seltenheit der zugrunde liegenden Erkrankung oder darauf beruhen kann, dass überwiegend Kinder betroffen und aus diesem Grund umfangreiche klinische Studien ausgeschlossen sind, kann dies ausnahmsweise ebenfalls ein *Systemversagen* begründen. In diesem Fall reicht es aus, wenn die Methode *klinische Verbreitung* gefunden hat, also in der Praxis – soweit in Betracht kommend – verbreitet angewandt wird.[52]

Im Einzelnen sind hier allerdings noch zahlreiche Fragenkomplexe offen, die sämtlich weitestgehend ungelöst sind und von denen nur drei angesprochen werden können:

1) Unklar ist bereits im Ansatz, welche *Anforderungen* an den Nachweis der *Verzögerung des Verfahrens* gestellt werden sollen.

So ist das im Beispielsfall 2) streitige Verfahren der Ganzkörperhyperthermie bereits seit über einem Jahr auf der Liste der Beratungsthemen.[53] Nach welchen Kriterien soll beurteilt werden, ob der Ausschuss das Thema sachgerecht und unverzögert behandelt? Das BSG gesteht dem Ausschuss insoweit einen „weiten Spielraum" zu und hält auch einen Beratungszeitraum von drei Jahren nicht für eine sachwidrige Verzögerung.[54]

2) Auch der Bundesausschuss ist auf eine personelle und sächliche Ausstattung angewiesen und unterliegt einem *Knappheitsproblem*. Er finanziert sich aus Ausgaben der Beitragszahler.[55] Einerseits ist mit diesen sparsam umzugehen.[56] Andererseits führt eine zu sparsame Finanzierung des Ausschusses in die Gefahr der *verdeckten Rationierung*. Wie dieser Konflikt zu lösen ist, ist unverändert offen.

3) Das Knappheitsphänomen fordert dem Ausschuss zwangsläufig eine *Priorisierung* seiner Beratungsthemen ab, die er „unter Berücksichtigung der *Relevanz der Methode* bei der Diagnostik oder Behandlung bestimmter Erkrankungen, den mit der Anwendung verbundenen *Risiken* und unter Berücksichtigung *voraussichtlicher wirtschaftlicher Auswirkungen*" festlegt.[57] Inwiefern diese Prioritätenfestlegung überprüfbar ist und ob nicht insbesondere die Berücksichtigung voraussichtlicher wirtschaftlicher Auswirkungen zu einer vom Gesetzgeber nicht beabsichtigten und damit rechtswidrigen

---

[51] Im Einzelnen hierzu Bundessozialgericht, Urt. v. 16.09.1997 – 1 RK 28/95. In: SozR 3-2500 § 135 Nr. 4.
[52] Bundessozialgericht, Urt. v. 28.03.2000 – B 1 KR 11/98 R. In: SozR 3-2500 § 135 Nr. 14.
[53] Diese wird regelmäßig im Internet unter www.kbv.de veröffentlicht.
[54] Bundessozialgericht, Urt. v. 19.03.2002 – B 1 KR 36/00 R. In: SozR 3-2500 § 128 Nr. 2 – zur Hippotherapie.
[55] §§ 91 Abs. 2 Satz 6, 139c Abs. 1 SGB V.
[56] Allerdings unterliegen sie nicht der Anbindung an die Grundlohnsumme; vgl. den „Ausschussbericht", in: *Bundestagsdrucksache* 15/1600, 13.
[57] So jedenfalls noch Ziff. 4.1 BUB-Richtlinien.

verdeckten Rationierung durch den Ausschuss führen kann, ist bislang nicht ernsthaft thematisiert worden.

c) Verfassungsrechtliche Schranken für Rationalisierung durch Qualitätssicherung?

Wie eingangs bereits dargestellt, gehört zum Wesen des Rechts die Bindung der Verwaltung und Rechtsprechung an Recht und Gesetz und die Bindung des Gesetzgebers an die Verfassung, also das GG.[58] Das wirft die Frage auf, ob der ökonomischen Verfügbarkeit der Akteure der gesetzlichen Krankenversicherung verfassungsrechtliche Schranken gesetzt sind.

aa) Die Berufsfreiheit der Leistungserbringer

Maßnahmen der Qualitätssicherung treffen vorderhand die Leistungserbringer, vor allem die Produzenten medizinischer Leistungen und Geräte. So bedeutet der Ausschluss der PET aus dem Leistungskatalog der gesetzlichen Krankenversicherung, dass 90% der potentiell für diese Methode in Betracht kommenden Patienten gegebenenfalls die Kosten ihrer Inanspruchnahme nicht durch die Versicherung refinanziert erhalten. Dass dies die Hersteller von Positronenemissionstomographen in ihren Vergütungserwartungen bedroht, bedarf kaum näherer Darlegung. Ebenso nachteilig ist z.B. für einen Arzneimittelhersteller der Ausschluss eines Arzneimittels als unwirtschaftlich.

Das Grundrecht, um das es hier geht, ist die in *Art 12 Abs. 1 GG* verankerte *Berufsfreiheit*:

> Alle Deutschen haben das Recht, Beruf, Arbeitsplatz und Ausbildungsstätte frei zu wählen. Die *Berufsausübung* kann durch Gesetz oder auf Grund eines Gesetzes geregelt werden.

Dass die *Berufsausübung* durch Gesetz oder auf Grund eines Gesetzes geregelt werden kann, setzt voraus, dass sie durch die Berufsfreiheit geschützt wird. Aus diesem Grund wird allgemein davon ausgegangen, dass Art 12 Abs. 1 GG über seinen Wortlaut hinaus auch die Freiheit der Berufsausübung beinhaltet.

Im Ausschluss unwirtschaftlicher Methoden oder Mittel aus der gesetzlichen Krankenversicherung sieht das Bundesverfassungsgericht (BVerfG) indessen keine Verletzung der Berufsfreiheit:[59]

---

[58] Siehe oben, erster Abschnitt III., 146.
[59] Bundesverfassungsgericht, Beschl. v. 20.09.2001 – 1 BvR 879/90. In: SozR 3-2500 § 34 Nr. 1.

> Der Ausschluss unwirtschaftlicher Arzneimittel von der Versorgung ist ... geeignet und auch darauf ausgerichtet, die Verschreibung derartiger Arzneien durch die Vertragsärzte und ihre Abgabe durch die Apotheker weitgehend zurückzudrängen. Dies wird zu einem erheblichen Umsatzrückgang bei den betroffenen Herstellern führen. Für sie hat die Regelung damit eine *objektiv die Berufsausübung regelnde Tendenz.*
> Die gesetzliche Ermächtigung ist jedoch mit Art. 12 Abs. 1 GG vereinbar. Berufsausübungsregelungen dürfen vom Gesetzgeber getroffen werden, wenn sie durch hinreichende Gründe des Gemeinwohls gerechtfertigt sind, die gewählten Mittel zur Erreichung des verfolgten Zwecks geeignet und erforderlich sind und die durch sie bewirkte Beschränkung den Betroffenen zumutbar ist .... Die Regelung dient vernünftigen Zwecken des Gemeinwohls. Die *Sicherung der finanziellen Stabilität der gesetzlichen Krankenversicherung stellt eine Gemeinwohlaufgabe von hohem Rang dar. Ihr darf sich der Gesetzgeber nicht entziehen* ....

An anderer Stelle führt das BVerfG mit Blick auf die fehlende Transparenz hinsichtlich Qualität und Preis medizinischer Produkte und Leistungen aus:[60]

> Werden derartige Nachteile durch Informationen abgebaut, kann dies zwar mittelbar zu faktischen Nachteilen für die Anbieter der Leistungen ... führen, die es in der Folge schwerer haben, sich gegen preisgünstigere Anbieter durchzusetzen. Grundrechtlich geschützte Positionen werden dadurch aber nicht beeinträchtigt. *Es gibt keinen aus Art. 12 Abs. 1 GG folgenden Anspruch auf Beibehaltung von Rahmenbedingungen, die infolge fehlender Transparenz Verkaufserfolge im Wettbewerb ermöglichen.* Angesichts der Aufgaben und Ziele des gesetzlichen Krankenversicherungssystems, die stets mit der Garantie einer ausreichenden, zweckmäßigen, aber eben auch wirtschaftlichen Versorgung umschrieben waren, besteht nicht einmal ein schutzwürdiges Vertrauen der von der Änderung nachteilig Betroffenen. Denn es wäre darauf gerichtet, dass die gesetzlichen Ziele mangels ausreichender Markttransparenz letztlich nicht erreicht werden.

Ebenso werden die Ärzte durch den Ausschluss einer Methode aus dem Leistungskatalog betroffen. Auch wenn dies möglicherweise nicht ihre Vergütungserwartung schmälert (z.B. weil sie an der Verordnung von Medikamenten nichts verdienen), so greift eine Maßnahme der Qualitätssicherung jedoch in ihre *Therapiefreiheit* ein, die ebenfalls den Schutz der Berufsfreiheit genießt. Indessen formuliert das BSG wörtlich:[61]

---

[60] Bundessozialgericht, Urt. v. 17.12.2002 – 1 BvL 28/95. In: SozR 3-2500 § 35 Nr. 2.
[61] Bundessozialgericht, Urt. v. 20.03.1996 – 6 RKa 62/94. In: SozR 3-2500 § 92 Nr. 6; ebenso Bundessozialgericht, Urt. v. 02.09.1993 – 14a RKa 7/92. In: SozR 3-2500 § 2 Nr. 2; ausführ-

> Hinsichtlich der Vertragsärzte ist die *Einengung der Therapiefreiheit* als Teil der Berufsausübungsfreiheit (Art 12 Abs. 1 Satz 2 GG) *durch* das *Wirtschaftlichkeitsgebot* als Mittel zur Sicherung der Finanzierbarkeit der gesetzlichen Krankenversicherung – einem überragend wichtigen Gemeinschaftsgut – *gerechtfertigt*.

Mit der Akzeptanz des „Gemeinwohlbelangs Finanzierbarkeit der gesetzlichen Krankenversicherung" zieht sich die Rechtsprechung aus der Kontrolle von Entscheidungen auf der *Makroebene* des Gesundheitswesens praktisch völlig zurück. Die Frage, wie viel Geld überhaupt für das Gesundheitswesen zur Verfügung stehen muss und wie viel davon in welche Sektoren zu fließen hat, überlässt sie ausschließlich der Gestaltungsfreiheit des Gesetzgebers bzw. der von ihm ermächtigten Gremien. Eine „*Nachschusspflicht*" ist *grundrechtlich nicht einzufordern*.

bb) Grundrechte der Patienten

Mindestens gleichermaßen bedroht scheinen Rechte der Patienten zu sein. In erster Linie ist dabei an *Art 2 Abs. 2 Satz 1 GG* zu denken:

> Jeder hat das *Recht auf Leben und körperliche Unversehrtheit*.

Dabei ist freilich schon im Ansatz zweifelhaft, ob sich aus einem derartigen Grundrecht überhaupt der *Anspruch* auf bestimmte *Gesundheitsleistungen* ergeben kann. Schließlich sind Grundrechte ihrer ursprünglichen Funktion nach als *Abwehrrechte* gegen den Staat konzipiert. Indessen ist inzwischen – etwa im Zusammenhang mit dem Schutz ungeborenen Lebens vor Abtreibung[62] – anerkannt, dass der Staat auch die Verpflichtung haben kann, sich schützend vor die Bedrohung von Leben und Gesundheit zu stellen. Indessen: Ein Anspruch auf Bereitstellung bestimmter Gesundheitsleistungen folgt hieraus nicht, wie das BVerfG klar zum Ausdruck bringt:[63]

---

lich Manfred Kohler: *Sozialrechtlich gesteuerte Gesundheitsförderung in der kassenärztlichen Versorgung*. Berlin 1989, 42.

[62] Bundesverfassungsgericht, Urt. v. 28.05.1993 – 2 BvF 2/90 u.a. In: *Bundesverfassungsgerichtsentscheidung* 88, 203ff; sowie Urt. v. 25.02.1975 – 1 BvF 1/74 u.a. In: *Bundesverfassungsgerichtsentscheidung* 39, 1ff.

[63] Bundesverfassungsgericht, Beschl. v. 05.03.1997 – 1 BvR 1071/95 u.a. In: *Neue Juristische Wochenschrift* 1997, 3085; Beschl. v. 15.12.1997 – 1 BvR 1953/97. In: ebd. 1998, 1775; zustimmend Hartmut Egger, in: *Die Sozialgerichtsbarkeit* 2003, 76 m.w.N.; Robert Francke, in: *Gesundheitsrecht* 2003, 97 <99>; Andreas Hänlein, in: *Die Sozialgerichtsbarkeit* 2003, 301 <304>.

> Aus Art. 2 Abs. 2 Satz 1 GG folgt zwar eine objektivrechtliche Pflicht des Staates, sich schützend und fördernd vor das Rechtsgut des Art. 2 Abs. 2 Satz 1 GG zu stellen ... Daran hat sich auch die Auslegung des geltenden Rechts der gesetzlichen Krankenversicherung zu orientieren. Der mit einer solchen Schutzpflicht verbundene grundrechtliche Anspruch ist jedoch im Hinblick auf die den zuständigen staatlichen Stellen einzuräumende *weite Gestaltungsfreiheit* bei der Erfüllung der Schutzpflichten nur darauf gerichtet, dass die öffentliche Gewalt *Vorkehrungen* zum Schutz des Grundrechtes trifft, *die nicht völlig ungeeignet oder völlig unzulänglich sind* ... Nur in diesen engen Grenzen kann das Bundesverfassungsgericht die Erfüllung der Schutzpflicht überprüfen ... *Das* in § 12 Abs. 1 SGB V enthaltene *Wirtschaftlichkeitsgebot markiert die finanziellen Grenzen*, die *der Leistungspflicht* der gesetzlichen Krankenversicherung von der Belastbarkeit der Beitragszahler und der Leistungsfähigkeit der Volkswirtschaft gezogen werden. ...

III. Die Beschränkung des Leistungsanspruchs durch offene Rationierung

1. Begriffsklärung

Neben der Möglichkeit der Rationalisierung der medizinischen Leistungen, also der Optimierung des Mitteleinsatzes, besteht die Möglichkeit des *Leistungsausschlusses*. Nicht jeder Leistungsausschluss stellt allerdings eine *Rationierung* dar. Vielmehr bedarf es, schon weil dieser Begriff in der öffentlichen Diskussion mehrheitlich negativ besetzt ist, einer sorgfältigen Klärung des Begriffs.

Der Sachverständigenrat für die Konzertierte Aktion im Gesundheitswesen definiert Rationierung als „Verweigerung oder Nichtbereitstellung von Behandlungsleistungen trotz Nachfrage und zugleich festgestelltem objektiven oder latenten Bedarf".[64] Es wird sich jedoch zeigen, dass diese Definition eine zwar notwendige, zur angemessenen Beschreibung des Begriffs „Rationierung" jedoch nicht hinreichende Bedingung enthält.

Dabei ist zunächst zu klären, wann ein *Leistungsausschluss* vorliegt. Gerade die neuere Entwicklung in der gesetzlichen Krankenversicherung zeigt nämlich, dass insoweit mehrere, rechtstechnisch verschiedene Möglichkeiten bestehen.

- Zum einen kann man, wie z.B. beim Ausschluss der Versorgung mit nicht verschreibungspflichtigen Medikamenten[65], die betreffende Leistung *vollständig und ersatzlos* aus dem Leistungskatalog entfernen.
- Zum anderen gibt es die Möglichkeit, die Leistung zwar aus dem Katalog der solidarisch finanzierten Krankenversicherung zu entfernen, sie jedoch

---
[64] *Jahresgutachten* 2000/2001. Bd. III, 27.
[65] § 34 Abs. 1 Satz 1 SGB V.

im Rahmen einer *obligatorischen Pflichtversicherung* weiter zur Verfügung zu stellen. Dies geschieht z.B. beim Zahnersatz.[66]

Nach richtiger Auffassung stellt nur die erste Variante einen echten Leistungsausschluss dar und kann aus diesem Grund als Rationierung in Betracht kommen.

Voraussetzung ist weiter, dass Motiv des Leistungsausschlusses nicht die Qualitätssicherung ist. Denn in diesem Fall handelt es sich, wie gesehen, um *Rationalisierung*. Von Rationierung betroffen können dagegen nur solche Leistungen sein, die an und für sich medizinisch notwendig, zweckmäßig und wirtschaftlich sind.

Keine Rationierung ist außerdem der Ausschluss sog. *versicherungsfremder Leistungen*. Dabei handelt es sich um Leistungen, die aus sozial- oder finanzpolitischen Gründen in die Leistungsverantwortung der gesetzlichen Krankenversicherung übertragen worden sind, obwohl sie *nicht der Erkennung oder Behandlung einer Krankheit im Sinne eines regelwidrigen Körper- oder Geisteszustandes* dienen.[67]

Beispiele sind etwa die nicht medizinisch indizierte Sterilisation oder der nicht medizinisch indizierte Schwangerschaftsabbruch. Nichts anderes gälte z.B., wenn der Gesetzgeber *Leistungen zur künstlichen Befruchtung* aus dem Leistungskatalog striche. Denn der Leistungsfall ist nicht die Sterilität, sondern der unerfüllte Kinderwunsch, der zwar in der Regel auf medizinischen Gründen beruhen wird. Diese (z.B. mindere Qualität der Spermien des Mannes) werden aber durch die Maßnahmen zur künstlichen Befruchtung nicht behandelt. Stattdessen wird der unerfüllte Kinderwunsch befriedigt, der jedoch kein regelwidriger Körper- oder Geisteszustand ist.

Keine vergleichbare Problematik stellt sich hingegen nach geltendem Recht im Zusammenhang mit „*Schönheitsoperationen*". Denn diese gehören schon jetzt nicht zum Leistungskatalog der gesetzlichen Krankenversicherung, und zwar selbst dann nicht, wenn sie mittelbar der Behebung einer psychischen Störung dienen. Vielmehr ist bei einer solchen Störung nach ständiger Rechtsprechung allein psychiatrische bzw. psychotherapeutische Krankenbehandlung geschuldet.

Grenzfälle stellen z.B. der Ausschluss *implantologischer Leistungen*[68] und Leistungen zur Behandlung der *erektilen Dysfunktion* dar.

Schließlich handelt es sich ebenfalls nicht um Rationierung, wenn der Leistungsausschluss nicht gleichzeitig zum Ausschluss der Behandlung führt. Wenn also z.B. nicht verschreibungspflichtige Arzneimittel von der Arzneimittelversorgung ausgenommen werden,[69] so stellt dies solange keine Ratio-

---

[66] Vgl. § 55ff SGB V.
[67] Vgl. Vgl. Andreas Hänlein, in: *Die Sozialgerichtsbarkeit* 2003, 301 <305f.>; Wilhelm Uhlenbruck, in: *Medizinrecht* 1995, 427 <431f>.
[68] Hierzu in diesem Beitrag S. 181.
[69] § 34 Abs. 1 Satz 1 SGB V.

nierung dar, wie im System zur Behandlung des jeweiligen Krankheitsbildes noch verschreibungspflichtige und damit zu beanspruchende Arzneimittel zur Verfügung stehen.

Keine Voraussetzung für die Annahme einer Rationierung ist dagegen, dass die Leistung generell nicht mehr am Markt zur Verfügung steht. Denn auch der Ausschluss aus dem Versicherungssystem birgt zumindest tendenziell das Risiko, dass der Patient sich die Leistung nicht mehr oder nur noch unter Inanspruchnahme subsidiärer Hilfesysteme wie der Sozialhilfe beschaffen kann.

Nach Maßgabe dieser Grundsätze lässt sich sagen:

Rationierung liegt vor, wenn eine Leistung aus dem Leistungskatalog der gesetzlichen Krankenversicherung ausgeschlossen wird,
- die der Behandlung einer *Krankheit* im Sinne eines *regelwidrigen Körper- oder Geisteszustandes* dient
- zu der keine *gleichwertige Behandlungsalternative im System der gesetzlichen Krankenversicherung* oder einer *obligatorischen Pflichtversicherung* verbleibt
- ohne dass es sich um *Rationalisierung* handelt.

Sind diese Voraussetzungen erfüllt, spricht man von *offener* oder *expliziter Rationierung*, wenn der Leistungsausschluss ausdrücklich und nach den für das Versorgungssystem geltenden Regeln durch abstrakt-generelle Entscheidungen erfolgt. Dagegen werden als *verdeckte* oder *implizite Rationierung* solche Maßnahmen bezeichnet, die Leistungen nicht ausdrücklich ausschließen, ihre Inanspruchnahme aber mittelbar verhindern.[70] Im Folgenden soll es zunächst nur um die offene bzw. explizite Rationierung gehen.

2. *Erscheinungsformen der offenen Rationierung in der gesetzlichen Krankenversicherung*

Allein schon die Feststellung, dass es in der gesetzlichen Krankenversicherung längst offene Rationierung gibt, muss eigentlich erschrecken. Denn die Patienten haben ja das verbriefte Leistungsversprechen eines Anspruchs auf notwendige medizinische Versorgung, und der Gesetzgeber hat auch im Grundsatz der Beitragssatzstabilität[71] zum Ausdruck gebracht, dass die Anwendung des ökonomischen Prinzips nicht zu einer Beeinträchtigung der medizinisch notwendigen Versorgung führt.

Bei ökonomischer Betrachtung kann der Befund indessen kaum verwundern. Denn unter den Bedingungen der Knappheit können nicht sämtliche not-

---

[70] Robert Francke, in: *Gesundheitsrecht* 2003, 97 <98>; Thomas Kopetsch: *Zur Rationierung medizinischer Leistungen im Rahmen der Gesetzlichen Krankenversicherung.* Baden-Baden 2001, 76ff; jeweils m.w.N.
[71] Vgl. dazu den sog. „Grundsatz der Beitragssatzstabilität"; zit. in diesem Beitrag S. 156.

wendigen Leistungen finanziert werden. Das macht zwangsläufig eine Prioritätenfestlegung erforderlich. Manche Leistungen werden auf diese Weise etwas „notwendiger" als andere.

Die Formen offener Rationierung lassen sich einmal danach unterscheiden, ob ein *vollständiger* oder lediglich ein *teilweiser Leistungsausschluss* erfolgt ist und welche *Differenzierungskriterien* gegebenenfalls maßgebend waren:

- So liegt ein *vollständiger Leistungsausschluss* z.B. bei Arzneimitteln vor, die überwiegend zur Behandlung der erektilen Dysfunktion dienen.[72]
- Ein *Leistungsausschuss nach dem Alter* erfolgt z.B. bei verschreibungspflichtigen Arzneimitteln zur Anwendung bei Erkältungskrankheiten und grippalen Infekten, die ab dem vollendeten 18. Lebensjahr nicht mehr bezahlt werden.[73] Gleiches gilt für die Versorgung mit Batterien für Hörgeräte[74] oder mit Sehhilfen (d.h. Brillen und Kontaktlinsen).[75] Ebenso ist die Verordnung von nicht verschreibungspflichtigen Arzneimitteln für Kinder nach dem vollendeten 12. Lebensjahr bzw. entwicklungsgestörte Jugendliche nach dem vollendeten 18. Lebensjahr ausgeschlossen.[76]
- Andere Leistungsausschlüsse knüpfen an die *Schwere der Indikation* an. So dürfen z.B. Implantate als Zahnersatz nicht mehr bezuschusst werden,[77] es sei denn, es handelt sich um besonders schwere Fälle wie z.B. bei größeren Kiefer- und Gesichtsdefekten nach Tumoroperation oder Unfällen.[78]
- Der Ausschluss von Zahnersatzleistungen in der Zeit vom 01.07.1997 bis zum 31.12.1998[79] stellte eine *Kombination* der beiden vorigen Binnendifferenzierungen dar: Er betraf nach dem 31.12.1978 geborene Versicherte, die Zahnersatzleistungen nur noch bei schwerwiegenden gesetzlich geregelten Indikationen erhielten, z.B. wenn der Zahnersatz durch einen Unfall, einer schweren, nicht vermeidbaren Erkrankung des Kausystems oder einer schweren Allgemeinerkrankung beruhte. Eine ähnliche Konstruktion findet sich beim Ausschluss *kieferorthopädischer Leistungen* ab dem 18. Lebensjahr, die nur noch bei schweren Kieferanomalien erbracht werden, soweit dabei ein kombiniertes Vorgehen mit kieferchirurgischen Maßnahmen erforderlich ist.[80]

---

[72] § 34 Abs. 1 Satz 9 SGB V.
[73] § 34 Abs. 1 Satz 6 SGB V.
[74] § 34 Abs. 4 SGB V i.V.m. § 2 Nr. 11 der Verordnung über Hilfsmittel von geringem therapeutischen Nutzen oder geringem Abgabepreis in der gesetzlichen Krankenversicherung.
[75] § 33 Abs. 1 SGB V.
[76] § 34 Abs. 1 Sätze 1 und 2 SGB V.
[77] § 28 Abs. 2 Satz 9 SGB V.
[78] Abschn. B VII. Ziff. 2 der Richtlinien des Bundesausschusses der Zahnärzte und Krankenkassen für eine ausreichende, zweckmäßige und wirtschaftliche vertragszahnärztliche Versorgung vom 04.06.2003 und 24.09.2003 in der ab 01.01.2004 geltenden Fassung.
[79] In der Zeit vom 01.07.1997 bis zum 31.12.1998 durch § 30 Abs. 1a in der Fassung des Gesetzes vom 01.11.1996 (*Bundesgesetzblatt* I, 1631).
[80] § 28 Abs. 2 Satz 6 SGB V.

Eine andere Systematisierung der Rationierungsentscheidung kann ansetzen an den *Begründungen*, die der Gesetzgeber hierfür jeweils gegeben hat.
- In den allermeisten Fällen stand im Vordergrund die Überlegung, der Patient könne im Rahmen seiner Eigenverantwortung die betreffende Leistung übernehmen, weil ihn dies *finanziell nicht überfordere*.[81]
- Ein zweites Entscheidungskriterium ist die These, die Eigenverantwortung sei zumutbar, weil die Leistung *überwiegend der Erhöhung der Lebensqualität diene*. Ausdrücklich ergibt sich dies für den Ausschluss der Behandlung der erektilen Dysfunktion aus dem Gesetz. Ähnliches gilt jedoch auch für die Beschränkung kieferorthopädischer Leistungen auf Jugendliche, weil diese „bei Erwachsenen überwiegend aus ästhetischen Gründen oder wegen mangelnder zahnmedizinischer Vorsorge in früheren Jahren" erfolge.[82]
- Die dritte Überlegung war ausschlaggebend für die zeitweise Beschränkung von Zahnersatzleistungen auf „ältere", d.h. vor dem 01.01.1979 geborene Patienten: Durch *gesundheitsbewusstes Verhalten und regelmäßige Inanspruchnahme von Vorsorgeuntersuchungen* sei der totale Zahnverlust *vermeidbar*.[83]
- Schließlich ist der Ausschluss implantologischer Leistungen damit begründet worden, es gebe *in der Regel wirtschaftlichere Leistungsalternativen*.[84]

Mit der letzten Begründung stellt der Gesetzgeber im Ergebnis das Vorliegen einer Rationierungsentscheidung in Abrede. Er erweckt stattdessen den Eindruck, durch alternative Versorgungsformen werde die notwendige medizinische Versorgung hinreichend gewährleistet. Das trifft indessen nicht zu.[85] Denn als alternative Versorgung kommt in aller Regel nur konventioneller Zahnersatz in Betracht, also Brücken oder Prothesen. Bei der häufigsten Indikation für Zahnimplantate, dem zahnlosen Kiefer bei Kieferschwund (sog. Kieferatrophie), hält jedoch keine Voll- und ebenso wenig eine Teilprothese. In Wahrheit liegt also eine Rationierungsentscheidung vor, weil den Patienten die einzige in Betracht kommende Behandlungsmethode aus Kostengründen verwehrt wird. Diese Kosten sind dabei erheblich und können je nach Versorgung vier- bis fünfstellige Bereiche erreichen.[86]

Es fällt auf, dass derartiger gesetzgeberischer „Etikettenschwindel" nicht auf die Implantatversorgung beschränkt bleibt, sondern bei zahlreichen Ratio-

---
[81] Das war erkennbar maßgebend z.B. für den Ausschluss der Hörgerätebatterien und der Arzneimittel bei sog. „Bagatellerkrankungen" wie Erkältungen oder grippalen Infekten; vgl. außerdem *Bundestagsdrucksache* 15/1525, 85 zum Ausschluss von Sehhilfen und ebd. 86 zum Ausschluss nicht verschreibungspflichtiger Arzneimittel.
[82] *Bundestagsdrucksache* 12/3608, 79.
[83] Ebd. 13/4615, 30.
[84] Ebd. 29.
[85] So zutreffend auch Ulrich Wenner, in: *Gesundheitsrecht* 2003, 129 <133>.
[86] Hierauf weist Ulrich Wenner, in: *Gesundheitsrecht* 2003, 129 <132>, mit Recht hin.

nierungsentscheidungen anzutreffen ist, und zwar vor allem dann, wenn ihre finanziellen Auswirkungen auf den Patienten im Einzelfall gravierend sind. So ist der Ausschluss kieferorthopädischer Leistungen keineswegs, wie die Gesetzesbegründung es nahe legt, auf ästhetische Maßnahmen oder Eigenverschulden begrenzt, sondern erfasst alle Indikationen mit Ausnahme der im Gesetz genannten besonderen Härtefälle.[87] Selbst wenn schließlich die Annahme stimmen sollte, dass sich die Inanspruchnahme von Zahnersatz durch gesundheitsbewusstes Verhalten im Kinder- und Jugendalter vermeiden ließe, würden die Patienten mit dem Ausschluss solcher Leistungen aus dem Leistungskatalog nicht für eigene Versäumnisse, sondern Versäumnisse ihrer Eltern an ihnen „bestraft". Eine Rationalisierungsentscheidung mit Blick auf die Eigenverantwortung (§ 1 SGB V) dürfte sich so kaum begründen lassen.

3. Verfassungsrechtliche Schranken für Rationierung?

Dieser Befund macht die Beantwortung der Frage, ob es verfassungsrechtliche Schranken für offene Rationierungsmaßnahmen gibt, besonders dringlich. Dass sie an Grundrechten der Leistungserbringer nicht scheitern, kann nach dem oben Gesagten[88] allerdings kaum verwundern. Im Vordergrund der Betrachtung stehen daher die Grundrechte der Patienten.

Auch die staatliche Schutzpflicht für Leben und körperliche Unversehrtheit erweist sich indessen als wenig ergiebig. Vielmehr hat die Rechtsprechung insoweit auch beim weit reichenden Ausschluss der implantologischen Versorgung einen Verfassungsverstoß unter Hinweis auf den weit reichenden sozialpolitischen Gestaltungsspielraum des Gesetzgebers verneint.[89]

Im Vordergrund steht bei der verfassungsrechtlichen Bewertung ökonomischer Verteilungsentscheidungen *unter Knappheitsbedingungen* denn auch eher die Frage der *Verteilungsgerechtigkeit*. D.h.: Lässt sich der Ausschluss einer Leistung rechtfertigen, wenn andere Leistungen unvermindert zur Verfügung gestellt werden?

Dies beurteilt sich anhand des *Gleichheitsgrundsatzes*, der in Art. 3 GG geregelt ist:

> (1) Alle Menschen sind vor dem Gesetz gleich.
> (2) Männer und Frauen sind gleichberechtigt. Der Staat fördert die tatsächliche Durchsetzung der Gleichberechtigung von Frauen und Männern und wirkt auf die Beseitigung bestehender Nachteile hin.
> (2) Niemand darf wegen seines Geschlechtes, seiner Abstammung, seiner Rasse, seiner Sprache, seiner Heimat und Herkunft, seines Glaubens,

---

[87] Zutreffend Bundessozialgericht, Urt. v. 09.12.1997 – 1 RK 11/97. In: *Entscheidungen des Bundessozialgerichts* 81, 245.
[88] Vgl. in diesem Beitrag S. 174.
[89] Bundessozialgericht, Urt. v. 19.06.2001 – B 1 KR 23/00 R. In: SozR 3-2500 § 28 Nr. 6.

> seiner religiösen oder politischen Anschauungen benachteiligt oder bevorzugt werden. Niemand darf wegen seiner Behinderung benachteiligt werden.

Daraus ergibt sich zunächst, dass eine Rationierungsentscheidung in jedem Fall rechtswidrig ist, wenn sie an eines der in *Art 3 Abs. 3 GG* geregelten *Differenzierungsverbote* anknüpft.

Es wäre also z.B. unzulässig, in Zeiten knapper Mittel Leistungen in erster Linie an Deutsche zu vergeben. Ebenso darf aber eine die Patienten benachteiligende Rationierungsentscheidung auch nicht am Kriterium der Behinderung ansetzen.[90] Damit wäre es voraussichtlich unvereinbar, bestimmte Leistungen, z.B. lebensrettende Operationen, nur nicht behinderten und damit noch „relativ gesunden" Menschen zur Verfügung zu stellen.

Jenseits dieser Differenzierungsverbote hat der Gesetzgeber jedoch einen *weiten sozialpolitischen Gestaltungsspielraum*. Das ist auch von der Funktion der Verfassung her angemessen. Sie verkörpert in Zeiten politischen Streits den Katalog gemeinsamer Grundüberzeugungen der Demokraten, der verhindern soll, dass die Gesellschaft an diesem Streit zerbricht. Damit wäre es kaum vereinbar, die Gesellschaft und damit den Gesetzgeber in ein enges Korsett von Verfassungs- wegen vorgegebener Verteilungsentscheidungen einzuschnüren.

> Dementsprechend beschränkt sich die richterliche Kontrolle darauf, den *Missbrauch des Gestaltungsspielraums* zu verhindern. Keineswegs prüft die Rechtsprechung dagegen, ob der Gesetzgeber die vernünftigste, zweckmäßigste oder gerechteste Lösung gewählt hat.[91]

Im Hinblick hierauf sind bislang alle von der Rechtsprechung überprüften Leistungsausschlüsse auch in ihren jeweiligen Binnendifferenzierungen hingenommen worden:
- Der Ausschluss von Pflegemitteln für Kontaktlinsen sei nicht sachwidrig, weil diese Leistung von ihrer medizinischen Dringlichkeit her nachrangig sei.[92]
- Es sei den Versicherten auch zuzumuten, die eher geringen Kosten für Brillengestelle selbst zu bezahlen.[93] Im Hinblick darauf ist auch nicht zu erwar-

---

[90] Bundesverfassungsgericht, Beschl. v. 08.10.1997 – 1 BvR 9/97. In: *Bundesverfassungsgerichtsentscheidung* 96, 288 <302>.
[91] Grundlegend Bundesverfassungsgericht, Urt. v. 23.01.1990 – 1 BvL 44/86 u.a. In: SozR 3-4100 § 128 Nr. 1; aus neuerer Zeit z.B. zur Pflegeversicherung: Bundesverfassungsgericht, Beschl. v. 22.05.2003 – 1 BvR 452/99. In: *Ehe und Familie im privaten und öffentlichen Recht. Zeitschrift für das gesamte Familienrecht* 2003, 1084.
[92] Bundessozialgericht, Urt. v. 09.03.1994 – 3/1 RK 11/93. In: SozR 3-2500 § 23 Nr. 6.
[93] Bundessozialgericht, Urt. v. 14.09.1994 – 3/1 RK 36/93. In: *Entscheidungen des Bundessozialgerichts* 75, 74.

ten, dass der Ausschluss der Sehhilfen selbst auf nennenswerten Widerstand seitens der Rechtsprechung stößt.
- Ebenso durfte die Versorgung mit bestimmten Hilfsmitteln bzw. dem Zubehör dazu (Mikroport, Hörgerätebatterien) und auch kieferorthopädische auf Jugendliche beschränkt werden, weil diese typischerweise finanziell weniger leistungsfähig seien und angeblich einen höheren Versorgungsbedarf hätten.[94]

In den Entscheidungen des BSG zur implantatgestützten Versorgung findet sich dabei ein bemerkenswerter Kernsatz:[95]

Der Gesetzgeber ist auch dann, wenn er eine medizinische Behandlung grundsätzlich als Leistung der gesetzlichen Krankenversicherung zur Verfügung stellt, nicht gehindert, bestimmte technisch besonders aufwendige oder teure Maßnahmen von der Leistungspflicht auszunehmen, wenn ihm dies wegen der zu erwartenden Kosten ... geboten erscheint.

Damit akzeptiert das BSG *finanzielle Überforderung der Versichertengemeinschaft als Rationierungskriterium.*

IV. Die Beschränkung des Anspruchs auf Freistellung von Gesundheitsausgaben

Neben den Möglichkeiten, den Leistungskatalog als solchen durch Rationalisierung oder Rationierung zu beschneiden, kann dem Interesse der Versichertengemeinschaft an Begrenzung der Gesundheitsausgaben auch dadurch Rechnung getragen werden, dass das Interesse der Patienten an möglichst weitgehender Freistellung von den eigenen Gesundheitsausgaben beschnitten wird.

Diese Alternative, die gemeinhin mit den Begriffen *Selbstbehalt* oder *Selbstbeteiligung* gekennzeichnet ist, ist in einem System der *Kostenerstattung*, wie es die private Krankenversicherung beherrscht, ohne weiteres praktikabel. So kann der Erstattungsanspruch z.B. auf 90% oder 80% der tatsächlich entstandenen Aufwendungen reduziert werden, ohne dass gleichzeitig der durch diesen Zuschuss begünstigte Leistungskatalog beschränkt werden muss.

Da die Patienten seit dem 01.01.2004 statt der an und für sich zu gewährenden Sachleistungen nunmehr auch in der gesetzlichen Krankenversicherung

---

[94] Bundessozialgericht, Urt. v. 25.10.1994 – 3/1 RK 57/93. In: SozR 3-2500 § 34 Nr. 4; Urt. v. 09.12.1997 – 1 RK 11/97. In: *Entscheidungen des Bundessozialgerichts* 81, 245; Urt. v. 03.11.1999 – B 3 KR 3/99 R. In: SozR 3-2500 § 33 Nr. 34.
[95] Bundessozialgericht, Urt. v. 19.06.2001 – B 1 KR 23/00 R. In: SozR 3-2500 § 28 Nr. 6.

Kostenerstattung wählen können[96], darf die Satzung der Krankenkasse nunmehr vorsehen, dass mit solchen Versicherten ein *Selbstbehalt bei reduziertem Beitragssatz* vereinbart wird.[97]

Werden die Leistungen dagegen, wie es in der gesetzlichen Krankenversicherung die Regel ist, als *Sachleistungen* erbracht, so kann der Freistellungsanspruch nur *mittelbar über Zuzahlungen beschränkt* werden. Von dieser Möglichkeit macht der Gesetzgeber allerdings immer mehr Gebrauch.

Beispiele sind
- Zuzahlungen für Arznei- und Hilfsmittel in Höhe von 10% des Abgabepreises, mindestens jedoch 5 EUR und höchstens 10 EUR
- Zuzahlungen für stationäre Leistungen (z.B. Krankenhaus, Kur) in Höhe von 10 EUR am Tag
- Zuzahlungen für Heilmittel (z.B. Physiotherapie) in Höhe von 10% der Kosten zuzüglich 10 EUR für die Verordnung.

Ebenfalls in diesem Zusammenhang sind Regelungen über die Zahlung von *Festbeträgen*[98] zu sehen, bei denen der Leistungsanspruch durch Zahlung eines – wie der Name schon sagt – festen Betrages z.B. für ein Arzneimittel erfüllt wird. Neuestes Beispiel ist schließlich die Einführung der sog. *Praxisgebühr*.[99]

Durch solche Regelungen werden kaum prinzipiell neue rechtliche Probleme aufgeworfen. Im Kern geht es auch hier in erster Linie darum, dass
- die Marktchancen der Hersteller und Anbieter von Gesundheitsleistungen faktisch beschnitten werden, weil die Selbstbeteiligung – gewollt – zu einem kostenbewussteren Inanspruchnahmeverhalten führt,
- die Therapiefreiheit des Arztes insoweit beschränkt wird, als die Ärzte in besonderer Weise zu wirtschaftlicher Verordnung angehalten sind,
- der Leistungsanspruch des Patienten betroffen ist.

Hierzu gilt jedoch das oben Gesagte jeweils entsprechend[100], solange der Leistungsanspruch des Patienten nicht unangemessen beschränkt wird. Das wäre der Fall, wenn er infolge wirtschaftlicher Überforderung durch die Eigenbeteiligung nicht mehr in der Lage wäre, die Gesundheitsleistung in Anspruch zu nehmen. Dieser Erwägung wird jedoch durch die Einführung einer *Belastungsgrenze*[101] hinreichend Rechnung getragen, die sich derzeit auf 2% der Bruttoeinnahmen zum Lebensunterhalt beläuft.[102]

---

[96] § 13 Abs. 2 Satz 1 SGB V.
[97] § 53 SGB V.
[98] § 35 SGB V.
[99] § 28 Abs. 4 SGB V; vgl. hierzu Ruth Schimmelpfeng-Schütte, in: *Gesundheitsrecht* 2004, 1ff.
[100] Vgl. in diesem Beitrag S. 174.
[101] § 62 SGB V.
[102] Die Verfassungsmäßigkeit der „alten" Zuzahlungsregelungen wird daher bejaht von: Bundessozialgericht, Urt. v. 09.06.1998 – B 1 KR 22/96 R. In: SozR 3-2500 § 61 Nr. 8.

Da jede Form der Selbstbeteiligung unter wirtschaftlichen Gesichtspunkten letztlich eine Rationierung des Leistungsanspruchs darstellt, steht – sobald vom Prinzip der linearen Selbstbeteiligung (z.B. 10% auf alle Leistungen) abgewichen wird – auch hier die Frage der *Gerechtigkeit* in der besonderen Form der *Belastungsgerechtigkeit* im Vordergrund. Sie ist – nicht anders als die Verteilungsgerechtigkeit – anhand von Art 3 Abs. 1 GG zu beantworten.

In diesem Zusammenhang hatte sich das BSG mit der Klage eines Diabeteskranken zu befassen, der rügte, er müsse eine Zuzahlung zur Beschaffung von Insulin leisten, obwohl er hierauf zwingend lebenslang angewiesen sei und die Zuzahlung bei ihm daher *keinen Steuerungseffekt* im Sinne einer kostenbewussteren Inanspruchnahme entfalten könne. Die Ausführungen des BSG hierzu sind in mehrfacher Hinsicht lehrreich:[103]

> Die unbestreitbaren Besonderheiten einer Erkrankung an insulinpflichtigem Diabetes mellitus sind nicht derart, dass sie eine einkommensunabhängige Befreiung von der Zuzahlungspflicht verfassungsrechtlich gebieten. Unter allen denkbaren Gesichtspunkten würde die vom Kläger angestrebte Regelung *mehr Gleichheitsprobleme aufwerfen als lösen*. Eine spezielle Befreiung für Diabetiker kommt schon deshalb nicht in Betracht, weil davon alle anderen Versicherten mit einem laufenden Bedarf an lebenswichtigen Medikamenten ausgeschlossen wären, ohne dass dafür eine Rechtfertigung erkennbar wäre. Eine Befreiung bei allen chronischen oder lebenslangen Erkrankungen könnte verfassungsrechtlich nur auf die damit einhergehende besondere finanzielle Belastung gestützt werden. Abgesehen vom Problem der oft nur schwer vorauszusehenden Krankheitsdauer, kann jedoch durch eine Vielzahl einmalig oder sporadisch notwendiger Arzneimittel eine höhere Belastung durch Zuzahlungen entstehen als durch laufenden Bedarf. Die Differenzierung zwischen sporadisch und chronisch Kranken wäre daher verfassungsrechtlich bedenklich. [...]
>
> Schließlich gibt es auch vernünftige Gründe gegen eine Ausnahme von der Zuzahlungspflicht, die sich an der Lebensnotwendigkeit der benötigten Arzneimittel orientiert. In der gesetzlichen Krankenversicherung hängt die Pflicht, Arzneimittel zur Verfügung zu stellen, ebenso wie bei allen anderen Leistungen davon ab, dass sie notwendig sind (§ 12 Abs 1 Satz 2, § 70 Abs 1 Satz 2 SGB V). ... Unter diesen Umständen erscheint es *fragwürdig*, den Begriff der *Notwendigkeit* im Zusammenhang mit der Zuzahlungspflicht *in eine gesteigerte und eine mildere Stufe aufzuspalten*, zumal die Übergänge fließend sind. ... Ein gespaltener Notwendigkeitsbegriff wäre in der Anwendung keinesfalls einfacher oder effektiver; die Gefahr von *Zufallsergebnissen* wäre noch größer. [...]
>
> Die generell zuzahlungsfreie Abgabe „lebenswichtiger" Arzneimittel wäre aus einem weiteren Grunde problematisch. Beschränkungen des Leistungs-

---

[103] Bundessozialgericht, Urt. v. 09.06.1998 – B 1 KR 17/96. In: SozR 3-2500 § 61 Nr. 7.

> umfangs bzw. des Versicherungsrisikos in der gesetzlichen Krankenversicherung knüpfen typischerweise an der Art der Behandlungsmaßnahme und nicht an Art oder Schwere der Erkrankung an. ... Denn § 1 Satz 1 SGB V erklärt die Gesundheit der Versicherten und nicht die Bekämpfung einzelner Krankheiten zur Aufgabe der Krankenversicherung. Demzufolge bezieht sich der Bereich der Eigenverantwortung des Versicherten nach § 2 Abs. 1 Satz 1 SGB V grundsätzlich auf „Leistungen" und nicht auf bestimmte Krankheiten. Eine Zuzahlungspflicht, die – jedenfalls im Ergebnis – nur bei „leichteren" Krankheiten eingreift, wäre mit dieser Grundkonzeption nur schwer zu vereinbaren und bedürfte unter dem Gesichtspunkt der Sachgerechtigkeit zusätzlicher Rechtfertigung.

V. Perspektiven

Im Hinblick auf diesen weit gehenden Gestaltungsspielraum des Gesetzgebers stellen sich allerdings einige drängende Fragen, die in der aktuellen Diskussion immer weiter an Bedeutung gewinnen und anhand einiger Diskussionsbeiträge exemplarisch beleuchtet werden sollen.

„Um Spielräume für einen individuelleren Versicherungsschutz zu schaffen, wird ... der Leistungskatalog der überwiegend über Zwangsabgaben finanzierten gesetzlichen Krankenversicherung auf das medizinisch Notwendige begrenzt. Leistungen, die vom Einzelnen durch Wahrnehmung der Verantwortung für die eigene Gesundheit vermieden werden können, gehören nicht in den Kernkatalog der GKV." (Beschluss des 52. ordentlichen Bundesparteitags der FDP in Düsseldorf <2001>)[104]

Die Forderung nach einem „auf das medizinische Notwendige begrenzten Kernkatalog" gehört zu den typischen Allgemeinplätzen in der Gesundheitsdiskussion. Sie führt indessen nicht weiter. Denn die medizinische Versorgung ist schon heute auf die notwendigen Leistungen, zudem beschränkt durch das Wirtschaftlichkeitsgebot, beschränkt. Wer den Leistungs„katalog" weiter begrenzen will, muss daher konkrete Leistungen benennen, die verzichtbar sein sollen und die betreffende Ausschlussentscheidung zumindest vor dem Hintergrund des Gleichheitsgrundsatzes rechtfertigen. Eine Differenzierung medizinisch notwendiger Leistungen nach Schwere des Krankheitsbildes dürfte hingegen, wie das BSG eingehend dargelegt hat, kaum praktikabel sein.

„Ich halte nichts davon, wenn 85-Jährige noch künstliche Hüftgelenke auf Kosten der Solidargemeinschaft bekommen. Das ist eine reine Frage der Lebensqualität. Das klingt jetzt zwar extrem hart, aber es ist doch nun mal so: Früher sind die Leute auch auf Krücken gelaufen." (Philipp Mißfelder, Bundesvorsitzender der Jungen Union, Interview im Tagesspiegel vom 03.08. 2003)

---

[104] www.fdp-bundesverband.de.

Diese bewusst provokant formulierte Äußerung markiert den vorläufigen Gipfel der öffentlichen Wahrnehmung einer schon seit Längerem geführten Diskussion, die auf die Rationierung medizinischer Leistungen ab einem bestimmten Lebensalter abzielt. Ob eine derartige Regelung rechtlich zulässig wäre, erscheint zumindest zweifelhaft:[105]

- Sie müsste sich einmal am *Gleichheitsgrundsatz* (Art 3 Abs. 1 GG) messen lassen. Wie bereits gesehen, verbietet dieser Differenzierungen nach dem Alter nicht schlechthin[106], zumal das Alter kein Differenzierungsverbot im Sinne des Art 3 Abs. 3 GG ist. Indessen müssten sich sachliche Gründe für eine solche Unterscheidung finden lassen, die z.B. in einem belegbar abnehmenden Nutzen der operativen Versorgung mit einem künstlichen Hüftgelenk ab einem bestimmten Alter bestehen könnten. Dem könnte allerdings entgegenstehen, dass gerade die Hüftgelenksendoprothesen im höheren Lebensalter erhebliche finanzielle Kompensationswirkungen an anderer Stelle, nämlich z.B. im Bereich der häuslichen Krankenpflege oder der Pflegeversicherung, haben.
- Zu bedenken ist weiter, dass es sich bei der gesetzlichen Krankenversicherung um eine *Pflichtversicherung* handelt. Der damit verbundene Eingriff in die verfassungsrechtlich geschützte *allgemeine Handlungsfreiheit*[107] ist nur dann zu rechtfertigen, wenn der erzwungenen Teilnahme an dem solidarisch finanzierten System ein Anspruch auf Absicherung gegen die Kosten behandlungsbedürftiger Erkrankungen, die den Einzelnen überfordern, gegenübersteht. Vollständige Leistungsausschlüsse der hier geforderten Art stellen die Legitimation einer Pflichtversicherung (gleich welcher Organisationsform) grundsätzlich in Frage.
- Aus denselben Gründen ist möglicherweise ein Verstoß gegen das *Grundrecht auf körperliche Unversehrtheit (Art 2 Abs. 2 Satz 1 GG)* gegeben, weil das Versorgungsniveau in diesem Fall die Grenze der „Unzulänglichkeit" der staatlich zu treffenden Vorkehrungen zum Schutz dieses Grundrechts unter Umständen unterschreitet.

(3) Ökonomisierung und Steuerung des Leistungsverhaltens

I. Grundlagen

Die bisherigen Überlegungen haben an dem Versuch angesetzt, die Erbringung und Inanspruchnahme von Leistungen unmittelbar über den Leistungsanspruch des Patienten zu steuern. Unsere eingangs angestellten Überlegungen

---

[105] Bedenken z.B. bei Peter Oberender: *Festschrift für Wolfgang Gitter zum 65. Geburtstag.* Wiesbaden 1995, 701, 705; Ulrich Wenner, in: *Gesundheitsrecht* 2003, 129 <134>.
[106] Vgl. in diesem Beitrag S. 184.
[107] Abgeleitet aus Art 2 Abs. 1 Grundgesetz.

zur Anbieterdominanz der Leistungserbringer[108] zeigen indessen, dass sich damit nur ein bestimmter Ausschnitt des Leistungsgeschehens erfassen lässt. Diese Leistungen sind dadurch gekennzeichnet, dass eine *Instanz außerhalb der Interaktion von Leistungsempfänger* (Patient) *und Leistungserbringer* (Arzt) darüber entscheidet, ob sie innerhalb des Systems der gesetzlichen Krankenversicherung erbracht wird.

Beim gesetzlichen Ausschluss von Leistungen ist dies der Gesetzgeber, im Rahmen der Qualitätssicherung z.B. der Gemeinsame Bundesausschuss und bei der Hilfsmittelversorgung (Stichwort: C-leg) die Krankenkasse, die darüber entscheidet, ob dem Patienten das konkrete Hilfsmittel bewilligt wird.

Indem das System auf diese Weise entweder dem Gesetzgeber selbst, einer Einrichtung der gemeinsamen Selbstverwaltung von Leistungserbringern und Versicherung oder der Versicherung die Entscheidung über die Leistung überantwortet, soll gewährleistet werden, dass der Gleichklang der Interessen von Leistungserbringern und Patienten an einer optimalen medizinischen Versorgung zur Gewährung und Inanspruchnahme wirtschaftlicher Leistungen führt. Diese Idee versagt jedoch, wenn es an einer derartigen Entscheidungsinstanz fehlt.

Das ist zunächst einmal der Fall bei allen ärztlichen Leistungen, die nicht kraft Gesetzes, einer Richtlinie des Gemeinsamen Bundesausschusses o.ä. aus dem Leistungskatalog der gesetzlichen Krankenversicherung ausgeschlossen ist. Nichts anderes gilt für solche Leistungen, die der Arzt verordnet, ohne dass es einer vorherigen Entscheidung der Krankenkasse bedarf.

Einige einfache *Beispiele*:
- Die bereits mehrfach erwähnte Erhebung des Ganzkörperstatus, erst recht kostenintensive Untersuchungen wie z.B. Computer- oder Kernspintomographien gehören unzweifelhaft zum Leistungskatalog der gesetzlichen Krankenversicherung. Der Arzt kann sie durchführen oder anordnen, ohne dass ein Dritter (Gesetzgeber, Gemeinsamer Bundesausschuss oder Krankenkasse) vorab darüber zu befinden haben, ob sie im konkreten Fall tatsächlich unter den Gesichtspunkten der Zweckmäßigkeit, Notwendigkeit oder Wirtschaftlichkeit indiziert sind.
- Gleiches gilt für die Verordnung von Arzneimitteln. Auch hier löst der Patient das vom Arzt ausgestellte „Kassenrezept" in der Apotheke ein, ohne dass es zuvor einer Bewilligung durch die Krankenkasse bedürfte, solange es sich bei dem verordneten Medikament um ein grundsätzlich, d.h. nach abstrakt-generellen Regeln verordnungsfähiges Arzneimittel handelt. Der Apotheker rechnet sodann, weil er die geschuldete Leistung (Übereignung des verordneten Arzneimittels an den Patienten) erbracht hat, mit dessen Krankenkasse ab, ohne dass diese das Recht hätte, dem Apotheker gegenüber einzuwenden, dass die Verordnung durch den Arzt nach Inhalt oder Umfang unnötig oder unwirtschaftlich war.

---

[108] Vgl. die näheren Hinweise in diesem Beitrag S. 143.

Eine umfassende konsequente Anwendung des ökonomischen Prinzips muss mithin nicht nur den Leistungsanspruch des Patienten, sondern auch das *Leistungsverhalten* dort erfassen, wo die *Entscheidung über die Leistung* durch *Patient und Leistungserbringer* getroffen wird. Hierzu ist eine Vielzahl von Modellen in einer sehr grundsätzlichen Diskussion, deren Gegenpole mit den Begriffen „Markt" und „Staat" beschrieben werden können. Die geltende Gesetzeslage ist marktorientierten Modellen gegenüber vor allem skeptisch eingestellt und setzt stattdessen auf *Leistungssteuerung durch Staat oder Selbstverwaltung*. Gemeinsames Ziel aller Maßnahmen ist es, ein *am ökonomischen Prinzip orientiertes Leistungsverhalten der Patienten und Leistungserbringer* zu erreichen.

Eine entsprechende Leistungssteuerung kann einmal versuchen, auf das *Inanspruchnahmeverhalten des Patienten* Einfluss zu nehmen. Ein entsprechendes Anreizsystem kann dabei z.B. über die Gewährung eines *Bonus für gesundheitsbewusstes Verhalten* funktionieren.[109] Im Vordergrund stehen aber solche Mechanismen, die *Kostenbewusstsein* schaffen sollen. Neben dem *Auskunftsanspruch* des Patienten gegen die Versicherung und Ärzte über die in Anspruch genommenen Leistungen und die hierdurch verursachten Kosten[110] sind dies vor allem die verschiedenen Formen der *Selbstbeteiligung*, die bereits an anderer Stelle untersucht worden sind.[111] Im Vordergrund dieses Abschnitts soll daher die Leistungssteuerung durch Einflussnahme auf das *Leistungsverhalten der Leistungserbringer* stehen.

II. Steuerung des Leistungsverhaltens der Leistungserbringer

Wie bereits gesehen, stehen beim Leistungserbringer zwei Interessen im Vordergrund: dasjenige an einer optimalen medizinischen Versorgung des Patienten und dasjenige an einer möglichst hohen Vergütung für die in diesem Zusammenhang erbrachten Leistungen. Solange diese beiden Interessen parallel laufen, d.h. ein Mehr an Leistung auch automatisch zu einem Mehr an Vergütung führt, ist ein ökonomisches Leistungsverhalten nicht zu erwarten. Die Maßnahmen der Leistungssteuerung auf der Seite der Leistungserbringer zielen daher – grob vereinfacht formuliert – darauf ab, ein unökonomisches Leistungsverhalten der Leistungserbringer zu bestrafen oder wenigstens nicht zu belohnen. Von den vielfältigen Instrumenten sollen beispielhaft die Steuerung über die *Wirtschaftlichkeitsprüfung* und den *Honoraranspruch des Vertragsarztes* dargestellt und sodann mögliche *negative Konsequenzen* für die *Versorgung der Patienten* untersucht werden.

---

[109] Vgl. § 65a SGB V.
[110] § 305 SGB V.
[111] Vgl. in diesem Beitrag S. 184.

1. Wirtschaftlichkeitsprüfung

Die unter mathematischen bzw. finanziellen Gesichtspunkten einfachste Möglichkeit, unökonomisches Verhalten eines Leistungserbringers zu „bestrafen", besteht darin, sich das nutzlos ausgegebene Geld von ihm wiederzuholen. Rechtstechnisch spricht man von einem *Regress*. Die hierfür maßgebliche gesetzliche Vorschrift in der vertragsärztlichen Versorgung ist *§ 106 SGB V:*

> Wirtschaftlichkeitsprüfung in der vertragsärztlichen Versorgung
>
> (1) Die Krankenkassen und die Kassenärztlichen Vereinigungen überwachen die Wirtschaftlichkeit der vertragsärztlichen Versorgung durch Beratungen und Prüfungen. ...
> (2) Die Wirtschaftlichkeit der Versorgung wird geprüft durch [...]
> 2. arztbezogene Prüfung ärztlicher und ärztlich verordneter Leistungen
> [...]
> (2a) Gegenstand der Beurteilung der Wirtschaftlichkeit der Prüfungen nach Absatz 2 Satz 1 Nr. 2 sind, soweit dafür Veranlassung besteht
> 1. die medizinische Notwendigkeit der Leistungen (Indikation)
> 2. die Eignung der Leistungen zur Erreichung des therapeutischen oder diagnostischen Ziels (Effektivität)
> 3. die Übereinstimmung der Leistungen mit anerkannten Kriterien für ihre fachgerechte Erbringung (Qualität), insbesondere mit den in den Richtlinien des Gemeinsamen Bundesausschusses enthaltenen Vorgaben
> 4. die Angemessenheit der durch die Leistungen verursachten Kosten im Hinblick auf das Behandlungsziel

Darüber hinaus gibt es nach § 106 Abs. 2 Satz 1 Nr. 2 SGB V neuerdings die sog. *Auffälligkeitsprüfung* bei *Richtgrößenüberschreitung*, die so spezielle Probleme aufwirft, dass sie den Rahmen dieser Darstellung sprengen würden.

Bereits ein erstes Lesen der Vorschrift offenbart, dass es sich bei der Wirtschaftlichkeitsprüfung um eine Angelegenheit der *gemeinsamen Selbstverwaltung* handelt, d.h. Leistungserbringer (Ärzte) und Versicherungen (Krankenkassen) tragen gemeinsame Verantwortung. Diese nehmen sie durch sog. *Prüfungs- und Beschwerdeausschüsse* wahr, die – ähnlich wie der Gemeinsame Bundesausschuss – paritätisch mit Mitgliedern beider Seiten und einem unparteiischen Vorsitzenden besetzt sind.[112] Gegenstand der Prüfung sind die Voraussetzungen des Leistungsanspruchs (§§ 2 Abs. 1, 12 SGB V), orientiert an ökonomischen Handlungsmaximen.

---

[112] § 106 Abs. 4 SGB V.

Die Wirtschaftlichkeitsprüfung erfolgt in der Regel nach der *statistischen Vergleichsmethode*, d.h. die einzelne ärztliche Praxis wird mit dem durchschnittlichen Leistungsverhalten ihrer Fachgruppe verglichen, in der Erwartung, dass diese sich wirtschaftlich verhält und dass auf diese Weise unwirtschaftlich handelnde Ärzte „entlarvt" werden können.

Als Beispiel noch einmal die Erhebung des Ganzkörperstatus (Nr. 60 EBM).[113] Angenommen, ein Allgemeinmediziner nimmt diese umfassende Untersuchungsleistung unangemessen häufig vor, also auch dann, wenn ein wirtschaftlich denkender Arzt sich mit einer weniger aufwändigen Untersuchung begnügen würde. Gleichwohl werden ihm zunächst im Rahmen der Honorarverteilungen alle Untersuchungen vergütet, weil es sich um erbrachte und daher abrechnungsfähige Leistungen handelt. Im Rahmen der Wirtschaftlichkeitsprüfung stellt sich jedoch heraus, dass der Arzt den Ganzkörperstatus deutlich häufiger erhebt als der Durchschnitt seiner Fachgruppe (also der Allgemeinmediziner). Er muss dann damit rechnen, dass der Prüfungsausschuss gegen ihn einen Regress festsetzt, kraft dessen sein Honorar für diese Leistung im Ergebnis „auf den Fachgruppendurchschnitt" (zuzüglich gewisser Toleranzen) gekürzt wird.[114]

Erfolgt ein Regress wegen unwirtschaftlicher ärztlicher Leistungen, so ist eine solche Maßnahme noch zu „verschmerzen", weil sie „lediglich" dazu führt, dass ein Teil des tatsächlich erzielten Umsatzes im Nachhinein abgeschöpft wird. Wirtschaftlich gravierender ist es dagegen, wenn im Rahmen der Prüfung die unwirtschaftliche Verordnung von Arzneimitteln beanstandet wird. Kommt es hier nämlich zu einem Regress, wird der Arzt für Zahlungen (von der Krankenkasse an den Apotheker) in Haftung genommen, an denen er selbst in keiner Weise verdient hat und die er sich vom Apotheker auch nicht wiederholen kann. Zu welchen Dimensionen dies führen kann, zeigt folgendes Beispiel aus der Praxis, bei dem ausnahmsweise eine Wirtschaftlichkeitsprüfung im Wege der Einzelfallprüfung durchgeführt worden ist:[115]

Der Patient ist ein junger Mann, der an einer besonders schweren Form der Bluterkrankheit leidet. Während man diese normalerweise damit behandeln kann, dass man den Patienten Blutgerinnungsfaktoren zuführt, bildet dieser Patient dagegen Antikörper, reagiert also gewissermaßen allergisch auf sie. Das führte immer wieder zu heftigen Blutungsereignissen. Als Folge davon besteht bereits eine Querschnittlähmung. Im Alter von 21 Jahren wurde der Patient mit einer akuten Hodenblutung in eine Universitätsklinik eingeliefert. Theoretisch bestanden zwar mehrere Behandlungsmöglichkeiten, günstigstenfalls standen die Überlebenschancen nach Einschätzung der Klinikärzte jedoch bei 5%. Voraussetzung war nach ihrer Auffassung die Durchführung einer

---

[113] Vgl. in diesem Beitrag S. 155.
[114] Vgl. zu der Möglichkeit, hiergegen Einwendungen aufgrund sog. *Praxisbesonderheiten* zu erheben, Landessozialgericht Nordrhein-Westfalen, Urt. v. 01.10.2003 – L 11 KA 213/01. In: *Gesundheitsrecht* 2004, 21.
[115] Landessozialgericht Nordrhein-Westfalen, Urt. v. 12.03.2003 – L 11 KA 199/00 – n.v.

hochdosierten Arzneimitteltherapie. Die Kosten hierfür betrugen *pro Tag 20.000 EUR*. Für den Fall, dass die Therapie anschlug, musste sie darüber hinaus über Monate, wenn nicht Jahre durchgehalten werden. Kosten *pro Jahr rd. 7 Millionen EUR*. Die Ärzte entschieden sich, die aus ihrer Sicht erforderlichen Arzneimittel zu verordnen. Der Versicherte überlebte und konnte später sogar eine Berufsausbildung abschließen und in einer Behindertensportart beachtliche Erfolge erzielen. Der Prüfungsausschuss setzte jedoch einen *Regress von über 3,5 Millionen EUR allein für ein Jahr* der Behandlung fest und führte in seinem Beschluss aus, die Ärzte hätten die Therapie zu einem früheren Zeitpunkt auf preiswertere Medikamente umstellen können. Im Übrigen hätten sie das verabreichte Medikament überdosiert.

Der Fall wirft unter dem Gesichtspunkt der Ökonomisierung Fragen in mehrfacher Hinsicht auf:
- Einmal lässt sich fragen, ob die Ärzte unter Hinweis auf das Wirtschaftlichkeitsgebot die Leistung hätten versagen müssen. Das würde voraussetzen, dass die im Rahmen des Wirtschaftlichkeitsgebotes angezeigte Kosten-Nutzen-Analyse, die ja zwangsläufig nur aufgrund einer *Prognose* erfolgen kann, die *Wahrscheinlichkeit* des Nutzeneintritts auch dann mit einbeziehen darf, wenn es sich bei diesem Nutzen um das „nackte Überleben" handelt.

Das Problem ist längst nicht so akademisch, wie es scheint. In der Literatur wird z.B. von einem Fall berichtet, der sich 1995 in Großbritannien zugetragen hat und in dem die Gerichte der Gesundheitsbehörde von Cambridge Recht gegeben haben, die einem 10jährigen an Leukämie erkrankten Mädchen eine umgerechnet 165.000 DM teure Therapie mit der Begründung verweigerte, es bestehe nur eine 2%ige Überlebenschance.[116]

Der Stand der rechtlichen Diskussion in Deutschland lässt sich euphemistisch im Sinne eines allmählich wachsenden Problembewusstseins beschreiben. Immerhin ist in diesem Zusammenhang eine Entscheidung des LSG Berlin – hierzu angehalten vom BVerfG – bemerkenswert, das eine Krankenkasse im Wege der einstweiligen Anordnung zur Versorgung eines Patienten mit einem lebenserhaltenden Medikament (Ilomedin) mit einem jährlichen Kostenaufwand von 365.000 EUR verurteilt hat, obwohl dieses Medikament für die betreffende Indikation nicht einmal eine Zulassung besitzt. Zur Begründung hat das LSG Berlin eine an Art 2 Abs. 2 Satz 1 GG orientierte Folgenabwägung vorgenommen.[117]

---

[116] Eingehend hierzu, allerdings auch ohne eigenen Lösungsversuch, Wilhelm Uhlenbruck, in: *Medizinrecht* 1995, 427 <428>.
[117] Landessozialgericht Berlin, Beschl. v. 28.01.2003 – L 9 B 20/02 KR ER W02 I. In: *Gesundheitsrecht* 2003, 186; Bundesverfassungsgericht, Beschl. v. 22.11.2002 – 1 BvR 1586/02. In: *Neue Juristische Wochenschrift* 2003, 1286f; der Verf. schließt sich hierzu den Worten des Bundesrichters Dr. Ulrich Wenner an: „Einem Richter, der häufig das letzte Wort hat, sei es ... ausnahmsweise gestattet, in diesem Stadium der Debatte auf eine Entscheidung zu verzichten und sich mit der Benennung der Fragestellung zu begnügen." (Ulrich Wenner, in: *Gesundheitsrecht* 2003, 129 <138>).

In unserem Beispielsfall des Bluterkranken bedurfte diese Frage keiner Entscheidung, weil der Beschwerdeausschuss seine Entscheidung hierauf nicht gestützt hatte.
- Von entscheidendem Interesse war aber, inwiefern die Prognoseentscheidung der Ärzte zugunsten der von ihnen verordneten Arzneimittel hinsichtlich Auswahl und Dosierung durch den Beschwerdeausschuss überprüft werden durfte. Dies gestaltet sich rechtlich insofern besonders kompliziert, als auch die Prüfgremien ihrerseits einen nur eingeschränkt richterlich überprüfbaren *Beurteilungsspielraum* haben, der sich aus ihrer paritätischen Besetzung mit Vertretern der Ärzteschaft und der Krankenkassen und der daraus folgenden Annahme rechtfertigt, die widerstreitenden Interessen der Beteiligten würden von ihnen fachkundig und ausgewogen gewürdigt.[118]

Insofern liegen die Dinge bei den Prüfgremien anders als bei den Krankenkassen, deren Entscheidungen zur Wirtschaftlichkeit einer Leistung durch die Gerichte voll überprüft werden, nicht zuletzt, weil die Krankenkassen anders als die Prüfgremien lediglich eines der widerstreitenden Interessen, nämlich die Kostenbegrenzung, repräsentieren.

Im Rahmen dieses Beurteilungsspielraums sind die Prüfgremien allerdings zumindest verpflichtet, ihre Entscheidungen nachvollziehbar und vertretbar zu begründen. Dieser Anforderung genügte der im vorliegenden Fall festgesetzte Regress nicht:

> Unabhängig davon war es vertretbar, zumindest in der Zeit bis ... bei dem ursprünglich gewählten Medikament zu verbleiben. Dieses Präparat hatte sich im akut lebensbedrohlichen Zustand des Versicherten und der anschließenden Phase der Wundheilung als wirksam erwiesen. Angesichts dessen bestehen im Hinblick auf die ärztliche Therapiefreiheit auch mit Blick auf das Wirtschaftlichkeitsgebot keine durchgreifenden Bedenken, auf einen Wechsel des Präparates zu verzichten.
>
> Zwar beschränkt das Wirtschaftlichkeitsgebot die ärztliche Therapiefreiheit insofern, als eine unwirtschaftliche Verordnungsweise nicht unter Berufung auf die Therapiefreiheit gerechtfertigt werden darf. Die genaue Dosierung des verordneten Präparates im jeweiligen Einzelfall unterliegt jedoch der von der Therapiefreiheit umfassten Einschätzungsprärogative des behandelnden Arztes und ist lediglich auf ihre Vertretbarkeit hin überprüfbar. Dies gilt umso mehr, wenn es um die Beurteilung einer nicht standardmäßig auftretenden, lebensbedrohlichen Situation geht, bei der sich die gewählte Dosierung als von Anfang an wirksam und lebensrettend erwiesen hat.

---

[118] Statt aller: Bundessozialgericht, Urt. v. 28.10.1992 – 6 RKa 3/92. In: SozR 3-2500 § 106 Nr. 15.

2. Leistungssteuerung über Honorarmaßnahmen

Effektiver noch als über Wirtschaftlichkeitsprüfungen lässt sich das Leistungsverhalten über die unmittelbare Vergütung steuern.

Diese ist aufgrund des bekannten Phänomens der Knappheit der Mittel von vornherein im Sinne eines Budgets begrenzt.

> Wegen des diese Budgets beherrschenden *Grundsatzes der Beitragssatzstabilität*[119] haben die Leistungserbringer keinen Anspruch auf eine Vergütung in bestimmter Höhe. Insbesondere die Ärzte haben keinen Anspruch auf einen „Arztlohn" in feststehender Mindesthöhe, sondern „nur" ein Recht auf gerechte Beteiligung an der von den Kassenärztlichen Vereinigungen zu verteilenden und an diese von den Krankenkassen gezahlten Gesamtvergütung[120] (sog. *Grundsatz der Honorarverteilungsgerechtigkeit* aus *Art 12 Abs. 1 i.V.m. Art 3 Abs. 1 GG*).[121]

Die gegen diese Rechtsprechung vehement vorgetragenen Angriffe wären bei weitem überzeugender, wenn ihre Verfechter[122] eine konkrete Vorstellung davon hätten, aus welchen verborgenen Quellen die Differenzbeträge zu den ihrer Ansicht nach angemessenen Honoraren fließen sollten.

Nach Maßgabe der individuellen ökonomischen Vernunft setzen bei einer entsprechend begrenzten Gesamtgeldmenge nunmehr Verteilungskämpfe ein, die man als „*Hamsterradeffekt*" bezeichnet.[123] Dieser ist dadurch gekennzeichnet, dass jeder Leistungserbringer möglichst viele Leistungen in der Hoffnung erbringt, sich auf diese Weise einen möglichst großen Honoraranteil zu sichern. Das Ergebnis ist in doppelter Hinsicht unerwünscht: eine ineffektive und daher ökonomisch unerwünschte Leistungsausweitung bei immer weiter fallenden Preisen (Punktwerten) für die jeweilige Einzelleistung. Die im Einzelnen äußerst feinsinnigen Gegenstrategien des Gesetzgebers und der ärztlichen Selbstverwaltung werden selbst von versierten Kennern der Materie in allen Einzelheiten nur noch mit Mühe durchschaut. Ihnen gemeinsam ist das Anliegen, dass sich die Überschreitung bestimmter *Leistungsobergrenzen* (seien es Fallzahlen oder Leistungsmengen) nicht auszahlen darf, weil Leistungen oberhalb dieser Grenzen nur noch eingeschränkt oder gar nicht mehr vergütet werden.

---

[119] Vgl. dazu in diesem Beitrag S. 156; sowie Anm. 71.
[120] Vgl. dazu in diesem Beitrag S. 154.
[121] Ständige Rechtsprechung; Bundessozialgericht, Urt. v. 10.05.2000 – B 6 KA 20/99 R. In: *Entscheidungen des Bundessozialgerichts* 86, 126; Urt. v. 03.03.1999 – B 6 KA 8/98 R. In: SozR 3-2500 § 85 Nr. 30; Urt. v. 09.09.1998 – B 6 KA 55/97 R. In: *Entscheidungen des Bundessozialgerichts* 83, 1ff.
[122] Z.B. Wolfgang Schmiedl, in: *Medizinrecht* 2002, 116ff; Raimund Wimmer, in: *Neue Zeitschrift für Sozialrecht* 1999, 480ff.
[123] Bundessozialgericht, Urt. v. 08.03.2000 – B 6 KA 7/99 R. In: SozR 3-2500 § 87 Nr. 23.

Da es um *Verteilungsgerechtigkeit* geht, ist der Prüfungsmaßstab der Gerichte für solche Maßnahmen in erster Linie an *Art 3 Abs. 1 GG* orientiert und darauf beschränkt, *missbräuchliche Entscheidungen zu verhindern*.

So dürfen Maßnahmen der Honorarverteilung solche Arztgruppen nicht benachteiligen, die ihre Leistungen nur sehr begrenzt ausweiten können, weil diese Leistungen einen bestimmten zeitlichen Mindestumfang in Anspruch nehmen. Das gilt vor allem für Psychotherapeuten. Deren Honorare müssen daher so gestützt werden, dass sie bei voller Auslastung ihrer Praxis ungefähr den Gewinn eines durchschnittlich verdienenden Hausarztes erzielen können.[124]

Unzulässig ist auch eine Mengenbegrenzung solcher Leistungen, deren möglichst umfassende Inanspruchnahme durch die Patienten gesundheitspolitisch gerade gewollt ist. Mit dieser Begründung hat das BSG die Einbeziehung von Kinder-Früherkennungsuntersuchungen in solche Begrenzungen für unzulässig erklärt.[125]

3. Die „ökonomisch vernünftige" Gegenstrategie: verdeckte Rationierung

Bei allen diesen Bemühungen darf nicht verkannt werden, dass die Vorstellung, man könne ein so komplexes Gebilde wie das Gesundheitswesen so steuern, dass am Ende ein jeder Patient seine notwendige medizinische Versorgung und ein jeder Leistungserbringer seine angemessene Vergütung erhält, ein Wunschtraum ist. Daher besteht die Gefahr, dass die Leistungserbringer unter dem Eindruck von Vergütungsbegrenzungen und Wirtschaftlichkeitsprüfungen ihr Handeln ökonomisch so rational ausrichten, dass die notwendige medizinische Versorgung nicht mehr gewährleistet ist.

a) Die Verweigerung unrentabler Leistungen in der ambulanten ärztlichen Versorgung

In der Praxis der niedergelassenen Ärzte kann die drohende Budgetüberschreitung z.B. dazu führen, dass ein ökonomisch rational handelnder Arzt
- die Verordnung von Arznei- oder Heilmitteln auf das nächste Quartal verschiebt
- weiträumige Termine für nicht zwingend sofort behandlungsbedürftige Erkrankungen vergibt.[126]

Ausgehend von unserem Interessenmodell tritt in diesem Fall das Interesse des Arztes an einer optimalen medizinischen Versorgung seiner Patienten hinter

---

[124] Vgl. z.B. Bundessozialgericht, Urt. v. 12.09.2001 – B 6 KA 58/00 R. In: *Entscheidungen des Bundessozialgerichts* 89, 1.
[125] Bundessozialgericht, Urt. v. 11.09.2002 – B 6 KA 30/01 R. In: SozR 3-2500 § 85 Nr. 48.
[126] Vgl. hierzu Dieter Hart, in: *Medizinrecht* 2002, 321 <322>.

das Interesse, hierfür zumindest eine angemessene Vergütung zu erhalten, zurück. Wenn dies dazu führt, dass medizinisch notwendige Leistungen nicht mehr erbracht werden, spricht man von *verdeckter* bzw. *impliziter Rationierung*.

> Die *verdeckte* oder *implizite Rationierung* ist rechtswidrig. Denn sie widerspricht einmal der Zusage des Gesetzgebers, die notwendige medizinische Versorgung zu gewährleisten, ohne dass es hierfür eine gesetzliche Grundlage gäbe. Und sie verstößt zum anderen gegen die Verpflichtung des Vertragsarztes, dieses Versprechen durch pflichtgemäße Teilnahme an der vertragsärztlichen Versorgung einzulösen.[127]

Die verdeckte Rationierung durch den Leistungserbringer lässt sich im geltenden System in letzter Konsequenz nur durch Strafandrohung verhindern. Diese reicht bei Ärzten von der Verhängung von *Disziplinarmaßnahmen* durch die Kassenärztliche Vereinigung bis hin zur *Entziehung der Zulassung* wegen *gröblicher Verletzung vertragsärztlicher Pflichten*.

Ein eindrucksvolles Beispiel aus der neueren Rechtsprechung, das zur Entziehung der Zulassung geführt hat:[128]

Ein als Vertragsarzt zugelassener Frauenarzt unterhielt eine Tagesklinik für ambulante Operationen und überreichte seinen Patientinnen beim Erstkontakt zur Information ein Faltblatt, in dem es wie folgt hieß:

„Wir bieten Ihnen ... Folgendes an:
1. Sie wählen für die Operation Privatbehandlung ... . Sie erhalten dann von uns einen Kostenvoranschlag und nach der Operation eine an uns zu bezahlende Rechnung nach der amtlichen Gebührenordnung für Ärzte (GOÄ). ... Den Operationstermin können Sie mitbestimmen.
2. Sie wählen bei uns Behandlung auf Krankenversicherungskarte (Chipkarte). ...– Die Leistungen müssen ausreichend, zweckmäßig und wirtschaftlich sein. Wir erklären Ihnen, was dies bedeutet. Bei dieser Ihrer Wahl werden wir Ihnen einen Operationstermin je nach Dringlichkeit geben. Bitte verstehen Sie, dass wir für diese Operationen nur noch wenig Operationszeit vorhalten können.
Mit freundlichen Grüßen"

b) Das Sonderproblem der diagnosis related groups (DRGs) in der stationären Versorgung

Zu einer Ahndung verdeckter Rationierung in der ambulanten Versorgung kommt es selten. Denn erforderlich hierfür ist, dass die zuständigen Gremien hiervon überhaupt Kenntnis erhalten. Daran fehlt es regelmäßig deshalb, weil die Maßnahmen in der Regel keine lebenswichtigen Leistungen betreffen und

---

[127] Vgl. Bundessozialgericht, Urt. v. 14.03.2001 – B 6 KA 54/00 R. In: SozR 3-2500 § 75 Nr. 12.
[128] Landessozialgericht Nordrhein-Westfalen, Urt. v. 30.10.2002 – L 11 KA 94/02. – www.sozialgerichtsbarkeit.de.

für den Patienten nicht mit so schwer wiegenden Konsequenzen verbunden sind, dass er die mit einer Beschwerde an seine Krankenkasse oder die Kassenärztliche Vereinigung verbundenen Unannehmlichkeiten auf sich nimmt.

Es wird allerdings befürchtet, dass sich dies mit der Einführung von DRGs im stationären Sektor, also einem auf der Grundlage typisierender Diagnosen orientierten Vergütungssystem, ändern könnte.[129] Danach droht durch die Ökonomisierung des stationären Sektors im Wege der verdeckten Rationierung

- die *Selektion* solcher *Patienten*, deren individuelles Krankheitsbild eine ungünstige Kosten-Vergütungs-Relation erwarten lässt
- im Hinblick auf die Notwendigkeit der Verweildauerkürzung eine Verschiebung von Leistungen in andere Leistungssektoren, vor allem in die ambulante häusliche Krankenpflege, die Pflegeversicherung und den Rehabilitationsbereich (sog. *"blutige Entlassung"*).

Die Rechtslage beurteilt sich hier indessen im Ergebnis nicht anders als im ambulanten Sektor auch. Dem Versorgungsauftrag des Krankenhauses, verkörpert durch die „Zulassungsurkunde"[130], d.h. die Feststellungen über die Aufnahme in den Krankenhausplan, korrespondiert eine Versorgungspflicht. Der gleichzeitig bestehende Behandlungsanspruch des Versicherten, dessen Umfang sich allein nach der medizinischen Notwendigkeit im Einzelfall richtet, führt rechtlich zu einem *Aufnahme- und Behandlungszwang*.[131] Eine verdeckte Rationierung zu Lasten der Patienten ist damit *de iure* ausgeschlossen. Ebenso ist eine vorzeitige Verlegung oder Entlassung aus wirtschaftlichen Gründen gesetzlich untersagt.[132]

De facto werden hier indessen ähnliche Prinzipien zum Tragen kommen wie im ambulanten Bereich. Ob die als Gegenstrategien vorgesehenen Mechanismen, insbesondere die *Stichprobenprüfung* durch den Medizinischen Dienst der Krankenversicherung,[133] ein ausreichendes Korrektiv bilden, bleibt abzuwarten.

---

[129] Vgl. hierzu ausführlich z.B. Hartwig Bauer, in: *Deutsches Ärzteblatt* 2003, A-94; Hans-Ulrich Deppe, in: *Soziale Sicherheit* 1999, 183; Herbert Genzel/Martin A. Siess, in: *Medizinrecht* 1999, 1 <4>; Ingrid Hasselblatt-Diedrich, in: *Deutsches Ärzteblatt* 2001, A-2406 <A-2407>; Markus Lüngen/Karl W. Lauterbach, in: *Zeitschrift für Sozialreform* 2002, 133 <139>; Herbert Neumann/Andreas Hellwig, in: *Deutsches Ärzteblatt* 2002, A-3387, sprechen vom *"Ende der Barmherzigkeit der Intransparenz"*.
[130] Vgl. §§ 4 Bundespflegegesetzverordnung, 8 Abs. 1 Satz 4 Krankenhausfinanzierungsgesetz.
[131] Michael Quaas, in: *Das Krankenhaus* 2003, 28 <31> m.w.N.
[132] § 17c Abs. 1 Nr. 2 Krankenhausfinanzierungsgesetz.
[133] § 17c Abs. 2 ebd.

(4) Auswirkungen auf das Haftungsrecht

Die Divergenz zwischen dem medizinisch Möglichen und dem Leistungskatalog der gesetzlichen Krankenversicherung macht die Beantwortung der Frage dringlich, nach welchem Maßstab sich das ärztliche Haftungsrecht bei der Behandlung gesetzlich Krankenversicherter richtet. Wie bereits gesehen[134], hat der Gesetzgeber des SGB V darauf verzichtet, einen eigenen Haftungsmaßstab zu entwerfen und stattdessen auf das bürgerliche Recht verwiesen (§ 76 Abs. 4 SGB V). Daraus kann nur der Schluss gezogen werden, dass es für die ärztliche Sorgfalt nicht darauf ankommt, ob der Arzt einen Privat- oder einen Kassenpatienten vor sich hat.

Ein ärztlicher Behandlungsfehler liegt vor, wenn der Arzt von einer *medizinisch gebotenen Vorgehensweise* abweicht.[135]

Welche Vorgehensweise medizinisch geboten ist, richtet sich dabei in erster Linie nach *ärztlichen Standards*. Der Standard repräsentiert dabei den jeweiligen Stand der naturwissenschaftlichen Erkenntnisse und ärztlichen Erfahrung, der zur Erreichung des Behandlungsziels erforderlich ist und sich in der Erprobung bewährt hat.[136] Wesentliches Kriterium der Haftungspflicht ist darüber hinaus, inwiefern der Arzt seiner *ärztlichen Aufklärungspflicht* nachgekommen ist.

Auf dieser Grundlage ergibt sich für die hier erörterte Problematik Folgendes:
1. Bei den verschiedenen Stufen der *Allokation* im Gesundheitswesen auf völlig verschiedenen Ebenen kann der Arzt nur auf der Ebene verantwortlich gemacht werden, auf der er selbst die Befugnis besitzt, über die Mittelverteilung zu entscheiden.[137] Der Arzt haftet daher nicht dafür, dass wegen gesetzgeberischer oder administrativer Entscheidungen bestimmte Leistungen nicht zur Verfügung gestellt werden können.
2. Im Bereich der *Qualitätssicherung (Rationalisierungsentscheidungen)* muss unterschieden werden:
   - Ist eine Methode *als unzweckmäßig* aus dem Leistungskatalog der gesetzlichen Krankenversicherung *ausgeschlossen* worden, weil sie nicht bzw. nicht mehr dem medizinischen Standard entspricht, so darf der Arzt sie nicht mehr anwenden. In diesem Fall besteht unproblematisch ein Gleichklang zwischen Leistungs- und Haftungsrecht.[138]

---
[134] Vgl. in diesem Beitrag S. 153.
[135] Aus neuerer Zeit: BGH, Urt. v. 06.05.2003 – VI ZR 259/02. In: *Neue Juristische Wochenschrift* 2003, 2311ff; Urt. v. 13.02.2001 – VI ZR 34/00. In: ebd. 2001, 1786f; Urt. v. 29.11.1994 – VI ZR 189/93. In: ebd. 1995, 776 <777>.
[136] Statt aller: Pia Rumler-Detzel, in: *Versicherungsrecht* 1998, 546.
[137] Harald Franzki, in: *Medizinrecht* 1994, 171 <178>.
[138] Dieter Hart, in: ebd. 2002, 321 <325>.

- Ist eine Methode dagegen *als unwirtschaftlich* aus dem Leistungskatalog der gesetzlichen Krankenversicherung *ausgeschlossen* worden, so muss der Arzt sie dann nicht anwenden, wenn es innerhalb des Versicherungssystems zu ihr Alternativen gibt.[139]

  Ist im Einzelfall zweifelhaft, ob es Alternativen gibt (wie z.B. bei der PET, wo eine diagnostische Überlegenheit gegenüber herkömmlichen bildgebenden Verfahren erwiesen, eine Überlegenheit hinsichtlich der therapeutischen Konsequenzen hingegen nicht erwiesen ist), wird es sich anbieten, den Patienten im Rahmen eines *Aufklärungsgesprächs* auf die außerhalb des Leistungssystems der gesetzlichen Krankenversicherung bestehenden Möglichkeiten hinzuweisen. Will der Arzt eine solche Leistung erbringen und gegenüber dem Patienten abrechnen, bedarf es eines derartigen Gesprächs schon deshalb, weil ohne einen entsprechenden Hinweis und die Einverständniserklärung des Patienten eine Privatliquidation nicht zulässig ist.[140]

- Ist eine Methode *noch nicht in der gesetzlichen Krankenversicherung anerkannt*, so kommt es in erster Linie darauf an, ob sie die Voraussetzungen für eine solche Anerkennung erfüllt. Allein der Umstand, dass sich eine Methode auf der Liste der gegenwärtigen Beratungsthemen des Gemeinsamen Bundesausschusses befindet, führt nicht dazu, dass der Arzt sie anwenden oder den Patienten auch nur über die Möglichkeit ihrer Anwendung aufklären muss. Ernsthaft problematisch ist nur der Fall, dass die Wirksamkeit der Methode nach medizinischem Standard erwiesen ist, sie jedoch deshalb noch nicht zum Leistungskatalog der gesetzlichen Krankenversicherung gehört, weil sich das *Anerkennungsverfahren* des Gemeinsamen Bundesausschusses *verzögert*. Liegt diese Voraussetzung vor, kann sich der Arzt nicht durch den Hinweis auf das noch nicht abgeschlossene Verfahren frei zeichnen. Vielmehr muss er in diesem Fall den Patienten über die Möglichkeit aufklären, die Behandlung außerhalb des Leistungssystems der gesetzlichen Krankenversicherung in Anspruch zu nehmen.[141] Im *Einzelfall* kann sich dabei nach der Rechtsprechung die Behandlungsmöglichkeit sogar zur *Behandlungspflicht* verdichten, wenn sie zur Lebensrettung erforderlich ist.[142]

- Der Vertragsarzt ist auch dann nicht berechtigt, eine Methode im Rahmen der vertragsärztlichen Versorgung zu erbringen, wenn sie

---

[139] Ebd. 321 <325>.
[140] § 18 Abs. 1 Nr. 3 Bundesmantelvertrag, für Ärzte.
[141] Dieter Hart, in: *Medizinrecht* 1996, 60 <69>.
[142] Vgl. hierzu Oberlandesgericht Köln, Urt. v. 30.05.1990 – 27 U 169/89. In: *Versicherungsrecht* 1991, 186, das im konkreten Fall allerdings zu Unrecht von einer Standardleistung ausgegangen ist.

rechtswidrig aus dem Leistungskatalog ausgeschlossen worden ist (wie z.B. früher bei der ICSI). Insofern kann die spätere Entscheidung eines Gerichts, der Ausschluss sei rechtswidrig, auch keine Haftung des Arztes begründen, wenn er eine solche Methode nicht geleistet hat. Vielmehr gelten hier die allgemeinen Grundsätze der *Aufklärungspflicht*.

3. Dagegen hat eine *Rationierungsentscheidung* nichts mit dem medizinischen Standard zu tun. Sie führt deshalb nicht zur Haftungserleichterung, sondern zur *Hinweis- und Aufklärungspflicht*.
   - So erübrigt sich der Hinweis, bei einem Infekt der oberen Atemwege ein Nasenspray zu nehmen, um das Entstehen einer Mittelohrentzündung zu verhindern, nicht deshalb, weil derartige Nasensprays nicht zum Leistungskatalog der gesetzlichen Krankenversicherung gehören.
   - Dass der Anspruch des gesetzlich versicherten Patienten auf eine *Glaukom-Vorsorgeuntersuchung ab dem 45. Lebensjahr* in der sozialrechtlichen Praxis unverändert umstritten ist, führt nicht dazu, dass der Augenarzt diese Leistung vorenthalten dürfte. Auch hier gelten allerdings die Grundsätze über das Recht auf Privatliquidation. Insbesondere darf der Augenarzt die Behandlung im Übrigen nicht ablehnen oder abbrechen, wenn der Patient sich mit einer Berechnung als „individuelle Gesundheitsleistung" (sog. IGEL-Leistung) nicht einverstanden erklärt.

4. Die *Budgetausschöpfung* oder *drohende Maßnahmen der Wirtschaftlichkeitsprüfung* sind vertragsarzt- und haftungsrechtlich kein Grund, eine an und für sich geschuldete notwendige medizinische Leistung nicht zu erbringen. *Implizite Rationierung* ist nicht nur eine Verletzung vertragsärztlicher Pflichten, sondern begründet auch die *Haftung auf Schadenersatz*.[143]

5. Streng zu trennen von einer unzulässigen *verdeckten Rationierung* sind freilich die *Allokationsentscheidung* bei knappen tatsächlichen Ressourcen (z.B. an technischen Mitteln oder bei zeitlicher Überlastung).

So hat es die Rechtsprechung als zulässig angesehen, nur in geringer Menge zur Verfügung stehende hitzebehandelte und deshalb HIV- und hepatitisfreie Blutgerinnungspräparate zunächst neuen Patienten zur Verfügung zu stellen, die noch nicht mit solchen Viren infiziert waren.[144]

Ebenso hat die Rechtsprechung einer Patientin Schadenersatz versagt, die während einer dreimonatigen Wartezeit auf den operativen Ersatz einer geschädigten Herzklappe eine Hirnembolie mit schweren Dauerschäden erlitten hatte:[145]

---

[143] Dieter Hart, in: *Medizinrecht* 2002, 321 <325>.
[144] Oberlandesgericht Köln, Urt. v. 22.08.1994 – 5 U 92/94. In: *Medizinrecht* 1996, 27.
[145] Oberlandesgericht Köln, Urt. v. 10.07.1991 – 27 U 13/91. In: *Versicherungsrecht* 1993, 52.

> Eine sofortige Operation war nicht ... erforderlich, wenngleich sie „vernünftig" gewesen wäre, wie der Sachverständige ausgeführt hat. Dass die Ärzte bei dieser Sachlage mit Rücksicht auf die angespannte Operationskapazität den Operationstermin um drei Monate hinausgeschoben haben, gereicht ihnen nicht zum Vorwurf. Arzthaftung setzt an bei Unterschreiten des Standards guter ärztlicher Behandlung. Bei der Beurteilung, welcher Sorgfaltsmaßstab im Einzelnen anzusetzen ist, können die allgemeinen Grenzen des Systems der Krankenversorgung, selbst wenn es *Grenzen der Finanzierbarkeit und Wirtschaftlichkeit* sind, *nicht völlig vernachlässigt* werden.

Literatur

Arbeitsgemeinschaft der Wissenschaftlichen Medizinischen Fachgesellschaften (AWMF): *Prävention, Standards und zukünftige Entwicklungen in den medizinischen Spezialgebieten.* Düsseldorf 1995.

Bauer, Hartwig: „Chefärzte unter dem Druck des Pauschalsystems". In: *Deutsches Ärzteblatt* 2003, A-94-96.

Deppe, Hans-Ulrich: „Von einer Kulturwende in der Medizin". In: *Soziale Sicherheit* 1999, 183-185.

Egger, Hartmut: „Verfassungsrechtliche Grenzen einer Gesundheitsreform". In: *Die Sozialgerichtsbarkeit* 2003, 76-82.

Engelhardt, Tristam: „Zielkonflikte in nationalen Gesundheitssystemen". In: *Ethik und öffentliches Gesundheitswesen.* Hrsg. von Hans-Martin Sass. Berlin – Heidelberg 1988, 35-43.

Engisch, K.: *Auf der Suche nach Gerechtigkeit – Hauptthemen der Rechtsphilosophie.* München 1971.

Francke, Robert: „Begrenzung der Leistung der gesetzlichen Krankenversicherung – Grund- und Wahlleistungen, Rationierung, Priorisierung". In: *Gesundheitsrecht* 2003, 97-101.

Franzki, H.: „Von der Verantwortung des Arztes – Entwicklungen und Fehlentwicklungen der Rechtsprechung zur Arzthaftung". In: *Medizinrecht* 1994, 171-179.

Freudenberg, Ulrich: *Beitragssatzstabilität in der gesetzlichen Krankenversicherung – Zur rechtlichen Relevanz einer politischen Zielvorgabe.* Baden-Baden 1995.

Genzel, Herbert, Martin A. Siess: „Ärztliche Leitungs- und Organisationsstrukturen im modernen Krankenhaus". In: *Medizinrecht* 1999, 1-12.

Habermas, Jürgen: *Die Einbeziehung des Anderen.* Frankfurt/Main 1996.

Hänlein, Andreas: „Festlegung der gesetzlichen Leistungspflicht der Krankenkassen". In: *Die Sozialgerichtsbarkeit* 2003, 301-310.

Hart, Dieter: „Rechtliche Grenzen der 'Ökonomisierung'". In: *Medizinrecht* 1996, 60-71.

Hart, Dieter: „Spannungen zwischen dem Haftungs-, Arzneimittel- und Sozialrecht". In: *Medizinrecht* 2002, 321-326.

Hart, Dieter: „Qualitätssicherung durch Leitlinien". In: *Vierteljahresschrift für Sozialrecht* 2002, 265-297.

Hasselblatt-Diedrich, Ingrid: „Medizinbetrieb: Ärzte im Konflikt zwischen Ethik und Ökonomie". In: *Deutsches Ärzteblatt* 2001, A 2406-2409.

Jellinek, Georg: *Die sozialethische Bedeutung von Recht, Unrecht und Strafe.* Leipzig 1908.
Kohler, Manfred: *Sozialrechtlich gesteuerte Gesundheitsförderung in der kassenärztlichen Versorgung.* Berlin 1989.
Kopetsch, Thomas: *Zur Rationierung medizinischer Leistungen im Rahmen der Gesetzlichen Krankenversicherung.* Baden-Baden 2001.
Luhmann, Niklas: *Das Recht der Gesellschaft.* Frankfurt/M. 1993.
Lüngen, Markus, Karl W. Lauterbach: „Qualitätssicherung auf der Basis der DRG-Finanzierung". In: *Zeitschrift für Sozialreform* 2002, 133-163.
Neumann, Herbert, Andreas Hellwig: „Das Ende der 'Barmherzigkeit der Intransparenz'". In: *Deutsches Ärzteblatt* 2002, A 3387-3391.
Oberender, Peter: „Rationieren auch in der Medizin?" In: *Festschrift für Wolfgang Gitter.* Wiesbaden 1995, 701-713.
Quaas, Michael: „Rechtliche Aspekte einer leistungsbezogenen Spezialisierung des Krankenhauses unter DRG-Bedingungen". In: *Das Krankenhaus* 2003, 28-36.
Rumler-Detzel, Pia: „Budgetierung – Rationalisierung – Rationierung". In: *Versicherungsrecht* 1998, 546-551.
Sachverständigenrat für die Konzertierte Aktion im Gesundheitswesen (Hrsg.): *Bedarfsgerechtigkeit und Wirtschaftlichkeit.* Jahresgutachten 2000/2001. Bd. III, 27. Bonn 2001.
Schimmelpfeng-Schütte, Ruth: „Der Arzt im Spannungsverhältnis der Inkompatibilität der Rechtssysteme". In: *Medizinrecht* 2002, 286-292.
Schimmelpfeng-Schütte, Ruth: „Gesundheitsmodernisierungsgesetz (GMG) und Gestaltungsspielraum des Gesetzgebers". In: *Gesundheitsrecht* 2004, 1-6.
Schmiedl, Wolfgang: „Das Recht des Vertrags(zahn)arztes auf angemessene Vergütung in Zeiten der Budgetierung". In: *Medizinrecht* 2002, 116-122.
Uhlenbruck, Wilhelm: „Rechtliche Grenzen einer Rationierung in der Medizin". In: *Medizinrecht* 1995, 427-437.
Wenner, Ulrich: „Schwachstellen und Reformbedarf im Leistungs- und Leistungserbringerrecht der Krankenversicherung – Trennung der Versorgungsbereiche und Leistungsansprüche der Versicherten". In: *Gesundheitsrecht* 2003, 129-138.
Wimmer, Raimund: „Unzulängliche vertragsärztliche Vergütung aus Gemeinwohlgründen?" In: *Neue Zeitschrift für Sozialrecht* 1999, 480-483.

III. Praktische Probleme der Ökonomisierung

Heiner Raspe
Konzept und Methoden der Evidenz-basierten Medizin: Besonderheiten, Stärken, Grenzen, Schwächen und Kritik

> „Für mich ist es kein Zweifel, daß das Wort: „Die Medizin wird eine Wissenschaft sein, oder sie wird nicht sein" auch für die Therapie gelten muß und gilt. Die Heilkunde wird eine Wissenschaft sein, oder sie wird nicht sein! Mir ist sonnenklar, daß da, wo die Wissenschaft aufhört, nicht die Kunst anfängt, sondern rohe Empirie und das Handwerk".[1]

1. Einleitung

Vielerlei Attribute lassen sich dem Substantiv „Medizin" voranstellen. Einige bezeichnen Handlungskontexte (Notfall-, Flug-M.), andere regulative Ideen (patientenzentrierte, ganzheitliche M.), weitere Mittel (Laser-, konservative, Transplantations-M.), wieder andere betonen bestimmte Grundlagen (naturwissenschaftliche, psychologische M.) oder Perspektiven (Sozial-, molekulare M.).

In aller Heterogenität bleibt eine Konstante: die Medizin, genauer die klinische Medizin oder (in älterer Terminologie, s.o.) die Heilkunde.

Jede der genannten Medizinen ist und bleibt praktisches Handeln unmittelbar mit, an und in Verantwortung für kranke Individuen, bleibt Krankenversorgung, wenn auch mit unterschiedlichen Akzenten.

Dies gilt auch für die Evidenz-basierte Medizin (EbM).

Das erste Ziel dieses Textes ist es, auf das Gemeinsame der verschiedenen Medizinen zu sehen, um dann die Spezifika der sog. evidenzbasierten Medizin zu bedenken. Auch sie ist nichts anderes als eine Variante der klinischen Medizin; historisch erweist sie sich als ein Projekt aus der Klinik – für die Klinik. Einer ihrer Protagonisten, David Sackett, war bis zu seiner Emeritierung in Oxford/UK immer auch klinisch als nephrologisch spezialisierter Internist tätig. Ähnliches gilt für viele seiner Kollegen und Mitarbeiter ebenso wie für andere Kreise klinischer Epidemiologen.[2] Auch der erste Deutsche, der im letzten Jahrhundert die Entwicklung der klinischen Therapieforschung vorantrieb (Paul Martini, 1889–1964), war in erster Linie internistischer Kliniker.[3]

---

[1] B. Naunyn: „Aerzte und Laien". In: *Deutsche Revue* 30 (1905), 343-355.
[2] D. Sackett: "Clinical Epidemiology". In: *American Journal of Epidemiology* 89 (1969), 125-128; D.L. Sackett, R.B. Haynes: "Evidence base of clinical diagnosis. The architecture of diagnostic research". In: *British Medical Journal* 324 (2002), 539-541.
[3] S. Stoll: „Klinische Forschung und Ethik bei Paul Martini". In: *Zeitschrift für ärztliche Fortbildung und Qualitätssicherung* 97 (2003), 675-679.

2. Medizin – eine Handlungswissenschaft

Das Gemeinsame aller oben erwähnten – klinisch-praktischen und dabei wissenschaftlichen – Medizinen ist ihr handlungswissenschaftlicher Kern. Medizin ist eine auf Kranke und Krankheit bezogene Praxis- oder Handlungswissenschaft. Sie ist eine Wissenschaft eigenen Rechts,[4] keine „reine" Disziplin und auch keine „angewandte", die sich durch die Nutzung einer oder mehrerer grundlegenderen/r Wissenschaften auszeichnete. So wäre es zum Beispiel grob irreführend, sie als „angewandte Pathophysiologie" zu verstehen. Mit demselben Recht könnte man sie, einem Hinweis von V. v. Weizsäcker folgend, als angewandte Geschichtswissenschaft oder auch als angewandte Psychologie, Soziologie, Pädagogik oder auch als angewandte Chemie, Physik oder Molekularbiologie bezeichnen.

Jede der genannten Wissenschaften leistet einen unverzichtbaren Beitrag zur Medizin und ihrer Praxis, keine erschöpft sie, und keine reflektiert das, was das Eigentliche ist, die Anwendung selbst, die klinische Situation, die Begegnung von Patient und Arzt und das wissenschaftliche fundierte ärztliche bzw. medizinische Handeln innerhalb weiterer sozialer Kontexte.

Handlungswissenschaften sind soziale Handlungssysteme mit je eigenen wissenschaftlichen Gegenständen, Problemen, Zielen, Normen und Mitteln (Übersicht 1). Sie alle wollen die ihnen aufgegebenen bzw. sie in Anspruch nehmenden Menschen nicht so lassen, wie sie zu ihnen kommen. Ihre Aufgabe ist die Veränderung des status praesens und seines (in der Medizin so genannten) „natürlichen" Verlaufs. Dabei unterliegen sie vielfältigen Unsicherheiten, ein positiver Ausgang ist nicht garantiert, sondern bestenfalls höchst wahrscheinlich. In der Medizin steht am Ende immer der Tod.

Im Zentrum jeder Handlungswissenschaft finden sich je eigene (und historisch wandelbare) soziale Situationen, in der Medizin typischerweise die von Kranken oder Besorgten gesuchte Konsultations-, gelegentlich auch Notfallsituation. Immer sind die „Gegenstände" von Handlungswissenschaften gleichzeitig auch personales Gegenüber, in der Medizin geht es zwar auch um sich an Kranken manifestierende Krankheiten, aber diese können nie von ihren „Trägern", den sie präsentierenden Kranken abstrahiert werden. Die Kranken, andersherum, haben nicht nur ihre Krankheit, sie sind auch krank, und sie sind an der Ausgestaltung von Krankheit, Kranksein, Behandlung und wieder Gesundsein aktiv beteiligt.

Die intendierten Veränderungen sind nicht ziellos und haben in jedem Fall einen persönlichen, zwischenmenschlichen und sozialen Wert. Handlungswissenschaften sind immer auch Normwissenschaften. Dies gilt nicht nur für die Medizin, sondern auch für die klinische Psychologie, die Pädagogik und Sozialpädagogik, Seelsorge oder Rechtsprechung. Ihre Feststellungen sind gleich-

---

[4] F. Hartmann: „Medizin – eine Wissenschaft aus eigenem Recht?" In: *Medizin zwischen Geisteswissenschaft und Naturwissenschaft*. Hrsg. von D. Rössler und H.D. Waller. Tübingen 1989, 21-44.

zeitig auch Wertstellungen. In der Medizin ist dies besonders offensichtlich. Dies liegt an unserer Grundeinschätzung von Krankheit und Kranksein: „Krank heißt unter irgendeinem, aber keineswegs immer gleichen Gesichtspunkt schädlich, unerwünscht, minderwertig".[5]

Schließlich sind sie personenzentrierte Erfahrungswissenschaften, in denen rohe (nach F. Bacon „experientiae vagae et inconditae"), reflektierte und schließlich wissenschaftlich kontrollierte Erfahrungen nebeneinander stehen und sich wechselseitig beeinflussen.

Offensichtlich gibt es verschiedene Handlungswissenschaften, und es kann gut sein, dass ein Mensch gleichzeitig die Hilfe mehrerer in Anspruch nehmen muss. Dies macht deutlich, dass jede einzelne immer auch Reduktions- und Aspektwissenschaft ist; jede widmet sich, bei manchen Überschneidungen, doch „nur" einer oder wenigen Seiten der menschlichen Existenz (selbst wenn jede gerne mit dem Anspruch der „Ganzheitlichkeit" daherkommt).

Eine weitere Gemeinsamkeit ist darin zu sehen, dass alle einem Handlungszwang unterliegen. In der Medizin spricht man vom „therapeutischen Imperativ".[6] Er ist hier so stark, dass jeder Handlungsverzicht (der auch eine Form von Handeln ist) einer besonderen Bezeichnung und Begründung bedarf („Oudenotherapie", „gezieltes Zuwarten", „to be masterly inactive").

Handlungswissenschaften verfügen zusammengefasst also über je eigene

Element/Charakteristik	Beispiele aus der Medizin
Konstituierende Situationen	Ärztliche Konsultation, Notfall
Gegenstände	Gesundheitsrisiken, Gesundheitssorgen, Krankheit, Kranksein
Gegenüber	Kranke, Personen unter Risiko, Besorgte
Aufgaben, Ziele	Gesundheitsförderung, Prävention, Lebenserhaltung, Heilung, Linderung, Stabilisierung, Rehabilitation, guter Tod, gelingendes bedingtes Gesundsein
Institutionen, Organisationen	Praxis, Klinik; Rehabilitation
Mittel	Präventive, diagnostische, therapeutische, rehabilitative Maßnahmen
Können, lex artis	Aus-, Weiter- und Fortbildung, Leitlinien, Standards, Qualitätssicherung

---

[5] K. Jaspers: *Allgemeine Psychopathologie*. Berlin u.a. 1973, 652.
[6] G. Katsch: „Gegen die Zahlengläubigkeit der Menschen". (Nach einem Aufsatz in der Zeitschrift *Hippokrates* 10 [1936].) In: *Der Therapeutische Imperativ des Arztes*. Hrsg. von G. Katsch. München 1958, 83-87; F. Hartmann: „Gedanken zum therapeutischen Imperativ". In: *Menschenbilder – Philosophie im Krankenhaus*. Hrsg. von J. Meier. Hildesheim 1994.

Begründungen	Pathophysiologie, Evidenz aus kontrollierten Studien, klinische Erfahrung, Schulen
Rechtfertigungen	Ärztliche Deontologie, medizinische Ethik, Rechtsnormen (Straf-, Zivil-, Sozialrecht)

Übersicht 1: Charakteristika von Handlungswissenschaften (rechte Spalte mit Beispielen aus der Medizin)

Stellt sich ein Kranker seinem Arzt mit ihn beunruhigenden Beschwerden vor, dann ergibt sich für diesen (z.T. auch für beide) eine Reihe von Fragen, die idealtypisch im Rahmen getrennter Handlungsschritte bearbeitet werden. Die aus meiner Sicht wesentlichsten sind in der Übersicht 2 aufgeführt. Ihre zweite Spalte verweist auf die der jeweiligen Frage angemessenen und ihre Antworten fundierenden wissenschaftlichen Grundlagen und Methoden.

Was liegt hier – objektivierbar vor?	Klinik- und Psychometrie
Wie häufig ist dieses „Krankheitsbild" hier (und anderswo)?	Epidemiologische Prävalenz/Inzidenzstudien
Wie gehe ich diagnostisch vor? Welche Tests soll ich auswählen?	Diagnostische Studien
Kann dem Krankheitsbild eine bestimmte Diagnose (Klasse, Grad, Stadium ...) zugeordnet werden?	Nosographie und Nosologie, Assessment, Klassifikation
Und eine Prognose?	Prognostische Studien
Was steckt dahinter? Ätiologie? Pathogenese?	Biologische und psychologische Grundlagenforschung
Was sind Motive, Anliegen und Präferenzen des Patienten?	Qualitative (hermeneutische) Kasuistiken und Studien
Was ist das Behandlungsziel?	Menschenbilder, ethische und rechtliche Normen
Was ist präventiv, therapeutisch, rehabilitativ zu tun, was hat sich bewährt?	Interventionsstudien der Phasen 1 – 4
Wie und in welcher Qualität?	Qualitative und quantitative Studien, „good practice points"

Übersicht 2: Handlungsschritte der klinischen Medizin und ihre wissenschaftlichen Fundamente

Es wird sofort deutlich, dass sich Medizin wissenschaftsgeschichtlich und -theoretisch nicht auf einen einzigen Leisten schlagen lässt. Zu heterogen sind die Grundlagen und Methoden von z.B. Klinimetrie,[7] Nosologie, Hermeneutik, biologischer Grundlagenforschung, medizinischer Ethik und klinisch-evaluativer Forschung.

Mit diesem letzten Begriff bezeichne ich nach Hiatt und Goldman[8] alle die wissenschaftlichen Zugänge und Methoden, die die Folgen ärztlichen bzw. medizinischen Handelns für die Patienten untersuchen und bewerten.

Medizin ist *Handlungs*wissenschaft, weil ihr Ziel wissenschaftlich fundiertes Handeln ist. Sie ist Handlungs*wissenschaft* auch und vor allem darin, dass sie die Determinanten und Konsequenzen ihres Handelns immer wieder einer rigorosen wissenschaftlichen Kontrolle unterzieht. Dazu hat sie eine Methodenlehre ausgebildet, die seit den 1960er Jahren als klinische Epidemiologie[9] bezeichnet wird. Sie wird in Deutschland bisher wenig gepflegt; es gibt nur wenige Professuren (in Halle, Münster, Lübeck) und fast keine entsprechenden Abteilungen. W. Spitzer[10] hat sie definiert als „the study of determinants and effects of clinical decisions".

Ihre Vernachlässigung in Deutschland ist umso erstaunlicher, als wir auf eine eigene Vorgeschichte zurückblicken können:[11] 1932 veröffentlichte der Internist Paul Martini (Berlin, dann Bonn) die erste Auflage seiner „Methodenlehre der therapeutischen Untersuchung" (später: Methodenlehre der therapeutisch-klinischen Forschung). Es handelt sich meines Wissens um das weltweit erste systematische Lehrbuch zur Erforschung der Folgen therapeutischer Interventionen.

Gut 80 Jahre vorher gab es in Deutschland schon einmal Bemühungen, „die Wirksamkeit der [therapeutischen; HR] Mittel evident zu machen", wie C.A. Wunderlich es in seiner Antrittsvorlesung in Leipzig im März 1851 ausdrückte. Er stellte sie unter den Titel „Ein Plan zur festeren Begründung der therapeutischen Erfahrungen". Als angemessene Methode propagierte er zuerst „das directe Experiment an Thieren und Gesunden" und verwies darauf, „dass wir die Initiative zu diesen Forschungen den Homöopathen verdanken". Im weiteren Verlauf setzte er dann auch auf „Massenbeobachtung, die Statistik. Jeder Arzt soll Statistiker sein…", scheute aber vor experimentell-kontrollierten Ansätzen aus ethischen Gründen zurück:

> „… bei der statischen Prüfung (darf) niemals ein therapeutisches Verfahren im Einzelfalle angeordnet werden …, das nicht nach der Beschaffenheit des Kr.(an-

---

[7] A.R. Feinstein: *Clinimetrics*. New Haven 1987.
[8] H. Hiatt, L. Goldman: "Making medicine more scientific". In: *Nature* 371 (1994), 100.
[9] Cf. A.R. Feinstein: *Clinical epidemiology: The architecture of clinical research*. Philadelphia 1985; D.L. Sackett, R.B. Haynes, G.H. Guyatt, P. Tugwell: *Clinical Epidemiology*. Boston – Toronto – London ²1991; R.H. Fletcher, S.W. Fletcher, E.H. Wagner: *Klinische Epidemiologie*. (Deutschsprachige Ausgabe) Wiesbaden 1995.
[10] W.O. Spitzer: „Clinical Epidemiology". In: *Journal of Chronic Diseases* 39 (1986), 411-415.
[11] S. Stoll: „Klinische Forschung und Ethik bei Paul Martini."

ken) zu rechtfertigen ist. Das ist eine Forderung der Humanität, welche uns nicht erlaubt, um eines wissenschaftlichen Zwecks wegen einen Menschen aufs Spiel zu setzen."

Ich möchte Spitzers o.g. Definition der klinischen Epidemiologie nutzen, um die im eigentlichen Sinne klinische Forschung zu charakterisieren als das *Studium der Determinanten und Folgen klinischer Urteile, Entscheidungen und Handlungen*. Diese Definition scheint mir spezifischer als die der Deutschen Forschungsgemeinschaft in ihrer Denkschrift aus dem Jahr 1999. Sie unterschied grundlagen-, krankheits- und patientenorientierte klinische Forschung, verzichtete jedoch gänzlich darauf, die Handlungsorientierung, das „Klinische" dieser Forschung hervorzuheben.

Klinische Forschung „im eigentlichen Sinne" im weiten Feld der krankheits- und patientenorientierten Forschung abzugrenzen, hat eine weitere Implikation: das Grundgesetz schützt in Artikel 5 Abs. 3 das Recht auf Forschung; eine generelle Pflicht zu Forschung gibt es nicht. Will und soll die Medizin jedoch eine Handlungswissenschaft sein, dann wird sie sich der Verpflichtung zur klinisch-evaluativen Forschung nicht entziehen können. Patienten und Ärzte sind wie Solidargemeinschaften darauf angewiesen, Chancen und Risiken medizinischer Interventionen ex post beurteilen und ex ante abschätzen zu können. Es scheint mir keinen anderen Weg zu solchem Handlungswissen zu geben als den der klinischen Forschung sensu strictiori. Und dieses Wissen zu nutzen, bereitzustellen und zu erweitern, ist der Kern des Programms der Evidenz-basierten Medizin. Sie folgt damit dem Grundsatz 6. der Deklaration des Weltärztebundes von Helsinki (zuletzt aus dem Jahr 2002):[12]

> „Oberstes Ziel der medizinischen Forschung am Mensches muss es sein, prophylaktische, diagnostische und therapeutische Verfahren sowie das Verständnis für die Ätiologie und Pathogenese der Krankheit zu verbessern. Selbst die am besten erprobten prophylaktischen, diagnostischen und therapeutischen Methoden müssen fortwährend durch Forschung auf ihre Effektivität, Effizienz, Verfügbarkeit und Qualität geprüft werden."

Anders gefragt: Welche Heilkunde stellen sich diejenigen vor, die auf diese Art von prüfender und bewertender Forschung verzichten wollen?

Klinische Forschung verfügt heute über ein breites Spektrum von Forschungsdesigns. Eine Übersicht geben Grimes und Schulz[13] (cf. Abb. 1). Die zentrale Aufgabe der klinischen Epidemiologie besteht darin, vom klinischen Problem ausgehend ein geeignetes Forschungsdesign auszuwählen oder zu entwickeln. Zum Beispiel werden Untersuchungen zur Validierung diagnosti-

---

[12] World Medical Association Declaration of Helsinki: *Ethical Principles for Medical Research Involving Human Subjects*. Washington 2002. [www.kks-ukt.de/links/Deklaration %20englisch %20%(2002).pdf]

[13] D.A. Grimes, K.F. Schulz: "An overview of clinical research: the lay of the land". In: *Lancet* 359 (2002), 57-61.

scher Tests analog zur Fall-Kontroll-Studie durchgeführt, prognostische Fragen mit Kohortenstudien, Fragen nach Häufigkeiten von Krankheiten oder Symptomen mit Querschnittsstudien bearbeitet und Interventionen in randomisierten klinischen Studien getestet.

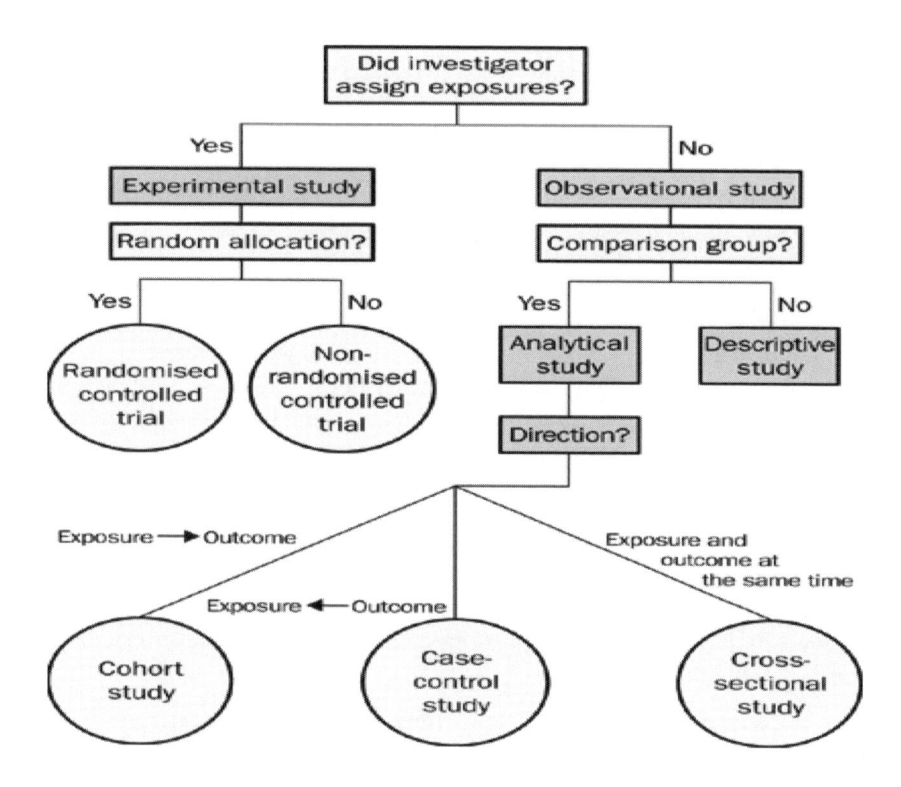

Abbildung 1: Algorithmus zur Klassifikation von Typen klinischer Forschung[14]

3. Evidenzbasierte Medizin (EbM)

Nach dieser skizzenhaften Bestimmung der klinischen Medizin („Heilkunde" bei Naunyn) als Handlungswissenschaft eigenen Rechts fällt es leichter, die EbM und ihre Bedeutung zu charakterisieren. Die Entstehung des Begriffs „evidence-based medicine" verliert sich im Dunkeln ihrer kurzen Geschichte.[15]

Historisch ist EbM zwischen klinischer Medizin und klinischer Epidemiologie in Kanada und den USA in den Jahren um 1980 herum entstanden. Diese

---
[14] Aus ebd.
[15] Sackett; pers. Mitteilung 1998.

klinische Epidemiologie ist von Sackett und Mitarbeitern als „a basic science for clinical medicine" oder auch als „science of the art of medicine"[16] bezeichnet worden. Als klinischen Epidemiologen sah er „an individual with extensive training and experience in clinical medicine (also einen Kliniker; HR) who, after receiving appropriate training in epidemiology and biostatistics, continues to provide direct patient care in his subsequent career".[17]

Was ist die Evidenz der Evidenz-basierten Medizin?

EbM ist also wie andere „Bindestrich-Medizinen" zuerst einmal nichts anderes als klinische Medizin, wissenschaftliche Heilkunde.

Ihre Besonderheit ist die Betonung eines speziellen Fundaments, der sog. „evidence". Dieser Begriff wird bei uns – missverständlich, aber irreversibel – übersetzt mit „Evidenz". Das mögliche Missverständnis rührt aus dem kontinentaleuropäischen Gebrauch von „Evidenz" und seiner Geschichte:

Das Wort „evident" geht auf lateinisch „evideri" zurück: sich sehen lassen, herausscheinen. Ein Synonym ist „perspicuus". Im Griechischen heißt das Gleiche „enargès" (anschaulich, von „argos" schimmernd, die Wurzel von argentum, Silber). Alle Worte weisen auf den Sehvorgang hin: Man muss nur hinschauen, dann sieht man, wie die Dinge liegen. In der Wissenschaft kann man Evidenz entsprechend als unmittelbare Erkenntnis ohne methodische Vermittlung definieren.

Und genau solches ist mit „evidence" nicht gemeint. Im Englischen spielt das Wort in der Rechtsprechung eine besondere Rolle; die Encyclopaedia Britannica[18] definiert "evidence" so:

> „in law, any of the material items or assertions of fact that may be submitted to a competent tribunal as a means of ascertaining the truth of any alleged matter of fact under investigation before it."

Allgemeiner heißt es im Oxford Dictionary of Current English (^{3}2001): "information indicating whether something is true or valid". Es geht also um Beweismittel in strittigen Situationen, wie sie typischerweise vor Gericht, oft aber auch in wissenschaftlichen Diskussionen gegeben sind. Behauptung steht gegen Behauptung, und immer ist die Frage erlaubt: „what's your evidence? Können Sie das, was Sie sagen, belegen?" Sie ist geeignet, den möglicherweise fruchtlos gewordenen Austausch zu beenden durch die Forderung, sich dem sachlichen Kern, der Erfahrungs-, Fakten- und auch Normbasis der Behauptungen zuzuwenden.

Wie vor Gericht gelten auch in wissenschaftlich-klinischen Diskussionen bestimmte Beweisanforderungen und Beweishierarchien. Dass evidence/Evi-

---

[16] D.L. Sackett, R.B. Haynes, P. Tugwell: *Clinical epidemiology.* Boston – Toronto 1985.
[17] D. Sackett: "Clinical Epidemiology", 125.
[18] *Encyclopaedia Britannica* 2003 (elektronische Version).

denz unangenehm werden kann, deutet der Titel einer Kriminalgeschichte um Lord Peter Wimsey von Dorothy Sayers an: „In the teeth of evidence".

Übersetzen wir „evidence" mit „Evidenz", dann schaffen wir zwar ein Homonymproblem (ein Wort bezeichnet verschiedene Dinge); aber davon gibt es in unserer Sprache zahllose, und es scheint einfacher zu lösen, als für „evidence-based medicine" eine passendere Übersetzung zu finden.

EbM – Definition und Beispiel, die Evidenzhierarchie

Die klassische Definition von EbM geht auf D. Sackett und Kollegen[19] zurück:

> "Evidence-based Medicine is the conscientious, explicit and judicious use of current best evidence in making decisions about the care of individual patients. The practice of evidence-based medicine means integrating individual clinical expertise with the best available external clinical evidence from systematic research ...".

Diese Definition ist 2002 von Haynes et al. erweitert und veranschaulicht worden;[20] hinzugekommen sind die klinischen Zustände und Kontexte der Patienten und ihre Präferenzen und Aktionen.

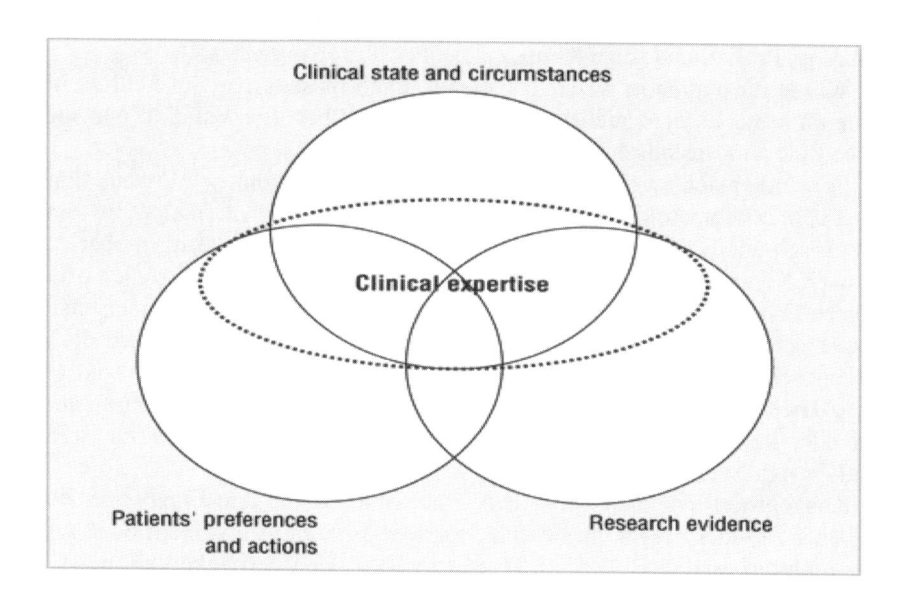

---

[19] D.L. Sackett, W.M.C. Rosenberg, J.A. Muir Gray et al.: "Evidence-based medicine: What it is and what it isn't." In: *British Medical Journal* 312 (1996), 71-72.
[20] R.B. Haynes, P.J. Devereaux, G.H. Guyatt: "Physicians' and patients' choices in evidence based practice". In: *British Medical Journal* 234 (2002), 1350.

Die klinische Expertise bildet sich in der Auseinandersetzung mit diesen drei Quellen und überwölbt sie. Während die letzten beiden Bereiche in der klinischen Situation unmittelbar zugänglich sind, muss die „best available external evidence" sozusagen importiert werden. Nebenbei: Hier heißt es „best available", nicht „best possible or best conceivable" (s.u.).

Sehen wir uns die klinische Nutzung und Einführung von Evidenz etwas genauer mit Hilfe eines fiktiven Beispiels an:

Ein Rheumatologe hat einer vor kurzem an einer rheumatoiden Arthritis erkrankten Kollegin soeben ihre Diagnose eröffnet und erläutert. Es geht jetzt um die Therapie. Dazu sagt er: „Frau Kollegin, in Ihrem Fall möchte ich zuerst zu einer Behandlung mit niedrig dosiertem MTX raten. Kein anderes Medikament führt vergleichsweise rasch, zuverlässig und sicher zu einer Besserung, vielleicht sogar zu einer Remission". Die Kollegin fragt zurück: „Stimmt das? Kann man nicht auch Resochin oder Sulfasalazin nehmen oder womöglich auch einen der neuen TNF-alpha-Blocker?" Genau so gut könnte sie fragen „What's your evidence? Können Sie Ihre vergleichende Behauptung beweisen?".

Jetzt wäre der Rheumatologe am Zug, er könnte antworten: „Es ist aktuelle Lehrmeinung. Und diese kann sich auf eine Reihe von kontrollierten Studien stützen. Die wichtigsten sind in dieser Leitlinie hier referiert. Sie enthält auch eine systematische Übersicht. Außerdem entspricht es meiner persönlichen Erfahrung; Prof. X und seine Klinik machen es übrigens genauso."

Würde die Patientin weiter insistieren, dann müsste man am Schluss über jede einzelne Evidenzquelle sprechen und sich über ihre Validität und klinische Relevanz austauschen.

Es würden sich zwei wichtige Einsichten ergeben (können): Erstens führen alle vom Rheumatologen hervorgebrachten Argumente „Evidenz" im Sinne empirisch überprüfbarer „externer" Tatsachen ins Feld, sie besitzen aber eine, je nach Kontext, unterschiedliche Überzeugungskraft. Im Alltag zählen oft die eigene Erfahrung, die Meinung anderer und das Verhalten von Eminenzen. Im wissenschaftlichen Diskurs sind jedoch die Hinweise auf Studien und die systematische Übersicht überzeugender; sie führen international alle sog. Evidenz-Hierarchien an. Eigene ungeprüfte Erfahrungen, Verhaltensweisen anderer oder Lehrmeinungen scheinen uns unzuverlässiger, anfälliger für Selbst- und Fremdtäuschungen.

Konzentriert man sich – zweitens – auf Studien und ihre Ergebnisse, dann geben sie Evidenz nicht unmittelbar, sondern diese muss erst mehr oder weniger mühsam erarbeitet werden. Dazu ist neben der Übertragbarkeit und Umsetzbarkeit der Studienergebnisse vor allem ihre Validität zu prüfen. Studien geben Resultate zuerst in Form von Daten, Statistiken, Tabellen, Abbildungen. Kann man diesen, anders gefragt, trauen? War das Studiendesign stark und der Fragestellung angemessen, gab es Probleme bei der Planung, Durchführung und Analyse der Studie? Sind Mitursachen und diverse Verzerrungsmöglichkeiten (Biases) ausgeschlossen, ist der Zufall berücksichtigt? Für diese Prüfung sind klinische Kenntnisse und Erfahrungen ebenso wichtig wie klinisch-epidemiologische. In der EbM spricht man vom „critical appraisal" von Studien und ihren Ergebnissen.

Kommt man zu einem positiven Prüfungsergebnis, dann erscheint die ärztliche Indikationsstellung, der regelgeleitete Vorschlag des Arztes an die Patientin-Kollegin wissenschaftlich fundiert, „evidenzbasiert", besonders dann, wenn sich in systematischen Übersichten und Metaanalysen mehrere den ärztlichen Rat unterstützende Einzelstudien mit homogenen Ergebnissen finden lassen.

Das heißt natürlich nicht, dass die Patientin dem Rat folgen muss oder wird. Evidenz verpflichtet den Arzt und die Medizin, nicht die Patienten. Die sozialrechtliche Figur der Mitwirkungspflicht (u.a. § 66 SGB I) geht bei uns (fast) nie soweit, dass irgendein Patient irgendeine Therapie gegen seinen erklärten Willen dulden muss (Ausnahmen finden sich z.B. im Bereich des Infektionsschutzes).

Evidenz reflektiert also einen zentralen Aspekt des „allgemein anerkannten Standes der medizinischen Erkenntnisse" unter Berücksichtigung des medizinischen Fortschritts (cf. § 2 SGB Abs. 1V). Es liegt nahe, sie zu einem zentralen Substrat ärztlicher Praxisleitlinien zu machen und damit der lex artis eine konkrete nachlesbare Gestalt zu geben.

Summative und formative Evaluation

Das Substrat der Evidenz und EbM sind, wie gesagt, klinisch-evaluative Studien. Sie sind Ausdruck und Produkt einer sog. summativen Evaluation; diese wird von der formativen Evaluation abgegrenzt:

> „Die summative Evaluation beurteilt zusammenfassend die Wirksamkeit einer vorgegebenen Intervention, während die formative Evaluation regelmäßig Zwischenergebnisse erstellt mit dem Ziel, die laufende Intervention zu modifizieren oder zu verbessern".[21]

Natürlich kann klinische Medizin auf eine flexibel gehandhabte formative Evaluation genau so wenig verzichten wie auf die summative. Auf der Basis summativer Studien gibt sie fallübergreifende Empfehlungen höheren Allgemeinheitsgrades, z.B. zum ersten Basistherapeutikum bei früher rheumatoider Arthritis. Leitlinien wären ohne Rückgriff auf die Ergebnisse kontrollierter Studien schwer denkbar; und so werden viele Einzelentscheidungen nach einem Therapieschema oder in seiner kontrollierten Abwandlung getroffen.

Im Vorfeld und nach einer typischen Entscheidung spielt in der Medizin die formative Evaluation eine wesentliche Rolle. Schon der diagnostische Prozess

---

[21] J. Bortz, N. Döring: *Forschungsmethoden und Evaluation*. Berlin – Heidelberg – New York ³2002, 113.

bedient sich ihrer: der erste Eindruck und die Anamnese führen in der Regel zu einem begrenzten Spektrum von diagnostischen Hypothesen, die dann mehr oder weniger zielgenau und rasch geprüft werden (hypothetisch-deduktives Vorgehen). Dabei spielen neben Erinnerungen an frühere Fälle, eingeübten Gestaltwahrnehmungen und Intuitionen auch pathophysiologische Überlegungen, logische Deduktionen und Probebehandlungen (diagnosis ex iuvantibus) und ihre Zwischenergebnisse eine Rolle. Horton[22] beschreibt solche diagnostischen Wege unter dem Stichwort der „grammar of interpretative medicine". Hier geht es um die Nutzung sog. interner oder klinischer Evidenzen.[23]

Evidenz aus summativer Evaluation wird in der Diagnostik aber dort wichtig, wo prädiktive Werte diagnostischer Testergebnisse überlegt werden müssen:[24] Wie wahrscheinlich ist das Vorliegen einer Krankheit bei positivem Testergebnis? Hierfür sind neben Annahmen zur Vortestwahrscheinlichkeit Kenntnisse zur Validität des Testverfahrens (am besten zu Sensitivität, Spezifität und damit zu Likelihood Ratios) notwendig. Solche Kenntnisse sind niemals aus einer einzelnen oder einer Vielzahl von klinischen Situationen abzuleiten. Was ein Test zu leisten vermag, bedarf vielmehr einer systematischen stufenweisen Forschung.[25] Solche „externe" Evidenz muss, wenn sie genutzt werden soll, in die klinische Situation „importiert" werden. Ähnliches gilt für prognostische Abschätzungen und vor allem natürlich für die Klärung der durchschnittlichen Chancen und Risiken therapeutischer Verfahren.

Haben Arzt und Patient sich grundsätzlich entschieden, dann wird die formative Evaluation erneut wichtig: Treten Nebenwirkungen oder Interaktionen auf, kann das Therapieschema nicht eingehalten werden, ergeben sich neue Kontraindikationen oder Complianceprobleme, versagt die Behandlung?

Ob es sich so verhält, werden Arzt und Patient engmaschig im Auge behalten, und sie werden darauf flexibel reagieren müssen. Hierbei hilft ihnen externe Evidenz relativ wenig, aber z.B. doch zur Ausbildung einer gezielten Aufmerksamkeit für spezifische Nebenwirkungen. Auch die ärztlichen Reaktionen auf solche allfälligen „Störungen" werden wieder weniger von externer Evidenz, sondern mehr von gelernten Routinen, logischen Überlegungen oder kollegialen Empfehlungen abhängen. Selten liegen ja kontrollierte Studien zu systematisch variierten komplexen Handlungsmustern oder längeren Handlungsketten vor.

---

[22] R. Horton: "The grammar of interpretive medicine". In: *Canadian Medical Association Journal* 159 (1998), 245-249.
[23] Cf. E.H. Erikson: "The Nature of Clinical Evidence". In: *Daedalus* 87 (1958), 65-87.
[24] H. Raspe: „Klinische Epidemiologie von Diagnostik und Diagnosestellung (diagnostische Tests und Studien)". In: *Lehrbuch Sozialmedizin.* Hrsg. von R. Brennecke. Bern 2004, 187-200.
[25] D.L. Sackett, R.B. Haynes: "Evidence base of clinical diagnosis."

4. Grenzen der Evidenz-basierten Medizin

Bevor wir fortfahren, ist noch eine einschränkende terminologische Klärung notwendig: Der Begriff EbM bezieht sich im Folgenden ganz auf das Konzept und die Methoden des Imports und der Nutzung externer Evidenzen. Er enthält zudem die regulative Idee, externe Evidenz nicht nur zu nutzen, sondern auch zu produzieren.

Die oben zitierten weitergehenden Definitionen von Sackett[26] und Haynes[27] führen zu Verlegenheiten. Beide Autorengruppen lassen es offen, wie denn die angemahnten Integrationsleistungen zu erbringen seien. Vermutlich gehen sie von einem eher traditionellen Arzt-Patient-Verhältnis aus, jedenfalls schenken sie der Generierung und Nutzung von internen Evidenzen (dem Hauptthema) einerseits jedes klinischen Untersuchungskurses, andererseits der patientenzentrierten Medizin im Sinne Michael Balints) nicht mehr als eine oberflächliche Aufmerksamkeit.

Verstehen wir EbM in dieser restriktiven Weise, dann können wir uns jetzt einigen ihrer Grenzen zuwenden.

1. EbM (im Sinne der Nutzung externer Evidenz) ist, wie an einem Beispiel erläutert, unverzichtbar für die Lösung von Standardsituationen, und sie bewährt sich besonders bei der Grundsatzentscheidung für ein bestimmtes diagnostisches, prognostisches, therapeutisches, präventives oder rehabilitatives Verfahren. Im klinischen Alltag spielt die formative Evaluation jedoch eine ebenso große Rolle, sie begründet und nutzt das, was „klinische Erfahrung" und darüber hinausgehend „clinical expertise" genannt wird.

2. Eine weitere (verwandte) Grenze liegt in der Blindheit, mit der EbM die Arzt-Patient-Beziehung allgemein und als spezifisches diagnostisches und therapeutisches Element behandelt. Es gibt nicht viele kontrollierte Studien, aus deren Ergebnissen sich allgemeine Empfehlungen für ihre Gestaltung ableiten lassen. Andererseits werden Verletzungen allgemeiner humaner Ansprüche der Patienten sich nur selten durch Standardmethoden der summativen Evaluation (i.e. die kontrollierte Studie) erfassen lassen. Die geeigneteren Studienansätze (Befragungssurveys, qualitative Studien) rangieren in den Evidenzhierarchien bisher (zu) weit unten.

Insofern ist es gut möglich, dass Ärzte zugleich Evidenz-basiert und menschlich inakzeptabel sowie klinisch kontraproduktiv vorgehen. EbM garantiert keinen humanen Umgang zwischen Arzt und Patient, sie ist nicht per se patientenzentriert. Oder anders: Klinisch Tätige unterliegen verschiedenen Leistungsansprüchen, der der EbM bezieht sich und verpflichtet auf technisch-professionelle Rationalität, nicht eo ipso auf Humanität. Diese normative Doppelbindung drückt sich auch in § 70 SGB V aus: Sein Absatz 1 fordert eine „dem allgemein anerkannten Stand der medizinischen Erkenntnisse ent-

---

[26] D.L. Sackett et al.: "Evidence-based medicine: What it is and what it isn't".
[27] D.L. Sackett, R.B. Haynes: "Evidence base of clinical diagnosis."

sprechende", „ausreichende und zweckmäßige" und „das Maß des Notwendigen nicht" überschreitende Versorgung. Absatz 2 verpflichtet, getrennt davon, auf eine „humane Krankenbehandlung der Versicherten".

Es gibt allerdings auch keinerlei Grund anzunehmen, dass Ärzte nicht zugleich Evidenz-basiert und human und patientenzentriert handeln könnten. Die spannende Frage, ob eine im weiteren Sinne humane Krankenbehandlung" ohne Evidenz-basierung denkbar sei, soll an dieser Stelle offen bleiben.

3. EbM ist zweck-, nicht wertrational. EbM ist kein geeignetes Mittel, um den Wert der effektiv verfolgten Zwecke zu ermitteln. Sie kann die Nützlichkeit einer Methode sichern, aber nur dann, wenn man ihr sagt, was als Nutzen gilt.

Dafür ein Beispiel: Wird in einer Gesellschaft die aktive Sterbehilfe als Ziel ärztlicher Bemühungen akzeptiert (wie z.B. in Holland), dann wird eine Evidenz-basierte Euthanasie nicht nur möglich, sie wird auch notwendig – um den Patienten (und Angehörigen und Ärzten) Enttäuschungen, ein zu lang hingezogenes Sterben und unnötige Leiden zu ersparen. Gestützt auf reflektierte und kontrollierte ärztliche Erfahrung wird man schließlich auch eine Evidenz-basierte Leitlinie für die Euthanasie erarbeiten können. Voraussetzung ist, dass man Euthanasie sozial, rechtlich, ethisch, in welchen Grenzen immer, akzeptiert hat. Für die Diskussion hierüber und die Rechtfertigung dieses Zieles spielt EbM so gut wie keine Rolle. Will man allgemeiner Gesundheitsziele oder enger Ziele der Medizin definieren, dann werden einem dabei Konzepte und Methoden der EbM nicht helfen.

Vielleicht stimmt dies nicht ganz: Auch wenn die EbM keine eigene Outcomes-Lehre wie z.B. die International Classification of Functioning, Disabilities, and Health (ICF) hervorgebracht (und diese nicht zur Kenntnis genommen) hat, so hat sie unseren Blick doch für die Unterscheidung von klinisch relevanten im Vergleich zu sog. Surrogat-Effekten und Effektparametern geschärft. Hierauf könnte man verweisen, wenn man die EbM vor dem Vorwurf der vollständigen Wert-Indifferenz in Schutz nehmen müsste.

4. Das Substrat der EbM sind, wie gesagt, klinisch-evaluative Studien zu diagnostischen oder therapeutischen Methoden, die eine gewisse klinische Reife erreicht haben. Wie kam es dazu? Wer hat sie erfunden und entwickelt? Zufällig oder theoriegeleitet? Im Bild der schrittweisen Landgewinnung an der Nordseeküste: Es ist nicht die Aufgabe der EbM, dem Meer (des Unwissens) genuin Neuland abzugewinnen. Dies ist die Domäne der reinen und kliniknahen Grundlagenwissenschaften und -forschung, heute vor allem der molekularen Biologie. Neben systematischen Prozessen spielen nach wie vor Genialität und Zufall eine nicht zu unterschätzende Rolle.

Die EbM kommt später, in der Arzneimittelprüfung erst, nachdem Chemiker, Pharmazeuten und Pharmakologen an Schreibtischen, in Labors, in Tierställen und in vorklinischen Prüfeinrichtungen jahrelang gearbeitet haben. Eigentlich interessiert sich die EbM zur Beurteilung des Nutzens eines neuen Medikaments erst für Prüfungen ab der Phase 3. Um im Bild zu bleiben: EbM deicht das von anderen mühevoll dem Meer des Unwissens abgewonnene Land ein, sichert es, stellt es der Nutzung zur Verfügung – und gibt es nicht selten auch wieder dem Meer zurück. In anderen Worten: EbM produziert keinen Fortschritt, sie prüft ihn (wenn es ihn denn gibt) und hilft, echte von Scheininnovationen zu unterscheiden.

Dabei kann EbM mit ihren Methoden beschleunigend (früher) wie retardierend (heute relevanter) wirken. Gerade der medizintechnischen Industrie leuchtet es immer noch nicht ein, langjährig aufwändige klinische Studien in Feldern durchführen zu sollen, in denen für ihre Verfahren wenigstens Pathophysiologie, Ingenieurwissenschaften und unkontrollierte klinische Erfahrungen sprechen. Hier erscheint EbM als Fortschrittshindernis. Besonders prekär wird die Forderung nach summativer Evaluation dort empfunden, wo sich Verfahren im Spannungsfeld bisher enttäuschter Hoffnungen von Patienten und Therapeuten, eines rapiden technischen und handwerklichen Fortschritts und ökonomischer Interessen hochdynamisch entwickeln. Wir haben solche Prozesse gerade an Beispielen der minimal-invasiven Wirbelsäulenchirurgie[28] und der photodynamischen Therapie von Augenerkrankungen untersucht.

Auch in diesem Feld ist die Grenze nicht vollständig und undurchlässig. EbM hat ein eigenes Potential für ein sog. „research programming":[29] Systematische Übersichten weisen auf Lücken der evaluativen Forschung hin, Nachweise für den Nutzen „empirischer" Therapieverfahren fordern Grundlagenforscher heraus, ebenso Indikationsausweitungen bereits belegter Therapieverfahren (wie bei den Statinen).

5. Schwächen der Evidenz-basierten Medizin

Neben diesen, wie mir scheint, prinzipiellen Grenzen der EbM gibt es (noch) manche Schwächen, die aus ihrer Geschichte und ihrem Entwicklungsstand folgen; einige prominente will ich behandeln:

1. EbM war ein Konzept von und für Kliniker einer älteren Generation. Ihnen war ökonomisches Denken eher fremd. Dies ist von Seiten der Gesundheitsökonomie von Anfang an und immer wieder heftig kritisiert worden.[30] Die Evidenz des (knappen) Geldes ist in der EbM auch heute noch systematisch zu entdecken, sie spielt jedoch schon in der sog. Evidenz-basierten ge-

---

[28] D. Lühmann, T. Burkhardt-Hammer, C. Borowski, H. Raspe: *Minimal-invasive Verfahren zur Behandlung des Bandscheibenvorfalls*. Köln 2005. (http://gripsdb.dimdi.de/de/hta/hta_berichte/hta108_bericht_de.pdf)

[29] H.C.W. de Vet, M.E.A.L. Kroese, R.J.P.M. Scholten, L.M. Bouter: "A method for research programming in the field of evidence-based medicine". In: *International Journal of Technology Assessment in Health Care* 17 (2001), 433-441.

[30] Cf. A. Maynard: "Evidence-based medicine: an incomplete method for informing treatment choices". In: *Lancet* 349 (1997), 126-128.

sundheitlichen Versorgung („evidence-based health care")[31] eine prominente Rolle. Und auch deutsche Leitlinien reflektieren zunehmend Wirtschaftlichkeitsüberlegungen dort, wo sie sich auf die medizinische Versorgung innerhalb der GKV beziehen.

2. Kliniker einer älteren Generation teilen ein weiteres Skotom: Veränderte Kontextbedingungen klinisch-professionellen Handelns werden ausgeblendet oder nur mit Widerwillen zur Kenntnis genommen. Reiser und Banner[32] weisen insbesondere auf drei Gegebenheiten hin: 1. den Aufstieg sog. „health institutions" und ihrer Verwalter (in Deutschland mag man an privatisierte Krankenhäuser, inzwischen auch privatisierte Universitätskliniken oder an Disease Management Programme denken), 2. die Rechte, Präferenzen und Aktivitäten der Patienten und 3. die Bedeutung der weiteren medizinischen Berufe (ausdrücklich erwähnen die Autoren Pflege und Public Health). Sie plädieren für eine „New Ethics Alliance" aller „health professionals including physicians; health care institutions; and patients and their advocacy group". EbM ist bisher ganz offensichtlich zu stark auf den einzelnen Arzt und seine Profession zentriert.

3. Es ist nicht zu bezweifeln, dass randomisierte klinische Studien, sog. RCTs, bei adäquater Planung und Durchführung eine besonders hohe interne Validität aufweisen: Sie sind vergleichsweise immun gegen Verzerrungen aller Art. Insofern spielen sie in der EbM eine prominente Rolle und führen alle Evidenzhierarchien an, heute auch im Bereich diagnostischer und prognostischer Studien. Dennoch haben sie zahlreiche Grenzen; ein Teil verdankt sich ihrer relativ geringen externen Validität als Resultat zahlreicher Artifizien. RCTs zeigen, ob eine diagnostische, prognostische oder therapeutische Methode wirken und nützen *kann*, nicht ob sie unter bestimmten Kontextbedingungen auch tatsächlich gewirkt und genützt hat und somit unter ähnlichen vermutlich wieder wirken und nützen wird.[33] Ebenso wenig informieren sie darüber, welche Schwierigkeiten und Barrieren sich der Nutzung von Evidenz von Seiten der Ärzte, Patienten, Politik, Industrie etc. pp. entgegenstellen. Und so wird man die experimentell gewonnene – und absolut unverzichtbare – „RCT-Evidenz" sekundär ergänzen müssen um Evidenz aus Surveys und weiteren Beobachtungs- und Registerstudien einerseits und aus sog. qualitativen (sinnverstehenden, hermeneutischen) Studien andererseits. Schließlich darf auch das Lernen der Medizin aus Kasuistiken, Anekdoten und Geschichten durch EbM nicht behindert oder eingeschränkt werden. Die parallele Entwicklung einer „narrative-based medicine"[34] ist ausdrücklich zu begrüßen.

---

[31] Cf. J.A.M. Gray: *Evidence-based health care*. New York – Edinburgh – London 1997.
[32] S.J. Reiser, R.S. Banner: "The Charter on Medical Professionalism and the Limits of Medical Power". In: *Annals of Internal Medicine* 128 (2003), 844-846.
[33] Cf. oben, Anm. 12, Grundsatz 6 der Helsinki Deklaration.
[34] T. Greenhalgh, B. Hurwitz (eds.): *Narrative based medicine*. London 1998; R. Charon: "Narrative and Medicine". In: *New England Journal of Medicine* 350 (2004), 862-864.

4. EbM ist ambivalent gegenüber sog. Subgruppenanalysen. Damit nutzt sie die in einer Studie erarbeiteten Informationen unvollständig. Sie konzentriert sich und die Leser auf mittlere Effekte, sei es in Form von Statistiken der zentralen Tendenz (Mittelwert, Median), sei es in Form von Proportionen (z.B. Anteil der Geheilten oder Gebesserten). Immer wird es aber Patienten geben, die sich ganz besonders gut oder unterdurchschnittlich schlecht entwickelt haben. Oft lassen sie sich gruppieren (z.B. ältere Männer mit ungünstigen Ausgangswerten). Daher sind beschreibende, auch sekundär veranlasste Subgruppenanalysen ausdrücklich zu fördern.

5. Aber möglicherweise wird mit der Orientierung auf mittlere Effekte eine weitere Dimension des klinischen Handelns verfehlt: Befürchtungen, Hoffnungen und Glaube von Patienten und Ärzten haben andere Bezüge. Ärzte wollen mehr erreichen als den Durchschnitt, Patienten hoffen auf, glauben an ein Mehr: „Glaube ist ... Vertrauen aufs Unmögliche, Unwahrscheinliche".[35] EbM ist Vertrauen auf das Wahrscheinliche, wie es sich in Mittelwerten und Proportionen ausdrückt.

J.G. Evans[36] hat diese Grundhaltung der EbM kulturell zurückverfolgt: „EBM comprises an attitude of mind and a collection of practices. As an attitude of mind we can recognize it as a reformed and new-cast manifestation of that religion of English Empiricism in which modern Western Medicine has been born and nurtured." Genauer sollte man wohl von einer (angelsächsischen) Trias sprechen, einer Trias von

- Empirizismus (alles medizinisch Handlungsrelevante ist empirisch bestimmbar, messbar),
- Konsequentialismus (das Wesentlichste sind die empirischen Folgen klinischen Handels bei Patienten) und
- Probabilismus (diese können wir uns nur in Wahrscheinlichkeiten, nicht als deterministische Zusammenhänge vergegenwärtigen).

Es liegt nahe, dass Länder, die ihre moderne Medizin in anderen kulturellen Traditionen entwickelt haben, sich mit der EbM schwerer verbinden. Dies mag Rezeptionsunterschiede der EbM etwa zwischen Holland, Schweden einerseits, Deutschland und Frankreich andererseits erklären.

6. EbM vernachlässigt bisher die unerwünschten Wirkungen von medizinischen Interventionen. Das liegt einerseits an den zeitlichen und numerischen Grenzen der bevorzugten RCTs: Die Nachbeobachtungsdauern und die Studienumfänge sind in der Regel zu kurz bzw. klein, um seltene schwere Nebenwirkungen ausreichend sicher zu identifizieren. Es liegt andererseits an der einseitigen Aufmerksamkeit der (oft enthusiastischen) Forscher und der Veröffentlichungspolitik der Sponsoren. Auch um hier eine Balance herzustellen,

---

[35] J.W.v. Goethe: *Maximen und Reflexionen* 815.
[36] J.G. Evans: "Evidence-based and evidence biased Medicine". In: *Age and Ageing* 24 (1995), 461-463.

wird man andere „observationelle" (und damit heute noch als minder angesehene) Studiendesigns brauchen. Hier hat auch die der Klinik unvertraute Fall-Kontroll-Studie ihren Platz.

7. EbM hat es noch nicht befriedigend geschafft, die Interessen, Wünsche und Präferenzen der Patienten aufzunehmen. Das gilt weniger dort, wo Evidenz genutzt wird. Patienten können jeden ärztlichen Rat, und sei er noch so Evidenz-basiert, zurückweisen; nach wie vor gilt der Satz: Ärzte stellen Indikationen, Patienten treffen Entscheidungen.

Der Einwand gilt mehr dort, wo Evidenz „produziert" wird, vor allem in der klinischen Forschung und Protokollentwicklung. Ein Ausdruck dieser Distanz ist der „agenda bias" vieler klinischer Studien, z.B. in der Rheumatologie.[37] D.h., ihre Fragestellungen und Outcomes (Ergebnisvariablen, Effektparameter) entsprechen nicht immer den Erwartungen der Kranken. Daneben tritt zunehmend eine „measurement bias" ins Bewusstsein:[38] Es ist unsicher geworden, wieweit unsere Standardfragebögen und -Skalen (z.B. visuelle Analogskalen) Patientenwahrnehmungen tatsächlich verlässlich und gültig abbilden.

Eine Methodik zur systematischen Beteiligung von Kranken an der Entwicklung von Studienprotokollen ist noch auszuarbeiten und zu erproben.

6. Kritik und Antikritik der EbM in Deutschland

Ein anderes Kapitel sind die von ganz unterschiedlicher Seite geäußerten Kritikpunkte. EbM ist von Anfang an in ihren Ursprungsländern und in Deutschland von z.T. scharfer Kritik begleitet worden.

Mit ihr hat sich die EbM schon in einer frühen und zugleich zentralen Publikation auseinander gesetzt;[39] sie trägt den Titel „Evidence-based medicine: what it is and what it isn't" und enthält die klassische EbM-Definition (s.o.). Sie formuliert aber auch, was sie zu jener Zeit nicht war oder sein wollte und gibt so auch eine erste systematische Antikritik auf bis dahin erfahrene Einwände und Vorhalte: EbM sei, und dies wird von Sackett et al. im Einzelnen begründet,
- kein alter Hut und nicht unpraktizierbar,
- keine Kochbuchmedizin,
- kein Instrument der Kostensenkung,
- nicht beschränkt auf RCTs und Metaanalysen.

---

[37] D. Tallon, J. Chard, P. Dieppe: "Relation between agendas of the research community and the reseaarch consumer". In: *Lancet* 355 (2000), 2037-2040.
[38] R. Campbell, B. Quilty, P. Dieppe: "Discrepancies between patients' assessments of outcome: qualitative study nested within a randomised controlled trial". In: *British Medical Journal* 326 (2003), 252-253.
[39] D.L. Sackett et al.: "Evidence-based medicine: What it is and what it isn't".

Die hier indirekt genannten Kritikpunkte sind in Deutschland vielfältig wiederholt und variiert worden, oft im Rückgriff auf britische Quellen. Die Antikritik von Sackett[40] erscheint mir immer noch gültig, ihre erneute Wiedergabe an dieser Stelle aber wenig gewinnbringend.

Zusätzlich sind in Deutschland Kritikpunkte entwickelt worden, die eine eigene Darstellung und Behandlung nahe legen. Zuerst eine stichwortartige Zusammenfassung.

Stichwort	Feld	Proponenten	Jahr
Trügerische Sicherheit	Klinik	Rogler und Schölmerich	2000
Patientenorientierte Medizin	Klinik	v.Uexküll und Herrmann	1999, 2000
Das Individuum bleibt auf der Strecke	Klinik	Niroomand	2004
Verlust der ärztlichen Urteilskraft	Versorgung	Anthroposophische Medizin	1999 – 2003
Innovationshindernis	Versorgung	Deutsche Ophthalmologische Gesellschaft	2004
Deprofessionalisierung	Versorgung	Kolkmann/BÄK, Medizinsoziologen	2002
Mißbrauch	Versorgung	GKV, Ärzte, Industrie, Patientenvertreter	Aktuell

1. Im Jahr 2000 veröffentlichten G. Rogler und J. Schölmerich in der Deutschen Medizinischen Wochenschrift einen Aufsatz unter dem Titel „'Evidence-biased Medicine' – oder die trügerische Sicherheit der Evidenz". Ihm folgten eine Reihe von Leserzuschriften[41] und eine umfangreichere Auseinandersetzung.[42]

Beide Autoren sind internistische Kliniker und Forscher, Rogler verfügt zusätzlich über eine philosophische Ausbildung.[43] Ihr Text behandelt eine Reihe von Kritikpunkten, hier soll es nur um den im Titel anklingenden Einwand ge-

---

[40] Ebd.
[41] *Deutsche Medizinische Wochenschrift* 10 (2001).
[42] H. Raspe: „Die Heilkunde wird eine Wissenschaft sein, oder sie wird nicht sein". In: *Zeitschrift für ärztliche Fortbildung und Qualitätssicherung* 95 (2001), 495-501.
[43] G. Rogler: *Die hermeneutische Logik von Hans Lipps und die Begründbarkeit wissenschaftlicher Erkenntnis*. Würzburg 1998.

hen, „Evidenz" verzerre („biased") oder gebe in der Klinik nur trügerische Sicherheit.

Zu fragen ist: Trug wobei? Was soll Evidenz verzerren, in welcher Situation und in welche Richtung? Der Kontext, die zugrunde gelegte Situation ist rasch geklärt; mit D. Sackett geht es den Autoren um die Behandlung individueller Patienten:

> „Evidence-Based Medicine sollte wieder entsprechend Sacketts ursprünglicher Intention verstanden werden als eine Kunst, für die Behandlung individueller Patienten die richtigen Fragen zu stellen und verschiedene Hilfsmittel zu ihrer Beantwortung heranzuziehen"[44]

Weniger klar ist, was sie verzerre? Offensichtlich Antworten auf Fragen – aber auf welche? Eingangs hatte ich 10 verschiedene Typen unterschieden. Keine scheint für die Lösung eines klinischen Problems verzichtbar. Die „best available external clinical evidence from systematic research" im Sinne der EbM ist aber nicht für alle Typen gleich wichtig. Zentral geht es ihr doch um die direkte Begründung diagnostischen, prognostischen, therapeutischen, präventiven, rehabilitativen Handelns auf der Basis klinisch-evaluativer Forschung. Die Frage: „Was soll ich tun?" wird beantwortet mit: „Erwäge zuerst das, was sich in kontrollierten Studien (am besten in mehreren mit homogenen Ergebnissen) bewährt hat". Um Haynes[45] zu zitieren: „Evidence does not make decisions, people do". Sie werden dabei immer wieder von einer systematischen „regel-rechten" Indikationsstellung zu einer individuellen, vielleicht sogar personalen übergehen, oft werden sie allerdings auch bei dem bleiben, was sich im Durchschnitt bewährt hat.

Hat man die EbM so schon von mehreren Allmachtsunterstellungen entlastet, dann bleibt unklar, wieso Evidenz „trügerische Sicherheit" gebe oder Antworten sogar verzerre. Um auch das noch einmal zu wiederholen: „Evidenz" heißt, dem alltäglichen englischen (juristisch geprägten) Sprachgebrauch folgend, Beweis- oder vorsichtiger wohl noch Nachweismittel; es gibt sie so gut wie nie als absolut optimale, best mögliche oder best vorstellbare, sondern immer nur als „best erreichbare", als relativ gute. Nur in Grenzfällen gibt es heute „proof beyond reasonable doubt". Immer kommt es auf eine Beweiswürdigung an, fast immer bleibt Unsicherheit, bei der generellen Beurteilung von Evidenz und bei ihrer Nutzung in der Klinik. Diese Unsicherheit ergibt sich u.a. aus

- dem unaufhebbar stochastischen Charakter der Evidenz,
- den fast immer gegebenen Schwächen, Heterogenitäten und Widersprüchlichkeiten des zugrunde liegenden Studienmaterials,
- unterschiedlichen Perspektiven seiner Beurteilung,

---

[44] G. Rogler, J. Schölmerich: „'Evidence-biased Medicine' – oder die trügerische Sicherheit der Evidenz". In: *Deutsche Medizinische Wochenschrift* 38 (2000), 1128.

[45] R.B. Haynes et al.: "Physicians' and patients' choices in evidence based practice".

- Besonderheiten des Einzelfalls (kann er überhaupt unter die Norm der Studie subsumiert werden, Kontraindikationen?),
- Grenzen der den Behandlungsfall tragenden Infrastruktur (können alle, was sie sollen?).

Gefordert sind daher verständige abwägende Urteile, Hoffnungen auf Sprüche ex cathedra gehören in einen anderen soziokulturellen Zusammenhang. Wer von der EbM untrügerische Sicherheit verlangt, erwartet etwas, was sie und ihre Proponenten nie in Aussicht gestellt haben. Zuletzt sind Verzerrungen durch Evidenz wenig wahrscheinlich und bisher nicht (auch durch Rogler und Schölmerich nicht) glaubhaft gemacht worden.

In summa: Der hier fokussierte Kritikpunkt basiert auf einem unvollständigen Verständnis der Medizin als Handlungswissenschaft und einem Missverständnis von „Evidenz"; die Kritik projiziert auf die EbM Ansprüche, die ihr fremd sind.

Auffällig ist in dem Zitat von Rogler und Schölmerich schließlich, dass unvermittelt von „Kunst" die Rede ist. Auch wenn man den Begriff in diesem Zusammenhang akzeptierte, so wünschte man sich doch von Hochschullehrern und Weiterbildungsermächtigten Hinweise auf die zu jeder Kunst gehörende Kunstlehre; wie soll klinische Medizin sonst lehr- und lernbar sein? Braucht es keine „science of the art of medicine" in Form der klinischen Epidemiologie (s.o.)? Ohne solche Hinweise wird „Kunst" obskur, entmutigend für alle außerhalb des Gnadenstandes Künstlertum.

Ein wesentlicher Zug der EbM ist, dass sie sich von Anfang an auch als edukatorische Bewegung mit eigenen Lehrbüchern, Curricula und Kursen verstanden hat. Der erste deutsche EbM-Kurs wurde in Lübeck 1998 durchgeführt, das Lehrbuch stammt aus dem Jahr 2000,[46] ein nationales Curriculum wurde 2002 verabschiedet[47].

Schon 1980/81 wurde aus dem Department of Clinical Epidemiology and Biostatistics der kanadischen McMaster University in Hamilton/Ontario eine Fortbildungsserie im Canadian Medical Association Journal unter dem Titel "How to read clinical journals" veröffentlicht, lange vor der weit berühmteren Serie im Journal of the American Medical Association (ab 1992).[48] Edukatorische Initiativen waren von Anfang an Bestandteil der Entwicklung zur bzw. der EbM.

Vielleicht artikuliert sich mit „Kunst" auch nur einmal mehr die alte deutsche Abneigung gegen Maß und Zahl in der Medizin. Wunderlich setzte sich mit ihr im 19. Jahrhundert ebenso auseinander wie Paul Martini im 20. Jahr-

---

[46] R. Kunz, G. Ollenschläger, H. Raspe, G. Jonitz, F.W. Kolkmann (Hrsg.): *Lehrbuch evidenzbasierte Medizin in Klinik und Praxis.* Köln 2000.
[47] O. Weingart: „Das Curriculum Evidenz-basierte Medizin". In: *Schleswig-Holsteinisches Ärzteblatt* 09 (2002), 61-64.
[48] D. Rennie: "Foreword". In: *Users' Guide to the Medical Literature.* Hrsg. von G. Guyatt und D. Rennie. *Journal of the American Medical Association* (2002), VII-IX.

hundert. Vier Jahre nach dem ersten Erscheinen seiner Methodenlehre hält es Gerhard Katsch (Greifswald), auch einer der großen Internisten seiner Zeit, für richtig, gegen „Zahlengläubigkeit" anzuschreiben:

> „Es sind Ärzte von redlicher Gesinnung, die zahlengläubig sind.... Nach festen Normen zu handeln, erscheint ihnen Inbegriff der Wissenschaftlichkeit. Und doch sind es diese Ärzte ... die in bedenklichster Weise dem wahren wertvollen wissenschaftlichen Unterbau des heutigen Arzttums Abbruch tun, es in Verruf bringen."

Statt sich an Zahlen (u.a. Normabweichungen im Labor, Blutdruckwerte, Grundumsatz) in Diagnostik und Indikationsstellung zu klammern, sollte man ihren „dienenden Charakter gegenüber dem ärztlichen Abwägen und Handeln nie in Frage" stellen. Wer wollte dem letzten Satz nicht zustimmen, ohne die ersten jedoch mit zu unterschreiben.

So war die Situation vor dem und im Dritten Reich. Wie ging es nach dem Krieg weiter? In Großbritannien wurde die weltweit erste randomisierte und Placebo-kontrollierte Studie im September 1946 begonnen (Streptomycin bei Tuberkulose).[49] Bradford-Hills Buch „Principles of Medical Statistics" war schon 1937 herausgekommen (wenn auch 5 Jahre nach Martinis Buch).[50]

In Deutschland erschien die zweite Auflage von Martinis Buch aus verständlichen Gründen erst 1947, mit einem Vorwort des Verfassers allerdings aus April 1945, einen Monat vor Ende des Krieges. Auch ihm war keine große, schon gar keine internationale Resonanz vergönnt,[51] und nicht besser erging es den späteren Auflagen 1953 und 1968. Das Werk wurde nach Martinis Tod nicht fortgeführt. Ein Lehrbuch der klinischen Epidemiologie fehlt uns bis heute (von der Übersetzung des genannten Buches von Fletcher et al. abgesehen).

Es sollte erlaubt sein, einen zweiten Faktor der Vernachlässigung der klinisch-evaluativen Forschung nach dem 2. Weltkrieg zu spekulieren. Ich sehe ihn in der spezifischen Aufarbeitung der nach dem Krieg aufgedeckten „Medizin ohne Menschlichkeit" im Dritten Reich[52] mit ihren alle Menschenrechte und Humanitätspflichten verletzenden Experimenten an Menschen, vor allem Lagerinsassen und Häftlingen.

Die ersten Verhandlungen der Deutschen Gesellschaft für Innere Medizin nach dem Krieg fanden im Mai 1948 in Karlsruhe statt. Die Eröffnungsansprache hielt ihr damaliger Vorsitzender, Paul Martini. Er wies auf eine spezifische Reaktionsbildung hin: „Was wir ... jetzt vielfach sehen, ist eine über-

---

[49] R. Doll: "Controlled trials: the 1948 watershed". In: *British Medical Journal* 317 (1998), 1217-1220.
[50] Cf. S. Stoll: „Klinische Forschung und Ethik bei Paul Martini".
[51] S. Stoll: *Evidence based Medicine: Gibt es eine deutsche Vorgeschichte?* (Unveröffentlichte Medizinische Dissertation) Universität zu Lübeck 2005.
[52] A. Mitscherlich, F. Mielke (Hrsg.): *Medizin ohne Menschlichkeit*. Frankfurt 1960; cf. T. Gerst: „Der Auftrag der Ärztekammern an Alexander Mitscherlich zur Beobachtung und Dokumentation des Prozeßverlaufs". In: *Deutsches Ärzteblatt* 91 (1994), 1037-1046.

stürzte Flucht von einem eben noch verehrten mechanistischen Weltbild, das zu einer Enttäuschung geführt hat, zu einer neuen Einseitigkeit, die bis zur Diskreditierung des kausalen Denkens führt, das für das mechanistische Zeitalter verantwortlich gemacht wird." Er wünschte sich zum Ausgleich nicht „irgendwelche schöngeistigen Vorlesungen", sondern eine „bewusste Ausbildung logischer und erkenntnistheoretischer Fähigkeiten …, damit nicht nur die Verfasser wissenschaftlicher Arbeiten, sondern auch deren Leser die Maßstäbe der Kritik besitzen und anlegen, die sie befähigen, Unbewiesenes von Bewiesenem und Hypothetisches und Mögliches von Wahrscheinlichem und Regelhaftem zu unterscheiden." Diese Ausbildung sollte schon im Studium begonnen werden.

2. Eine Variante der Kritik von Rogler und Schölmerich bietet F. Niroomand[53] unter dem Titel „Das Individuum bleibt auf der Strecke". Sein Aufsatz widmet sich „erkenntnistheoretischen, formal logischen, ethischen, statistischen und technischen Unzulänglichkeiten" der EbM (auf vier bebilderten Seiten des Deutschen Ärzteblatts) – nicht ohne eingangs ihre positive Bedeutung zu betonen. Der Autor versammelt eine Reihe bekannter Kritikpunkte zu kontrollierten randomisierten Studien (Enge/Weite der Einschlusskriterien, vernachlässigte Patientengruppen, beschränkte Kostenanalysen, komplexe oder Surrogat-Outcomes, Multicenter-Studien, rascher medizinischer Fortschritt, Manipulation durch Studien). Jeder würde eine eigene Publikation verdienen. Und das Gleiche gilt für jede der kontrastierenden Zentralaussagen zum „vernünftigen Ermessen" bei der Übertragung von Studiendaten auf Einzelfälle, zur „Kunst differenzierten ärztlichen Handelns" vs. „gleichgeschaltete Behandlungsmethoden an immer größeren und heterogeneren Patientenpopulationen", zu ethischen Problemen der „Number Needed to Treat" oder zur Nichtersetzbarkeit von Ärzten „durch mit Studiendaten gefütterten Computerprogramme(n)".

Vieles ist irgendwie richtig, nichts vollständig falsch, aber kein Punkt wird auf einem befriedigenden Niveau zu einem Ende gebracht. Beim Leser bleibt die durch den Text kaum gedeckte venatorische Überschrift, es bleibt ein diffuses Missbehagen über „inhärente Beschränkungen und Fallstricke" der EbM, und es bleiben erneut die ärztliche Kunst und Unersetzbarkeit als positive Gegenpole.

Es bleiben, in anderen Worten, Abwehr, Vorurteile und die rückwärtsgewandte Hoffnung, dass sich die ärztliche Kunst durch Beschwörung von selbst ergebe.

Welch ein Kontrast zu der internationalen Diskussion um „Medical Professionalism in the New Millenium", die schließlich in „A Physicians' Charta"

---

[53] F. Niroomand: „Das Individuum bleibt auf der Strecke". In: *Deutsches Ärzteblatt* 101 (2004), 1870-1874.

mündete.⁵⁴ Hier wurde multinational der Versuch unternommen, zu einer zeitgemäßen und zukunftsoffenen Bestimmung der ärztlichen Professionalität zu kommen, wir können auch von grundlegenden und universellen Prinzipien und Werten des freien ärztlichen Berufes sprechen. Die Grundposition der Charta ist: „professionalism is the basis of medicine's contract with society". Um diesen Vertrag zu befestigen und Vertrauen (wieder)zugewinnen, werden fundamentale Prinzipien und „a set of professional responsibilities" in Form von Selbstverpflichtungen („Commitments") aufgestellt. Wo gäbe es in Deutschland Vergleichbares oder auch nur eine Beteiligung an der internationalen Diskussion? So findet sich auch in der neuen Approbationsordnung für Ärzte kein Hinweis auf EbM.

3. Der Kritik von Rogler & Schölmerich und von Niroomand nicht ganz fern stehen die Anmerkungen von v. Uexküll und Hermann aus dem Jahr 1999 bzw. von Herrmann und v. Uexküll aus 2003. Auch sie beziehen sich auf EbM als Konzept der Klinik.

Allerdings ist ihr theoretischer Hintergrund ein anderer. Th. v. Uexküll (er starb 2004) war der Vater und Nestor einer sog. integrierten psychosomatischen Medizin, Herrmann, Chefarzt einer Rehabilitationsklinik, ist ein früherer Mitarbeiter und Schüler. V. Uexküll entwickelte eine eigene (kommunikationstheoretisch und semiotisch fundierte) Theorie der Medizin mit der Begegnung von Arzt und Patient als Quell- und Zielpunkt der Reflexion.

Auch diese Autoren reiben sich – durch den Blick in ein Lexikon eingestandenermaßen unberaten – am Begriff der Evidenz und mehr noch an ihrer experimentellen Quelle, der auf Wiederholbarkeit angelegten kontrollierten Studie. Sie bemerken zu Recht, dass diese in Design und Ergebnissen jene internen Evidenzen eliminiert, die „der praktisch tätige Arzt auf der Basis seiner täglichen Erfahrung im Umgang mit Patienten in ihren individuellen Wirklichkeiten gewinnt…". Ohne die Bedeutung externer („pragmatischer", und wie ihnen scheint: trivialer) Evidenzen ganz zu verneinen, interessiert sie doch viel mehr die „Konstellation" zwischen Patient und Arzt, „um sich … auf den Behandlungsauftrag zu einigen", „ob und inwieweit etwas, das der Arzt dem Patienten aufgrund pragmatischer Evidenz vorschlagen kann, unter dem Aspekt der kommunikativen Evidenz zwischen Arzt und Patient zu dem Patienten und seiner individuellen Situation ‚passt'", so dass sie gemeinsam „von der Wirksamkeit der Behandlung überzeugt sind", eine hypothetische Voraussetzung therapeutischer Erfolge.

Am Ende wird mit einigem theoretischen Aufwand eine Kluft zwischen mathematisch und experimentell orientierten („galileischen") in Abgrenzung zu individuenzentrierten („Indizien-")Wissenschaften entwickelt, mit einer ausgesprochenen Sympathie für die letzten, zu denen sie die klinische Medizin rechnen.

---

[54] Medical Professionalism Project: "Medical professionalism in the new millennium: a physicians' charta". In: *Lancet* 359 (2002), 520-522.

Hier ist ein Kritikmuster verwirklicht, das häufiger zu finden ist. Die Autoren gehen von ihrem eigenen Lebensthema aus (dessen Wahl und Behandlung nicht hoch genug geschätzt werden kann!); als Chiffren mögen gelten die „Einführung des Subjekt Patient in die Medizin" über V.v.Weizsäcker hinaus und die „patientenorientierte Medizin". In der EbM wird nicht nur ein Konkurrent um die aktuelle Aufmerksamkeit gesehen, ihr wird auch das Risiko zugeschrieben, das, worauf es den Autoren selbst immer ankam, zu „eliminieren".

Um diese Gefahr zu bannen, wird EbM wissenschaftstheoretisch trivialisiert, werden ihr Anspruch und Geltungsbereich klein geredet. Die Lücken, die mit externer Evidenz geschlossen werden müssen und können, bleiben weiter offen, so als könne man allein aus den internen Evidenzen der klinischen Situation heraus entscheiden, wie sich eine Krankheit weiter entwickeln wird und welche diagnostischen und therapeutischen Methoden die zweckmäßigsten seien. Es ist bemerkenswert, dass es auch hier eine Wiederkehr des Verdrängten gibt. An einer Stelle ihres Aufsatzes aus 1999 verweisen v. Uexküll und Herrmann auf ein „etwas (sic! HR), das der Arzt dem Patienten aufgrund pragmatischer (= externer; HR) Evidenz vorschlagen kann ...". Ist ein solches „etwas" irrelevant? Ist es nicht das, was ein Patient (wenigstens auch) bei seinem Arzt sucht? Gehört es nicht zu dessen Professionalität, aussichtsreiche Vorschläge machen oder anders gesagt: empirisch fundierte Indikationen stellen zu können?

Es ist richtig, Patientenorientierung war bisher kein wesentliches Thema der historisch jüngeren EbM; berechtigt dies aber die ältere patientenorientierte Medizin, den Beitrag der EbM zu marginalisieren?

Aber vielleicht spielt ein weiteres verborgenes Motiv eine Rolle: EbM nutzt ja nicht nur vorhandene Evidenz, sie fordert auch, neue zu erarbeiten. Und diese Forderung geht natürlich auch an die patientenorientierte und psychotherapeutische Medizin, jedenfalls dort, wo sie überlegene Erfolge für sich reklamiert. Wäre die patientenorientierte Medizin keiner kontrollierten Studie zugänglich? Würde man den Vorweis von internen Evidenzen für ausreichend halten? Oder bliebe es auch hier bei Kunst ohne wissenschaftlich kontrollierte Erfahrung? Die aktuelle Ausschreibung des BMBF zur Psychotherapieforschung (von Dezember 2004) spricht eine andere Sprache; sie fordert strengere Forschungsdesigns. An ihr haben führende Psychosomatiker und Psychotherapeuten unseres Landes mitgewirkt.

Die Kritik seitens der patientenorientierten Medizin scheint auf etwas Richtiges zu zielen, aber sie ist dennoch einseitig und verzerrt; sie beschäftigt sich mit sich selbst, weniger mit ihrem Gegenstand.

4. Wiederum mit dieser Kritik vergleichbar sind die Kommentare von H. Kiene[55] und G.S. Kienle,[56] formuliert diesmal aus der Perspektive der anthroposophischen Medizin.

---

[55] H. Kiene: „Evidence based medicine– cognition based medicine". In: *Der Merkurstab* 51 (1998), 123-131; ders.: *Komplementäre Methodenlehre der klinischen Forschung*. Berlin – Heidelberg 2001.

Auch hier entwickelt sich die Kritik wie bei allen vorher behandelten deutschen Autoren: Zuerst werden „geistesgeschichtliche Hintergründe" aufgedeckt, diesmal zwischen Platon und Popper. EbM erscheint am Ende als „Erkenntnistechnologie" (im Gegensatz zu einer Erkenntnistheorie). Ihr gehe es vor allem um Kausalerkennen, in der Folge von Bacon, Galilei und Descartes mit Hilfe von Experiment, Beobachtung, Messung und Rechnen. Über manche Zwischenschritte resultiert als zentrales Instrument der Technologie die randomisierte Studie:

> „Wissenschaftliche Wirksamkeitsbeurteilung, so hieß es im folgenden, könne nie außerhalb einer experimentellen Situation, nie am Einzelfall, nie ohne Vergleich(sgruppe) und eben eigentlich auch nicht ohne Randomisation gelingen. So trat auch die Medizin in die Ära der Erkenntnistechnologie ein."
>
> „Das geistige Werkzeug der Evidence Based Medicine ist, wie gesagt, die statistische Erkenntnismethodik" – „das geistige Instrumentarium einer partikularistischen Methodologie und Ontologie".

Es ist hervorzuheben, dass Kiene ihren Einsatz immer dann als „berechtigt" beurteilt, „wenn sich keine anderen, direkten Wege zur Erkenntnis der betreffenden kausalen oder formierten Zusammenhänge finden lassen." Am Schluss des Aufsatzes von 1998 hält er es sogar für möglich, „die Fruchtbarkeit und Wirksamkeit Anthroposophischer Medizin auch mit den Mitteln der Statistik zu demonstrieren". Damit gehen die Autoren einen ganz wesentlichen Schritt über die Stellungnahmen einer älteren Generation von anthroposophischen Autoren hinaus. Diese sahen keinen wesentlichen Wert kontrollierter Versuche für die ärztliche Urteilsbildung und machten sich Gedanken über „die Strafwürdigkeit des sogenannten ‚kontrollierten klinischen Versuchs'".[57]

Dennoch, vorher wird einmal mehr bescheinigt, „dass das System der Evidence Based Medicine, wie es heute besteht, auf verschiedenen dogmatischen Einengungen und Irrtümern aufbaut." „Ein überaus wichtiger dieser irrtümlichen Bausteine ist die Philosophie von David Hume und ihre Aussage, dass Kausalzusammenhänge nie am Einzelfall erkannt werden könnten." Dies sei radikal falsch, und das Buch Kienes „Komplementäre Methodenlehre der klinischen Forschung. Cognition-based Medicine" aus dem Jahr 2001 konzentriert sich mit großem gedanklichen und theoretischen Aufwand darauf, das Prinzip des „singulären Kausalerkennens" zu entwickeln und zu verteidigen.

Der Leser sieht einem argumentativen Kraftakt zu und fragt sich, wer denn die Windmühlen erbaut hat, die hier attackiert werden. Denn kein verständiger

---

[56] G. Kienle, M. Karutz, H. Matthes et al.: „Evidenzbasierte Medizin – Konkurs der ärztlichen Urteilskraft?" In: *Deutsches Ärzteblatt* 100 (2003), 1688-1692.

[57] R. Burkhardt, G. Kienle: „Der Wert kontrollierter Versuche für die ärztliche Urteilsbildung". In: *Biologische Medizin*. Hrsg. von Kuratorium der Hufelandgesellschaft für Gesamtmedizin. Heidelberg 1977, 124-138; M. Fincke: „Die Strafwürdigkeit des sogenannten 'kontrollierten klinischen Versuchs'. In: *Biologische Medizin*. Hrsg. von Kuratorium der Hufelandgesellschaft für Gesamtmedizin. Heidelberg 1977, 139-147.

Mensch wird bezweifeln, dass singuläres Kausalerkennen in der klinischen Medizin eine zentrale Rolle spielt, z.B.
- in der Diagnostik, wenn Krankheitserscheinungen der Präsenz einer bestimmten Krankheit zugeschrieben werden oder bei einer Diagnose ex iuvantibus,
- in der Therapie, wenn eine drastische Besserung als Folge einer wirksamen Behandlung erscheint oder wenn ein Auslassversuch zu einer sofortigen Verschlechterung führt,
- in der Verlaufsbeobachtung, wenn unerwünschte Begleiterscheinungen einer medikamentösen Therapie als Nebenwirkung gesichert werden.

Bei Kiene findet sich ein überzeugendes Beispiel aus dem Gebiet der Therapie:

„Ein 77jähriger Mann entwickelt drei Jahre nach Operation eines Adenokarzinoms des Magens einen karzinomatösen Aszites und wurde deshalb stationär aufgenommen. Am 1., 4. und 7. Tag nach Aufnahme wurde OK-432 (… ein anthroposophisches Heilmittel; HR) intraperitoneal injiziert, worauf sich binnen weniger Tage der Aszites zurückbildete. Parallel wurden Aszitesuntersuchungen durchgeführt. Sie zeigten, dass vor der ersten Injektion im Aszites massenhaft Tumorzellen vorhanden waren …. 4 Tage nach der ersten Injektion waren schließlich im Aszites keine Tumorzellen mehr enthalten. Nach dem 5. Tag begann das Aszitesvolumen abzunehmen, und am 10. Tag war der Aszites verschwunden."[58]

Der Autor schließt, dass der „Rückgang des Aszites kausal durch die OK-432 Injektionen bedingt" sei. In diesem konkreten Fall und in den vorher genannten allgemeineren Konstellationen geht es um wenig spektakuläre Singuläraussagen post hoc. An ihnen wird man erkenntnislogisch keinen grundsätzlichen Anstoß nehmen können.

Es ist aber zu bezweifeln, dass mit der Anerkennung eines kausalen Zusammenhangs zwischen OK-432 und der Ausheilung des Aszites in diesem einen Fall etwas zur generellen Wirksamkeit des Heilmittels ausgesagt ist. Dies sieht übrigens auch das Bundessozialgericht so:[59]

„[Es …] haben im Streitfall die Gerichte der Sozialgerichtsbarkeit darüber zu befinden, ob Qualität und Wirksamkeit der jeweiligen Methode dem allgemein anerkannten Stand der medizinischen Erkenntnisse entsprechen. Nach der Rechtsprechung des Senats ist das nur der Fall, wenn über ihre Zweckmäßigkeit in den einschlägigen medizinischen Fachkreisen Konsens besteht (…). Die Behandlung muss sich in einer für die sichere Beurteilung ausreichenden Zahl von Fällen als erfolgreich erwiesen haben, was in der Regel durch wissenschaftlich einwandfrei geführte Statistiken belegt sein muss. Da es auf den Nachweis der *generellen Wirksamkeit* ankommt, kann die Leistungspflicht der Krankenkasse nicht damit begründet werden, dass die Therapie im konkreten Einzelfall erfolgreich gewesen sei und es unter der Behandlung zu einer Besserung des Gesundheitszustandes gekommen sei …" (Hervorh. HR).

---
[58] H. Kiene: „Evidence based medicine – cognition based medicine", 59.
[59] BSG 19.2.2002 – B 1 KR 16/00 R.

Bisher wissen wir also nur, dass OK-432 in einem Einzelfall segensreich gewirkt hat. Wir können ihm eine singuläre Wirkung und damit ein Wirksamkeits*potential* bescheinigen. Aber was antworten wir auf die Frage weiterer Patienten (und Kostenträger) nach den Chancen und Risiken des Verfahrens ex ante? Sind solche Fragen illegitim? Soll es bei der Antwort bleiben: „Es hat einmal gewirkt, es kann auch bei Ihnen wirken, lassen Sie es uns probieren?"

Was wäre, wenn wir Fälle ohne offenkundige Wirksamkeit vorweisen könnten, wenn vielleicht sogar der erste Anwendungsversuch ohne fassbaren Erfolg ausgegangen wäre? Hätte dies die Wirksamkeitsvermutung ein für alle Mal erledigt? Sind weiter nicht auch irrtümliche Beurteilungen möglich, falsch-positive wie falsch-negative Urteile, letztere z.B. in Fällen, in denen OK-432 unsichtbar einer Verschlechterung vorgebeugt hat? Gibt es in diesem Feld keinen Zufall, keine Verzerrungen, keine zu kontrollierenden Mitursachen?

Kiene selbst schlägt vor, sich zur Bestimmung der „Erfolgsquote" (und damit des Wirksamkeitspotentials) an Daten einer einarmigen, d.h. unkontrollierten Beobachtungsstudie (Phase 2 der Arzneimittelprüfung) zu halten:

> „Es waren 77 Patienten mit malignem Aszites, denen OK-432 intraperitoneal injiziert wurde. Eine vollständige Rückbildung des Aszites wurde in 43 Fällen beobachtet, eine Reduktion in weiteren 5 Fällen.... So hat man innerhalb einer Fallserie – ohne Kontrollgruppe – beides: den Wirksamkeitsnachweis (Kausalbeweis) *und* die Erfolgsquote."[60]

Aber kann man ohne Beleg einer generellen Wirksamkeit (nicht Wirkung im Einzelfall!) tatsächlich von einer beobachteten „rohen Rate" ohne weiteres auf die wahre Erfolgsquote eines Verfahrens schließen – so wie Kiene es vorschlägt, in scheinbarer Übereinstimmung mit dem zitierten BSG-Urteil?

Die Antwort ist aus forschungslogischer Sicht eindeutig „nein"; dies verdeutlicht ein kurzes Gedankenexperiment. Stellen wir uns vor, die von Kiene mitgeteilten Daten entstammten in Wirklichkeit einem RCT mit zweimal 77 Patienten. Die zweite Gruppe wurde mit einem gleichartig applizierten Scheinpräparat behandelt. Die vollständige Ergebnistabelle hätte folgende Inhalte:

Gruppe	Erfolg	Kein Erfolg	
OK-432	43 (56%)	34	77
Placebo	10 (13%)	67	77
	53	101	154

Die „Erfolgsrate" steigt unter OK-432 um das 4,3fache von 13% auf 56% an, die Misserfolgsrate wird annähernd halbiert (Relatives Risiko für Erfolglosigkeit 0,51).

---

[60] H. Kiene: *Komplementäre Methodenlehre der klinischen Forschung*, 65.

Nur am Rande soll die Frage behandelt werden, ob eine placebokontrollierte Studie überhaupt ethisch zu rechtfertigen wäre. Die Antwort ist „vermutlich ja", aber nur unter der Bedingung, dass es 1. keinen etablierten Behandlungsstandard bei Aszites dieser Genese gäbe (sonst würde dieser die Kontrollbedingung bilden müssen) und dass sich 2. die Gemeinschaft der forschenden gastro-enterologischen Kliniker über die Wirksamkeit von OK-432 substantiell unsicher wäre. Eine Basis der aggregierenden Urteilsbildung wäre die genau recherchierte Literaturlage zum Zeitpunkt der Studienvorbereitung: Gibt es kontrollierte oder unkontrollierte Studien, Fallserien oder Kasuistiken, die eine Wirksamkeit von OK-432 wahrscheinlich machen? Dabei wäre undokumentierten klinischen Erfahrungen aus dem Kreis der anthroposophischen Proponenten nur ein begrenzter Beweiswert zuzuerkennen. Dies unterscheidet das hier referierte „Equipoise"-Prinzip von dem der „Clinical Uncertainty"; bei jenem kommt es auf eine breite „scientific community", bei diesem auf das Urteil des einzelnen Arztes und Patienten an (das natürlich auch bei der Equipoise-Bedingung in der jederzeit möglichen Ablehnung der Studienteilnahme zum Tragen kommt).

Eine oberflächliche Literatursuche in PubMed im Februar 2005 ergab übrigens mehr als 70 kontrollierte randomisierte Studien zu OK-432, meist aus Japan – mit heterogenen Ergebnissen. RCTs sind in diesem Feld offenbar möglich, jedenfalls wurden sie in größerer Zahl durchgeführt.

Zurück zur Tabelle: Die (hypothetischen!) Ergebnisse sprechen sehr deutlich für eine spezifische Wirksamkeit von OK-432. Der Kontrast zwischen den Erfolgsraten von 56% und 13% ist ausgeprägt und statistisch signifikant (absolute Risikodifferenz 43%, 95%-Konfidenzintervall 31% – 53%). Allerdings lohnt es sich immer, auch den Anteil der Patienten zu vergegenwärtigen, die keinen Erfolg gehabt haben: Es sind übrigens insgesamt 44 Patienten, 34 die trotz OK-432 keinen und 10 die auch ohne OK-432 einen „Erfolg" gehabt hätten. Denn worauf es in der Tabelle vor allem ankommt, ist die Differenz der Raten zwischen beiden Gruppen und damit auf die – wenn auch niedrige – Rate an „Erfolgen" unter Placebo. Jede positive Abweichung von „0" in dieser Zelle führt zu einem entsprechenden Abzug bei der beobachteten Erfolgsquote der OK-432-Gruppe.

Ob der Erfolg schließlich klinisch relevant ist und damit einen „Nutzen" von OK-432 ausweist, muss offen bleiben. Zu berücksichtigen wären neben der Qualität der Studie auch die objektive Messbarkeit des Outcomes und seine klinische Bedeutung sowie Nachhaltigkeit; etablierte onkologische Parameter wie remissionsfreies Überleben sollten nicht vernachlässigt werden. Und schließlich sind alle Belastungen und Risiken der Therapie zu berücksichtigen („Nettonutzen"). Die Methodik des singulären Kausalerkennens scheint besonders diesem letzten Problembereich nicht gerecht werden zu können.

Wollte man ohne Kontrollgruppe auskommen, dann gäbe es nur einen mir einleuchtenden Ausweg: Man müsste unter allen 43 „Erfolgen" die identifizieren und aufsummieren, die nach den Kriterien des singulären Kausalerkennens tatsächlich als OK-432-Erfolge gewertet werden können. Dazu müssten diese Kriterien vorher operationalisiert und in ihrer Reliabilität, Sensitivität und Spezifität gesichert sein. Bis dahin scheint für die Cognition-based Medicine noch ein längerer Weg zu liegen.

Angedeutet wurde auch schon, dass ihr Konzept dort so gut wie ganz versagt, wo es um Prävention geht. Nur in Grenzfällen können wir ausbleibende Ereignisse als solche wahrnehmen, eigentlich nur dort, wo die Ereignisrate ohne Intervention in unmittelbarer Zukunft (nahezu) 100% wäre. In dieser Region („all or none" nach der Evidenzhierarchie des Oxford Centre for Evidence-based Medicine) erübrigen sich randomisierte klinische Studien.

Sie sind nur dort notwendig, wo Unsicherheit herrscht, wo Behauptung gegen Behauptung steht, wo diskutiert und disputiert wird. Und dies führt noch einmal zur eigentlichen (juristischen) Bedeutung und Funktion von „evidence" zurück: "denoting the facts presented to a mind of a person for the purpose of enabling him to decide a disputed question".[61] Daher wird sich auch der glühendste Anhänger der EbM nicht wundern, wenn er absolut keinen RCT zur Frage findet, ob „parachute use (geeignet sei; HR) to prevent death and major trauma related to gravitational challenge" (durch Sprung aus einem Flugzeug).[62]

Zusammengefasst ergibt sich aus dieser längeren Diskussion, dass man das Prinzip des singulären Kausalerkennens grundsätzlich als gültig und klinisch relevant anerkennen und dennoch darauf beharren muss, dass seine Ergebnisse ungeeignet sind, Ärzte, Patienten und Kostenträger ex ante über die Chancen und Risiken einer Therapie zu orientieren. Dies ist aus vielerlei ethischen und rechtlichen Gründen unverzichtbar. Ohne eine solche Orientierung wäre keine Patientenaufklärung möglich, ihr Selbstbestimmungsrecht wäre ausgehöhlt und auch der Gesetz- und Verordnungsgeber und die sog. gemeinsame Selbstverwaltung wären nicht in der Lage, Nutzen, Notwendigkeit und Wirtschaftlichkeit der von ihr zur Finanzierung angetragenen Leistungen vorab (wie in § 135 Abs. 1 SGB V vorgeschrieben) zu beurteilen. Eine Priorisierung medizinischer Leistungen (s.u.) wäre ausgeschlossen.

Möglicherweise geht es den Autoren Kiene und Kienle sogar besonders um diesen letzten Punkt. Ihre jüngste Kritik[63] scheint im Titel zwar auf die klinische Situation zu fokussieren („Evidenzbasierte Medizin. Konkurs der ärztlichen Urteilskraft?"), sie argumentiert dann aber doch allein in Hinblick auf die gesundheitliche Versorgung der Bevölkerung (EbHC). Die Kritikpunkte sind im Einzelnen:

- „nur was durch formalisierte Verfahren positiv zertifiziert wurde, soll den Ärzten als Therapie zur Verfügung stehen (Neopositivismus)"

---

[61] *Encyclopaedia Britannica* 1961.
[62] G.C.S. Smith, J.P. Pell: "Parachute use to prevent death and major trauma related to gravatiuonal challenge: systematic review of randomised controlled trials". In: *British Medical Journal* 327 (2003), 1459-14161.
[63] G. Kienle et al.: „Evidenzbasierte Medizin – Konkurs der ärztlichen Urteilskraft?"

- „Formalisierung als Fortschrittsbremse"
- „fördert eine kommerzbasierte Medizin – das Gegenteil des Beabsichtigten"
- „der Arzt als autonome Instanz wird ... entmündigt"
- „fatale Ausgrenzung wirksamer Therapien".

Jeder einzelne Kritikpunkt kann für sich und in Hinblick auf klinische Probleme diskutiert werden. Zusammengenommen vermitteln sie aber den Eindruck, dass die EbM hier angegriffen wird, weil ihre Standards dazu führen könnten, die Existenz der bei uns in einem rechtlichen Reservat lebenden „besonderen Therapierichtungen", hier vor allem der anthroposophischen Medizin zu gefährden.

In der klinischen Situation selbst und in der Phase der Hypothesengenerierung für sog. konfirmatorische Studien wird man auf das Prinzip des singulären Kausalerkennens und auf die orientierende Beobachtungsstudie nicht verzichten können. Beides ist aber ungeeignet, überzeugende empirische Evidenz für Wirksamkeit und Nutzen medizinischer Maßnahmen zu geben.

5. Ein Vorwurf von Kienle[64] bezieht sich auf EbM als „Fortschrittsbremse". Dieser Titel war dem Autor auch von Seiten der Deutschen Ophthalmologischen Gesellschaft (Berlin, September 2004) für einen Vortrag aufgegeben worden.

Um noch einmal das Bild der Landgewinnung an der deutschen Nordseeküste zu bemühen: EbM zielt auf die Sicherung bereits gewonnenen Landes, nicht auf die dazu notwendigen ersten Schritte. Hier gibt es eine klare Arbeitsteilung. Summativ evaluiert kann nur werden, was in einer einigermaßen stabilen Form vorliegt. Bis es soweit ist, gibt es, jedenfalls von Seiten der EbM, keinerlei Restriktionen von Genialität, Einfallsreichtum, Enthusiasmus und mühseliger Entwicklungsarbeit der Grundlagenforscher und Kliniker. Dass in der Ära von EbM „Penizilline, Sulfonamide, Cephalosporine, Neuroleptika, Antidepressiva, antileukämische Medikamente und Steroide vermutlich nie entdeckt worden" wären (wie Kienle et al. vermuten),[65] ist unbeweisbar und unwiderlegbar (die Entdeckungen sind eben früher gemacht worden), augenscheinlich aber Unsinn. Immerhin hat sich das therapeutische Armentarium in den letzten Jahren (trotz EbM?) um Statine, Coxibe, neue Hochdruckmedikamente und diverse Biologica bei onkologischen und entzündlichen Erkrankungen (unter anderem TNF-alpha-Antagonisten) erweitert. Wäre es anders, dann würde sich ein wesentliches Argument unserer Kostendebatte in Luft auflösen, der medizinische Fortschritt käme dann als Kostentreiber nicht mehr in Frage.

Damit scheint sich die Strecke zwischen erster Idee und erster klinischer Prüfung nicht wesentlich verändert zu haben, wohl aber die Strecke der klinischen Prüfung selbst. Hier ist es tatsächlich zu der von Kienle et al. beklagten

---
[64] Ebd.
[65] Ebd.

"Formalisierung und Bürokratisierung" gekommen – wenn man es denn so sehen mag. Man kann strengere und längere klinische Prüfungen andersherum auch als Reaktion auf historische Erfahrungen, z.B. die Thalidomid-Katastrophe, und diverse Versuche verschiedenster Interessenten sehen, ihre Produkte möglichst frühzeitig und ohne klinische Studien auf dem Gesundheitsmarkt zu placieren.

Nachdem die Arzneimittelzulassung und -finanzierung stark reguliert sind (zuletzt durch die 12. Novelle des Arzneimittelgesetzes und die GCP-Verordnung aus dem Spätsommer 2004), sind es vor allem Medizinprodukte und rechtlich nicht gesondert erfasste Verfahren (z.B. Operationstechniken in Verbindung mit Medizintechnik), die sich eher unkontrolliert ausbreiten können. Die Folgen sind nicht immer erfreulich, man denke an die inzwischen obsolet gewordenen Operationsroboter bei der Einpassung von Hüft- und Knieendoprothesen[66] oder an diverse „minimalinvasive" Operationstechniken im Bereich der Wirbelsäule[67]. Auch die photodynamische Therapie von Augenleiden oder die auf uns zukommenden Diskusprothesen sind aus meiner Sicht Beispiele für eine Methodenproliferation ohne ausreichende Prüfung. Ein anderes unglückliches Beispiel ist bzw. war die viel zu lange unkontrolliert geübte Hochdosis-Chemotherapie des Mamma-Karzinoms. Und schließlich sind manche bei längerer und genauerer Prüfung eventuell vermeidbaren Arzneimittelrisiken zu bedenken (Coxibe).

Systematische klinische Prüfungen wären schließlich den sog. Individuellen Gesundheitsleistungen (IGeL) zu wünschen. Es handelt sich um medizinische, oft ärztliche Leistungen, die nicht von der GKV, sondern privat finanziert werden können bzw. müssen. Ihr Angebot und ihre Nachfrage konstituieren inzwischen einen „Zweiten Gesundheitsmarkt"; er hat sich innerhalb, nicht neben dem ersten (der GKV) entwickelt. Viele seiner Leistungen winken mit zusätzlicher Sicherheit (durch extensive Vorsorgeuntersuchungen, z.B. Sputumcytologie oder Spiral-CT des Thorax zur Früherkennung des Bronchialkarzinoms, Fluoreszenz-Endoskopieverfahren, Sonographien), ohne dass irgendeine belastbare Evidenz zur Validität und zum klinischen Nutzen der Methoden vorläge.

Zusammengefasst ist richtig: EbM ist nicht innovativ, sonder eher konservativ. Sie schafft keinen Fortschritt, sondern sie sichert ihn. Ihr Substrat sind existierende – abgeschlossene und adäquat publizierte – Studien. Ihre Grundhaltung ist Skepsis, in langer abendländischer Tradition. Erinnert sei an den ersten hippokratischen Aphorismus: „Das Leben ist kurz, die Kunst weit(läufig), der günstige Augenblick flüchtig, der Versuch trügerisch, die Entscheidung schwierig." Ihre Obsession ist die Vermeidung falsch-positiver Beurtei-

---

[66] D. Lühmann et al.: *Hüftgelenkendoprothetik bei Osteoarthrose – Eine Verfahrensbewertung.* Schriftenreihe des Deutschen Instituts für Medizinische Dokumentation und Information im Auftrag des Bundesministeriums für Gesundheit. Bd. 18. Baden-Baden 2000.

[67] D. Lühmann et al.: *Minimal-invasive Verfahren zur Behandlung des Bandscheibenvorfalls.*

lungen von Wirksamkeit und Nutzen alter und neuer medizinischer Methoden. Dadurch, dass sie auf ausführlichen klinischen Prüfungen besteht, wirkt sie retardierend auf die Markteinführung und/oder die Übernahme der kollektiven Finanzierung neuer Methoden.

Aus Sicht der EbM gibt es momentan eher zu wenig als zu viel an unabhängiger (!) Prüfung im Interesse eines Patienten- und/oder Kostenträgerschutzes.[68] Dass man sich auf das heute existierende Kontrollniveau dennoch erfolgreich einstellen kann, zeigt die pharmazeutische Industrie, nach wie vor einer der erfolgreichsten und ertragreichsten Branchen weltweit.

Vielleicht sollte man abschließend noch einen sozialethischen Gesichtspunkt im Auge behalten: Die prüfbedingten Verzögerungen des sog. Fortschritts ermöglichen es nicht nur, echten von scheinbarem Fortschritt zu unterscheiden, sie ermöglichen es auch, den jeweils vorletzten Fortschritt „bedarfsgerecht und gleichmäßig" zu verteilen. Von diesem doppelten Gerechtigkeitsideal ist die reale Versorgungssituation immer noch und immer wieder neu entfernt.

6. Auch die jetzt zu behandelnde Kritik fokussiert nicht die klinische Anwendung von EbM, sondern eine gewähnte soziale Funktion. Sie hat nach meiner Kenntnis keine ausländische Parallele. Ihr prominenter Protagonist war der frühere Präsident der Ärztekammer Baden-Württemberg, F.W. Kolkmann. In der Darstellung lehne ich mich eng an einen eigenen älteren Text[69] unter Berücksichtigung neuerer Veröffentlichungen[70] an.

Auf dem 105. Deutschen Ärztetag in Rostock wurden im Mai 2002 zwei programmatische Reden gehalten, deren Inhalte deutlich mit denen einer Entschließung dieses Ärztetages[71] übereinstimmen. Redner waren F.W. Kolkmann und A. Encke, bis heute Präsident der AMWM.

Kolkmanns Referat kreiste um Begriffe wie „die klinische und ärztliche Entscheidungsfreiheit", „Freiberuflichkeit und Therapiefreiheit" und das ärztliche „Definitionsmonopol gegenüber der Gesellschaft über Gesundheit und Krankheit": „auf diesem Definitionsmonopol und der daraus resultierenden Verantwortung beruht die Professionalität des ärztlichen Berufsstandes, sie

---

[68] J. Remuzzi, A. Schieppati, J.P. Boissel et al.: "Independent clinical research in Europe". In: *Lancet* 364 (2004), 1723-1726.

[69] H. Raspe: „Zur aktuellen deutschen Diskussion um die Evidenz-basierte Medizin: Brennpunkte, Skotome, divergierende Wertsetzungen". In: *Zeitschrift für ärztliche Fortbildung und Qualitätssicherung* 97 (2003), 689-694.

[70] W. Vogd: „Professionalisierungsschub oder Auflösung ärztlicher Autonomie". In: *Zeitschrift für Soziologie* 31 (2002), 294-315; ders.: "Evidence-based medicine und Leitlinienmedizin". In: *Münchener Medizinische Wochenschrift-Fortschritte der Medizin Originalien* 1 (2004), 11-14; J. Behrens: „Vertrauensbildende Entzauberung: Evidenz- und Eminenz-basierte professionelle Praxis". In: *Zeitschrift für Soziologie* 32 (2003), 262-269.; A. Lützenkirchen: „Stärkung oder Schwächung ärztlicher Autonomie?: Die medizinische Profession und das Beispiel der evidenzbasierten Medizin aus soziologischer Sicht". In: *Zeitschrift für ärztliche Fortbildung und Qualitätssicherung* 98 (2004), 411-415.

[71] *Deutsches Ärzteblatt* 99 (2002), 1255ff.

bilden auch die Grundlage der ärztlichen Freiberuflichkeit". Diese sei u.a. angegriffen durch „Standards und Normen im Sinne verbindlicher Handlungsanweisungen"; sie können „– bei strikter Einhaltung – den ärztlichen Heilauftrag in sein Gegenteil verkehren". Eine „standardisierte Medizin ... setzt den standardisierten Menschen und Patienten voraus. Den aber gibt es nicht". Standardisierung stehe im Dienste „gesellschaftspolitische(r) Zwecke", vor allem auch gesundheitsökonomischer. Der Gesetzgeber, der all dies über die Fortschreibung von SGB V befördere, missachte das „ärztliche Berufsethos, ... wie die Interessen kranker, schwacher und hilfloser Menschen". „Es stellt sich die Frage, warum dulden wir diese zunehmende Entprofessionalisierung und Degradierung unseres Berufsstandes?"

Die angesprochene Resolution des außerordentlichen Ärztetages 2003 wird verbal noch deutlicher: Hier ist die Rede unter anderem von Schematisierung und Standardisierung der Medizin und von staatlichem Dirigismus, von Entmündigung des Patienten und Bevormundung des Arztes, von einer staatlich verordneten Wartenlisten-, Zuteilungs- und Programm-Medizin, von Krankheitsverwaltung und von einem drohenden System von Repression.

Im Folgenden will ich mich ganz auf den Begriff und das Verständnis von „Entprofessionalisierung" konzentrieren. Als treibende Kräfte sieht Kolkmann in erster Linie das „GKV-System", die „moderne Sozialpolitik" im Interesse der Kostenträger – dann als Mechanismus aber auch die evidenzbasierte Medizin, vereinnahmt durch Gesundheitsökonomie.

Differenzierter widmet sich A. Encke dem gleichen Thema; er beruft sich auf den Freiburger Medizinsoziologen Jürgen von Troschke.[72] Dieser schrieb 2002: Es habe „im ärztlichen Beruf ein Prozess eingesetzt, den Soziologen als De-Professionalisierung beschreiben. Nach einem Höhepunkt professioneller Selbstbestimmungsautonomie werden nunmehr vielfältige Maßnahmen zur Reduzierung der ärztlichen Selbstverwaltung und Kontrolle ärztlichen Handelns diskutiert."[73] Offenbar wird Professionalisierung mit Erhalt bzw. Erweiterung der Autonomie des ärztlichen Berufsstandes, De-Professionalisierung mit deren Einschränkung gleichgesetzt.

Als Indizien und Mechanismen der gewährten De-Professionalisierung nennt v. Troschke (und wird hierin von Encke zitiert):

- „Entzauberung" von Theorie, Praxis und Lehre
- Glaubwürdigkeitsverluste
- „Ökonomisierung" des professionellen Selbstverständnisses
- Machtverluste auch gegenüber den anderen Gesundheitsberufen
- Reduzierung der Selbstverwaltungsautonomie

---

[72] J. von Troschke: *Die Kunst, ein guter Arzt zu werden.* Bern 2001.; ders.: „Das Ideal vom guten Arzt oder Auswege aus der aktuellen Krise des Arztberufs". Vortrag am 31.05.2002 an der Medizinischen Fakultät der Albert-Ludwigs-Universität Freiburg zur feierlichen Verleihung des Staatsexamenurkunden. Freiburg 2002. (www.medsoz.uni-freiburg.de/welcome.htm)

[73] „Das Ideal vom guten Arzt", 7.

- drohender Verlust des Sicherstellungsauftrages
- wachsende gesellschaftliche Kontrolle
- Status- und Reputationsverluste.

Manche der Prozesse scheinen von außen auf die ärztliche Profession zu wirken (drohender Verlust des Sicherstellungsauftrags), manche (auch) von innen (Ökonomisierung), an dritten wirken Innen und Außen offenbar zusammen (Glaubwürdigkeitsverluste).

Dabei basiert die Aufstellung offensichtlich auf der Vorstellung, der Arztberuf sei (wann?) ausgezeichnet gewesen durch vielfältigen Zauber und durch Glaubwürdigkeit, Macht, Unabhängigkeit, Altruismus und Auftrag, Status und Reputation. Historische Belege hierfür fehlten; aber als Leser der Buddenbrook von Thomas Mann muss man sich nur an die inferiore Stellung des Dr. Grabow, des Hausarztes der Familie, in der Mitte des 19. Jahrhunderts erinnern, um erste Zweifel an dieser Vorstellung zu bekommen. Wie anderswo wird man auch hier als Soziologe äußerst vorsichtig sein müssen mit idealisierenden Retrospektiven. Meist entpuppt sich die verklärte Vergangenheit als ähnlich problematisch und vielschichtig wie die Gegenwart. Und es kann durchaus sein, dass die Klagen über eine zu geringe oder erneut eingeschränkte Autonomie von Ärzten selbst eine jahrzehnte-, vielleicht sogar jahrhundertelange Tradition haben.

Was aber noch auffälliger ist: Bei von Troschke und Encke fehlt jeder Hinweis auf die relationale Natur der – negativen wie positiven – Charakteristika der ärztlichen Profession. Die aufgeführten Qualitäten können von einem Berufsstand und seiner Vertretung nicht einseitig verkündet, beansprucht oder genossen werden; sie sind instabile Ergebnisse von sozialen Austausch- und Aushandlungsprozessen; positive Zuschreibungen müssen verdient und können – negativ – verspielt werden. Genau dies ist der Gegenstand der soziologischen Analyse von Professionalisierungsprozessen, wie sie z.B. das Lehrbuch der Medizinischen Soziologie von Siegrist[74] erwähnt und Krause[75] vertieft behandelt.

Der Bewusstseinsstand der furiosen, aber einseitigen und oberflächlichen deutschen Beiträge wird besonders deutlich im Vergleich mit einer seit Jahren im angelsächsischen Bereich geführten Diskussion.[76] Ein aktuelles Zwischenergebnis ist die oben bereits zitierte „Charta on Medical Professionalism".[77] In ihrer Präambel heißt es im eröffnenden Satz:

---

[74] J. Siegrist: *Lehrbuch der Medizinischen Soziologie.* München – Wien – Baltimore ^{5}1995, 227ff.
[75] E.A. Krause: *Death of the Guilds.* Yale 1996.
[76] Z.B. R.L. Cruess, S.R. Cruess, S.E. Johnston: "Professionalism: an ideal to be sustained". In: *Lancet* 356 (2000), 156-159; C. Ham, K.G.M.M. Alberti: "The medical profession, the public, and the government". In: *British Medical Journal* 324 (2002), 838-842.
[77] Medical Professionalism Project (s.o. Anm. 54).

„Professionalism is the basis of medicine's contract with society. It demands placing the interests of patients above those of the physician, setting and maintaining standards of competence and integrity, and providing expert advice to society on matters of health."

Die Charta formuliert dann drei "fundamental principles" und "a set of professional responsibilities". Die Grundprinzipien sind: "principle of primacy of patients' welfare", "principle of patients' autonomy", "principle of social justice". Als professionelle Verpflichtungen nennt die Charta: „Commitment to professional competence; honesty with patients; patients' confidentiality; maintaining appropriate relationships with patients; improving quality of care; improving access to care; a just distribution of finite resources; scientific knowledge; maintaining trust by managing conflicts of interest; professional responsibilities".

Die erste und achte Verpflichtung haben, auch wenn es in der Charta nur am Rande erwähnt wird, einen klaren Bezug zur EbM als Mittel von „lifelong learning" und „maintaining the medical knowledge". In der achten Verpflichtung heißt es:

„Much of medicine's contract with society is based on the integrity and appropriate use of scientific knowledge and technology. Physicians have a duty to uphold scientific standards, to promote research, and to create new knowledge and ensure its appropriate use. The profession is responsible for the integrity of this knowledge, which is based on scientific evidence and physicians' experience."

EbM lässt sich in diesem Kontext verstehen als die professionseigene Vergegenwärtigung und Nutzung des jeweils besten, verfügbaren Handlungswissens aus evaluativer klinischer und Versorgungs-Forschung, abgestimmt auf die jeweils gegebene klinische Situation und die Präferenzen und Handlungen des Patienten.[78]

Es sei noch einmal daran erinnert: Historisch gesehen ist EbM eine Entwicklung aus der Klinik und für die Klinik. Das Substrat der EbM in Form vor allem kontrollierter klinischer Studien wird von Klinikern erarbeitet. In der Regel sind sie die Initiatoren und Planer der Studien. Sie sind so gut wie immer diejenigen, die sie durchführen, ihre Ergebnisse veröffentlichen, kritisch diskutieren und schließlich nutzen. Ihre Erfahrungen, Orientierungen, ethischen und beruflichen Grundsätze sind für klinische Forschung konstitutiv.

Ist dies richtig (und dabei übersehe ich nicht die vielfältigen Einflüsse anderer Interessenten, z.B. der pharmazeutischen oder medizintechnischen Industrie) und würde EbM tatsächlich prägend für die ärztliche Praxis und die medizinische Versorgung unserer Bevölkerung, dann würden ärztliche Erfahrungen und die ärztliche Deontologie zu konstitutiven Elementen des professionellen Handelns und nicht (allein) politische oder ökonomische Ziele.

---

[78] R.B. Haynes et al.: "Physicians' and patients' choices in evidence based practice".

In diesem Sinne gibt EbM der von Berwick[79] angestrebten „clinical leadership of health system reform" und ihrer kleineren Schwester, dem in der o.g. Charta angesprochenen „expert advice to society on matters of health" eine reale Chance.

Und damit stellt sich die Situation komplett anders dar als von Kolkmann (weniger Encke) und der Resolution des außerordentlichen Ärztetages gewähnt: EbM ist nicht Ausdruck, sie ist kein Mittel der De-Professionalisierung, sie ist vielmehr ein wirkungsvoller Mechanismus der Sicherung von Autonomie und Einfluss des ärztlichen Berufsstandes als ganzem.

Um es konkret zu machen: In § 137 f SGB V werden „evidenzbasierte Leitlinien" zu einer Grundlage von Strukturierten Behandlungsprogrammen erhoben. Sie sollen nach § 139a vom neu geschaffenen Institut für Qualität und Wirtschaftlichkeit im Gesundheitswesen bewertet werden. Sie werden in Deutschland bisher von wissenschaftlichen medizinischen Fachgesellschaften, im Wesentlichen also von Klinikern, in den besten Fällen in Zusammenarbeit mit Methodikern, Epidemiologen, Ökonomen und Patienten, ausgearbeitet. Ihre Grundlage sind einerseits die Ergebnisse klinischer Forschung und andererseits die Erfahrungen und der Konsens aller Beteiligten (sog. S3-Leitlinien nach dem Leitlinien-Manual der Ärztlichen Zentralstelle Qualitätssicherung und der AWMF 2001).[80]

Auch Leitlinien sind ohne Zweifel ein – weiteres – Mittel der Regulierung der ärztlichen Praxis. Soweit sie im Wesentlichen von Klinikern erarbeitet worden sind, muss man sie als das Ergebnis einer Selbstvergewisserung und Selbstbindung der Profession verstehen, nicht als Werk „der Politik" oder „der Kassen". Die in ihnen formulierten Indikationsregeln und Handlungskorridore binden die einzelnen Mitglieder der Profession, und sie sichern zugleich die Autonomie aller. Wenn überhaupt eine Bedrohung, dann kann man sie nur als „internal challenge to physicians' autonomy"[81] verstehen. Mit Behrens[82] und Lützenkirchen[83] und gegen Vogd[84] scheinen mir die realen Chancen professionellen Einflusses auf das Versorgungsgeschehen heute größer und verlässlicher als ohne EbM.

Dabei setze ich stillschweigend die neutralisierende Kraft von Daten und die weitere Existenz eines sozialstaatlichen (auch bedarfsorientierten) Arrangements unserer medizinischen Versorgung voraus. Auf einem absolut freien Gesundheitsmarkt müsste man nicht nur um die Existenz von EbM fürchten;

---

[79] D.M. Berwick: "Eleven worthy aims for clinical leadership of health system reform". In: *Journal of the American Medical Association* 272 (1994), 797-802.
[80] „AWMF und ÄZQ: Das Leitlinienmanual". In: *Zeitschrift für ärztliche Fortbildung und Qualitätssicherung* 95 (2001), Suppl. 1.
[81] G.B. Hill: "Archie Cochrane and his legacy. An international challenge to physicians' autonomy?" In: *Journal of Clinical Epidemiology* 53 (2000), 1189-1192.
[82] J. Behrens: „Vertrauensbildende Entzauberung: Evidence- und Eminenz-basierte professionelle Praxis".
[83] A. Lützenkirchen: „Stärkung oder Schwächung ärztlicher Autonomie?"
[84] W. Vogd: „Professionalisierungsschub oder Auflösung ärztlicher Autonomie".

ihre wesentliche Aufgabe bestünde dann im aufklärenden Verbraucherschutz. Sonst würden Zahlungsfähigkeit und -bereitschaft die maßgebenden Faktoren.

Orientiert man sich an Entwicklungen im Ausland, dann wächst der EbM in nächster Zukunft eine weitere Aufgabe zu, die der sog. Priorisierung medizinischer Leistungen. In Schweden existieren seit August 2004 „Guidelines for cardiac care", die 118 kardiologische „condition-treatment pairs" in eine Rangreihe bringen. Dabei spielen neben der Schwere und Gefährlichkeit der Krankheitszustände die Effektivität und Effizienz der auf sie bezogenen Interventionen eine Rolle.[85]

7. Ein letzter Kritikpunkt, der sich immer mehr in den Vordergrund schiebt, wird bei uns von verschiedenen Seiten geltend gemacht: EbM werde, gerade im Kontext von Priorisierungs- und dann auch Finanzierungsentscheidungen, missbraucht. Mal wird dies einzelnen Ärztegruppen, mal den Krankenkassen, mal unheiligen Allianzen zwischen beiden vorgeworfen. Der Vorwurf kommt z.T. von denen, die neue Verfahren entwickelt haben, z.T. von der Industrie, z.T. aber auch von Patientenvertretern im Gemeinsamen Bundesausschuss.

Dabei wird vor allem vor einer „schematischen Anwendung" der EbM gewarnt. Hierzu gibt es manche Geschichten, jedoch nur wenig Schriftliches.

Sollte es tatsächlich so sein, dass „absence of evidence" für oder gegen eine Methode identifiziert würde als „evidence for the absence of effectiveness", dass also alle diejenigen einen schweren Stand hätten, die sich (noch) nicht auf Klasse 1a-Evidenz berufen könnten, dann wäre dies mit der bisherigen Definition, Lehre und Praxis der EbM nicht zu vereinbaren. In der klassischen Definition ist ausdrücklich von „best available external clinical evidenc" bzw. von „current best evidence" die Rede. Hier drückt sich nicht nur die kurze Halbwertzeit jeglicher „current" Evidenz aus, sondern es wird auch darauf hingewiesen, dass (hier wie anderswo) nicht das denkbar Beste oder Bestmögliche zum Feind des vorfindlichen Guten gemacht werden darf.

Und so sieht es „eigentlich" auch die Richtlinie des G-BA zur Bewertung medizinischer Untersuchungs- und Behandlungsmethoden gemäß § 135 Abs. 1 SGB V in ihrer am 24.3.2004 in Kraft getretenen Fassung vom 1.12.2003. § 9 Abs. 3 nennt die bei der Klassifizierung von Unterlagen zu therapeutischen Methoden geltenden Evidenzstufen (Ia bis V). In § 7 Abs. 7 heißt es vorher:

> „Der Nutzen einer Methode ist in der Regel durch qualitativ angemessene Unterlagen der Evidenzklasse I (RCTs bzw. auf ihnen beruhende systematische Übersichten; HR) mit klinisch relevanten Endpunkten zu belegen. Liegen bei der Überprüfung einer Methode Studien dieser Evidenzklasse nicht vor oder lassen sie kein eindeutiges Ergebnis zu, so entscheidet der Ausschuss aufgrund der Unterlagen der bestvorliegenden Evidenz."

Diese Position hat der Gemeinsame Bundesausschuss auch in seiner neuesten, vom Bundesministerium noch zu genehmigenden Verfahrensordnung (vom 15.3.2005) beibehalten und sogar noch verstärkt.

---

[85] www.socialstyrelsen.se

Die hier sichtbare und jetzt noch einmal bekräftigte Flexibilität bedeutet nicht, die Proponenten neuer Verfahren von der Beweislast für Wirksamkeit und Nutzen ihrer Produkte zu entlasten, im Gegenteil. Als Beweise („evidence") müssen Ergebnisse aus mehreren kontrollierten Studien angemessener Qualität und Dauer gefordert werden. Der Druck in diese Richtung könnte u.a. auf die Produzenten von Medizintechnik, die Anbieter von „alternativen" und „besonderen" Heilverfahren und von IGe-Leistungen durchaus noch erhöht werden.

Es muss aber einen Bestands- und Vertrauensschutz für die Verfahren geben, die weit verbreitet sind, offensichtlich nicht mit unproportionalen Belastungen und Risiken einhergehen und (noch) nicht oder unzureichend evaluiert sind.

Ein solcher Kredit kann neuen Verfahren grundsätzlich nicht eingeräumt werden. Ausnahmen kämen vielleicht bei offensichtlichen Sprunginnovationen und „bei seltenen Erkrankungen oder bei Methoden ohne vorhandene Alternative" (Verfahrensordnung des G-BA vom 15.3.2005) in Betracht, nicht jedoch dort, wo sich der „Fortschritt", wie so oft bei uns, schon oder noch im Grenznutzenbereich entwickelt.

Ein Insistieren auf einer systematischen summativen Evaluation würde auch verhindern,
- dass Patienten, ohne es immer zu wissen und zu wollen, gleichzeitig Versuchspersonen repetitiver individueller Heilversuche sind,
- dass ihre Rechte, Wohlergehen und Sicherheit in solchem Kontext weniger gut als innerhalb von Studien geschützt sind,
- dass ihre Daten, obwohl auswertbar, nicht systematisch zusammengeführt und analysiert werden (wenigstens in speziellen Behandlungsfallregistern),
- dass somit keine validen Aussagen zu Chancen und Risiken der so „untersuchten" Methoden generiert werden können,
- dass Lern- und Versuchskosten unbemerkt der GKV aufgebürdet werden – jedenfalls dann, wenn die Entwicklungen im Krankenhausbereich stattfinden,
- oder dass die Patienten selbst Finanziers von Forschung und Entwicklung werden (im privatärztlichen Bereich).

Andererseits wird man sich im Kreis der Entscheidungsberechtigten und -beteiligten darauf verständigen müssen, wann Nutzen, Notwendigkeit und Wirtschaftlichkeit einer Methode sicher belegt, wann positiv zu erwägen, wann sie zu bezweifeln oder auszuschließen sind, und dies immer vor dem Hintergrund einer konkreten wirtschaftlichen Situation der GKV.

Selbst wenn es gelänge, die komplexe Beurteilung der Methoden ganz von dem immer gegebenen Hintergrund und allen involvierten Interessen zu trennen, allein die Beurteilungen selbst bieten ausreichend Stoff für Dissens. Oder anders gesagt: Auch EbHC ist (wie EbM) keine Kochbuchversorgung(-medizin), immer bedarf es abwägender Urteile; sie ergeben sich zwischen möglicherweise unterschiedlich interessierten Parteien nicht von selbst.

Zu beurteilen sind Methoden der Früherkennung, Diagnostik, Therapie sowie Heilmittel. In jedem einzelnen Feld sind nach § 135 Abs. 1 SGB V drei heterogene Kriterien zu prüfen, wobei die klassischen Methoden der EbM sich am ehesten für die – vergleichende – Beurteilung von Wirksamkeit und Nutzen (und Kosten-Effektivität), patientenrelevante Zielgrößen vorausgesetzt, eignen, weniger für die Abschätzung von Belastungen, Risiken und unerwünschten Folgen. Dabei ist die Evidenz nach Klassen und die Qualität der Studien in Planung, Durchführung und Auswertung zu beurteilen, schließlich die Übertragbarkeit der Ergebnisse und ihre Sicherung gegen Verzerrungen.

Und dabei ist immer noch nicht geklärt, wann (Netto-)Nutzen uneingeschränkt oder eingeschränkt zu bejahen bzw. zu verneinen ist. Von den Fragen der angemessenen Studiendesigns, Studienqualitäten und Zielgrößen abgesehen ist offen, welche relative und absolute Risikoreduktion, welche Differenzen innerhalb und zwischen Gruppen gegeben sein müssen, um uneingeschränkt von Nutzen sprechen zu können. Reicht statistische Signifikanz, was gilt als klinisch relevant? Wie lange muss der Nutzen anhalten? Und die Beurteilung von Notwendigkeit und Wirtschaftlichkeit sind nicht einfacher.

Wir haben in Deutschland keine lange Erfahrung in der gemeinsamen Beurteilung all dieser auslegungsfähigen und -bedürftigen Begriffe. Das Konzept und die Methoden und Techniken der EbM sind erst um 1995 herum in Deutschland bekannt geworden, unter anfangs heftiger Abwehr. Es hat der EbM mehr geschadet als genützt, dass sie rasch akademisch und im Sozialrecht[86] Karriere gemacht hat, nicht jedoch in der Klinik. In Großbritannien, in Holland und den skandinavischen Ländern gibt es ältere Traditionen, manche Konflikte wurden dort inzwischen pragmatisch gelöst. Ein besonders überzeugendes Beispiel für Lösungen der den G-BA beschäftigenden Probleme gibt das englische National Institute for Clinical Excellence (NICE).

Bevor man jetzt allseits „Missbrauch" vermutet und beklagt (weil die eigenen Interessen berührt sind), sollte man sich gemeinsam und geduldig an die Lösung aller Probleme der Urteilsbildung machen. Mindestens ebenso wichtig scheint es mir, das Problem der Evidenzfallen im Auge zu behalten. Sie werden gerne von der pharmazeutischen Industrie in Form hochwertiger und exzellent publizierter Unersuchungen einzelner Medikamente aufgestellt. Dennoch ist zu prüfen, ob sie relevante Probleme adressieren, ob die untersuchte Lösungsstrategie problemadäquat ist, ob dies auch für die Kontrollbedingung gilt (in aller Regel keine verhaltensmedizinische Intervention, sondern Placebo oder ein anderes Medikament), ob der Nutzen qualitativ und quantitativ ausreichend und nachhaltig ist, ob Belastungen und Risiken ausreichend abgeschätzt werden können und ob eine akzeptable Kosten-Nutzen-Relation gegeben ist.

Der letzte Prüfpunkt scheint uns besondere Schwierigkeiten zu machen. Dem genannten IQWiG ist jedenfalls die Kosten- und damit die Kosten-

---

[86] Ab 1.1.2000 in § 137e SGB V.

Nutzen-bzw. Effektivitäts-Prüfung wieder entzogen worden. Hier kann man jetzt nur darauf hoffen, dass der G-BA diese sog. vierte Hürde errichtet.

Ein weiteres Problem scheint mir die Unflexibilität der Beschlussfassung. In aller Regel endet sie bei uns mit einem „ja" oder „nein"; eine Methode wird finanziert oder sie wird nicht finanziert. Zusätzlich kann der G-BA ein Moratorium beschließen und ein wissenschaftlich orientiertes Modellvorhaben vorschlagen, und er kann Empfehlungen zur Qualitätssicherung aussprechen. Dieses Reaktionsspektrum scheint geringer als das der Eidgenössischen Leistungskommission:

Entschädigungs-pflicht der Kranken-versicherung	1. Ja	Zustimmung ohne Einschränkungen
	2. Ja	Zustimmung für bestimmte Indikationen (Änderungen oder Erweiterungen nach Ablauf von 2 Jahren)
	3. Ja	An Zentren, welche bestimmte Voraussetzungen erfüllen
	4. Ja	An namentlich bezeichneten Zentren, verbunden mit dem verbindlichen Auftrag, ein Evaluationsregister zu führen
	5. Ja	Sofern der Antragsteller an der genehmigten prospektiven multizentrischen Evaluationsstudie teilnimmt
	6. Nein	In Evaluation (durch Antragsteller)
	7. Nein	Ablehnung (neuer Antrag nach Ablauf von 2 Jahren möglich)

7. Zusammenfassung

EbM ist vergleichsweise spät nach Deutschland gekommen. Sie ist hier auf eine besondere medizinische Praxis-, Forschungs- und Beurteilungs- und Entscheidungskultur getroffen.

In der Praxis gelten persönliche klinische Erfahrung, Intuition, pathophysiologisches Wissen und logische Deduktion traditionellerweise mehr als empirische Evidenz im angelsächsischen Sinne. Hinzu kommt das andere kontinentaleuropäische Verständnis von Evidenz. Daher haben alle zitierten Autoren und Gruppen erst einmal ein Begriffsproblem zu bewältigen. Ein Blick in ein deutsches Konversations- oder Philosophie-Lexikon hilft nicht weiter, im Gegenteil, er steigert die Verwirrung. Der englische Begriff schließlich scheint trivial, geradezu ungehobelt – jedenfalls im Abgleich mit den typischerweise extensiven philosophiegeschichtlichen Exkursen, die sich kaum ein deutscher Autor erspart.

Dabei geht es in der EbM um etwas vergleichsweise Einfaches, die Begründung von gruppen- und fallbezogenen Handlungsempfehlungen auch und vor allem durch Rückgriff auf kontrollierte klinische Erfahrungen weltweit. Natürlich ist es möglich,[87] hiergegen die gesamt Problematik induktiven Schließens (es war so, aber wird es weiter so sein?) ins Feld zu führen, aber ist dies realitätsgerecht, angemessen?

Der Anspruch der EbM ist viel pragmatischer, handfester – im Sinne des angesprochenen englischen (und schottischen) Empirismus. Er ist übrigens eine Basis nicht nur der Naturwissenschaften und ihrer Forschungsmethoden (gewesen). Die wesentlichen Studiendesigns der klinisch-evaluativen Forschung sind nicht einer Naturwissenschaft, sondern den Wirtschafts-, Agrar- und Verhaltenswissenschaften entlehnt worden. Und so ist Martini nur zuzustimmen: „Wir (erkennen) keine naturwissenschaftliche, sondern nur eine wissenschaftliche Medizin an…".[88]

Der angelsächsische Empirismus steht in einer Spannung auch zu den medizinischen Forschungstraditionen in unserem Lande: Nach dem zweiten Weltkrieg dominierten früh die in Deutschland immer starke Grundlagenforschung und – in einer parallelen Welt – geisteswissenschaftliche Methoden, diese vor allem in Psychoanalyse und Psychosomatik.

Der zweite Kongress der DGIM nach dem Krieg fand in Wiesbaden statt; sein erster Halbtag widmete sich ganz der Psychosomatischen Medizin. Hauptreferenten waren Viktor von Weizsäcker und Alexander Mitscherlich. Eines der (kritischen) Koreferate wurde von Paul Martini gehalten. Die Spannung zwischen ihm und den Psychosomatikern wird an mehreren Stellen fast handgreiflich („Wir dürfen uns nicht die Tatsache verschleiern, dass hier grundsätzliche Differenzen der Wissenschaftsmethodik bestehen."[89]). Und es bleibt bei dem Missverständnis: Der eine spricht über Kausalität und Sinn im Einzelfall, der andere über die Methodik der Sicherung therapeutischer Erfolge.

Und so fand die evaluative klinische Forschung kaum Raum zwischen der traditionell und erneut hoch bewerteten Grundlagenforschung und der nach dem Krieg (reaktiv?) besonders betonten Psychosomatik; klinische Studien galten lange als Nicht-Forschung, als triviale Datensammlung, ohne höheren Erkenntniswert. Das Legat Paul Martinis geriet bald in Vergessenheit. Allerdings gab es ab Ende der 1960er Jahre auch Ausnahmen, z.B. im Bereich der Optimierung der kinderonkologischen Behandlungsverfahren oder beim M.

---

[87] H. Kiene: *Komplementäre Methodenlehre der klinischen Forschung*.
[88] Paul Martini: „Eröffnungsansprache des Vorsitzenden". In: *Verhandlungen der Deutschen Gesellschaft für Innere Medizin*. München 1948, 1-11, 53.
[89] A. Mitscherlich: „Über die Reichweite Psychosomatischen Denkens in der Medizin". In: *Verhandlungen der Deutschen Gesellschaft für Innere Medizin*. o.O. 1949, 33.

Hodgkin. Es wäre aber bis heute undenkbar, etwa Habilitationsordnungen Medizinischer Fakultäten derart zu erweitern, dass sie die Teilnahme an einer klinischen Studie für die Habilitation in einem klinischen Fach obligatorisch machten.

Schließlich hatte sich bei uns auch eine andere, korporatistische, d.h. auf einen Konsens heterogener Beteiligter zielende Beurteilungs- und Entscheidungskultur entwickelt. Entscheidungen über die Zulassung neuer medizinischer Methoden wurden jahrelang hinter verschlossenen Türen innerhalb der sog. gemeinsamen Selbstverwaltung überwiegend auf der Basis mündlicher Vorträge getroffen. Auch hier galten Eminenz, Vehemenz und Eloquenz mehr als empirische Evidenz. Auf diesem Feld hat sich mit einer jüngeren Generation von Mitarbeiterinnen und Mitarbeitern der Institutionen ein wesentlicher Wandel ergeben.[90]

Dennoch wird es weiter dauern, bis sich Konzept, Methoden und Techniken der EbM und ihrer Methodenwissenschaft, der klinischen Epidemiologie, in der Praxis, der klinischen Forschung und auf der Ebene der Systementscheidungen durchsetzen.

Eine Möglichkeit der Unterstützung besteht darin, EbM von allen deutschen teils fehlgeleiteten, teils dämonisierenden Projektionen zu befreien und sie als das herauszustellen, was sie in meinen Augen ist: ein belastbarer aber begrenzter Beitrag zu einer rationalen Entscheidungsfindung in der klinischen Praxis und im Gesundheitswesen.

Persönlich halte ich die zweite Funktion (Entscheidungsfindung im Gesundheitswesen) inzwischen für wichtiger und zukunftsweisender als die erste.

Literatur

„AWMF und ÄZQ: Das Leitlinienmanual". In: *Zeitschrift für ärztliche Fortbildung und Qualitätssicherung* 95 (2001), Suppl. 1.

Bacon, F.: *Neues Organon*. Hamburg 1990. (Lizenzausgabe: Wissenschaftliche Buchgesellschaft. Darmstadt o.J.)

Behrens, J.: „Vertrauensbildende Entzauberung: Evidence- und Eminenz-basierte professionelle Praxis". In: *Zeitschrift für Soziologie* 32 (2003), 262-269.

Berwick, D.M.: "Eleven worthy aims for clinical leadership of health system reform". In: *Journal of the American Medical Association* 272 (1994), 797-802.

Bortz, J., N. Döring: *Forschungsmethoden und Evaluation*. Berlin – Heidelberg – New York ^{3}2002.

Burkhardt, R., G. Kienle: „Der Wert kontrollierter Versuche für die ärztliche Urteilsbildung". In: *Biologische Medizin*. Hrsg. von Kuratorium der Hufelandgesellschaft für Gesamtmedizin. Heidelberg 1977, 124-138.

---

[90] Cf. B. Gibis, P. Rheinberger: „Erfahrungen mit und Impact von Health Technology Assessments im Bundesausschuss der Ärzte und Krankenkassen". In: *Zeitschrift für ärztliche Fortbildung und Qualitätssicherung* 96 (2002), 82-90.

Campbell, R., B. Quilty, P. Dieppe: "Discrepancies between patients' assessments of outcome: qualitative study nested within a randomised controlled trial". In: *British Medical Journal* 326 (2003), 252-253.
Charon, R.: "Narrative and Medicine". In: *New England Journal of Medicine* 350 (2004), 862-864.
Cruess, R.L., S.R. Cruess, S.E. Johnston: "Professionalism: an ideal to be sustained". In: *Lancet* 356 (2000), 156-159.
Deutsche Forschungsgemeinschaft (Hrsg.): *Klinische Forschung: Denkschrift.* Weinheim – New York – Wiley-VCH 1999.
Deutsche Medizinische Wochenschrift 10 (2001).
Deutsches Ärzteblatt 99 (2002), 1255ff.
Doll, R.: "Controlled trials: the 1948 watershed". In: *British Medical Journal* 317 (1998), 1217-1220.
Erikson, E.H.: "The Nature of Clinical Evidence". In: *Daedalus* 87 (1958), 65-87.
Evans, J.G.: "Evidence-based and evidence biased Medicine". In: *Age and Ageing* 24 (1995), 461-463.
Feinstein, A.R.: *Clinical epidemiology: The architecture of clinical research.* Philadelphia 1985.
Feinstein, A.R.: *Clinimetrics.* New Haven 1987.
Fincke, M.: „Die Strafwürdigkeit des sogenannten 'kontrollierten klinischen Versuchs'. In: *Biologische Medizin*. Hrsg. von Kuratorium der Hufelandgesellschaft für Gesamtmedizin. Heidelberg 1977, 139-147.
Fletcher, R.H., S.W. Fletcher, E.H. Wagner: *Klinische Epidemiologie.* (Deutschsprachige Ausgabe) Wiesbaden 1995.
Gerst, T.: „Der Auftrag der Ärztekammern an Alexander Mitscherlich zur Beobachtung und Dokumentation des Prozeßverlaufs". In: *Deutsches Ärzteblatt* 91 (1994), 1037-1046.
Gibis, B., P. Rheinberger: „Erfahrungen mit und Impact von Health Technology Assessments im Bundesausschuss der Ärzte und Krankenkassen". In: *Zeitschrift für ärztliche Fortbildung und Qualitätssicherung* 96 (2002), 82-90.
Goethe, J.W.v.: *Maximen und Reflexionen* 815.
Gray, J.A.M.: *Evidence-based health care.* New York – Edinburgh – London 1997.
Greenhalgh, T., B. Hurwitz (eds.): *Narrative based medicine.* London 1998.
Grimes, D.A., K.F. Schulz: "An overview of clinical research: the lay of the land". In: *Lancet* 359 (2002), 57-61.
Ham, C., K.G.M.M. Alberti: "The medical profession, the public, and the government". In: *British Medical Journal* 324 (2002), 838-842.
Hartmann, F.: „Medizin – eine Wissenschaft aus eigenem Recht?" In: *Medizin zwischen Geisteswissenschaft und Naturwissenschaft.* Hrsg. von D. Rössler und H.D. Waller. Tübingen 1989, 21-44.
Hartmann, F.: „Gedanken zum therapeutischen Imperativ". In: *Menschenbilder – Philosophie im Krankenhaus.* Hrsg. von J. Meier. Hildesheim 1994.
Haynes, R.B., P.J. Devereaux, G.H. Guyatt: "Physicians' and patients' choices in evidence based practice". In: *British Medical Journal* 234 (2002), 1350.
Herrmann, J.M., Th. von Uexküll: „Evidenz-basierte patientenorientierte Medizin – zwei Modelle und ihr Zusammenhang". In: *Evidence-based dentistry.* Hrsg. von Institut der Deutschen Zahnärzte (IDZ). Köln 2003, 87-94.
Hiatt, H., L. Goldman: "Making medicine more scientific". In: *Nature* 371 (1994), 100.
Hill, G.B.: "Archie Cochrane and his legacy. An international challenge to physicians' autonomy?" In: *Journal of Clinical Epidemiology* 53 (2000), 1189-1192.

Horton, R.: "The grammar of interpretive medicine". In: *Canadian Medical Association Journal* 159 (1998), 245-249.
Jaspers, K.: *Allgemeine Psychopathologie.* Berlin u.a. 1973.
Katsch, G.: „Gegen die Zahlengläubigkeit der Menschen". (Nach einem Aufsatz in der Zeitschrift *Hippokrates* 10 [1936].) In: *Der Therapeutische Imperativ des Arztes.* Hrsg. von G. Katsch. München 1958, 83-87.
Katsch, G.: *Der therapeutische Imperativ des Arztes.* München, 1958.
Kiene, H.: „Evidence based medicine – cognition based medicine". In: *Der Merkurstab* 51 (1998), 123-131.
Kiene, H.: *Komplementäre Methodenlehre der klinischen Forschung.* Berlin – Heidelberg 2001.
Kienle, G., M. Karutz, H. Matthes et al.: „Evidenzbasierte Medizin – Konkurs der ärztlichen Urteilskraft?" In: *Deutsches Ärzteblatt* 100 (2003), 1688-1692.
Kolkmann, F.W.: *Individualismus und Standardisierung – Was macht den guten Arzt aus?* (Referat auf dem 105. Deutschen Ärztetag, unveröffentlichtes Vortragsmanuskript.) Rostock 2002.
Krause, E.A.: *Death of the Guilds.* Yale 1996.
Kunz, R., G. Ollenschläger, H. Raspe, G. Jonitz, F.W. Kolkmann (Hrsg.): *Lehrbuch evidenzbasierte Medizin in Klinik und Praxis.* Köln 2000.
Lühmann, D., B. Hauschild, H. Raspe: *Hüftgelenkendoprothetik bei Osteoarthrose – Eine Verfahrensbewertung.* Schriftenreihe des Deutschen Instituts für Medizinische Dokumentation und Information im Auftrag des Bundesministeriums für Gesundheit. Bd. 18. Baden-Baden 2000.
Lühmann, D., T. Burkhardt-Hammer, C. Borowski, H. Raspe: *Minimal-invasive Verfahren zur Behandlung des Bandscheibenvorfalls.* Köln 2005. (http://gripsdb.dimdi.de/de/hta/hta_berichte/hta108_bericht_de.pdf)
Lützenkirchen, A.: „Stärkung oder Schwächung ärztlicher Autonomie?: Die medizinische Profession und das Beispiel der evidenzbasierten Medizin aus soziologischer Sicht". In: *Zeitschrift für ärztliche Fortbildung und Qualitätssicherung* 98 (2004), 411-415.
Martini, P.: „Eröffnungsansprache des Vorsitzenden". In: *Verhandlungen der Deutschen Gesellschaft für Innere Medizin.* München 1948, 1-11.
Maynard, A.: "Evidence-based medicine: an incomplete method for informing treatment choices". In: *Lancet* 349 (1997), 126-128.
Medical Professionalism Project: "Medical professionalism in the new millennium: a physicians' charta". In: *Lancet* 359 (2002), 520-522.
Mitscherlich, A.: „Über die Reichweite Psychosomatischen Denkens in der Medizin". In: *Verhandlungen der Deutschen Gesellschaft für Innere Medizin.* o.O. 1949.
Mitscherlich, A., F. Mielke (Hrsg.): *Medizin ohne Menschlichkeit.* Frankfurt 1960.
Naunyn, B.: „Aerzte und Laien". In: *Deutsche Revue* 30 (1905), 343-355.
Niroomand, F.: „Das Individuum bleibt auf der Strecke". In: *Deutsches Ärzteblatt* 101 (2004), 1870-1874.
Raspe, H.: „Die Heilkunde wird eine Wissenschaft sein, oder sie wird nicht sein". In: *Zeitschrift für ärztliche Fortbildung und Qualitätssicherung* 95 (2001), 495-501.
Raspe, H.: „Zur aktuellen deutschen Diskussion um die Evidenz-basierte Medizin: Brennpunkte, Skotome, divergierende Wertsetzungen". In: *Zeitschrift für ärztliche Fortbildung und Qualitätssicherung* 97 (2003), 689-694.
Raspe, H.: „Klinische Epidemiologie von Diagnostik und Diagnosestellung (diagnostische Tests und Studien)". In: *Lehrbuch Sozialmedizin.* Hrsg. von R. Brennecke. Bern 2004, 187-200.

Reiser, S.J., R.S. Banner: "The Charta on Medical Professionalism and the Limits of Medical Power". In: *Annals of Internal Medicine* 128 (2003), 844-846.
Remuzzi, J., A. Schieppati, J.P. Boissel et al.: "Independent clinical research in Europe". In: *Lancet* 364 (2004), 1723-1726.
Rennie, D.: "Foreword". In: *Users' Guide to the Medical Literature.* Hrsg. von G. Guyatt und D. Rennie. *Journal of the American Medical Association* (2002), VII-IX.
Rogler, G.: *Die hermeneutische Logik von Hans Lipps und die Begründbarkeit wissenschaftlicher Erkenntnis.* Würzburg 1998.
Rogler, G., J. Schölmerich: „'Evidence-biased Medicine' – oder die trügerische Sicherheit der Evidenz". In: *Deutsche Medizinische Wochenschrift* 38 (2000), 1122-1128.
Sackett, D.: "Clinical Epidemiology". In: *American Journal of Epidemiology* 89 (1969), 125-128.
Sackett, D.L., R.B. Haynes,P. Tugwell: *Clinical epidemiology.* Boston – Toronto 1985.
Sackett, D.L., R.B. Haynes, G.H. Guyatt, P. Tugwell: *Clinical Epidemiology.* Boston – Toronto – London ²1991.
Sackett, D.L., W.M.C. Rosenberg, J.A. Muir Gray et al.: "Evidence-based medicine: What it is and what it isn't". In: *British Medical Journal* 312 (1996), 71-72.
Sackett, D.L., R.B. Haynes: "Evidence base of clinical diagnosis. The architecture of diagnostic research". In: *British Medical Journal* 324 (2002), 539-541.
Siegrist, J.: *Lehrbuch der Medizinischen Soziologie.* München – Wien – Baltimore ⁵1995.
Smith, G.C.S., J.P. Pell: "Parachute use to prevent death and major trauma related to gravitatiuonal challenge: systematic review of randomised controlled trials". In: *British Medical Journal* 327 (2003), 1459-14161.
Spitzer, W.O.: „Clinical Epidemiology". In: *Journal of Chronic Diseases* 39 (1986), 411-415.
Stoll, S.: „Klinische Forschung und Ethik bei Paul Martini". In: *Zeitschrift für ärztliche Fortbildung und Qualitätssicherung* 97 (2003), 675-679.
Stoll, S.: *Evidence based Medicine: Gibt es eine deutsche Vorgeschichte?* (Unveröffentlichte Medizinische Dissertation) Universität zu Lübeck 2005.
Tallon, D., J. Chard, P. Dieppe: "Relation between agendas of the research community and the reseaarch consumer". In: *Lancet* 355 (2000), 2037-2040.
Troschke, J. von: *Die Kunst, ein guter Arzt zu werden.* Bern 2001.
Troschke, J. von: *Das Ideal vom guten Arzt oder Auswege aus der aktuellen Krise des Arztberufs.* Vortrag am 31.05.2002 an der Medizinischen Fakultät der Albert-Ludwigs-Universität Freiburg zur feierlichen Verleihung der Staatsexamenurkunden. Freiburg 2002. (www.medsoz.uni-freiburg.de/welcome.htm)
Uexküll, Th. von, J.M. Herrmann: „Evidenz-basierte und Patienten-orientierte Medizin". In: *Münchner medizinische Wochenschrift* 1/2 (1999), 23-25.
Vet, H.C.W. de, M.E.A.L. Kroese, R.J.P.M. Scholten, L.M. Bouter: "A method for research programming in the field of evidence-based medicine". In: *International Journal of Technology Assessment in Health Care* 17 (2001), 433-441.
Vogd, W.: „Professionalisierungsschub oder Auflösung ärztlicher Autonomie". In: *Zeitschrift für Soziologie* 31 (2002), 294-315.
Vogd, W.: "Evidence-based medicine und Leitlinienmedizin". In: *Münchener Medizinische Wochenschrift-Fortschritte der Medizin Originalien* 1 (2004), 11-14.
Weingart, O.: „Das Curriculum Evidenz-basierte Medizin". In: *Schleswig-Holsteinisches Ärzteblatt* 09 (2002), 61-64.

World Medical Association Declaration of Helsinki: *Ethical Principles for Medical Research Involving Human Subjects*. Washington 2002. [www.kks-ukt.de/links/Deklaration%20englisch%20%(2002).pdf]

Wunderlich, C.A.: „Ein Plan zur festeren Begründung der therapeutischen Erfahrungen". In: *Jahrbücher der in- und ausländischen gesammten Medizin*. Hrsg. von C.C. Schmidt. Leipzig 1851, 106-111.

Klaus-Dirk Henke
Ökonomische Grundlagen der Krankenhausreform in der Bundesrepublik Deutschland*

I. Worüber wird im Zusammenhang mit der Krankenhausreform diskutiert?

Es ist im Zusammenhang der Diskussion über die integrierte Krankenhausversorgung und Krankenhausfinanzierung nicht ganz einfach, ökonomische Grundlagen der Krankenhausreform in der Bundesrepublik Deutschland darzulegen. Vielleicht müsste man sich vorher genauestens nach den unterschiedlichen individuellen Erwartungen der Teilnehmer erkundigen. Aber vermutlich hätte auch dabei am Anfang die Frage gestanden: Worüber wird im Kontext meines Themas in Deutschland eigentlich diskutiert? Diese Themen bzw. Probleme um die Krankenhausreform sind in der folgenden ersten Übersicht zusammengetragen:

- Monistische versus duale Krankenhausfinanzierung;
- Liberalisierung des Vertragsrechts zwischen Leistungsanbietern und Leistungsnachfragern (Krankenkassen) in Kranken-, Pflege- und Rentenversicherung: Modellvorhaben, Strukturvorhaben, § 140 SGB V und integrierte Versorgung;
- Qualitätsmanagement und „evidenced-based medicine" im stationären Bereich;
- Umgang mit der Einführung der DRGs;
- Träger- und Organisationsstrukturen von Krankenhäusern (städtische, private, gemeinnützige Häuser, Universitätskliniken);
- Regionale Gesundheitskonferenzen, regionale Ziele der Gesundheitspolitik und regionales Qualitätsmanagement;
- Der Krankenhausmarkt als eine personalintensive Dienstleistungs- und Wachstumsbranche;
- Die Industrialisierung der Dienstleistungen in Krankenhäusern als betriebswirtschaftliche Aufgabe;
- Der ärztliche Dienst, das Pflegepersonal und die Krankenhausverwaltung: mehr Frust als Lust im Versorgungsalltag der Umsetzung von Krankenhausreformen;
- Europäischer Binnenmarkt und Krankenhäuser: Das Management von Warteschlangen (Beispiel Norwegen) und die Rolle der Krankenhausketten;
- Der vernachlässigte Mittelpunkt der Krankenhausversorgung: Der Patient mit seinen Angehörigen.

---

* Zuerst erschienen in: *Vierteljahresschrift für Sozialrecht* 5 (2002), 327-340.

Man könnte nun vor diesem Hintergrund den Beitrag gestalten und damit den vorgesehenen Raum deutlich überschreiten, da jedes dieser Themen einer gesonderten Bearbeitung bedürfte. Dies ist jedoch nicht möglich, so dass ich mich hier auf die wesentlichen Punkte beschränke und ansonsten auf die im Literaturverzeichnis aufgeführten Arbeiten und Veröffentlichungen verweisen möchte.

II. Was sind „ökonomische Grundlagen" der Krankenhausreform?

Neben der pragmatischen Auflistung von Fragen und Problemen kann man an das mir gestellte Thema auch anders herangehen. Es heißt nämlich in der Überschrift auch „Ökonomische Grundlagen", zu denen ich als Volkswirt und Gesundheitsökonom etwas ausführen möchte, zumal im Rahmen der Diskussion überwiegend und zu Recht juristischer Sachverstand eingebracht werden wird. Zu Recht deswegen, weil neben einer bedarfsgerechten Krankenversorgung und der wirtschaftlichen Erbringung der dafür erforderlichen Dienstleistungen stets der Rechtsrahmen zu beachten ist, innerhalb dessen beides, also die Qualität und die Wirtschaftlichkeit bei der Leistungserbringung, zur Verfügung gestellt wird.

1. Das Wirtschaftlichkeitsprinzip aus betriebs- und aus volkswirtschaftlicher Sicht

Die ökonomischen Grundlagen kann man unterteilen in die betriebswirtschaftliche und die volkswirtschaftliche Perspektive. In beiden Fällen geht es zunächst um die Wirtschaftlichkeit, deren beiden Ausprägungen man graphisch wie in der folgenden Abbildung darstellen kann.
In Abbildung 1 kann man das Wirtschaftlichkeitsprinzip im Vergleich zweier Krankenhäuser I und II in seiner einfachsten Darstellung wiederfinden. Bei gleicher Versorgung für weniger Geld ist also Krankenhaus II billiger als Krankenhaus I. Bei gleicher Höhe der Ausgaben erreicht das Haus II einen höheren Leistungsstand als das Krankenhaus I.

Mit der Abbildung ist allerdings nichts über die Aussagekraft von Krankenhausvergleichen gesagt. Die Diskussion über den institutionalisierten Betriebsvergleich in der stationären Versorgung rückt aber mit der Einführung der DRGs in den Hintergrund, weil bei festgelegten, einheitlichen Preisen der Markt den „Vergleich" übernimmt und Häuser mit zu hohen Kosten schließen müssen.

ÖKONOMISCHE GRUNDLAGEN DER KRANKENHAUSREFORM IN DER BRD   257

Krankenbetreuung

Krankenhaus II

G_1

C
*Bessere
Versorgung
für das
gleiche Geld*

G_0

B   A   Krankenhaus I

*Gleiche Vesorgung
für weniger Geld*

K_2 K_1 Krankenhaus-
ausgaben pro
Einheit

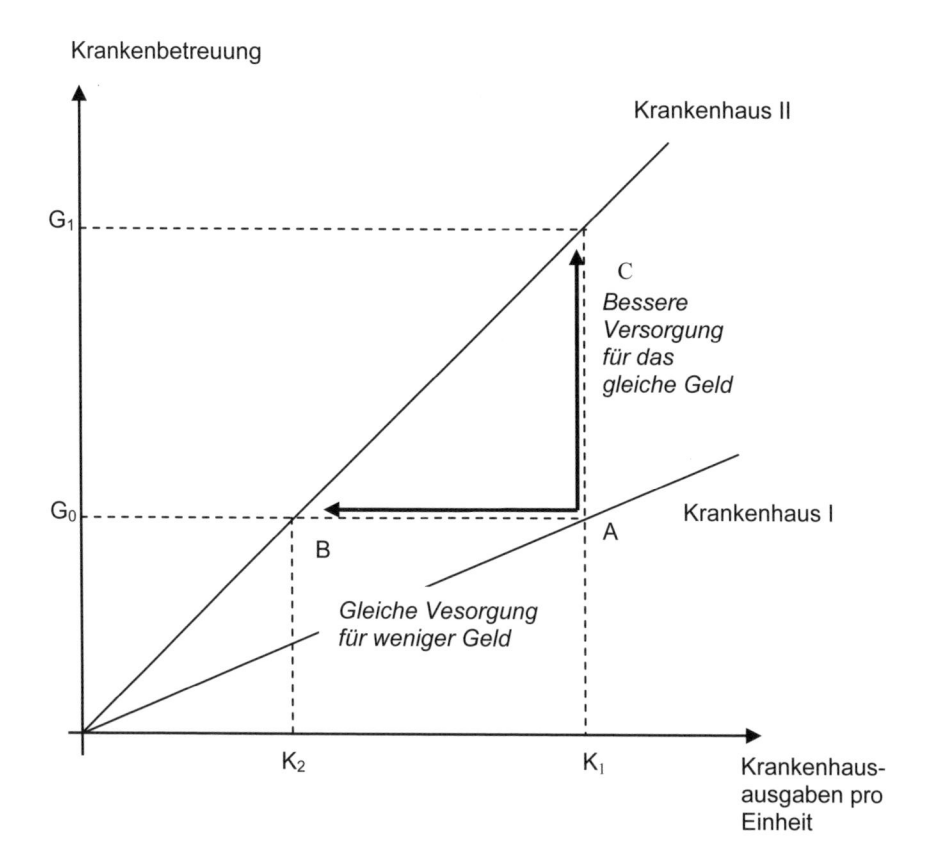

Abb. 1: Zum Wirtschaftlichkeitsprinzip im Krankenhaus

Aus volkswirtschaftlicher Sicht heißt die Mobilisierung von Wirtschaftlichkeitsreserven nichts anderes, als dass man zum gleichen Beitragssatz in der GKV eine bessere Versorgung für die Bevölkerung ermöglichen kann oder eine gleich gute Versorgung zu einem niedrigeren Preis, sprich zu einem geringerem Beitragssatz, erbracht werden kann. Aus Abbildung 2 ist diese Aussage deutlich zu erkennen. Für die auf der Abszisse abgetragene Höhe der Gesundheitsausgaben lässt sich zeigen, dass für eine gleiche Versorgungsleistung, abgetragen auf der Ordinate, unterschiedlich viel Geld erforderlich ist. Mit einer unterschiedlichen Höhe von Beitragssätzen lässt sich nach dieser Abbildung also die gleiche Gesundheitsversorgung verwirklichen.

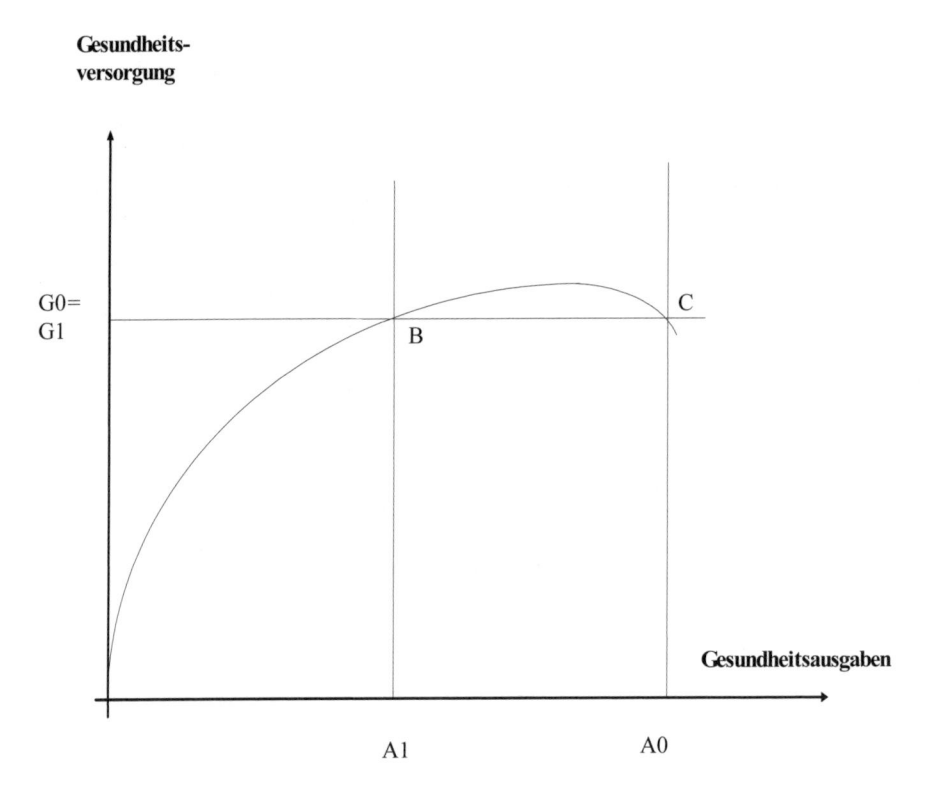

Abb. 2: Zum Wirtschaftlichkeitsprinzip aus volkswirtschaftlicher Sicht

Nicht nur auf einzelwirtschaftlicher Ebene im Krankenhaus und zwischen Krankenhäusern, sondern auch bei gesamtwirtschaftlicher Betrachtung kann also ein Systemvergleich angestellt werden. Aus volkswirtschaftlicher Sicht gewinnt er vor dem Hintergrund eines sich entwickelnden europäischen Binnenmarktes eine besondere Bedeutung.

2. Die bisherigen Reformschritte: Wahl- und Wechselmöglichkeiten zwischen den Kassen und die Einführung von Preisen im Krankenhaus

Die nach „Lahnstein" (1992) eingeführten Reformen haben Schritte in Richtung mehr Wettbewerb im Gesundheitswesen gebracht, die eine bessere und billigere Krankenversorgung der Bevölkerung ermöglichen sollen. Zum einen erfolgte das durch die Einführung von Wahl- und Wechselmöglichkeiten zwischen den gesetzlichen Krankenkassen und zum anderen durch die Einführung von Preisen bzw. ersten Ansätzen der pauschalierenden Leistungsvergütung im Krankenhaus. Beide Reformschritte sind zunächst nur halbherzig auf den Weg gebracht worden, da es gar nicht so einfach ist, Solidarität und Wettbewerb miteinander zu verbinden.

Im Krankenhausbereich hat sich am 1. Januar 2000 mit dem in Kraft getretenen GKV-Reformgesetz 2000 und dem § 17 b Krankenhausfinanzierungsgesetz die Situation deutlich verändert. Die Einführung eines durchgängigen, leistungsorientierten und pauschalierenden Entgeltsystems auf der Basis von „diagnosis related groups" (DRGs) ab dem 1.1. 2003 ist auf der Grundlage des australischen Patientenklassifikationsverfahrens durch die deutsche Krankenhausgesellschaft, die Spitzenverbände der gesetzlichen Krankenkassen und den Verband der privaten Krankenversicherungen entschieden worden. Damit wird das in der Bundespflegesatzverordnung verankerte und seit Januar 1995 geltende Vergütungssystem von Fallpauschalen und Sonderentgelten sowie krankenhausindividuell vereinbarten tagesgleichen Pflegesätzen abgelöst.

Hinsichtlich der Wahl- und Wechselmöglichkeiten, dem zweiten Hauptelement der Beschlüsse von Lahnstein, erleben wir gerade die Reform des erforderlichen Risikostrukturausgleichs unter den gesetzlichen Krankenkassen und die damit einhergehende hoheitliche Anhebung der Beitragssätze auf 12,5% bei allen Kassen, deren Beitragssatz derzeit niedriger liegt. Außerdem werden im Frühjahr 2001 die Wahl- und Wechselmöglichkeiten für die pflichtversicherten Mitglieder in der GKV wieder eingeschränkt. Ich bin froh, dass ich zu dieser Thematik nicht referieren muss, denn meine Kritik an diesen aus meiner Sicht grotesk anmutenden Neuregelungen geht weit über das hinaus, was vielleicht im Kontext der Einführung von Preisen in Krankenhäusern an Kritik vorgebracht werden könnte.[1]

3. Die betriebs- und volkswirtschaftliche Grundlagen der Krankenhausreform und zur Mobilisierung von Wirtschaftlichkeitsreserven

Die Betriebswirte gehen mit Hilfe der Methoden der Krankenhausbetriebslehre an die Arbeit und untersuchen Fragen der Finanzierung und Vergütung, der Investition und Instandhaltung, der Leistungserstellung, der Kostenrechnung, des Controlling, des Qualitätsmanagements, der innerbetrieblichen Leistungsverrechnung u.v.m. unter dem Gesichtspunkt einer Optimierung der Betriebsabläufe.

Die Volkswirte orientieren sich an der Allokation der Produktionsfaktoren, die sie mit Hilfe des Wettbewerbs besser zu organisieren glauben als durch eine politische Planung, und überlassen in aller Regel lieber dem Markt die Steuerung als der Politik oder der Selbstverwaltung. Aber auch die Distribution,

---

[1] Siehe hierzu im einzelnen Sachverständigenrat für die Konzertierte Aktion im Gesundheitswesen (Hrsg.): *Bedarfsgerechtigkeit und Wirtschaftlichkeit*. Bd. II: *Qualitätsentwicklung in Medizin und Pflege*. Gutachten 2000/2001, 331ff.

also eine politisch zu definierende Gerechtigkeit, und die kurz- und langfristige Stabilisierung der Volkswirtschaft, also Beschäftigung und Wachstum, stehen auf der Tagesordnung der Volkswirte ganz oben. Diese Grundüberlegungen werden genau wie in der BWL dann vom allgemeinen auf die speziellen Fragestellungen im Gesundheitswesen übertragen. Krankenhausbetriebslehre und Gesundheitsökonomie heißen die entsprechenden akademischen Subdisziplinen.

Egal ob nun eine volks- oder eine betriebswirtschaftliche Betrachtung im Vordergrund steht: immer geht es um die Mobilisierung von Wirtschaftlichkeitsreserven. Wirtschaftlichkeitsreserven wird es immer geben, da in einer dynamischen Entwicklung der Krankenversorgung und gesundheitlichen Betreuung der Bevölkerung immer strukturelle Veränderungen auf allen Ebenen der Versorgung stattfinden werden. Insoweit ist die Mobilisierung von Wirtschaftlichkeitsreserven eine Daueraufgabe, die es schon aus ethischer Sicht permanent zu verwirklichen gilt. Solidarität und Wirtschaftlichkeit geraten also nicht in Konflikt miteinander; vielmehr ist Wirtschaftlichkeit ein Gebot der Solidarität.

Allerdings wird die Mobilisierung von Wirtschaftlichkeitsreserven durch sich automatisch verändernde oder durch politisch gezielt veränderte Rahmenbedingungen oft beschleunigt eingefordert. Und damit ist man wieder bei den Reformen, die das Krankenhaus betreffen. Sie werden als erforderlich angesehen, weil ohne Eingriffe von außen die wünschenswerte Entwicklung der stationären Versorgung der Patienten unter den gegebenen Rahmenbedingungen nach Ansicht der Fachleute, der Gesundheitspolitiker und der Ministerialbürokratie nicht schnell genug verläuft. Sogar von Praktikern ist bisweilen hinter vorgehaltener Hand zu hören, dass erst die Reformschritte seit 1989 echtes Kostenbewusstsein in das Gesundheitswesen hineingetragen haben, wenngleich über die Einzelregelungen die Meinungen natürlich weit auseinander gehen.

Nach dieser etwas längeren Einleitung in mein Thema möchte ich einige Einzelfragen bzw. Probleme herausgreifen, an denen sich a) der Reformbedarf besonders gut illustrieren lässt, die mich b) derzeit besonders interessieren und zu denen ich c) gern ein paar Anregungen geben möchte.

III. Ausgewählte Beispiele für die ökonomischen Grundlagen der Krankenhausreform in der Bundesrepublik Deutschland

1. Privatisierung der städtischen Krankenhäuser in Berlin: Die Net-Ge-GmbH (Netzwerk Gesundheit)

a) Die Berliner Privatisierung und ihre ökonomischen Grundlagen

Es wird Sie sicher nicht überraschen, dass ich Ihnen als erstes das aufzeigen möchte, was in meiner immer noch „neuen" Wahlheimat Berlin zur Zeit zum

Thema Krankenhausreform nicht nur diskutiert, sondern auch umgesetzt wird. Einige Anmerkungen zum Thema der Privatisierung der Berliner Krankenhäuser, also zur Net-Ge-GmbH (Netzwerk Gesundheit), und zu den ökonomischen Grundlagen dieser landesweiten Krankenhausreform seien daher erlaubt.[2]

Das Land hat seine nicht rechtsfähigen Betriebe, die nach dem Landeskrankenhausgesetz selbstständig und mit eigenen Organen geführt wurden, nach Abwägung mit den Rechtsformen der AG und der Anstalt des öffentlichen Rechts (Modell Hamburg) in eine privatrechtliche GmbH überführt. Neun städtische Häuser wurden im November 2000 mit ihren 6600 Betten, 17 000 Angestellten und einem Gesamtumsatz in Höhe von 1,8 Mrd. DM in eine GmbH umgewandelt, deren alleiniger Gesellschafter jedoch das Land Berlin geblieben ist.

Als Begründung für diese Berliner Form der Privatisierung wurde eine Steigerung der Effizienz angeführt, also wohl der Einsparmöglichkeiten im Sinne des zuvor beschriebenen Wirtschaftlichkeitsprinzips.

Der insbesondere in Berlin erforderliche Bettenabbau lässt sich in einem privatrechtlichen Gewande leichter umsetzen, da im Vergleich zum öffentlich-rechtlichen Rechtsrahmen der politische Einfluss geringer sein dürfte. Auch die Mitarbeiterstellen gingen von dem in Berlin besonders überbesetzten öffentlichen Dienst zur GmbH über, so dass es zumindest formal zu einem Stellenabbau im öffentlichen Dienst kam. Außerdem musste die neue GmbH 220 Millionen DM Altschulden übernehmen. Hierdurch wurde zumindest der hoch verschuldete Berliner Landeshaushalt entsprechend entlastet.

Aus ökonomischer Sicht fragt man sich jedoch, warum nicht anstelle einer GmbH mehrere GmbHs gegründet worden sind. Die angestrebte Effizienzsteigerung durch mehr Wettbewerb im Leistungsvergleich würde sicherlich höher ausfallen, ließe man darüber hinaus auch noch private Kapitalgeber in der GmbH zu. Das Argument der Synergieeffekte z.B. durch gemeinsamen Einkauf trägt hier nicht, weil auch mehrere rechtlich selbständige Häuser zusammenarbeiten könnten. Wahrscheinlich ist der aus ökonomischer Perspektive sinnvolle Schritt in Richtung mehrerer GmbHs und privater Anteilseigner unter dem starken Einfluss der Gewerkschaft ÖTV in Berlin gescheitert. Politische Rationalität hat also ökonomisch gebotene Rationalität verdrängt.

Die Net-Ge-GmbH wurde sehr schnell gegründet, so dass beim Startschuss ein Geschäftsführer fehlte und ein in Ruhestand befindlicher ehemaliger Staatssekretär die Interimsleitung übernahm. Zum 1. April 2001 wurde ein neuer Geschäftsführer eingesetzt und auf die Dauer von 5 Jahren bestellt. In einem Personalüberleitungsvertrag nach § 613 BGB wurde den Beschäftigten Besitzstandswahrung zugesichert. Ohne an dieser Stelle auf die personalrechtlichen Einzelheiten einzugehen, die sicherlich noch Gegenstand gerichtlicher Auseinandersetzung sein werden, sei aber noch darauf hingewiesen, wie die Übernahme der Schulden vollzogen wurde.

---

[2] Dieser Abschnitt ist in enger Zusammenarbeit mit Rechtsanwalt Hans-Wilhelm Groscurth, Berlin, entstanden, dem ich für seine Mitwirkung und Unterstützung recht herzlich danke.

Eine Eröffnungsbilanz lag Anfang 2001 noch nicht vor. Da zu dem Übergabezeitpunkt die in Aussicht gestellte Übereignung der Grundstücke wegen der noch fehlenden Bewertung nicht vollzogen werden konnte, konnten diese auch nur bedingt zur Sicherstellung von Hypotheken verwendet werden. Die Gewährsträgerhaftung des Landes Berlin entfiel durch die neue Rechtsform. Die Banken mussten einspringen, um die Zahlungsfähigkeit der GmbH zu gewährleisten. Die aus der Sicht der Banken durchaus erfreulich hohen Zinszahlungen belasten damit nicht nur die Krankenhäuser, sondern vor allem die Krankenkassen und damit die Beitragszahler direkt (und indirekt über den Risikostrukturausgleich zwischen den Kassen auch Westdeutschland).

In diesem Zusammenhang kann auch die Urteilsfindung des Landessozialgerichts gesehen werden, wonach die Krankenkassen strittige Behandlungsfälle aus der Vergangenheit den Krankenhäusern gegenüber zu bezahlen haben. Es wird beklagt, dass das Land seiner Aufsichtspflicht gegenüber den gesetzlichen Krankenkassen nicht nachgekommen sei bzw. nicht nachkommt. Das ist auch schwierig und wird künftig noch schwieriger werden, da die nicht unerheblichen Gründungskosten ebenfalls auf die Beitragszahler überwälzt und nicht vom Land Berlin übernommen wurden. Über den Pflegesatz werden also Kosten weitergegeben, die nichts mit der Behandlung von Patienten in den ohnehin schon überteuerten Berliner Krankenhäusern zu tun haben.

Kosten im Jahre 1998	Durchschnitt Bundesrepublik Deutschland	Teuerstes Bundesland	Preiswertestes Bundesland
Kosten je Behandlungsfall	6.085 DM	8.813 DM (Berlin)	5.106 DM (Mecklenburg-Vorpommern)
Kosten je Pflegetag	568 DM	734 DM (Berlin)	487 DM (Brandenburg)
Kosten je aufgestelltes Bett	169.808 DM	225.867 DM (Berlin)	145.231 DM (Thüringen)

Quelle: Statistisches Bundesamt, Fachserie 12, Reihe 6.3, 1998

Tab. 1: Kennzahlen zum Vergleich der Kosten in der stationären Versorgung

Schließlich noch ein Wort zur Besetzung der Gremien und leitenden Positionen, die den Zweifel an der eigentlichen Absicht der Privatisierung weiter verstärken. So ist der Verhandlungsführer der ÖTV bei der Ausarbeitung des Personalüberleitungsvertrags als Arbeitsdirektor in die Net-Ge-GmbH gewechselt und wird nun durch den Aufsichtsrat überwacht, dem die ÖTV stellvertretend vorsitzt. Seitens der Anteilseigner sitzen im Aufsichtsrat der GmbH fast nur Politiker (Senatorin für Arbeit, Soziales und Frauen; Senator für Finanzen; der Vorstandsvorsitzende der Berliner Landesbank; drei ehemalige Staatssekretäre bzw. Senatoren und ein Facharzt). Die Arbeitnehmerseite ist nicht viel anders besetzt. Bei dieser rein Berliner Lösung vermisst man ausgewiesene Fachleute, die überorts schon einmal Krankenhäuser geleitet und umgewandelt haben. Der Rat von Betreibergesellschaften wurde bisher noch nicht eingeholt. Und Transparenz und Öffentlichkeit bei der Beantwortung dieser und anderer Fragen wurde nur unzureichend hergestellt.

Als Beobachter gewinnt man den Eindruck, dass die Zielsetzung der Privatisierung nicht die dringend erforderliche Effizienzsteigerung in der Krankenhauslandschaft Berlins ist, sondern die Sanierung des Berliner Haushalts auf Kosten der Sozialversicherung im Vordergrund stand.

Trotz der aufgeworfenen Probleme und Fragen ist die öffentliche GmbH ein erster Berliner Schritt nach vorn in Richtung auf mehr Öffentlichkeit und in Richtung zu mehr unternehmerischer Verantwortung. Allerdings kann sich Berlin nur mit zunehmender Politikferne als internationales Dienstleistungszentrum profilieren und als medizinisch-klinische Metropole ausweisen. Man darf gespannt sein, ob der Landesrechnungshof, das Landessozialgericht, die Selbstverwaltungsorgane der Gesetzlichen Krankenkassen und der politische Senat genügend Kraft dazu entwickeln werden. Die fachliche Rationalität müsste über die politische Rationalität zu diesem Zweck die Oberhand gewinnen.

Als Fazit vor dem Hintergrund meines Themas „ökonomische Grundlagen" der Krankenhausreform kann man bei dem gewählten Beispiel der Berliner Krankenhauslandschaft also nur ambivalent antworten. Die Finanzlage Berlins war der Hauptgrund für die Reform und weniger der ökonomische Sachverstand, der eine Reform der Berliner Krankenhäuser erfordert.

Allerdings muss man eine neuere Entwicklung auch positiv in das Bild aufnehmen. Denn in einem anderen Berliner Krankenhaus in Berlin-Buch zeichnet sich eine „richtige" Privatisierung und damit mehr Vielfalt in der Krankenhauslandschaft ab.

b) Die Aufgabenvielfalt der Landesgesundheitsministerien als übergreifendes Problem

Am Beispiel der Krankenhaus-„Privatisierung" in Berlin wird für mich auch deutlich, dass die Vielzahl der Funktionen der Landesgesundheitsminister bzw. Sozialsenatoren nicht nur in Berlin zum Problem geworden ist, sondern anderswo ebenfalls auf den Prüfstand gehören.

Zu dieser gesundheitspolitischen Aufgabenhäufung bei den Landesgesundheitsministerien gehören in Deutschland:

1. Krankenhausplanung mit dem Sicherstellungsauftrag (Planungsbehörde);
2. Gewährung von Investitionsmitteln für Neu-, Ersatz- und Erweiterungsbauten (Förderbehörde);
3. Die Festlegung der Krankenhausträger, ihrer Struktur und fachlichen Ausrichtung (länderspezifische Unterschiede);
4. Aufsicht über alle Krankenhäuser, also auch über die eigenen kommunalen Krankenhäuser und Landeskrankenhäuser (länderspezifische Unterschiede);
5. Aufsicht über alle landesunmittelbaren Krankenkassen(arten) nach § 274 SGB V;
6. Pflege- und Heimaufsicht;
7. Öffentlicher Gesundheitsdienst.

Diese Politisierung und Politikverflechtung wird von allen Betroffenen und Beteiligten und nicht nur in Berlin als dringend reformbedürftig angesehen. Letztlich geht es um das Zurückdrängen und die Entlastung der Exekutive, der Politiker und damit um die Stärkung der unternehmerischen Verantwortung für die Krankenhäuser als moderne Dienstleistungsunternehmen. Selbstverantwortung und Wettbewerb müssen auch hier mehr und mehr in den Vordergrund treten. Weniger politische Einmischung ist allenthalben ein aus meiner Sicht unverzichtbares Ziel, um die Effizienz der Krankenhausversorgung zu stärken. Eine neue Versicherungsaufsicht auf der Bundesebene gehört bei einer über die Krankenhäuser hinausreichenden und die neuen Gremien des Bundesausschusses einschließenden Diskussion ebenfalls dazu.

2. Der Sicherstellungsauftrag der öffentlichen Hand

Als dritten Problembereich möchte ich im Zusammenhang mit der erforderlichen Neuordnung von Träger- und Organisationsstrukturen von Krankenhäusern den Sicherstellungsauftrag der öffentlichen Hand, der viel zu selten hinterfragt wird, thematisieren. Aus der Sicht der Ökonomie kommt man hier auch zu interessanten Überlegungen, wie man sehen wird.

Im gegenwärtigen System der Krankenhausfinanzierung haben wir seit dem Jahre 1972 ein gemischtes System. So finanzieren die Bundesländer die Krankenhausinvestitionen, während die laufenden Betriebsausgaben über die Pflegesätze bzw. über pauschalierte Entgelte mit den Krankenkassen abgerechnet werden.

a) Der sogenannte Optionsnutzen

Die Übernahme der Investitionskosten durch die öffentliche Hand wird mit dem sogenannten Optionsnutzen begründet. Dieser besteht darin, dass dem Bürger ein Nutzen aus der Option erwächst, das Gut bzw. die Dienstleistung eines Krankenhauses jederzeit „konsumieren" zu können. Es wird vorgebracht, dass die bloße Inanspruchnahmemöglichkeit nicht über die Pflegesätze abgerechnet werden könnte. Der soziale Wert der Krankenhäuser übersteige die Summe der Behandlungsentgelte. Die praktische Folge der Idee des Optionsnutzens ist die, dass die Vorhaltung von Krankenhäusern zur öffentlichen Aufgabe wurde und über die Krankenhausbedarfsplanung der Länder geregelt wird. Die Länder übernehmen die Investitionskosten der Krankenhäuser also unter der Annahme, dass damit die Vorhaltekosten abgedeckt werden. Ob diese Regelung, die ihren Niederschlag in der dualen Krankenhausfinanzierung findet, eine sachgerechte Antwort auf die Problematik des Optionsnutzens ist, lässt sich in Frage stellen.

Bleibt man bei der beschriebenen Vorstellung des Optionsnutzens, so könnten die potentiellen Nutzer auch durch „Anliegerbeiträge", also eine Art Bereitstellungsprovision, an den Vorhaltekosten beteiligt werden. Es wäre sogar denkbar, Personen, die sich an der Finanzierung nicht beteiligen, im Notfall von Leistungen auszuschließen. Aus rechtlichen und humanitären Gründen würde eine solche Regelung wahrscheinlich schnell an ihre politischen Grenzen stoßen. Damit ist aber ein Ausschluss von Personen nicht mehr möglich, und die bekannten Probleme des Trittbrettfahrerverhaltens treten auf. Die Bevölkerung würde sich darauf verlassen, im Notfall die Versorgung zu erhalten, und eine Finanzierung ablehnen bzw. anderen überlassen.

Aus systematischer Sicht besteht zwischen den Leistungen eines Krankenhauses und denen eines Hotels, eines Mietwohnhauses oder einer Autowerkstatt kein Unterschied. In allen Fällen trägt zunächst der Anbieter die „Vorhaltekosten". Er wird aber versuchen, diese Kosten auf die Nutzer der Einrichtung umzulegen, d.h. die Nutzer müssen letztlich die „Vorhaltekosten" tragen. Diese Kosten können beträchtlich sein, insbesondere durch das Vorhalten von Kapazitäten für Katastrophenfälle.

b) Zwei Grundmodelle zur Lösung der Finanzierung des Optionsnutzens

Für die Sicherstellung der notwendigen Infrastruktur gibt es zwei Grundmodelle. In einem sogenannten Konsensmodell einigen sich die Spitzenverbände der Krankenkassen, die Kassenärztlichen Vereinigungen und die Krankenhausgesellschaften, also die Träger der Selbstverwaltung, auf die erforderliche Kapazität und Angebotsstruktur im stationären Bereich. Oder, und dieser Ansatz steht hier im Vordergrund, man wählt ein wettbewerblich ausgerichtetes „Einkaufsmodell", in dem die Krankenkassen allein die erforderlichen Kapazitäten planen und entsprechende Verträge abschließen. Sicherzustellen wäre dann „nur" noch die Qualität der Versorgung; und das könnte im Rahmen einer ohnehin zu verändernden Versicherungsaufsicht erfolgen.

An die Stelle der bestehenden korporatistischen Lösung, die den Wettbewerb weitgehend ausschließt, muss also aus ökonomischer Sicht eine neue Lösung treten. Die Krankenkassen sollten im Rahmen einer Neuregelung nicht nur die finanzielle Absicherung von Krankheitsrisiken übernehmen, sondern auch die Leistungserbringung sicherstellen. Das einfachste Modell wäre das einer neuen Krankenversicherungsform, bei der die Mitglieder für eine feste Prämie eine umfassende Behandlung bei den dafür vorgesehenen Krankenhäusern und Ärzten angeboten bekommen. Im Grunde ist das die Idee der „Health Maintenance Organisation" (HMO). Mit den erforderlichen Anpassungen ließe sich dieses Modell auch in Deutschland einführen. Mit einem Einschreibemodell und einer Versicherungspflicht ließe sich ein praktikables System entwickeln, das allerdings durch entsprechende Änderungen im Sozialrecht ergänzt werden müsste und deshalb als derzeit politisch nicht durchsetzbar anzusehen ist.

Um in diese Richtung einen großen Schritt nach vorne zu kommen, müsste zunächst die vorherrschende duale durch die monistische Krankenhausfinanzierung ersetzt werden. Die Entscheidungen der Länder über Investitionen führen zum einem zu Überkapazitäten und dazu, dass die Folgekosten von den Krankenkassen übernommen werden müssen, die bei den überwiegend politisch bestimmten Investitionsentscheidungen gar nicht beteiligt sind. Auf der anderen Seite unterbleiben wünschenswerte Investitionen, die sich aus der Sicht der Krankenkassen rechnen würden, nur deswegen, weil die Länder mit ihrer Exekutive überwiegend politische Kalkulationen anstellen. Für die Krankenhausträger führt das Vorhandensein zweier Finanziers zu dem unerwünschten Ergebnis, Investitions- und Betriebskosten nicht unter allein wirtschaftlichen Aspekten abwägen zu können.

Insgesamt gesehen ergibt sich bei der ökonomischen Betrachtung, dass in Bezug auf die Investitions- und Krankenhausplanungsprozesse ein zu großes Gewicht bei den Landesbehörden und damit in politischer Hand liegt. Krankenkassen und Krankenhausträger müssten daher stärker eingebunden werden, um eine dezentrale, d.h. aus regionaler und lokaler Sicht bedarfsgerechte Krankenhausversorgung zu gewährleisten.

Bei der Finanzierung der bisher nicht angesprochenen Universitätskliniken müsste darüber hinaus der Landeszuschuss für Forschung und Lehre in die Überlegungen einbezogen werden. Inwieweit die Versorgungsaufgaben der Hochschulkliniken sauber von ihrer Lehr- und Forschungstätigkeit getrennt werden können, bleibt abzuwarten, denn die finanzielle Lage vieler Landeshaushalte macht erfinderisch und selbst in dem Bereich der Universitätskrankenhäuser sind erste Schritte in die Richtung einer Privatisierung erfolgreich abgeschlossen.

c) Die monistische Krankenhausfinanzierung existiert(e) bereits

Die monistische Krankenhausfinanzierung und damit eine Planung und Finanzierung der laufenden Betriebsausgaben und Investitionskosten aus einer Hand ist in den Niederlanden gang und gäbe und wird im Bereich der Rehabilitationskliniken auch in Deutschland erfolgreich angewendet. Durch das Gesundheitsstrukturgesetz wurden darüber hinaus Rationalisierungsinvestitionen ermöglicht, deren Voraussetzung eine Amortisationszeit von sieben Jahren ist. Auch mit diesem Schritt geht es in Richtung auf eine monistische Finanzierung von Krankenhäusern. Mit der Zusammenführung der Finanzierung von Investitionen und Betriebskosten sowie mit den oben angesprochenen leistungsbezogenen Entgelten für die von den Krankenhäusern erbrachten personalintensiven Dienstleistungen wird ein großer Schritt getan, nicht mehr, wie in der Vergangenheit,[3] nur Fixkosten zu subventionieren, sondern tatsächlich erbrachte Leistungen zu vergüten. In diesem Zusammenhang gewinnen auch private Träger eine neue Bedeutung. Nicht-öffentlich geführte Häuser führen zwar nicht automatisch zu einer effizienteren Versorgung, weisen aber eine Reihe von Vorteilen auf, da sie nicht dem öffentlichen Dienst-, Bau- und Einkaufsrecht unterliegen.

Am Beispiel der kommunalen und Landes-Krankenhäuser lässt sich zeigen, dass ihre noch immer im Vordergrund stehenden Organisationsformen kommunaler Wirtschaftstätigkeit nicht den Anforderungen der Zeit und den Herausforderungen der Zukunft genügen. Werden sie noch in Form von Regiebetrieben geführt, sind sie rechtlich und vor allem wirtschaftlich unselbständig und der Gemeindeverwaltung weitestgehend unterstellt. Aber auch im Falle der Eigenbetriebe, bei denen die wirtschaftliche Aktivität aus der Verwaltung ausgegliedert ist, bleiben die Unternehmen ohne eigene Rechtspersönlichkeit. Wichtige Entscheidungen werden weiterhin von der Gemeinde- und Kreisvertretung getroffen. Rechtlich bleiben sie unselbständig, aber wirtschaftlich erhalten sie einen gewissen Freiraum. Ihre Verankerung erfolgt über die Eigenbetriebsverordnung des jeweiligen Landes, die es erlaubt, dass die Versorgungsbetriebe nur mit dem Saldo ihrer Ausgaben und Einnahmen im Gemeinde- oder Landeshaushalt geführt werden.

Wichtiger als die Eigen- und Regiebetriebe sind die Eigengesellschaften als die zukünftige Organisationsform kommunaler Einrichtungen, insbesondere auch der Krankenhäuser. Wirtschaftliche Unternehmen sind als Eigengesellschaft privatrechtlich organisiert (GmbH, AG) und damit ausgegliederte Sondervermögen.[4] Die Gemeinde, die Stadt sowie das Land können alleiniger Gesellschafter sein, aber auch landesübergreifend tätig werden. Der erhöhte unternehmerische Freiraum und die geringere Einflussnahme der öffentlichen Hand erleichtern den Übergang zu einer echten Privatisierung, bei der das Angebot an stationär erbrachten Gesundheitsleistungen auch in private Hände übergeht, wie es in vielen Fällen, selbst im Falle von Teilen der Universitätskliniken, gelungen ist.

---

[3] Rechtlich gilt das Selbstkostendeckungsprinzip zwar nicht mehr, de facto wird aber nach wie vor sehr kosten- und wenig leistungsbezogen über die Krankenhausbudgets verhandelt.
[4] Randbemerkung aus dem *Statistischen Jahrbuch 1999:* Die Daten der Krankenhäuser mit kaufmännischem Rechnungswesen werden in Anpassung an die neue Abgrenzung des Staatssektors in den Volkswirtschaftlichen Gesamtrechnungen ab 1998 nicht mehr den öffentlichen Haushalten zugeordnet. Siehe auch *Monatsbericht der Deutschen Bundesbank,* Juni 2000.

3. Anmerkungen eines Ökonomen zur integrierten Versorgung

Um dieses im Interesse einer besseren Ressourcennutzung als ökonomisch äußerst sinnvollem Ziel zu verwirklichen, ist ein abgestuftes und flexibles Versorgungssystem mit einer differenzierten Binnenstruktur erforderlich. Ein für die Patienten aufeinander abgestimmtes Angebot von Gesundheitsleistungen müsste zu diesem Zweck zur Verfügung stehen. Die Leistungen müssten nicht nur verfügbar, sondern auch zugänglich und finanzierbar sein. Dieses Postulat ist leichter aufgestellt als in die Praxis umgesetzt, wie am Beispiel älterer Patienten, die meist unter chronischen Erkrankungen leiden, gezeigt werden soll.

Die Abbildung 3 über die wünschenswerte Kooperation der Akteure bei der Versorgung älterer Menschen soll den Leistungsumfang und den Finanzierungsgegenstand einer integrierten Versorgung zeigen. Mit diesem Bild sollte der Hintergrund beschrieben werden, vor dem die Versorgung der älteren Menschen zunächst einmal gesehen werden muss. Zu der bestehenden bekannten Segmentierung der Versorgungsbereiche nach Krankenhäusern und Pflegeheimen, der ambulant-ärztlichen Versorgung und der Arzneimittelbudgets treten die in der Abbildung 3 genannten Akteure noch hinzu. Das ebenfalls unterschiedlich geregelte Vertragsgeschäft zwischen den Krankenkassen und den Leistungserbringern kompliziert die Lage zusätzlich und müsste im einzelnen beschrieben werden. Ob es zweckmäßig war, in diesem schon aus globaler Betrachtung zu erkennenden „Patchwork-System" der integrierten Versorgung, Finanzierung und Vergütung, die gesetzliche Krankenkassen von den gesetzlichen Pflegekassen rechtlich zu trennen und ihr jeweiliges Vertragsgeschehen unterschiedlich zu regeln, sei an dieser Stelle nur erwähnt und nicht näher untersucht.[5]

Was nun die stationäre Versorgung anbelangt, tragen die Kranken- und Pflegekassen in ihrer Gesamtheit die Folgekosten der politischen Entscheidungen im Krankenhaus- und Pflegebereich, ohne maßgeblich daran beteiligt zu sein. Die gegebenen Möglichkeiten werden in aller Regel noch nicht hinreichend genutzt (§ 109 Abs. 1 und § 140 SGB V). Mit der Aufnahme in die Krankenhausbedarfsplanung unterliegen die Häuser der sogenannten Kontrahierungspflicht der Kassen; diese schließen noch immer „kassenartenübergreifend und gemeinsam" Versorgungsverträge ab, die alljährlich erneuert und stets zumindest von der Kassenseite in Zusammenhang mit der Beitragssatzstabilität gestellt werden. In der Realität ist der Einigungsprozess im Rahmen des Vertragsgeschäfts schwieriger geworden. Nicht nur in Berlin landen viele Entscheidungen bei den Schiedsstellen, in denen paritätisch die Krankenhauspflegesätze festgelegt werden, oder es wird ex post das Landessozialgericht angerufen, wie es in Berlin der Fall war.

---

[5] Siehe hierzu im einzelnen den „Dritten Bericht zur Lage der älteren Generation", in: *Bundestagsdrucksache* 14/5130 vom 19.01.2001.

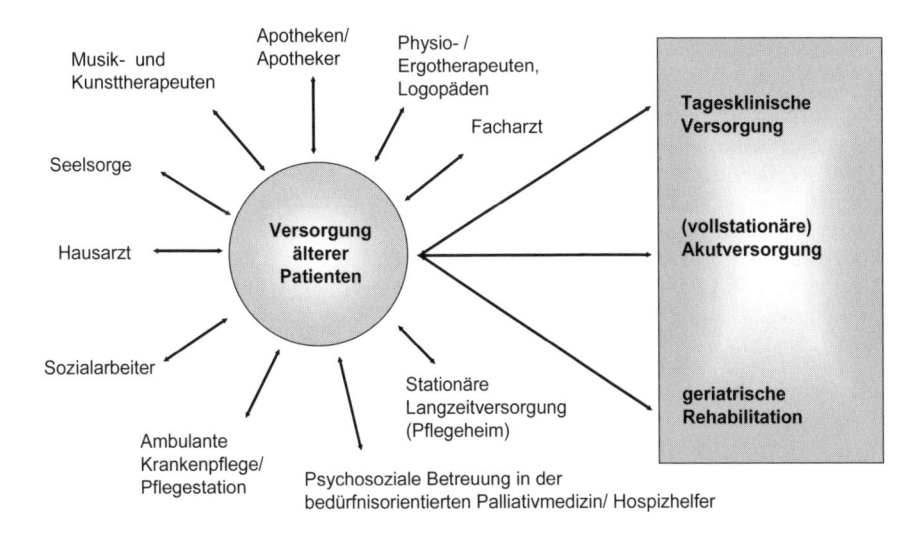

Abb. 3: Wünschenswerte Vernetzung der Akteure bei der Versorgung älterer Patienten

Eine Besonderheit wird sich im Bereich der Geriatrie ergeben, da die dort versorgten Behandlungsfälle zu einem der Ausnahmebereiche bei der Identifikation bzw. Klassifikation stationärer Versorgungsfälle gehören. Die für diese Personen erforderliche Integration (siehe Abbildung 3) und Vernetzung der Versorgung geht weit über die derzeitige jährliche Betrachtung der Krankenkassen hinaus, zumal in den Pflegeheimen nach Pflegestufen abgerechnet wird, wobei im Falle von vorübergehenden Überweisungen von Pflegeheimbewohnern in eine akutstationäre Versorgung ein Freihaltegeld in Höhe von 85% des Pflegegeldes für jeweils drei Tage von den Pflegekassen gewählt wird.

Die integrierte Versorgung wird damit zu dem zukünftigen Finanzierungsgegenstand im Krankenversicherungsschutz, und hier ist aus ökonomischer Sicht – sowohl was die Finanzierung als auch die Vergütung der Behandlungsfälle anbelangt – noch viel zu tun.

Literatur

Buchholz, W., B. Edener, M. Grabka, K.-D. Henke, M. Huber, H. Ribhegge, A. Ryll, H.-H. Wagener, G.G. Wagner: *Wettbewerb aller Krankenversicherungen kann Qualität verbessern und Kosten des Gesundheitswesens senken.* DIW Diskussionspapier Nr. 247. Berlin 2001.

„Dritter Bericht zur Lage der älteren Generation". In: *Bundestagsdrucksache* 14/5130 vom 19.01.2001.

Henke, K.-D., J. v. Troschke, A. Mühlbacher: „Die Integrierte Versorgung: Herausforderungen und Chancen für die hausärztliche Versorgung". In: *Zeitschrift für Allgemeinmedizin.* Stuttgart 2000, 592-598.

Henke, K.-D., D. Göpffarth: „Das Krankenhaus im System der Gesundheitsversorgung". In: *Krankenhaus-Controlling – Konzepte, Methoden und Erfahrungen aus der Krankenhauspraxis.* Hrsg. von J. Hentze, B. Huch, E. Kehres. Stuttgart ²2000, 1-15.

Henke, K.-D., K.-H. Hansmeyer: „Zur zukünftigen Finanzierung von Krankenhausinvestitionen". In: *Staatswissenschaften und Staatspraxis* 8 (1997), 345-354.

Henke, K.-D.: „Prioritätensetzung im Gesundheitswesen durch ordnungspolitische Erneuerung – Krankenversicherungspflicht für alle und individuelle Wahlfreiheit". In: *Bad Orber Gespräche,* 16.-18.11.2000. In: *Qualitätsorientierte Gesundheitssysteme in der ambulanten und stationären Versorgung.* Hrsg. von E. Wille und M. Albring. Frankfurt/Main 2001.

Sachverständigenrat für die Konzertiere Aktion im Gesundheitswesen (Hrsg.): *Bedarfsgerechtigkeit und Wirtschaftlichkeit.* Bd. I: *Zielbildung, Prävention, Nutzerorientierung und Partizipation.* Bd. II: *Qualitätsentwicklung in Medizin und Pflege.* Gutachten. Baden-Baden 2000/2001.

Rainer Souchon, Dietmar Herberhold
Zur Vereinbarkeit von ärztlichem Handeln und sozialem Auftrag von Krankenhäusern im Zeitalter der DRG

Ressourcenverknappung und veränderte ökonomische Bedingungen im Gesundheitswesen, zumeist a priori als „Zwänge" empfunden und bewertet, rükken notwendigerweise die Effizienz von medizinischen Leistungen in den Fokus des Interesses und der öffentlichen Diskussionen. Die Ausrichtung an einer maximalen Steigerung der Effizienz ist eine mit seiner sozialen Aufgabenstellung begründete und nicht ernsthaft in Frage gestellte Vorgabe des Staates als für die Gesundheitsvorsorge maßgeblicher und politisch verantwortlicher Institution. Die Verpflichtung zum ökonomisch verantwortlichen Umgang dabei ergibt sich für den Staat bereits aus der sozialen Notwendigkeit, diesen Auftrag aufrechterhalten und gewährleisten sowie möglichen Missbrauch abwenden zu müssen. Bei der Erfüllung dieses vom Staat dem Bürger als geschuldet angesehenen Auftrages kommen weitere Erwartungen hinzu: eine solidarische Zurverfügungstellung dieser Leistungen für alle, eine Leistungserbringung auf dem aktuellen (höchsten) Stand der Entwicklung und des medizinisch-technischen Fortschrittes sowie die Realisierung möglichst wohnortnah unter Erhalt der sozialen Anbindung der davon Begünstigten.

Hierbei wird impliziert, dass eine Vereinbarkeit von Effizienzdenken mit moralischen Verpflichtungen im Gesundheitswesen grundsätzlich möglich und erforderlich wäre.

Einige dabei vom Arzt besonders zu bedenkende und zunächst als spezifisch ärztlich bewertete Teilaspekte sollen für im Krankenhaus tätige Ärzte – ohne jedoch notwendigerweise und zwangsläufig auf die Gruppe der in Kliniken arbeitenden Ärzte beschränkt zu sein – näher beleuchtet werden. Diese Aspekte betreffen zwei Aufgabenstellungen der Klinikärzte, nämlich: 1. soziales ärztliches Handeln im Krankenhaus unter besonderer Berücksichtigung von Qualität und Ressourcenbewusstsein und 2. einen sich daraus ergebenden Einfluss auf die Chance und Aufgabe, die Prinzipien des ärztlichen Ethos unter den heutigen von ökonomischen Faktoren geprägten Rahmenbedingungen einhalten zu können.

Diese beiden Aspekte sollen im Sinne einer Kommentierung und Präzisierung des sozialen Auftrags von Krankenhäusern aus dem (subjektiven) Blickwinkel eines in der klinischen Krankenversorgung mit Klinikleitungsaufgaben betrauten Arztes in den Blick genommen und vertieft werden. Hierbei ist darauf hinzuweisen, dass die Arbeiten, Aufgaben und Pflichten jeden Klinikleiters dienstvertraglich klar geregelt sind und dessen wirtschaftliche Mitverantwortung für die Klinik als Teil eines Krankenhauses enthalten.

Historische und gesellschaftliche Entwicklungen des Krankenhauswesens waren und sind eng verknüpft mit jeweils auch bereits vollzogenen und sich rapide weiter vollziehenden Paradigmenwechsel im Gesundheitswesen im Allgemeinen und im Krankenhauswesen im Besonderen.

Als aktuelles Beispiel hierfür soll die Einführung des DRG-Systems (*d*iagnosis *r*elated *g*rouping) herausgestellt werden. Es handelt sich um ein diagnosebezogenes Fallpauschalensystem zum Entgelt für im Krankenhaus erbrachte Krankenversorgungsleistungen. Das DRG-System ist somit ein Resultat – aber eben nicht die Ursache! – eines ordnungspolitischen Eingreifens des Staates. Ein ordnungspolitisches Eingreifen des Staates erfolgt aus seiner sozialen Verpflichtung heraus, die Gesundheitsversorgung sicherzustellen. Notwendig war oder ist dieses Eingreifen des Staates, um letztlich damit auch eine größere Versorgungsgerechtigkeit unter den heutigen Bedingungen sich verknappender und auch auf Dauer begrenzter Ressourcen zu gewährleisten und die allokative Effizienz von Krankenversorgungsleistungen zu optimieren. Damit aber scheint ein Dilemma unausweichlich, das Dilemma von Rationierung versus Würde, Selbstbestimmung und Anerkennung der Individualität des Menschen, hier insbesondere des kranken und hilfebedürfenden Menschen.

Die ordnungspolitische soziale Aufgabe und die dahintersteckende Intention des Staates decken sich mit (mindestens) einem verallgemeinerbaren medizinisch-ethischen Leitprinzip, dem der Arzt zu folgen hat entsprechend den von Hippokrates aufgestellten Prinzipien ärztlichen Handelns bzw. den Prinzipien biomedizinischer Ethik, wie sie von Beauchamp und Childress auf die heutige Zeit transponiert wurden.[1] Gemeint ist hiermit die Umsetzung und Anwendung ethischer Prinzipien, wie das des Handlungsprinzips der „Justicia" (justice), also der Gerechtigkeit und der Gleichheit. Gerechtigkeit und Gleichheit gebieten, dass die Folgen einer Handlung für alle Betroffenen gleichermaßen berücksichtigt werden, entsprechend einem Regelutilitarismus[2] und Gerechtigkeitsprinzip nach Kant'scher Selbstzweckformel.[3] Ein solcher Grundsatz der formalen Gleichheit verpflichtet aufgrund seines damit notwendigerweise verbundenen Fairness-Prinzips zur Gleichbehandlung aller Betroffenen.

Wenn das ordnungspolitische Eingreifen des Staates mit der Einführung von DRG und ein verallgemeinerbares medizinisch-ethisches Leitprinzip ärztlichen Handelns, hier das der Gleichheit und Gerechtigkeit, identische Intentionen darstellen, kann man daraus nur schwerlich ein Problem oder einen Konflikt konstruieren. Und dennoch bestehen beide: Die Einführung der DRG zwingt dazu, dass für damit verbundene, für die Ärzte neue und zusätzliche administrative und organisatorische Aufgaben in weitem Umfang Ärzte eingesetzt werden – wobei hier zunächst unterstellt wird, dass für die Erfüllung dieser Aufgaben primär Ärzte benötigt werden, da es ja maßgeblich um deren ausschließliche handwerkliche Leistungs- und Tätigkeitserfassung geht. Dar-

---

[1] T.L. Beauchamp, J.F. Childress (eds.): *Principles of biomedical ethics*. New York ⁵2001.
[2] J. Rawls: *A theory of justice*. Cambridge/Mass. 1971.
[3] I. Kant: *Grundlegung zur Metaphysik der Sitten*. Hamburg ³1965.

aus ergeben sich – zwangsläufig? das ist zu hinterfragen! – ein Konflikt und ein Problem, und zwar ein ärztliches Problem und ein ärztlicher Konflikt schon deshalb, weil die Akteure Ärzte sind. Das Problem: Das originär Ärztliche am ärztlichen Handeln bestimmt sich nicht als Behandlung, Managen oder Dokumentieren von *Krankheiten, sondern* als Hilfeleistung für *Erkrankte bzw. potentiell Erkrankte, also als die Betreuung von Patienten.*

Zur Verdeutlichung des Problems: Die Ärzte im Krankenhaus – aber nicht nur dort! – wittern die Gefahr einer Fremdbestimmung und Instrumentalisierung ihrer ärztlichen Berufsausübung durch omnipotente staatliche Mächte. Denn für diese zusätzliche Tätigkeit, die entscheidend begründet wird mit der als erforderlich angesehenen ökonomischen Beschränkung der Handlungsspielräume, ergibt sich zumindest die Gefahr einer doppelten Instrumentalisierung:

1. die Instrumentalisierung des ärztlichen Handelns mit Beschränkung auf Aktionen des ökonomisch Vertretbaren statt des medizinisch Nötigen aus Sicht einer ganzheitlichen Orientierung des kranken Menschen,
2. die Instrumentalisierung des behandelten Patienten für die Ressourcengestaltung der Kliniken bzw. ärztlichen Praxis via Diagnose.

Hier scheinen die zwei mutmaßlich aus jeweiliger Sichtweise zunächst wohl unvereinbaren und gegensätzlichen Berufs- und letztlich auch Organisationsidentitäten ungebremst aufeinanderzuprallen, die des Arztes, der in seinem ärztlichen Handeln dem ärztlichen Ethos verpflichtet ist, und die von Ökonomen. Der Konflikt ergibt sich dabei aus der Divergenz von Prinzipien ärztlichen Handelns mit seinem Einsatz und seiner konkreten Handlung und den ökonomisch vorgegebenen Handlungsspielräumen bzw. -grenzen.

Ökonomische Effizienz der Krankenbehandlung und moralische Vertretbarkeit des Umgangs mit dem kranken Menschen fallen allerdings nur bedingt zusammen. Dasselbe gilt für ökonomisch begründete Ressourcenbegrenzung bzw. –allokation und ärztliches Ethos. Offenkundig bestehen hierbei sensible Interdependenzen. Zu fordern sind Orientierungen an Angemessenheit und Ausgewogenheiten. Anders formuliert lässt sich ein Gefahrenpotential benennen, das möglicher Imbalancen. Trotz der aufgezeigten Gefahr von wohl nicht abzuwendenden Imbalancen bei der unter den Zwängen notwendiger Effizienz von Krankenhausversorgungsleistungen erforderlichen Neuordnung von Strukturen zur Finanzierung dieser Leistungen sollte (zumindest nach unserer Bewertung) in folgendem Punkt Klarheit bestehen, der auch nicht Gegenstand einer grundsätzlichen Kontroverse sein darf, nämlich den essentiellen, ja prinzipiellen Forderungen an soziales ärztliches Handeln:

1. Es ist ärztliche soziale Aufgabe, sich für eine bessere und möglicherweise zu optimierende Nutzung der begrenzten finanziellen und personalen Ressourcen im Gesundheitswesen einzusetzen.

2. Es ist eine – übrigens vom Gesetzgeber bereits 1993 im SGB V in §§ 137 e-g und 266 festgeschriebene[4] – ärztliche Pflicht, sich als Grundlage ärztlichen Handelns und Entscheidens bei der medizinischen Versorgung individueller Patienten an der bestmöglichen externen wissenschaftlichen Evidenz aus systematischer klinischer Forschung zu orientieren. Gemeint ist damit ein gewissenhafter und vernünftiger Gebrauch der gegenwärtig besten externen wissenschaftlichen Evidenz. Diese Evidenz ist ein geeignetes Instrument zur und Voraussetzung für Qualitätssicherung, da sie erst eine Verteilungsgerechtigkeit ermöglicht. Nicht nur das: Qualitätssicherung ist – und das, wer wollte es ernsthaft bestreiten?, ist gut und richtig so! – richtet sich somit direkt gegen ein weit verbreitetes, dementsprechend auch bei ärztlichen Handlungen grundsätzlich mögliches unsoziales Handlungsprinzip, das der Beliebigkeit, das argumentativ allzu leicht unter dem Deckmantel einer so genannten ärztlichen Therapiefreiheit verborgen wird.

Da Medizin als wissenschaftliche Disziplin die Grundlage ärztlichen Handelns, damit also keine Naturwissenschaft, sondern eben eine praktische bzw. auf Anwendung orientierte Disziplin im Sinne einer ärztlichen Handlungswissenschaft ist, sind selbstverständlich und redlicherweise auch die Folgen ärztlichen Handelns und Entscheidens einer wissenschaftlichen Kontrolle zu unterziehen. Das gilt gleichrangig für alle Medizinbereiche, also der Prävention bzw. dem Screening, der Diagnostik, der Prognoseabschätzung, der Therapie, der Nachsorge und Rehabilitation und schließt Maßnahmen einer Qualitätssicherung ein. Ein hierfür geeignetes Verfahren ist die wissenschaftliche Bewertung von Ergebnissen klinisch-evaluierter Studien aus der Vergangenheit, wenn und weil sie die Grundlage und Begründungen – sowohl final („machen, um etwas zu tun") als auch kausal („das und nichts anderes machen") – für unser heutiges klinisches Handeln sind. Über diesen Weg, den der evidenzbasierten Medizin, werden die zu fordernde Qualitätssicherung, Effizienzsteigerungen und Fortschritte in der wissenschaftlich ausgerichteten klinischen Medizin möglich.

Weniger klar und zum Teil kontrovers diskutiert sind die Maßnahmen zur Qualitätssicherung und die Verknüpfung von Qualitätssicherung als Integration medizinischen Wissens und ärztlichen Ethos mit ökonomischen Aspekten. Eine Verknüpfung scheint möglich und muss erfolgen; sie wird realisierbar durch eine Beurteilung von Qualität.

Solche Beurteilung von Qualität in der Medizin erfordert einen Maßstab und Strategien: Beides liefert die so genannte „evidenzbasierte Medizin" (EbM), bezüglich der auf den Beitrag von Raspe verwiesen wird.[5] Zum Verständnis für die Forderung nach einer Beurteilung von Qualität in der Medizin

---

[4] *Sozialgesetzbuch V* (SGB V). In: *Krankenhausrecht*. Düsseldorf [10]2002, 227ff.
[5] H. Raspe: „Konzept und Methoden der Evidenz-basierten Medizin. Besonderheiten, Stärken, Grenzen, Schwächen und Kritik" (in diesem Band S. 207-253).

sei folgendes Charakteristikum der EbM hervorgehoben: Die im hier erörterten Kontext gemeinte Evidenz schafft eine benötigte Transparenz und ist das Resultat vielfacher Prüfungen von Daten aus klinischen Studien, Konzepten, Methoden und Techniken und erfordert methodische Vermittlungen. Mit ihr kann durch Beschreibung von Standards in Struktur, Prozess und Ergebnis eine konsensfähige Definition dessen erstellt werden, was als qualifizierte Betreuung von Patienten in den oben benannten Bereichen derzeit Gültigkeit besitzt. Resultat solcher Definitionen können beispielsweise Leitlinien sein, die einen abgesicherten Korridor für ärztliches Handeln darstellen.

Leitlinien als Mittel der Qualitätssicherung dienen primär dazu, die Qualität der Versorgung zu verbessern, und sekundär, um unter ökonomischen Aspekten bei der Ein-/Zuteilung medizinischer Ressourcen behilflich zu sein.

Leitlinien, die zwar einen hohen Grad der Verbindlichkeit haben, aber nicht verwechselt werden dürfen mit Richtlinien, sind von der Ärztlichen Zentralstelle Qualitätssicherung (ÄZQ) und vom Deutschen Netzwerk evidenzbasierte Medizin e.V. definiert als „systematisch entwickelte Feststellungen (Thesen) mit dem Ziel, die Entscheidungen von Ärzten und Patienten über eine angemessene Gesundheitsvorsorge (Prävention, Diagnostik, Therapie, Nachsorge) für spezifische klinische Szenarien zu unterstützen" (Leitlinien-Manual von AWMF und ÄZQ, 2001).

Ihr Nutzen ist: Sie bieten Ärzten bei einem auf „bestmöglicher externer" wissenschaftlicher Evidenz basierten Leitlinien-konformen Handeln mehr Sicherheit und Argumentationshilfen, die Finanzierung gegenüber Kostenträgern durchzusetzen. Ein so abgesichertes Agieren ist für die klinisch tätigen Ärzte eine substantielle Unterstützung bei der Versorgung ihrer Patienten („patients care based on the best available (gold standard) studies"). Unter einer „bestmöglichen" Evidenz wird dabei eine höchsten wissenschaftlichen Anforderungen entsprechende und unter einer „externen" Evidenz eine zur individuellen klinischen Expertise des einzelnen Arztes hinzukommende qualitative verstanden. Hierin liegt der Schlüssel für das heute geforderte ärztliche Handeln, nämlich die Integration von eigener klinischer Erfahrung in einen ökonomisch und wissenschaftlich belegten vernünftigen Gebrauch der gegenwärtig verfügbaren Evidenz bei der medizinischen Versorgung individueller Patienten.

An heutige medizinische Leitlinien zur Krankenversorgung werden folgende Erfordernisse gestellt: Sie müssen systematisch, unabhängig, methodisch transparent unter Einhaltung vergleichbarer und reproduzierbarer Qualitätskriterien sein sowie praktische Anwendbarkeit, Eindeutigkeit, Überprüfbarkeit der Anwendung mit hierfür geeigneter Dokumentation aufweisen.

Die Anforderungen an Leitlinien bzw. an eine Evidenz-basierte Medizin scheinen auf den ersten Blick nachvollziehbar und einleuchtend. Allerdings sieht sich der Arzt bei deren Implementierung in die tägliche Praxis mit daraus erwachsenen weiteren Problemen konfrontiert:

Problem Nr. 1: Evidenzgrad und Empfehlungsgrad von Evidenz-basierten Leitlinien in der Medizin müssen nicht identisch sein, da medizinische Handlungsnotwendigkeiten größer sind, als darüber abgesicherte wissenschaftliche Daten vorliegen (z.B. Mammakarzinom: primäre Prävention, Früherkennung, neue Therapieoptionen) und beispielsweise die Mortalität ein ungeeigneter Parameter für die Beschreibung der Qualität einer Diagnosekette ist. Qualitätsparameter sind häufig lediglich Surrogat-Parameter wie Struktur-, Prozess-, Ergebnisqualität.

Problem Nr. 2: Konfligierende Orientierungen des ärztlichen Handelns durch Leitlinien als Standardvorgabe der Qualitätssicherung und Kriterium für die individuelle ärztliche Behandlung.

Infolgedessen sind unter dem Aspekt der Qualitätssicherung auch die Spielräume des durch ein ärztliches Ethos geleiteten Handelns unter gegebenen ökonomischen Bedingungen zu reflektieren.

Konsequenterweise ist im Weiteren auf den zweiten eingangs aufgeführten Aspekt bei der hier vorgenommenen Kommentierung einzugehen, auf die Prinzipien des ärztlichen Ethos. Das scheint deshalb geboten, weil – aus unserer Sicht – eine Erweiterung, eine „Modernisierung" und ein Paradigmenwechsel dessen, was denn ärztliches Ethos sei, notwendig wären, um die hier thematisierte Problematik lösen und aufgezeigte drohende oder reale Konflikte konstruktiv bewältigen zu können.

Zwei medizinisch-ethische Leitprinzipien bestimmen ärztliches Handeln: erstens das Wohl des Patienten und zweitens die Verantwortung des Arztes. Daraus ergeben sich zwei Pflichten, die positive Pflicht zur Erhaltung bzw. Wiederherstellung der Gesundheit und die negative Pflicht, keinen bewussten Schaden zufügen, also: weder dem Patienten noch dem Krankenhaus als einer Basis qualitativ gesicherter Krankenbehandlung.

Die Orientierung am Wohl des Patienten *und* an der Erhaltung einer funktionierenden Basis der medizinischen Versorgung führen – mit möglicherweise zunehmender Häufigkeit – zu Pflichtenkollisionen und damit zur Notwendigkeit fundierter Analyse der jeweiligen Umstände einer individuellen Behandlungssituation unter Berücksichtigung und Abwägung sowohl der ökonomischen Spielräume als auch der Optimierung der Ressourcennutzung. Zu den so genannten „klassischen" verallgemeinerbaren und bekannten Prinzipien ärztlichen Handelns (s.u.) kommt also ein weiteres Gebot sozialen ärztlichen Handelns hinzu, das selbstverständlich nicht nur für im Krankenhaus tätige Ärzte gilt. Dieses Gebot steht sowohl mit allen anderen in engem Bezug, wird durch diese möglicherweise sogar bedingt und darf in keinem Falle dazu in Widerspruch gebracht werden: das Gebot zur Qualität und zum Ressourcenbewusstsein des Arztes. Der Arzt hat für sein gefordertes soziales Handeln – und das scheint widerspruchsfrei – auch marktwirtschaftliche Aspekte zur Kenntnis zu nehmen und zu berücksichtigen.

Die Herangehensweise an medizinisch-ethische Konflikte muss daher systematisch *und* pragmatisch sein, sie muss insbesondere für die „klinische Anwendung" geeignet sein. Bevor dieses vertieft wird, seien die weiteren ver-

allgemeinerbaren, also die ethisch gerechtfertigten Leitprinzipien des ärztlichen Ethos in Erinnerung gerufen:
 – *Voluntas aegroti* bzw. *autonomy*:[6] Patientenwille, -autonomie, Selbstbestimmungsrecht, also die ärztliche Pflicht zur Achtung des Patienten in seiner Selbstzwecklichkeit. Die Befolgung und Beachtung dieses Prinzips führen zum „informed consent" des Patienten bei ärztlichen Handlungen.
 – *Salus aegroti* bzw. *beneficience:* Wohl des Patienten, Gutes tun: also medizinische Maßnahmen zum Erhalt/zur Verbesserung des körperlichen und seelischen Zustandes zu leisten.
 – *Nil nocere* bzw. *non-maleficience:* Nicht schaden: verpflichtet zu medizinischen Maßnahmen, die nicht schaden.
 – *Justitia* bzw. *justice:* Gerechtigkeit, Gleichheit: Dieses Prinzip gebietet, dass die Folgen einer Handlung für alle Betroffenen gleichermaßen berücksichtigt werden.

Aber: der Grundsatz der formalen Gleichheit verpflichtet aufgrund des Fairness-Prinzips zur Gleichbehandlung aller Betroffenen. Zudem steht das Prinzip Gerechtigkeit dem der unbedingten Gleichheit entgegen. Gleichbehandlung muss also nicht gerecht sein. Somit können sich allein schon aus den verallgemeinerbaren Maximen des ärztlichen Ethos konfligierende Handlungsorientierungen im Individualfall und unter Einrechnung ökonomischer (Be-)handlungsgrenzen ergeben.

Für die ethische Analyse kommt eine wesentliche Regel hinzu: die „Realisierbarkeitsregel" des ärztlichen Handelns unter dem Gesichtspunkt der Effizienz ebenso wie unter dem Aspekt der Verpflichtung auf das Patientenwohl. Das Stichwort hierfür lautet: Ohne „Können" kein „Sollen". Anders formuliert: Keiner kann zu etwas verpflichtet werden, zu dem er faktisch nicht in der Lage ist. Sollen setzt stets und unabdingbar Können voraus. Demzufolge kann nur das vom Arzt verlangt werden, was auch praktisch realisierbar ist. Das Ziel einer solchen ethischen Abwägung ist es, rational begründete Entscheidungen treffen zu können, die für alle Beteiligten die beste(n) unter den real mögliche(n) Lösung(en) darstell(t)en. Diese Lösungen sind oft keine optimalen Lösungswege, d.h. sie sind wohl nur zu rechtfertigen im Sinne der aristotelischen „phronesis", also der pragmatischen Klugheit bzw. praktischen Weisheit, die dafür aber durch pragmatische Umsetzbarkeit als dem jeweils „kleinsten Übel" ausgezeichnet ist. Anders gewichtet entspricht ein Handeln nach Effizienzkriterien *und* ethisch gerechtfertigten Kriterien der Patientenbehandlung (Gerechtigkeit als Allokationsprinzip) dem, was in der konkreten Situation und unter den konkreten Umständen pragmatisch vernünftig, d.h. klug und damit situationsgerecht – sowohl im Hinblick auf den individuellen Patienten als auch im Hinblick auf die ökonomische Lage als Bedingung gerechter Zuteilung notwendiger Mittel – verantwortbar ist.

---

[6] T.L. Beauchamp, J.F. Childress (eds.): *Principles of biomedical ethics.* New York ⁵2001; hier auch zu den folgenden Hinweisen.

Damit aber lautet die zentrale Fragestellung: Wie kann der Arzt helfend, heilend und – wenn nicht heilend, so doch lindernd – tätig werden und dabei Kriterien der Klugheit, d.h. pragmatische Aspekte der Realisierbarkeit berücksichtigen?

Da die angesprochenen Prinzipien, die hier lediglich aus der Sicht von und mit der Verbindlichkeit für die Ärzte, also nicht aus der Sicht von Ökonomen oder gar von so genannten „Gesundheitsökonomen" erörtert wurden, miteinander konkurrieren (können), müssen sie gegeneinander abgewogen werden im Sinne einer Werteanalyse.[7] Die Aufgabe einer Werteanalyse ist es, in einer gemeinsamen Anstrengung nach „höheren" Übereinstimmungen von Handlungszielen zu suchen. Hierbei kann jedes ursprüngliche Handlungsziel als Mittel zur Erlangung miteinander kompatibler höherer Ziele dienen, sodass ursprüngliche Handlungsziele durch andere ersetzt werden.[8]

Nach pragmatischem Menschenverstand bzw. nach Habermas ist es notwendig zur Lösung ethischer Konflikte, „Gemeinsamkeiten" bzw. einen „gemeinsamen Bestand" zu finden, was nur durch kommunikative Annäherungen, also nach Habermas unter Einbeziehung des Anderen erreicht werden kann.[9] Dabei ist vom Arzt in besonderer Weise darauf hinzuweisen, dass eine Transparenz ärztlicher Tätigkeiten und Entscheidungen gerade auch und in besonderer Weise geeignet ist, eine informierte Selbstbestimmung des Patienten zu ermöglichen und damit wesentliche Rechte von Patienten zu beachten. Mit der Konfliktlösung sollte Entspannung und Erleichterung erreicht werden, die von allen als solche erlebbar ist.

Am Ende einer solchen Werteanalyse sollte eine Phase der Konsolidierung mit retrospektiver Reflexion der aufgetretenen Konfliktsituation, Bewertung der Ergebnisse und schließlich eine Internalisierung und evtl. Institutionalisierung der in der Konflikterfahrung gewonnenen Erkenntnisse eintreten. Eine solche Konsolidierung ist für die strukturelle und organisatorische Entwicklung eine notwendige Voraussetzung.

Ärzte, die sich konfrontiert sehen mit aufgeführten ethischen Konflikten, wie sie sich hier beispielhaft ausgeführt aus dem Bestreben, ärztliche ethische Prinzipien einzuhalten, und konkreten ökonomischen Rahmenbedingungen ergeben können, müssen in weitaus stärkerem Maße als bisher auf die ethische Dimension einer solchen Problematik aufmerksam gemacht werden und sich diese bewusst machen. Zudem gehört es zu deren (neuen und erweiterten) Aufgaben, diese Problematik ihren Mitarbeiter/innen zu vermitteln. Die Einbeziehung von Medizinethikern kann dabei eine Bearbeitung und Lösung solcher ethischer Probleme durch klinische Ethikberatung erleichtern und Hilfe-

---

[7] F.S. Oduncu, H. Hepp, B. Emmerich: „Krebs und Schwangerschaft: Ethik der Entscheidung". In: *Onkologe* 8 (2002), 1281-1293.

[8] H. Werbik: „Grundlage einer Theorie des sozialen Handelns". In: *Sozialpsychologie* 7 (1976), 248-261; H.C. Müller-Busch: „Zur Behandlung von ethischen Problemen und Konflikten in der Palliativmedizin". In: *Palliativmedizin* 3 (2002), 70-76.

[9] J. Habermas: *Die Einbeziehung des Anderen*. Studien zur politischen Theorie. Frankfurt 1996.

stellung geben – diese in Betracht zu ziehen und in Anspruch zu nehmen, ist Aufgabe und Pflicht des klinisch und sozial verantwortlichen Arztes.

Literatur

Ärztliche Zentralstelle für Qualitätssicherung (ÄZQ): *Leitlinien-Manual von AWMF und ÄZQ.* ZaeFQ 2001; 95 (Suppl. I) bzw. http://leitlinien.net/Llmanual.htm und GERM-CPG German Manual for Clinical Practice Guidelines.

Beauchamp, T.L., J.F. Childress (eds.): *Principles of biomedical ethics.* New York ^{5}2001.

Habermas, J.: *Die Einbeziehung des Anderen.* Studien zur politischen Theorie. Frankfurt 1996.

Kant, I.: *Grundlegung zur Metaphysik der Sitten.* Hamburg ^{3}1965.

Müller-Busch, H.C.: „Zur Behandlung von ethischen Problemen und Konflikten in der Palliativmedizin". In: *Palliativmedizin* 3 (2002), 70-76.

Oduncu, F.S., H. Hepp; B. Emmerich: „Krebs und Schwangerschaft: Ethik der Entscheidung". In: *Onkologe* 8 (2002), 1281-1293.

Raspe, H.: „Konzept und Methoden der Evidenz-basierten Medizin. Besonderheiten, Stärken, Grenzen, Schwächen und Kritik". In: *Ökonomie und Medizinethik.* Hrsg. von Annemarie Gethmann-Siefert und Felix Thiele. München 2007, 207-253.

Rawls, J.: *A theory of justice.* Cambridge/Mass. 1971.

Sozialgesetzbuch V (SGB V). In: *Krankenhausrecht.* (Taschenbuchausgabe der Deutsche Krankenhaus Verlagsgesellschaft mbH.) Düsseldorf ^{10}2002, 227ff.

Werbik, H.: „Grundlage einer Theorie des sozialen Handelns". In: *Sozialpsychologie* 7 (1976), 248-261.

Rainer Souchon
Rationierung medizinischer Mittel bei alten Patienten?

Die Ausgangslage und die Beschreibung des Problems: oder warum das Problem zu einem Dilemma werden muss

Unsere Generation ist derzeit nicht in der Lage, die verschiedenen Sozialsicherungssysteme unserer Solidargemeinschaft wie die Renten-, Kranken- oder Pflegeversicherungssysteme langfristig zu finanzieren. Damit wendet sie sich de facto ab von dem von Bismarck entworfenen, über Generationen weiterentwickelten und über Jahrzehnte anerkannten sozialen und solidarischen Prinzip des so genannten, allerdings nicht schriftlich niedergelegten Generationenvertrags. Diese Praxis ist von den Finanzwissenschaftlern Fetzer und Raffelhüschen[1] als „Zechprellerei unserer Generation an den zukünftigen Generationen" oder vom Vorstandsvorsitzenden der „Stiftung für die Rechte zukünftiger Generationen" Tremmel als „Generationsbetrug" prägnant beschrieben worden. Der Generationenvertrag sieht vor, dass generationenübergreifend die notwendigen solidarisch finanzierten Ausgaben zur Versorgung der nichterwerbstätigen Alten, Kranken und sonstigen Hilfe- und Pflegebedürftigen aus den laufenden Einnahmen der zumeist lohnproportionalen bzw. einkommensabhängigen Beiträge der Generation der erwerbstätigen Gesunden in Form einer staatlichen Umlagefinanzierung bereitgestellt werden. Der Ansatz zur Realisierung und somit die Prämisse solcher intergenerativen Umlagefinanzierung als wesentlichem Element dieses sozialen Prinzips basieren – zumindest auch – auf einer numerischen Ausgewogenheit der einzelnen Generationen. Konkret: es müssen ausreichend Erwerbstätige vorhanden sein bzw. nachwachsen, um diese Kosten zu tragen, so wie die vorangegangenen Generationen durch ihre Sozialbeiträge die derzeit in unseren Generationen aktuell benötigten Finanzmittel angespart haben. Diese sind allerdings – und das begründet die eingangs zitierten Bewertungen – längst (wohl auch für andere Ausgaben) verbraucht worden und stehen somit nicht mehr in dem benötigten Umfang für den ursprünglich vorgesehenen Zweck zur Verfügung. Damit ist also ein über Jahrzehnte hinweg akzeptiertes soziales Prinzip der Solidarität unter den Generationen aufgegeben worden, demzufolge eine Verschiebung der Lasten auf zukünftige Generationen nicht statthaft wäre.

Es kommt bekanntermaßen noch schlimmer durch das demographische Phänomen, das in den meisten Industrieländern zu beobachten ist und das die

---

[1] S. Fetzer, B. Raffelhüschen: „Zur Wiederbelebung des Generationenvertrags in der gesetzlichen Krankenversicherung: Die Freiburger Agenda". In: *Perspektiven der Wirtschaftspolitik* 6 (2005), 255-274.

Gesundheitsökonomen als den „doppelten Alterungsprozess" bezeichnen:[2] Das Durchschnittsalter der Bevölkerung steigt ständig, da wir 1. mit stark ansteigender Lebenserwartung immer älter werden und sich 2. ein Frauenjahrgang nur noch zu 70% durch entsprechende Mädchengeburten ersetzt.[3] Allein schon durch diesen demographischen Alterungseffekt wird unser Bedarf an zu finanzierenden Leistungen aus dem Topf der Ausgaben für Sozialleistungen immer größer. Dem steht gegenüber, dass wegen der relativ niedrigen Rate der in das Erwerbsleben eintretenden Nachwachsenden die Anzahl derjenigen, die durch ihren Lohnanteil in das Sozialsystem einzahlen, zu gering ist und der von diesen zu erbringende Einzahlungsbeitrag weit unter dem benötigten liegt und in Zukunft immer weniger ausreicht.

Das Problem potenziert sich in den kommenden Jahren und Jahrzehnten:
1. Der bereits jetzt zu geringe Anteil an Nettobeitragszahlern, d.h. an Erwerbstätigen, die mehr einzahlen, als sie selbst während dieser Zeit an Leistungen aus dem Sozialleistungssystem beziehen, ist für die nächsten Jahrzehnte bereits unumkehrbar und endgültig relativ und absolut rückläufig.
2. Parallel hierzu erhöht sich die Altersquote, also die Relation der 18-59jährigen gegenüber den 60- und den über 60jährigen kontinuierlich mit unvermindert weiter ansteigender Tendenz. So sind derzeit etwa 15% der Menschen in Deutschland über 65 Jahre alt. Dieser Anteil wird im Jahr 2030 rund 20-30% betragen (Abb. 1).

Es kommen zwei weitere medizinisch relevante Aspekte hinzu:
1) der so genannte medizinisch-technische Fortschritt, der zum einen cum grano salis mehr Kranke gesünder macht und damit insbesondere auch eine zunehmende Anzahl der chronisch Kranken länger leben lässt und der zum anderen – unabhängig von demographischen Faktoren – gegenüber den sonstigen Ausgaben für die übrigen sozialen Leistungserfordernisse durch stets (zwangsläufig?) relativ höhere Leistungsausgaben der Sozialversicherungssysteme wie das der Gesetzlichen Krankenversicherung (GKV) charakterisiert ist.
2) Der Bedarf an medizinischen Leistungen, der wachsende Anspruch an diesen und sein entsprechender Finanzierungsbedarf steigen mit zunehmendem Alter des diese Leistung bedürftigen Individuums extrem und weit überproportional an.

Infolge der generell steigenden Lebenserwartung begründen diese beiden medizinischen Faktoren einen zusätzlichen leistungsausgaben- und kostensteigernden Effekt.

---

[2] S. Fetzer, S. Moog, B. Raffelhüschen: „Zur Nachhaltigkeit der Generationenverträge: Eine Diagnose der Kranken- und Pflegeversicherung". In: *Zeitschrift für die gesamte Versicherungswissenschaft* 3 (2002), 279-302.
[3] Zum folgenden siehe S. Fetzer, B. Raffelhüschen: „Zur Wiederbelebung des Generationenvertrags in der gesetzlichen Krankenversicherung".

Wie eingangs erwähnt sieht das Konzept des Generationenvertrages keine Lastenverschiebung auf spätere Generationen vor. Es basiert also auf einem Prinzip, das man als „Generationengerechtigkeit" bezeichnen könnte und das u.a. im Grundgesetz berücksichtigt ist durch das Gebot, Kredite nur im Umfang von Investitionen zuzulassen.

Die Gesundheitsökonomie hat hierfür den Begriff der fiskalischen Nachhaltigkeit der Generationenverträge geprägt. Nachhaltigkeit, zu der die Sozialversicherungssysteme gesetzlich verpflichtet sind, bedeutet u.a. auch eine finanzielle Ausgewogenheit der jeweiligen Sozialsysteme zwischen den Generationen. Mit der Methodik der Generationenbilanzierung[4] kann sie von Finanzwissenschaftlern bzw. Gesundheitsökonomen beurteilt und quantifiziert werden. Nachhaltigkeit ist gewährleistet, wenn die Summe aller Generationen die von ihr benötigten Sozialleistungen erhält und durch entsprechende Beitragszahlungen in das Sozialleistungssystem finanziell ausgleichen kann. Nachhaltigkeit impliziert demzufolge, dass die sich zur Zeit in der Größenordnung von vielen Milliarden Euro bewegenden Finanzierungsdefizite im Sozialsystem einer definierten Generation nicht erst in unbestimmter Zukunft und von nachfolgenden Generationen ausgeglichen werden dürfen. Eine solche Nachhaltigkeit – und das sollte aus dem bisher Ausgeführten wohl deutlich geworden sein – besteht derzeit nicht mehr. Vielmehr existiert derzeit eine beträchtliche Nachhaltigkeitslücke, die sich – bezogen auf das Jahr 2000 – auf 204% des BIP oder 4,1 Billionen Euro beläuft.[5] Diese Schieflage zeigt sich auch in den Zahlen, die während der aktuellen, im wesentlichen unter Politikern geführten, Diskussion über die euphemistisch als Gesetz zur Modernisierung des Gesundheitssystems (GMG) bezeichneten, letztlich jedoch keine entscheidend nachhaltig wirkenden Modifikationen am System (i.e. ein „Herumdoktern" an Teilaspekten) bekannt wurden: Im Jahre 2003 müssen 100 Erwerbstätige für 44 Rentner, im Jahre 2030 aber für 71 Rentner aufkommen. Es ist nicht zu bestreiten: die gegenwärtige Politik ist nicht in der Lage, die für das Überleben der solidarischen Systeme entscheidende Nachhaltigkeit zu sichern. Das trifft auch für die Einnahmen und Beiträge der Krankenversicherungen allgemein und das der GKV im Besonderen zu.

Nicht etwa, weil es aus theoretischen Erwägungen vielleicht sinnvoll wäre oder weil es als eine moralische intergenerative Verpflichtung von wem auch immer empfunden bzw. bewertet würde, nein, sondern vom Gesetzgeber selber ist den Sozialsystemen, also auch der GKV, die Verpflichtung auferlegt worden, ihre Ausgaben durch entsprechende Einnahmen zu decken. Damit wären auch die öffentlich lebhaft diskutierten Beitragserhöhungen gerechtfertigt, die allerdings in irreführender Weise nur unter dem Aspekt einer unrealistischen Stabilität der Beitragssätze politisch diskutiert werden (Stichwort: Das Diktat der Beitragsatzstabilität, die festgelegt ist im § 71 des SGB V „Bei-

---

[4] Fetzer, S. et al.: „Zur Nachhaltigkeit der Generationenverträge", 279-302.
[5] S. Fetzer, B. Raffelhüschen: „Zur Wiederbelebung des Generationenvertrags".

tragssatzstabilität"). Tatsächlich aber müsste zum Ausgleich der bereits heute bestehenden Defizitsituation im System der GKV eine Mehrbelastung von ca. € 85.000 pro Kopf aufgebracht werden.[6]

Das unabwendbare Dilemma ist keinesfalls erst herbeizureden oder herbeizuschreiben, nein, es ist bereits vorhanden – und das auf unabsehbare Zeit und ohne jede erkennbare Aussicht auf eine Wende zum Besseren bzw. Sozialeren oder zum sozial Verträglichen.

Die bereits vollzogene und sich weiterhin vollziehende Abkehr vom Prinzip der Solidarität unter den Generationen ist das Problem unserer und der zukünftigen Generationen. Es wurde im wahrsten Sinne des Wortes durch unsere Generation verursacht. Wir sind Ursache und Problem zugleich, weil wir uns weigern, ausreichend Nachwuchs in die Welt zu setzen und massive Zuwanderung von „Hochfertilen" zuzulassen, um damit die Zahl der Nettobeitragszahler, also derjenigen, die mehr in das System einzahlen als sie diesem entnehmen, zu erhöhen.

Unser hier vielleicht etwas grob skizziertes Handeln bzw. Nichthandeln begründet die von uns zu verantwortende und von der Mehrheit zumindest billigend in Kauf genommene Abkehr vom traditionellen Prinzip der auf Nachhaltigkeit basierenden Solidarität über die Generationen hinweg, einer Solidarität, wie sie der Generationenvertrag allgemein und die gesetzliche Krankenversicherung GKV vorsehen. –

Dieses Verhalten der derzeit lebenden Generationen ist ethisch wohl schwierig zu bewerten. Es a priori pauschal mit dem Begriff unsozial zu belegen, wäre eine mutmaßlich zu stark vereinfachende Wertung des dahinterstehenden, überaus komplexen und durch zahlreiche Einflüsse bestimmten Verhaltens von Generationen und ihren politischen Repräsentanten, denen Perspektiv- und Verantwortungslosigkeit vorzuwerfen, ja letztlich auch wenig hilfreich, aber offenkundig publizistisch attraktiv ist. Eine publizistische Bewertung des offenkundig vorhandenen Konflikts erfolgte beispielsweise – ausgelöst durch die Äußerungen des Vorsitzenden der Jungen Union und CDU-Mitglieds Philipp Mißfelder vom 07.08.03 zum Hüftgelenk-Prothesenersatz bei über 85jährigen, mit der Schlagzeile „Jung gegen alt: Der Krieg der Generationen". Die Formulierung „Krieg der Generationen" wurde in diesem Zusammenhang von der Bundesfamilienministerin Rita Schmidt (SPD) gebraucht. Kommentare von Politikern der gleichen Couleur wie „unter aller Sau" (CDU-Arbeitnehmervertreter H.-J. Arentz), „unethisch" (R. Süßmuth) oder „gänzlich unangebracht, vor allem auch in ethischer Hinsicht" (L. Meyer, CDU-Generalsekretär), zeigen eine grundsätzliche Aufgabenstellung jeder Sozialethik auf, die die realen sozialen Abläufe und Verhaltensweisen wissenschaftlich reflektiert: Die Ethik kann sich nicht der Frage entziehen, wie bei knappen Mitteln Gelder oder Ressourcen eingesetzt werden.

---

[6] Ebd.

Das Szenarium ist somit klar: Die Rationierung als solche – also ob oder ob nicht – scheint mir nicht die grundsätzliche Frage zu sein (sie ist ja wohl nolens, volens aufgrund der vorliegenden Zahlen bereits entschieden), sondern eher die nach den ersten Opfern – die nächsten werden unweigerlich folgen. Damit weiche ich ab von der Einschätzung der Zentralen Kommission zur Wahrung ethischer Grundsätze in der Medizin und ihren Grenzgebieten in der Bundesärztekammer, im Folgenden als ZEKO bezeichnet, aus dem Jahr 2000. Dort wird – bei weitgehender Übereinstimmung in der Analyse der eher durch fehlende Einnahmen, als durch zu hohe Ausgaben bedingten defizitären Situation – eine Rationierung stets als Möglichkeit und daher im Konjunktiv erwähnt („Sofern eine Rationierung bei uns unvermeidlich ist").[7]

Stimmt man einer solchen Hypothese zu, dann wäre zu klären, was genau unter Rationierung zu verstehen ist und welche Formen der Rationierung unter welchen Bedingungen einsetzbar wären.

Die mir im Zusammenhang mit Rationierung relevant erscheinenden Fragen und Topoi sind dann andere, nämlich:
- Zunächst die begriffliche Klärung: Was versteht wer unter Rationierung? Ist der Begriff eindeutig definiert?
- Wer ist legitimiert und kompetent zu rationieren?
- Hätten etwa Ärzte per se eine Legitimation, von wem? und eine ausreichende Kompetenz zu rationieren?
- Rationierung impliziert das Setzen von Prioritäten: wer setzt und wie sollen die Prioritäten gesetzt werden?
- Welche medizinischen und medizin-ethischen Kriterien sollten/müssen bei der Festlegung von Prioritäten beachtet werden?

1. Zunächst zum Versuch, begriffliche Klarheit zu erreichen: Der Begriff Rationierung wird unterschiedlich verwendet und bezeichnet auch unterschiedliche Dinge:

a) Zum einen werden unter einer Rationierung eine Begrenzung und ein Vorenthalten, also eine Limitierung, von Gütern oder Leistungen jemandem oder einer Gruppe gegenüber verstanden. Das Wort Rationierung beschreibt hier eine quantitative Einschränkung.

Der Hinweis auf das quantitative Element deutet schon an, dass es neben einem quantitativen auch andere Standards der Limitierung gibt, beispielsweise qualitative wie „das medizinisch Notwendige", „das medizinisch Sinnvolle und Nützliche" oder das, was „dem allgemeinen Stand der medizinischen Erkenntnisse" entspricht und „den medizinischen Fortschritt" berücksichtigt (§ 2, SGB V), was „ausreichend, zweckmäßig und wirtschaftlich, das Maß des

---

[7] Zentrale Kommission zur Wahrung ethischer Grundsätze in der Medizin und ihren Grenzgebieten (Zentrale Ethikkommission bei der Bundesärztekammer): „Prioritäten in der medizinischen Versorgung im System der gesetzlichen Krankenversicherung (GKV): Müssen und können wir uns entscheiden?" In: *Deutsches Ärzteblatt* 97 (2000), B-867-871; zum folgenden siehe ebd.

Notwendigen nicht überschreitend" ist (§ 12, SGB V „Wirtschaftlichkeitsgebot") und „eine bedarfsgerechte und gleichmäßige, dem allgemeinen anerkannten Stand der medizinischen Erkenntnisse entsprechende Versorgung" gewährleistet (§ 70, SGB V). Diese soll „in der fachlich gebotenen Qualität sowie wirtschaftlich erbracht werden (§ 70, SGB V, der die Überschrift trägt „Qualität, Humanität und Wirtschaftlichkeit") unter der Verpflichtung zur „Weiterentwicklung der Qualität" der zu erbringenden Leistung (§ 135a, SGB V „Verpflichtung zur Qualitätssicherung"). Es ist sicher problematisch und schwierig, hier im einzelnen exakte Trennungen zwischen quantitativen und qualitativen Aspekten vornehmen zu wollen, da sie sich auch, zumindest teilweise, einander bedingen. – All die hier aus den entsprechenden Paragraphen des SGB V zitierten Begriffe beschreiben um- und durchzusetzende Forderungen als sozialrechtliche Normen, die zu erfüllen, die Leistungserbringer, z.B. die Vertragsärzte, verpflichtet sind. Allerdings sind alle diese im Gesetz verwendeten normativen Begriffe nicht präzisiert und somit nicht ausreichend begrifflich geklärt.

b) Zum anderen wird mit Rationierung eine administrative, in aller Regel restriktive Verteilung von Gütern oder Leistungen bezeichnet.

Rationierung ist somit charakterisiert durch eine Aufhebung der den Wert einer Leistung oder eines Gutes regulierenden Gesetze des Marktes und dessen Ersatz durch ein anderes, zumeist administratives Verteilungsprinzip. Umgesetzt und angewandt wird dieses Prinzip dann von einer zumeist öffentlichen, häufig vom Staat eingesetzten Institution als der für die Verteilung zuständigen Allokationseinrichtung.

Es ist in diesem Kontext klar, dass bei der Rationierung von Gütern oder Leistungen ein weiteres Charakteristikum ebenfalls vorliegen muss: Die von Rationierung betroffenen Güter oder Leistungen sind von öffentlichem Interesse oder Bedarf und haben entsprechend Bedürftige als Empfänger.

c) Bezogen auf den Gesundheitsversorgungsbereich wird die Diskussion in zwei unterschiedlichen Ebenen geführt, bei denen der identische Begriff der Rationierung unterschiedlich verwendet wird: „Gesundheitsleistungen zu rationieren bedeutet, Patienten eine wirksame Behandlung vorzuenthalten" – Der Begriff Rationalisierung wird hier in der Bedeutung der Verweigerung von Leistungen verwendet. Eine andere Bedeutung hat demgegenüber eine Aussage, dass „Rationierung bedeutet, dass bestimmte medizinisch sinnvolle und verfügbare Versorgungsangebote aus dem Leistungsangebot der GKV gestrichen werden – Stichwort: zahnärztliche Versorgungsleistungen". Hier wird unter Verwendung des Begriffes Rationierung auf einen anderen Aspekt gezielt, den einer damit in Bezug gesetzten Qualität und letztlich die Verbindung mit einer Definition des medizinisch Sinnvollen und Vernünftigen, vielleicht sogar auch des medizinisch Notwendigen. Hier ist mit Rationierung also keinesfalls, zumindest nicht a priori ein Mangel an Vorhandenem oder zu Erbringendem gemeint, sondern lediglich ein Hinweis auf die Bezahlung der Kosten für die Leistungserbringung von Gesundheitsversorgungsleistungen durch andere als öffentliche Versorgungseinrichtungen.

In einer Zusammenfassung von Hahn[8] wird der Begriff „Rationierung" in der Gesundheitspolitik in zwei unterschiedlichen Formen verwendet: Einerseits im Sinne von Limitierung, Vorenthaltung bzw. Verweigerung von Leistungen aus dem Bereich der Gesundheitsversorgung und andererseits im Sinne von Verteilung von Leistungen gemäß dem Bedarf derer, die diese erhalten. Für Letzteres wäre der Begriff Rationierung weitgehend identisch mit dem der Planwirtschaft.

2. Akteure und Betroffene im Szenario einer Rationierung im Sinne von Limitierung im Gesundheitswesen:

Hier sind vier „Beteiligte" auszumachen: 1. das Objekt, d.h. das verteilte oder verweigert Gut bzw. die Leistung, 2. die Autorität bzw. Institution, die verteilt oder verweigert, 3. die diese Leistung oder Güter Empfangenden oder eben Nicht-Empfangenden und 4. die Instanz(en), bei welcher(n) sich die Situation der Verteilung ändert, also stellvertretend für die Verteilungsinstitutionen, die hierbei kooperieren: der Staat, die Krankenversicherungen und die Ärzteschaft.

3. Über welche Form bzw. Art von Rationierung wird diskutiert und zu entscheiden sein, wenn also unterschiedliche Formen der Rationierung bestehen? Ist das Erfordernis zur Rationierung eine Folge der Knappheit von Gesundheitsversorgungsressourcen, also materieller medizinischer Ressourcen (Medikamente, Behandlungseinrichtungen, Ärzte u.a.m.), oder ist Rationierung der Vorgang der Verteilung knapper öffentlicher Finanzen an den Gesundheitssektor und daher die Ursache der Verknappung von dessen Leistungen? Ich bin mir sicher, dass Letzteres wohl zutrifft und sich – bei Zutreffen meiner Annahme – die entscheidende Frage nach dem Ausmaß dessen stellt, was die Gesellschaft in einem kollektiv finanzierten Finanzierungssystem hierfür aufzubringen bereit ist.

Die Zentrale Kommission zur Wahrung ethischer Grundsätze in der Medizin und ihren Grenzgebieten (Zentrale Ethikkommission bei der Bundesärztekammer [ZEKO]) hat – mutmaßlich sehr bewusst – in ihrer Definition versucht, die aufgezeigten unterschiedlichen Ebenen und Formen von Rationierung mit Betonung des limitierenden Charakters zusammenzuführen, indem sie formuliert: „Unter Rationierung in der Medizin (gemeint ist hiermit: im Gesundheitswesen) wird nach Definition der ZEKO verstanden „die Verweigerung von „an sich notwendigen"[9] bzw. „gesundheitlich notwendigen",[10] „ge-

---

[8] S. Hahn: "Rationing: distribution, limitation, or denial? – Against conceptual confusion in the debate about health care systems". In: *Rationing in medicine. Ethical, legal and practical aspects.* Ed. by F. Breyer, H. Kliemt, F. Thiele. *Wissenschaftsethik und Technologiefolgenbeurteilung.* Bd. 13. Berlin 2002, 7-20.

[9] C. Fuchs: „Was heißt Rationierung im Gesundheitswesen?" Unveröffentlichtes Vortragsmanuskript für das 34. Sozialmedizinische Kolloquium am 16.9.1998. Institut für Sozialmedizin der Universitätsklinikum Schleswig-Holstein. Campus Lübeck 1998.

sellschaftlich verfügbaren und aus Patientensicht akzeptablen Leistungen aus Gründen der Mittelknappheit". An anderer Stelle heißt es: „Rationierung ist gegeben, wenn aus medizinischer Sicht notwendige oder zweckmäßige Maßnahmen aus finanziellen Gründen offen oder verborgen vorenthalten werden".[11]

Diese Interpretation – vielleicht ist das aber auch eine Definition? – lässt nach meinem Verständnis dieser „Definition" von Rationierung in praxi auch etwas zu, was mit der Einführung des diagnosebezogenen, so genannten ‚diagnosis related grouping'(DRG)-Systems für die Vergütung von Versorgungsleistungen für im Krankenhaus stationär behandelte Patienten vorgegeben ist: eine dem Arzt auferlegte auch ökonomische Orientierung an der Hauptdiagnose, deretwegen bei einem Patienten eine stationäre Behandlung erforderlich wird. Bisher war es zumindest für das Krankenhaus „wirtschaftlich unschädlich", wenn bei einem stationär versorgten Patienten weitere Gesundheitsprobleme diagnostiziert wurden. Der weitergehende Diagnostik- oder Therapiebedarf war für den Patienten gesichert und deren Kosten von den Kostenträgern zu bewilligen. Mit Einführung der DRG gilt das nicht mehr bzw. nur bedingt, da keine automatische Kostenübernahme mehr erfolgt. Nicht nur vom Arzt kann daraus eine bedenkliche Schlussfolgerung abgeleitet werden: wenn ich keine Diagnostik betreibe, muss ich auch keine sich aufgrund der Diagnostik aufdrängenden/anbietenden therapeutischen Konsequenzen ziehen.

Das bisher Erörterte lässt sich zusammenfassen:

Das über Generationen praktizierte soziale Prinzip der Nachhaltigkeit ist de facto aufgegeben worden. Wie alle solidarisch finanzierten Leistungen so betreffen auch Leistungen der Gesundheitsversorgung verfassungsmäßig geschützte Bereiche, hier das Leben und die körperliche Unversehrtheit (Art. 2 (2) GG). Diese Leistungen umfassen medizinische Verfahren und Maßnahmen zum Schutz und zur Bewahrung oder zur Wiederherstellung bzw. Besserung der körperlichen und geistigen Gesundheit und Leistungsfähigkeit bei krankheitsbedingten Einschränkungen, zur Minderung krankheitsbedingten Leidens und zur Lebensverlängerung. Diese Leistungen stehen in der Solidargemeinschaft der GKV allen Betroffenen zu, das Recht darauf ist garantiert und orientiert am Prinzip des „Salus aegroti". Es sind also materielle Leistungen von öffentlichem Interesse, für die ein hoher Bedarf besteht und deren Nutznießer entsprechend Bedürftige als Empfänger sind. Sowohl der Tatbestand der Verknappung dafür benötigter Mittel oder wie Delegierte der Konferenz der National Health Services (NHS) „Rationing in the NHS: Time to get real" 1997 in einem offenen Brief an den britischen Gesundheitsstaatssekretär Dobson konstatierten: die Tatsache, dass „das Gesundheitssystem nicht allen das zur

---

[10] E. Nagel, C. Fuchs (Hrsg.): *Rationalisierung und Rationierung im deutschen Gesundheitswesen*. Stuttgart 1998.
[11] Zentrale Kommission zur Wahrung ethischer Grundsätze ...

Verfügung stellen kann, die davon Nutzen haben",[12] als auch der Anspruch auf und der hohe Bedarf an diesen Leistungen begründen die Erfordernis von Rationierungen. Die Rationierungen in Form von Limitierungen manifestieren sich dabei zwar eher in Form nicht erfolgender Erstattungen von Kosten für Leistungen der medizinischen Versorgung aus dem Bereich der GKV als in Begrenzungen aufgrund mangelnder Erbringbarkeit der Leistungen. Rationierungen im Gesundheitsversorgungsbereich konterkarieren per se allgemeine im Grundgesetz und in anderen Gesetzen, z.B. dem SGB V, formulierte soziale Normen und Ansprüche Betroffener – Betroffene sowohl auf der Seite der Akteure (z.B. Ärzte), als auch auf Seiten der diese Leistungen Beanspruchenden (Patienten bzw. potentielle Patienten). Verschärft werden diese Problematik und die Krise in der medizinischen Versorgung u.a. durch den Mangel an Präzision, mit denen in den Gesetzen normiertes und gefordertes Vorgehen beschrieben wird.

Umgang mit Rationierung und gebotene Regelungen

Bereits aus den eingangs dargelegten Generationen-übergreifenden ökonomischen Gründen ist nachzuvollziehen und wohl nicht ernsthaft zu bestreiten, dass Rationierungen im Gesundheitswesen im limitierenden Sinne notwendig sind. Ein am Versorgungsbedarf der Bevölkerung orientiertes Gesundheitssystem hat unter der gesetzlich vorgegebenen und unbestrittenen sozialethischen Verpflichtung zum wirtschaftlichen Einsatz der hierfür benötigten Mittel die Versorgungsprobleme der Bevölkerung jeweils an den Stellen zu lösen, an denen die medizinische Versorgung unter Beachtung humanitärer Gebote am effizientesten vorgenommen werden kann. In praxi werden dafür abgestufte Versorgungsebenen benötigt und als sinnvoll erachtet, die nach Versorgungsauftrag, Behandlungsintensität, Behandlungskapazitäten, Kostenaufwand und weiteren Kriterien zu definieren sind.

Weil die meisten Ursachen für Erkrankungen außerhalb des individuellen Verantwortungs- und Kontrollbereichs liegen, besteht eine soziale Verpflichtung, diese Ursachen zu eliminieren und die Folgen zu beseitigen oder zu mindern, sofern immer möglich, egal ob die Erkrankungen natürlich oder in sozialem Kontakt entstanden sind. Diese Verpflichtung berücksichtigt, dass gute Gesundheit auch eine Form eines sozialen Benefit ist, das – wie etwa das Glücklichsein – nicht von einem Staat oder einer sonstigen sozial verpflichteten Institution gewährleistet werden kann. Obwohl das Erstreben von Gesundheit eine persönliche Angelegenheit ist und in der persönlichen Verantwortung liegt, sollte die Gesellschaft die individuelle Freiheit zum Streben nach guter Gesundheit schützen. Der Staat als legitimierte Institution der Gesellschaft

---

[12] Anonymus: "Dear Mr Dobson. An open letter from the Conference: Rationing in the NHS: Time to get real". In: *British Medical Journal* 315 (1997), 147.

kann und sollte unverändert das Recht zur Erreichung einer guten Gesundheit garantieren. Aufgrund des Bedarfs an kollektiver, solidarisch finanzierter Mittel dafür sollte er aus seiner kommunalen Verantwortlichkeit heraus für die Einhaltung von Prinzipien der Ethik der Verteilungs- und Rationierungspolitik garantieren.

Um Rationierungen sozialethisch akzeptabel zu machen und durchzusetzen, müssen hierfür Vorgehensweisen und Regelungen entwickelt werden, die ein solches Handeln sozial- und bioethisch begründen, transparent, überprüf- und nachvollziehbar sind und einen breiten Konsens als Voraussetzung für deren Akzeptanz finden. Dabei ist es geboten, sämtliche Rationierungen unter Beachtung von Grundsätzen der Humanität und der Solidarität, der sozialen und der individuellen Gerechtigkeit, insbesondere der Bedarfsgerechtigkeit, der Gleichmäßigkeit der Versorgung und des Diskriminierungsverbots, vorzunehmen. Weitere hierbei zu beachtende Aspekte betreffen die Autonomie und Würde des Menschen, die Prävention von Erkrankungen, die Wirtschaftlichkeit und Kostenkontrolle medizinischer Maßnahmen und spezielle Aspekte der Verteilung und Fairness.[13]

Vor jedweder Rationierung ist ein hierfür benötigtes Verfahren festzulegen, ein Verfahren, das Raspe als „intellektuelle und soziale Voraussetzung" ansieht.[14] Als Verfahren für die Vornahme von Rationierungen im Bereich der Gesundheitsversorgung und insbesondere im Hinblick auf medizinische Interventionen hat sich international das der so genannten Priorisierung durchgesetzt. Hiermit sind ein Auswahlverfahren und dabei die vorzunehmenden, hierarchisch strukturierten Erstellungen von Rangfolgen für Indikationen, Patientengruppen oder medizinische Verfahren gemeint. Spitzenränge solcher Rangfolgen werden dabei den Indikationen, Patienten oder Verfahren zuerkannt, für die nach derzeit verfügbarem wissenschaftlich gesichertem Erkenntnisstand konsensual höchste Prioritäten im Sinne einer „absolut unverzichtbaren notwendigen medizinischen Leistung" eingeräumt werden. Am unteren Ende finden sich dementsprechend unnütze oder sogar mit Schadenspotential versehene Maßnahmen. Bei solchen bereits in zahlreichen Ländern[15] vorgenommenen Setzungen von Prioritäten für medizinische Maßnahmen, wie z.B. die „condi-

---

[13] R. Crawshaw, M.J. Garland, B. Hines, C. Lobitz: "Oregon Health Decisions. An experiment with informed community consent". In: *Journal of the American Medical Association* 254 (1985), 3213-3216.

[14] H. Raspe: "Prioritizing and Rationing". In: *Rationing in medicine*. Ethical, legal and practical aspects. Ed. by F. Breyer, H. Kliemt, F. Thiele. *Wissenschaftsethik und Technologiefolgenbeurteilung*. Bd. 13. Berlin 2002, 31-38.

[15] T. Bodenheimer: "The Oregon Health Plan – lessons for the nation." (First of two parts) In: *New England Journal of Medicine* 337 (1997), 651-655; ders.: "The Oregon Health Plan – lessons for the nation. (Second of two parts) In: Ebd. 720-723; R. Crawshaw et al.: "Oregon Health Decisions."; D.C. Hadorn, A.C. Holmes: "The New Zealand priority criteria project. Part 1: Overview". *British Medical Journal* 314 (1997), 131-134; dies.: "The New Zealand priority criteria project. Coronary artery bypass graft surgery". In: *British Medical Journal* 314 (1997), 135-138.

tion treatment pairs" bei den Oregon Health Decisions,[16] sind unterschiedliche Kriterien berücksichtigt worden. Dazu zählen Kriterien der medizinischen Relevanz des gesundheitlichen Problems („relevance of health care problem"), der Effizienz und Notwendigkeit („medical efficacy" und „medical necessity"), des Versorgungsbedarfs („need"), des mutmaßlichen Nutzenpotentials und der Zweckmäßigkeit („ability to benefit", „effectiveness of intervention"), der medizinischen Durchführbarkeit („capacity to benefit") und damit verbundener Risiken („risk of intervention") und der medizinischen Dringlichkeit („urgency").[17] Weiterhin sind bei der Priorisierung Aspekte einer vernünfigen Relation von Kosten und Wirkungen, gemessen an Verbesserungen der Gesundheit und der Lebensqualität, zu beachten, wie das in Schweden gesetzlich vorgeschrieben ist.[18]

Das Verfahren der Priorisierung ist nach Raspe nicht identisch und nicht gleichzusetzen mit dem der Rationierung, die ja nur „ja" oder „nein" zulässt. Demgegenüber kann bei einer Priorisierung ein breites, sich auch im Zeitverlauf änderndes Spektrum an Optionen berücksichtigt werden. Auf weitere Unterschiede zwischen Rationierung und Priorisierung gehe unter Hinweis auf die Arbeit von Raspe[19] hier nicht weiter ein. Priorisierung im medizinischen Versorgungsbereich kann eine wesentliche Hilfestellung und ethisch geboten sein, vorhandene Mittel möglichst effizient einzusetzen, und vor undifferenzierter, klammheimlicher oder stiller,[20] in jedem Fall undurchschaubarer, nicht demokratisch zustande gekommener, unautorisierter oder nach Beliebigkeit vorzunehmender Rationierung schützen. Aus den hier summarisch und ohne Anspruch auf Vollständigkeit aufgelisteten Kriterien, die bei einer Priorisierung im Gesundheitsversorgungsbereich zu bedenken sind, ist ableitbar, dass eine Priorisierung grundsätzlich einer Rationierung vorausgehen muss, wenn – was zwingend zu fordern ist – ethische Prinzipien eingehalten werden.

Weitere unabdingbare Voraussetzungen für eine Priorisierung sind bereits z.T. angesprochen worden:
a) die Kopplung von Priorisierung an gesichertes Wissen auf Basis methodisch hochwertiger klinischer Studien und wissenschaftlich kritischer Analysen von Forschungsergebnissen unter Beachtung der Kriterien der evidenz-basierten Medizin (EBM) und der evidenz-basierten Gesundheitsversorgung (EBHC);[21]

---

[16] R. Crawshaw et al.: "Oregon Health Decisions."
[17] H. Raspe: "Prioritizing and Rationing".
[18] J.A. Kitzhaber: "Prioritising health services in an era of limits: the Oregon experience". In: *Rationing in action*. Publishing Group (eds.). In: *British Medical Journal* 307 (1993), 35-48.
[19] H. Raspe: "Prioritizing and Rationing".
[20] L. Krimmel: „Gesetzliche Krankenversicherung: Stiller Abschied vom 'medizinisch Notwendigen'". In: *Deutsches Ärzteblatt* 16 (2000), A-1052f.
[21] D.L. Sackett, W.M.C. Rosenberg, M.J.A. Gray, R.B. Haynes, W.S. Richardson: "Evidence based medicine: what it is and what it isn't". (Editorial) In: *British Medical Journal* 312 (1996), 71-72. – J.A.M. Gray: *Evidence-based healthcare*. New York – Edinburgh – London 1997. – Hierzu wird verwiesen auf den Beitrag von Herrn Raspe in diesem Band: „Konzept

b) die Legitimation derjenigen, die die Priorisierung vornehmen;
c) Priorisierungen müssen an den Versorgungsrealitäten, der „Benevolentia" und dem Prinzip einer nicht-diskriminierenden Versorgungsgleichmäßigkeit ausgerichtet sein und dabei auch gewährleisten, dass keinem medizinische Leistungen vorenthalten werden, der auf diese angewiesen ist und aller Voraussicht nach davon profitieren wird.
d) Interdisziplinarität der Entscheider, also Experten aus sämtlichen Bereichen, die mittelbar oder unmittelbar von Rationierungen betroffen oder damit befasst sind, beispielsweise Kliniker, Epidemiologen, Juristen, Biometriker, Ökonomen, Soziologen, Ethiker, Statistiker u.a.m.

Bezüglich der letztgenannten Voraussetzung erlaube ich mir allerdings einen pragmatisch-polemischen warnenden Hinweis auf das in Demokratien anzutreffende Phänomen: Das Phänomen der im Sande verlaufenden Problemlösung, genauer Nichtlösung von Problemen, durch die Methodik der nicht zu Ergebnissen kommenden Debatten und Diskurse. Hiermit meine ich die von Politikern angewandte Methodik, ein Problem unausgesprochen zu erledigen, in dem man durch endlose Diskurse und Debatten darüber dieses nicht zu einer Lösung führen lässt. Das dafür benötigte Instrumentarium besteht im Einsetzen von Kommissionen und Komitees, in denen aus mutmaßlich demokratischen Gründen zumeist zu viele sitzen, die nur marginal mit den vermeintlich dringlich zu lösenden Problemen befasst oder betraut sind.

Zusammengefassend wird festgehalten:

Rationierung im medizinischen Bereich muss, um ethisch gerechtfertigt zu sein und selbstverständlich auch um rechtlichen Bestand zu haben, nach vorher festgelegten kontrollierbaren Regeln und unter Beachtung von Bedingungen erfolgen. Ein geeignetes und demokratisches Verfahren hierfür scheint die Setzung von Prioritäten zu sein, die wiederum anhand von konsensual und interdisziplinär zu definierenden Kriterien transparent festzulegen sind und die sich nicht allein auf „medizinische" Aspekte beschränken müssen. Die Priorisierung muss einer möglichen Rationierung vorausgehen, um letztere ethisch zu legitimieren. Das zeitliche Voranstellen einer Priorisierung vor einer Rationierung ist von höchstem Rang, da im Falle einer Rationierung, hier beispielhaft und extrem als Verweigerung von medizinischen Interventionen verstanden, keine identifizierbaren individuellen Personen als Opfer zu beklagen, sondern „lediglich" Überlebenswahrscheinlichkeiten oder „statistisches Leben" betroffen wären. Da es sich hierbei um statistische Größen handelt, wird niemandem eine individuelle Verantwortung dafür zugerechnet, dass bestimmte Personen noch hätten leben können.

---

und Methoden der Evidenz-basierten Medizin. Besonderheiten, Stärken, Grenzen, Schwächen und Kritik" (s.o. S. 207-253).

Die Priorisierungen und hiermit erstellten Prioritäten müssen für alle als verbindlich anerkannt und von den Personen bzw. Institutionen, die mit den Sicherstellungs-, Struktur- und oder Finanzierungsverantwortung beauftragt sind, umgesetzt werden können. Demzufolge bedarf auch die Priorisierung einer ethischen und rechtlichen Legitimation.

Rationierung aufgrund des Alters

Mit diesen Überlegungen ist zugleich die Beurteilung einer Rationierung aufgrund des Alters beantwortet. Sie ist nach Artikel 2, Abs. 2 GG nicht verfassungsgemäß und auch entsprechend den gesetzlichen Bestimmungen des § 70 SGB V (Paragraph mit der Überschrift „Qualität, Humanität und Wirtschaftlichkeit", der das Prinzip der Versorgungsgleichmäßigkeit [„bedarfsgerechte und gleichmäßige ...Versorgung"] postuliert) nicht rechtens. Unabhängig von den durch eindeutige gesetzliche Bestimmungen existierenden Normen ist wohl entscheidender das Prinzip der Verteilungsgleichmäßigkeit, das gleichgestellt werden kann mit dem Gebot einer Nichtdiskriminierung. Das beinhaltet, dass medizinische Versorgungsleistungen weder von ethnischer, sozialer oder Religionszugehörigkeit, noch von Zahlungsfähigkeit, Wohnort, aber eben auch nicht vom Alter abhängig gemacht werden dürfen.

Aber: wie können eine Verteilungsgerechtigkeit und -gleichmäßigkeit gewährleistet werden, wenn beispielsweise unter dem Argument der Zweckmäßigkeit und/oder bei einer utilitaristischen Betrachtungsweise Kriterien von zu gewinnenden Lebensjahren oder wiedergewonnener Lebensqualität als Ergebnisindikatoren von medizinischen Versorgungsleistungen bei Erkrankungen alter Menschen zu bewerten sind?

Bei dem Bemühen, hierauf Antworten unter der gesonderten Fragestellung der Rationierung aufgrund des Alters zu finden, soll im Folgenden unter besonderer Fokussierung auf die Prinzipien der Bedarfsgerechtigkeit, der Verteilungsgerechtigkeit und der Nichtdiskriminierung bei der medizinischen Versorgung alter Menschen auf Patienten mit Tumorerkrankungen abgehoben werden. Das scheint aus medizinischen Gründen sinnvoll, da über 60% der Tumorerkrankungen bei Menschen auftreten, die älter als 65 Jahre sind – das sind Daten für die USA.[22] Für Deutschland liegen hierzu folgende Daten des Jahres 2001 vor: Bei den jährlich ca. 347.000 neu an Krebs Erkrankten beträgt das mittlere Erkrankungsalter bei Frauen 67 Jahre, bei Männern etwa 65 Jahre.

---

[22] L.F. Hutchins, J.M. Unger, J.J. Croley et al.: "Underrepresentation of patients 65 years of age and older in cancer-treatment trials". In: *New England Journal of Medicine* 341 (1999), 2061-2067; L. Talarico, G. Chen, R. Pazdur: "Elderly patients in trials for cancer drug registration: a 7-year experience by Food and Drug Administration (FDA)". In: *MeetingProceedings American Society of Clinical Oncology* 22 (2003), 728. abstract no. 2928; K.W.L. Yee, J.L. Pater, L. Pho et al.: "Enrollment of older patients in cancer treatment trials in Canada: why is age a barrier?" In: *Journal of Clinical Oncology* 21 (2003), 1618-1623.

Nur ca. 29% der an Krebs Erkrankten sind jünger als 60 Jahre. Krebs ist somit eine Erkrankung im höheren Lebensalter oder – anders herum – Krebs ist eine Alterskrankheit. Statistisch erkranken von 100.000 Menschen, die jünger als 65 Jahre sind, 200 an Malignomen. Bei den über 65jährigen ist die Erkrankungshäufigkeit 10mal höher. Bei den häufigsten Krebserkrankungen beträgt der Anteil der über 65jährigen 60-80%. Durch eine Krebserkrankung gehen den Betroffenen statistisch im Mittel ca. 8 Jahre ihrer weiteren Lebenserwartung verloren. Jährlich sterben in Deutschland ca. 210.000 an bösartigen Tumorerkrankungen, die somit Herz-/Kreislauf-Erkrankungen als häufigste Todesursache abgelöst haben.[23]

Das beispielhaft für Tumorpatienten Herausgestellte mag auch für eine große Anzahl von Patienten mit nicht-onkologischen Erkrankungen gelten, sodass vielleicht eine solche Beschränkung gar nicht notwendig wäre, weil sie auch in bestimmtem Umfang verallgemeinerbar wäre. Für die Mehrzahl onkologisch erkrankter Patienten trifft zu, dass die Ursache(n) ihrer Erkrankung in aller Regel außerhalb des individuellen Verantwortungs-, Beeinflussungs- und Kontrollbereichs der Betroffenen liegt. Obwohl sich maligne Erkrankungen bei alten Menschen häufen und die häufigste Todesursache darstellen, gibt es auch extrem seltene Tumorerkrankungen bei alten Menschen. Häufigkeit oder Genese einer Erkrankung sowie der mögliche, häufig nicht ausreichend zu beurteilenden Einfluss der Lebensführung auf die Entstehung der Erkrankung sind aus den angesprochenen prinzipiellen Gründen der Versorgungsgerechtigkeit keine geeigneten, bei einer Priorisierung zu berücksichtigende Kriterien. Bezüglich dieser Parameter unterscheiden sich Patienten mit onkologischen nicht von denen mit anderen Erkrankungen.

Relevanter für die Setzung von Prioritäten bei diesen Patienten – und ich begrenze das auf die hier thematisierten alten Patienten – sind sicher ein hierbei unterstellter individueller Versorgungsbedarf und ein medizinisch mutmaßlicher Nutzen einer entsprechenden Diagnostik und Therapie, der in Relation zu den damit für den betroffenen alten Patienten verbundenen Belastungen zu setzen ist. Dabei bereits werden bei einer weiteren Beschränkung auf ausschließlich medizinische Aspekte gravierende Probleme erkennbar:

Als unabdingbare Voraussetzungen für eine Priorisierung von Versorgungsleistungen wird die Kopplung an gesichertes Wissen auf Basis methodisch hochwertiger klinischer Studien und wissenschaftlich kritischen Analysen von Forschungsergebnissen unter Beachtung der Kriterien der evidenz-basierten Medizin (EBM) und der evidenz-basierten Gesundheitsversorgung (EBHC) angesehen. Diese berechtigte Forderung läuft für die hier gestellte Frage bezüglich der onkologischen Versorgung alter Patienten ins Leere. Ursache hierfür ist ein unzureichendes gesichertes Wissen, um diese Frage medizinisch hinreichend zu beantworten.

---

[23] Arbeitsgemeinschaft bevölkerungsbezogener Krebsregister in Deutschland: *Krebs in Deutschland*. Saarbrücken 2002.

Dieses Wissensdefizit kann konkretisiert werden: Aus bereits eingangs erläuterten demographischen, aber auch aus krankheitsspezifischen Gründen wird der Anteil alter Menschen mit onkologischen Erkrankungen immer größer. Dennoch sind diese Patienten aus unterschiedlichen Ursachen in der onkologischen Forschung und Therapie in einem nach wissenschaftlichen Kriterien unseriösem Ausmaß unterrepräsentiert. So treten beispielsweise Brust-, Lungen-, Dick- und Enddarm- oder Bauchspeicheldrüsen-Krebserkrankungen in der Hälfte bis zu Dreiviertel bei über 65jährigen auf. Diese Patienten werden aber nur zu einem Fünftel bis zu einem Drittel innerhalb von klinischen Studien behandelt. Bei den über 75jährigen sind es mal gerade 1-3 Prozent, die innerhalb von klinischen Studien therapiert werden.[24] Diese klinischen Studien bieten die einzige Möglichkeit um als Alternative zu einer ethisch nicht zu vertretenden Beliebigkeitsmedizin „aus dem hohlen Bauch heraus" zu einer ausreichenden Evidenz zu kommen.

Eine Erklärung für die erschreckend geringe Repräsentation alter Patienten in klinischen Studien erbrachte u.a. eine auf dem diesjährigen Jahreskongress der amerikanischen Krebsgesellschaft (ASCO) vorgestellte Untersuchung in Ontario:[25] Hausärzte zögern, alte Menschen mit Krebserkrankungen an einen Onkologen zu überweisen und das auch bei den Patienten, die ein frühes Erkrankungsstadium aufweisen und somit potentiell zu heilen wären – auch das ist eine praktizierte Form der Rationierung, die keineswegs auf die Region von Ontario begrenzt sein dürfte.

Als weitere Beispiele seien zwei Studienergebnisse zum Brustkrebs angegeben: In der einen amerikanischen Studie wurde in Abhängigkeit vom Alter der Patienten bei knapp 6.500 Patientinnen mit Brustkrebs der Effekt einer adjuvanten, d.h. nach einer operativer Tumorentfernung durchgeführten Chemotherapie zur Minderung des Risikos eines Fortschreitens der Erkrankung untersucht. In der Studien waren nur 8% der Frauen über 65 und lediglich 2% über 75 Jahre. Diese älteren Patientinnen hatten aber einen signifikant häufigeren prognostisch bedeutsamen Tumorbefall örtlicher Lymphknoten und profitierten von diesen Therapiemaßnahmen mindestens ebenso wie die jüngeren Patientinnen.[26] In einer anderen italienischen Studie wurde bei knapp 3.000 Patientinnen geprüft, in welcher Häufigkeit nach einer operativen Entfernung eines Brusttumors eine Bestrahlungs- und/oder eine Chemotherapie zur Minderung der Risiken eines örtlichen Wiederauftretens bzw. einer Metastasierung

---

[24] Hutchins et al.; Talarico et al.; Yee at al. (s. Anm. 24).
[25] C.A. Townsley, K. Naidoo, G.R. Pond, S. Straus, L.L. Siu: "Are older cancer patients being reffered to oncologists? A mail survey of Ontario primary care practitioners (PCPs) to evaluate their referral patterns". In: *MeetingProceedings American Society of Clinical Oncology* 22 (2003), 761, abstract no. 3061.
[26] H.B. Muss, S.H. Woolf, D.A. Berry et al.: "Older women with node positive (N+) breast cancer (BC) get similar benefits from adjuvant chemotherapy (Adj) as younger patients (pts): The Cancer and Leukemia Group B (CALGB) experience". In: *MeetingProceedings American Society of Clinical Oncology* 22 (2003), 4. abstract no. 11.

erfolgten. Im Ausmaß der Operation ergaben sich keine Unterschiede zwischen den Altersgruppen im Gegensatz zu denen, denen eine Radiotherapie (+/-Chemotherapie) angeboten wurde. Das erfolgte nur in lediglich 46% bei den über 75jährigen.[27] Das ist – statisch betrachtet – nach Berechnungen des Statistischen Bundesamtes 2002 für Deutschland bemerkenswert, denn gesunde 75jährige Frauen – und dazu zählen eben auch die Frauen, bei denen ein örtlich begrenzter Tumor entfernt worden ist –, haben noch eine mittlere Lebenserwartung von ca. 12 Jahren (Männer: 9 Jahre) bei einer mittleren Lebenserwartung für Frauen insgesamt von 81 Jahren.

Die onkologisch abzuleitenden Schlussfolgerungen aus diesen beiden Studien sind eindeutig: die onkologische Therapie sollte sich primär nach der Diagnose und nach den individuell jeweils bestehenden Prognosekriterien und eben nicht, zumindest nicht allein, nach dem Alter ausrichten. Nicht das kalendarische Alter, sondern der funktionale Status eines alten Menschen sollte für einen Therapieentscheid mitbestimmend sein.

Zwar ist das medizinische Wissen um die Therapieeffekte bei alten onkologisch zu versorgenden Menschen – die aufgeführten Beispiele sind mehr oder weniger markante Einzelstudien – unzureichend, aber es weist doch einen aus medizinischer Sicht angemessenen und hoffentlich ethisch akzeptablen Weg: Die Gesellschaft allgemein, die Ärzte im Besonderen und die in der Tumormedizin tätigen Ärzte und Spezialisten im Speziellen müssen sich in verstärktem Maße der geriatrischen Onkologie zuwenden und qualitativ und methodisch ausreichende und den realen Versorgungsfragen angepasste Behandlungsprotokolle für die Betroffenen erstellen und auf eine breite Implementierung in den Versorgungsbereich hinwirken. Dabei sollte insbesondere die für die Gruppe der älteren Menschen typische hochgradige interindividuelle Heterogenität im Hinblick auf die körperlichen und funktionellen Möglichkeiten und Leistungsfähigkeiten und damit zusammenhängend auch die der Verträglichkeit von onkologischen Therapiemaßnahmen problematisiert und erforscht werden. Hierfür bedarf es einer Beurteilungsmethodik und eines Instrumentariums, diesen Status standardisiert, valide und zuverlässig zu erfassen, um somit eine reproduzierbare und ausreichend verlässliche Abbildung der individuellen körperlichen und geistigen Leistungsfähigkeit zu erreichen. Eine solche geriatrische Beurteilung ist erforderlich zur substantiellen Unterstützung von Entscheidungsfindungen für oder gegen eine onkologische Diagnostik oder Therapie. Hierüber wären körperliche und funktionale Kapazitäten des einzelnen Patienten zu beschreiben, Behandlungsziele unter Beachtung der Lebensqualität zu definieren und wirkungsvolle Behandlungsentscheide indi-

---

[27] G. Curigliano, R. Gennai, N. Rotmensz et al.: "Breast cancer in elderly women: features of disease presentation and choice of adjuvant therapies compared with younger postmenopausal patients". In: *MeetingProceedings American Society of Clinical Oncology* 22 (2003), 762, abstract no. 3065.

viduell an kognitive und/oder sensorische Einschränkungen oder Funktionsdefizite anzupassen.

Erste Ansätze hierzu sind von der Interdisziplinären Arbeitsgruppe der Deutschen Gesellschaft für Hämatologie und Onkologie (DGHO) in Kooperation mit der Deutschen Geriatrischen Gesellschaft (DGG) unternommen worden.[28] Anhand einfach zu eruierender Kriterien lassen sich drei Gruppen alter onkologischer Erkrankter abgrenzen:

1) Der ältere Patient mit adäquaten funktionalen Reserven, der in der Lage wäre, eine onkologische Standardtherapie mit adäquater Begleit-(Supportiv-) Therapie zu tolerieren.
2) Der Patient mit signifikanten Einschränkungen und Defiziten, der aber dennoch onkologische Therapien tolerieren kann, sofern entsprechende individuell abgestimmte Modifikationen der onkologischen Therapie vorgenommen und intensive supportive Maßnahmen durchgeführt werden.
3) Der Patient mit starken Einschränkungen in geriatrischer Hinsicht, z.B. aufgrund von relevanten Komorbiditäten, die selber seine Lebenserwartung einschränken. Bei einem solchen Patienten sollten eher keine onkologische Therapie, sondern supportive Maßnahmen erfolgen.

Mir ist bewusst, dass eine hier recht einfach erscheinende Gruppenzuordnung in praxi erhebliche Schwierigkeiten bereiten kann. Auch für dieses hier gewählte Beispiel können weitere Fragen hinsichtlich der ausreichend erreichbaren möglichen Gleichheit und Gerechtigkeit – Gerechtigkeit von Ergebnissen? Gerechtigkeit der Chancenverteilung? Leistungsgerechtigkeit? – aufkommen. Es mag auch dabei nicht ausgeschlossen werden, dass vieles im Detail unsolidarisch und ungerecht ist, was solidarisch und gerecht intendiert ist und als solches ausgegeben wird.

Dennoch: aus ärztlicher Sicht bietet eine solche Einschätzung die Chance, nach im Einzelfall zu diskutierenden Kriterien eine objektivere und aus einer Kompetenz erwachsene Entscheidung für oder gegen onkologische Diagnostik oder Therapien anzubieten. Das könnte dazu führen, dass der Beliebigkeit subjektiver Einschätzungen und daraus abgeleiteter Entscheidungen für oder gegen medizinische Maßnahmen bei alten Menschen mit rationierendem Charakter stärker Einhalt geboten wird. Ein solches Umsetzen würde auch uns Ärzte vor dem offen oder verdeckt geäußerten Vorwurf schützen, eine heimliche, stille Rationierung vorzunehmen, zu der wir in keinem Falle legitimiert sind.

Ein solches Vorgehen wäre im wohlverstandenen Sinne eine vor einer Rationierung vorzunehmenden Priorisierung und kann hierfür ein Beispiel dar-

---

[28] C. Bokemeyer: "Geriatric oncology: appropriate assessment is the basis for clinical trials and routine care". In: *Onkologie* 23 (2003), 323-324; C. Friedrich, G. Kolb, U. Wedding, L. Pientka: "Comprehensive geriatric assessment in the elderly cancer patient". In: *Onkologie* 26 (2003), 355-360.

stellen. Es würden bei diesem Vorgehen zudem das ethische Gebot der „benevolentia" ebenso wie das einer „parsimony" (also einer Sparsamkeit im Ockhamschen Sinne) Beachtung finden. Es wäre für den Fall einer letztlich unumgänglichen Rationierung eine mögliche Form einer „smarten", aber nach transparenten und abgesicherten Kriterien erfolgenden Rationierung.[29] Ebenfalls wäre die Norm, nach der der Wert des menschlichen Lebens alle materiellen Werte übersteigt, bewahrt. Des weiteren würde die These des Ökonomen Hellweg, nach der „die Gesundheitsversorgung den Bedürftigen vorzuenthalten, aus Gründen der inneren Kohärenz des Gemeinwesens nicht vorstellbar ist",[30] Bestand haben.

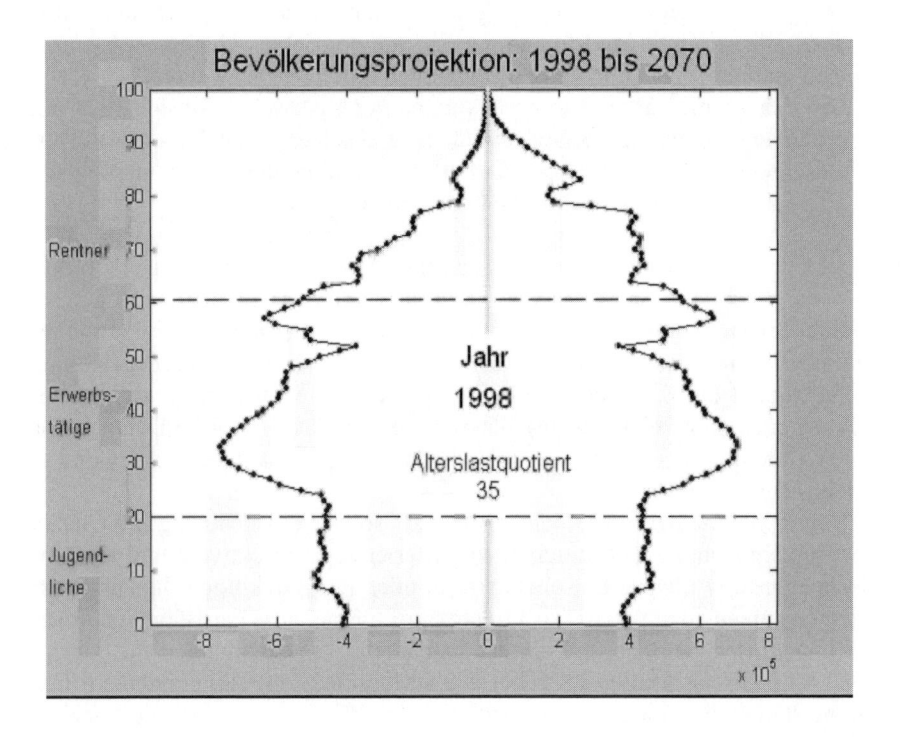

Abb. 1: Das Problem der Bevökerungspyramide, die zum Weihnachtsbaum mutiert (nach B. Raffelhüschen)

---

[29] S. Goldbeck-Wood: "Smart rationing is possible". In: *British Medical Journal* 315 (1997), 143-145.
[30] M. Hellwig: „Im Jahr 2030 muß Gesundheit rationiert werden". Interview der *Frankfurter Allgemeinen Sonntagszeitung* vom 24.8.2003.

Literatur

Arbeitsgemeinschaft bevölkerungsbezogener Krebsregister in Deutschland: *Krebs in Deutschland*. Saarbrücken 2002.
Anonymus: "Dear Mr Dobson. An open letter from the Conference: Rationing in the NHS: Time to get real". In: *British Medical Journal* 315 (1997), 147.
Baier, H.: „Abschied vom Sozialstaat: Kundenorientierung statt Rationierung. Plädoyer für eine marktwirtschaftlich orientierte Gesundheitspolitik". In: *Deutsches Ärzteblatt* 93 (1996), A-2683, B-2167, C-1973.
Baier, H.: „Gegen Staats- und Körperschaftszwang: Ärzte und Patienten als Kunden des Gesundheitswesens". In: Ebd. 95 (1998), A-876, B-728, C-681.
Bodenheimer, T.: "The Oregon Health Plan – lessons for the nation." (First of two parts) In: *New England Journal of Medicine* 337 (1997), 651-655.
Bodenheimer, T.: "The Oregon Health Plan – lessons for the nation. (Second of two parts) In: Ebd. 720-723.
Bokemeyer, C.: "Geriatric oncology: appropriate assessment is the basis for clinical trials and routine care". In: *Onkologie* 23 (2003), 323-324.
Breyer, F., H. Kliemt, F. Thiele (eds.): "Rationing in Medicine. Ethical, Legal and Practical Aspects". In: *Wissenschaftsethik und Technologiefolgenbeurteilung*. Bd. 13. Berlin 2002.
Crawshaw, R., M.J. Garland, B. Hines, C. Lobitz: "Oregon Health Decisions. An experiment with informed community consent". In: *Journal of the American Medical Association* 254 (1985), 3213-3216.
Curigliano, G., R. Gennai, N. Rotmensz et al.: "Breast cancer in elderly women: features of disease presentation and choice of adjuvant therapies compared with younger postmenopausal patients". In: *MeetingProceedings American Society of Clinical Oncology* 22 (2003), 762, abstract no. 3065.
Emanuel, E.J., L.L. Emanuel: "The economics of dying. The illusion of cost savings at the end of life". *New England Journal of Medicine* 330 (1994), 540-544.
Evans, J.G.: "Evidence-based and evidence-biased medicine". In: *Age Ageing* 24 (1995), 461-463.
Fetzer, S., S. Moog, B. Raffelhüschen: „Zur Nachhaltigkeit der Generationenverträge: Eine Diagnose der Kranken- und Pflegeversicherung". In: *Zeitschrift für die gesamte Versicherungswissenschaft* 3 (2002), 279-302.
Fetzer, S., B. Raffelhüschen: „Zur Wiederbelebung des Generationenvertrags in der gesetzlichen Krankenversicherung: Die Freiburger Agenda". In: *Perspektiven der Wirtschaftspolitik* 6 (2005), 255-274.
Feuerstein, G., E. Kuhlmann (Hrsg.): *Rationierung im Gesundheitswesen*. Wiesbaden 1998.
Friedrich, C., G. Kolb, U. Wedding, L. Pientka: "Comprehensive geriatric assessment in the elderly cancer patient". In: *Onkologie* 26 (2003), 355-360.
Fuchs, C.: „Was heißt Rationierung im Gesundheitswesen?" Unveröffentlichtes Vortragsmanuskript für das 34. Sozialmedizinische Kolloquium am 16.9.1998. Institut für Sozialmedizin der Universitätsklinikum Schleswig-Holstein. Campus Lübeck 1998.
Goldbeck-Wood, S.: "Smart rationing is possible". In: *British Medical Journal* 315 (1997), 143-145.
Gray, J.A.M.: *Evidence-based healthcare*. New York – Edinburgh – London 1997.
Hadorn, D.C., A.C. Holmes: "The New Zealand priority criteria project. Part 1: Overview". *British Medical Journal* 314 (1997), 131-134.

Hadorn, D.C, A.C. Holmes: "The New Zealand priority criteria project. Coronary artery bypass graft surgery". In: Ebd. 135-138.

Hahn, S.: "Rationing: distribution, limitation, or denial? – Against conceptual confusion in the debate about health care systems". In: *Rationing in medicine. Ethical, legal and practical aspects.* Ed. by F. Breyer, H. Kliemt, F. Thiele. *Wissenschaftsethik und Technologiefolgenbeurteilung.* Bd. 13. Berlin 2002, 7-20.

Hellwig, M.: „Im Jahr 2030 muß Gesundheit rationiert werden". Interview der *Frankfurter Allgemeinen Sonntagszeitung* vom 24.8.2003.

Hutchins, L.F., J.M. Unger, J.J. Croley et al.: "Underrepresentation of patients 65 years of age and older in cancer-treatment trials". In: *New England Journal of Medicine* 341 (1999), 2061-2067.

Kitzhaber, J.A.: "Prioritising health services in an era of limits: the Oregon experience". In: *Rationing in action.* Publishing Group (eds.). In: *British Medical Journal* 307 (1993), 35-48.

Krimmel, L.: „Gesetzliche Krankenversicherung: Stiller Abschied vom 'medizinisch Notwendigen'". In: *Deutsches Ärzteblatt* 16 (2000), A-1052f.

Moody, H.R.: "Allocation, yes; age-based rationing, no". In: *Too old for health care? Controversies in medicine, law, economics, and ethics.* Ed. by R.H. Binsock and S.G. Post. Baltimore/London 1991.

Muss, H.B., S.H. Woolf, D.A. Berry et al.: "Older women with node positive (N+) breast cancer (BC) get similar benefits from adjuvant chemotherapy (Adj) as younger patients (pts): The Cancer and Leukemia Group B (CALGB) experience". In: *MeetingProceedings American Society of Clinical Oncology* 22 (2003), 4. abstract no. 11.

Nagel, E., C. Fuchs C (Hrsg.): *Rationalisierung und Rationierung im deutschen Gesundheitswesen.* Stuttgart 1998.

Raspe, H.: "Prioritizing and Rationing". In: *Rationing in medicine. Ethical, legal and practical aspects.* Ed. by F. Breyer, H. Kliemt, F. Thiele. *Wissenschaftsethik und Technologiefolgenbeurteilung.* Bd. 13. Berlin 2002, 31-38.

Raspe, H.: „Konzept und Methoden der Evidenz-basierten Medizin. Besonderheiten, Stärken, Grenzen, Schwächen und Kritik". In: *Ökonomie und Medizinethik.* Hrsg. von Annemarie Gethmann-Siefert und und Felix Thiele. München 2007.

Sackett, D.L.: "Clinical epidemiology". In: *American Journal of Epidemiology* 89 (1969), 125-128.

Sackett, D.L., W.M.C. Rosenberg, M.J.A. Gray, R.B. Haynes, W.S. Richardson: "Evidence based medicine: what it is and what it isn't". (Editorial) In: *British Medical Journal* 312 (1996), 71-72.

„Sozialgesetzbuch V" (SGB V). In: *Krankenhausrecht.* (Taschenbuchausgabe der Deutschen Krankenhaus Verlagsgesellschaft mbH.) Düsseldorf [10]2002, 227ff.

Shelley, J.H., M.P. Baur, P. Martini: "The first clinical pharmacologist?" In: *Lancet* 353 (1999) 1870-1873.

Smith, R.: „Plädoyer für eine offene Rationierungsdebatte". In: *Deutsches Ärzteblatt* 95 (1998), A-2453-2458.

Talarico, L., G. Chen, R. Pazdur: "Elderly patients in trials for cancer drug registration: a 7-year experience by Food and Drug Administration (FDA)". In: *MeetingProceedings American Society of Clinical Oncology* 22 (2003), 728. abstract no. 2928.

Thomas, K.: „Britischer Ärztetag: Gesundheitspolitisches Stimmungstief". In: *Deutsches Ärzteblatt* 96 (1999), A-1952.

Townsley. C.A., K. Naidoo, G.R. Pond, S. Straus, L.L. Siu: "Are older cancer patients being reffered to oncologists? A mail survey of Ontario primary care practitioners (PCPs) to evaluate their referral patterns". In: *MeetingProceedings American Society of Clinical Oncology* 22 (2003), 761, abstract no. 3061.

Yee, K.W.L., J.L. Pater, L. Pho et al.: "Enrollment of older patients in cancer treatment trials in Canada: why is age a barrier?" In: *Journal of Clinical Oncology* 21 (2003), 1618-1623.

Zentrale Kommission zur Wahrung ethischer Grundsätze in der Medizin und ihren Grenzgebieten (Zentrale Ethikkommission bei der Bundesärztekammer): „Prioritäten in der medizinischen Versorgung im System der gesetzlichen Krankenversicherung (GKV): Müssen und können wir uns entscheiden?" In: *Deutsches Ärzteblatt* 97 (2000), B-867-871.

ZU DEN AUTOREN

Freudenberg, Ulrich, Dr. jur., Studium der Rechtswissenschaft an der Universität Bonn, Promotion 1994 (*Die Beitragssatzstabilität in der gesetzlichen Krankenversicherung*), seit 2007 Vorsitzender Richter am Landessozialgericht.
Veröffentlichungen u.a.: §§ 17 bis 26 („Anspruch auf Leistungen"), § 52 („Leistungserbringung, Vergütung"), §§ 75 bis 81 („Einrichtungen"). In: Jahn: Sozialgesetzbuch *für die Praxis. Zwölftes Buch Sozialgesetzbuch.* Hrsg. von Hans-Peter Jung. Freiburg – Berlin (Loseblatt; Stand 2004); §§ 24a bis 26 („Förderung von Kindern in Tageseinrichtungen und in Kindertagespflege". In: *SGB VIII Kinder- und Jugendhilfe.* Hrsg. von Hans-Peter Jung. Freiburg – Berlin 2006; §§ 82 bis 88, 311 („Verträge auf Bundes- und Landesebene/Zahntechnische Leistungen"). In: *juris PraxisKommentar SGB V Gesetzliche Krankenversicherung.* Hrsg. von Rainer Schlegel und Thomas Voelzke. Saarbrücken 2007; „Die Schmerzbegutachtung im sozialgerichtlichen Verfahren". In: *Forum Medizinische Begutachtung* 1 (2006), 28-35; „Die PTBS im Zusammenhangsgutachten im gesetzlichen Unfallversicherungs- und im sozialen Entschädigungsrecht". In: *Forum Medizinische Begutachtung* 1 (2007), 28-34.

Gethmann, Carl Friedrich, Prof. Dr. phil. Dr. phil.h.c., Studium der Philosophie in Bonn, Innsbruck und Bochum, seit 1979 Professor für Philosophie an der Universität Duisburg-Essen, seit 1996 Direktor der Europäischen Akademie zur Erforschung von Folgen wissenschaftlich-technischer Entwicklungen in Bad Neuenahr-Ahrweiler GmbH, seit 2005 Präsident der Deutschen Gesellschaft für Philosophie e.V.
Veröffentlichungen u.a.: *Protologik.* Frankfurt a.M. 1979; *Lebenswelt und Wissenschaft.* Bonn 1991; *Umweltstandards am Beispiel des Strahlenschutzes.* Berlin 1992 (mit K. Pinkau et al.); *Technikfolgenbeurteilung am Beispiel der bemannten Raumfahrt.* Köln 1992 (mit P. Janich u. H. Sax); *Person und Sinnerfahrung.* Darmstadt 1993 (mit P.L. Oesterreeich); *Handeln unter Risiko im Umweltstaat.* Berlin u.a. 1993 (mit M. Kloepfer); *Langzeitverantwortung im Umweltstaat.* Bonn 1993 (mit M. Kloepfer); *Verteilungsgerechtigkeit im Umweltstaat.* Bonn 1993 (mit M. Kloepfer); *Technikfolgenbeurteilung der bemannten Raumfahrt.* Köln 1993 (mit P. Janich und H. Sax); *Ethische Probleme der Verteilungsgerechtigkeit im Umweltstaat.* Bonn 1995 (mit M. Kloepfer u. S. Reinert); *Technikfolgenabschätzung. Konzeptionen im Überblick.* Bad Neuenahr-Ahrweiler 1996 (mit A. Grunwald); *Umweltprobleme und globaler Wandel als Thema der Ethik in Deutschland.* Bad Neuenahr-Ahrweiler 1996; *Umweltstandards. Kombinierte Expositionen und ihre und ihre Auswirkungen auf*

den Menschen und seine Umwelt. Berlin 2000 (mit C. Streffer u.a.); *Philosophie und Technik*. München 2000 (mit A. Gethmann-Siefert); *Gesundheit nach Maß?* Eine transdisziplinäre Studie zu den Grundlagen eines dauerhaften Gesundheitssystems. Berlin 2004 (mit W. Gerok, H. Helmchen, K.-D. Henke, J. Mittelstraß, E. Schmidt-Aßmann, G. Stock, J. Taupitz, F. Thiele); *Vom Bewußtsein zum Handeln*. München u.a. 2007. Zahlreiche Aufsätze zur Sprachphilosophie/Philosophie der Logik, Phänomenologie, Wissenschaftsforschung, Praktischen Philosophie/Technikfolgenabschätzung. E-Mail: Europaeische. Akademie@ea-aw.de

Gethmann-Siefert, Annemarie, Prof. Dr. phil., Studium der Philosophie, Kunstgeschichte und Theologie an den Universitäten Münster, Bonn, Innsbruck und Bochum, seit 1991 Professor für Philosophie an der FernUniversität in Hagen.

Veröffentlichungen u.a.: *Einführung in die Ästhetik*. München 1995 (UTB 1875); *Martin Heidegger und die praktische Philosophie*. Frankfurt a.M. 1988 (stw 694) (mit O. Pöggeler); „Ethos und metaphysisches Erbe". Zu den Grundlagen von Hans Jonas' Ethik der Verantwortung. In: *Philosophie der Gegenwart – Gegenwart der Philosophie*. Hrsg. von Herbert Schnädelbach et al. Hamburg 1993, 171-215; *Philosophie und Technik*. München 2000 (mit C.F. Gethmann); „Consultation instead of prescription. A model for the structure of the doctor-patient relationship". In: *Poiesis & Praxis. International Journal of Aesthetics, Science and Technology Assessment*. No. 1, Vol. 2 (2003); „Beratung statt Vorschrift. Über ein Modell der Gestaltung des Verhältnisses von Arzt und Patient". In: *Angewandte Ethik im Spannungsfeld von Begründung und Anwendung*. Hrsg. von Karsten Berr und Hans Friesen. Hamburg 2004, 343-379; *Anthropologie und Ethik* (Studienbrief der FernUniversität in Hagen 2005); *Grundlagen der medizinischen Anthropologie I* (Studienbrief der FernUniversität in Hagen 2005); *Das Verhältnis von Arzt und Patient* (Studienbrief der FernUniversität in Hagen 2005); *Studien zur medizinischen Ethik*. Freiburg i.Br./München 2005 (mit K. Gahl u. U. Henckel); *Recht und Ethik in der Präimplantationsdiagnostik*. Bad Neuenahr-Ahrweiler: Europäische Akademie zur Erforschung von Folgen wissenschaftlich-technischer Entwicklungen 2005 (Graue Reihe 38) (mit S. Huster); „Metaphysische Voraussetzungen und praktische Konsequenzen des 'Prinzips Verantwortung'. Zu Hans Jonas' metaphysischer Begründung der angewandten Ethik". In: *Die Bedeutung der Ethik der Verantwortung und der Diskursethik für die Medizinethik* (Studienbrief der FernUniversität in Hagen 2005); *Leiblichkeit und lebendiges Dasein. Anthropologische und ethische Reflexionen* (Studienbrief der FernUniversität in Hagen 2006) (mit U. Henckel, L. Honnefelder u. G. Scherer); *Medizinethik und Recht*. Überlegungen zur Einführung (Studienbrief der Fernuniversität in Hagen 2007). E-Mail: annemarie.gethmann-siefert@ fernuni-hagen.de

Henke, Klaus-Dirk, Prof. Dr., seit 1995 Inhaber des Lehrstuhls für die Fachgebiete Öffentliche Finanzen und Gesundheitsökonomie am Institut für Volkswirtschaftslehre und Wirtschaftsrecht der Technischen Universität Berlin.
Veröffentlichungen u.a.: *Die Berliner Gesundheitswirtschaft – Perspektiven für Wachstum und Beschäftigung.* Berlin 2006 (mit B. Cobbers, A. Georgi, J. Schreyögg); *Enabling Social Europe.* Berlin 2006 (mit B.v. Maydell, K. Borchardt, R. Leitner, R. Muffels, M. Quante, P.-L.K. Rauhala, P.-G. Verschraegen, M. Zukowski); „Zum Einfluß von Demographie und medizinisch-technischem Fortschritt auf die Gesundheitsausgaben". In: *Effizienz, Qualität und Nachhaltigkeit im Gesundheitswesen.* Festschrift zum 65. Geburtstag von Eberhard Wille. Baden-Baden 2007, 736-753 (mit L. Reimers); „Pauschalprämienmodelle zur Finanzierung des Gesundheitswesen: Strukturparameter – Gestaltungsoptionen – Simulationen". In: *SOEP Papers on Multidisciplinary Panel Data Research at DIW Berlin.* Nr. 9. Berlin 2007 (mit H.H. Andersen und M.M. Grabka); „Die Finanzierung des Gesundheitswesens unter besonderer Berücksichtigung der Krankenhausfinanzierung". In: *Health Care der Zukunft.* Hrsg. von C. Nickl-Weller. Berlin 2007, 13-21; „Finanzierungsreform und Risikostrukturausgleich – Was bleibt vom Ausgleichsverfahren?" In: *Jahrbücher für Nationalökonomie und Statistik* 227.1 (2007), 27-48 (mit D. Göpffarth). E-Mail: K.Henke@finance.ww.tu-berlin.de

Herberhold, Dietmar, Dr. med., Studium der Humanmedizin in Göttingen, Köln, Aachen und Bochum, Seit 2003 Geschäftsführer der EK Unna ambulanter Pflegedienst gGmbH.
Veröffentlichungen u.a.: „Kosten-Nutzen-Aspekte qualitätssichernder Maßnahmen im Krankenhaus". In: *Qualität rechnet sich.* Hrsg. von G. Viethen und I. Maier. Stuttgart 1996; „Ist die Zertifizierung der Krankenhäuser eine Qualitätsaussage?" *21. Deutscher Krankenhaustag.* Hannover 13.05.1998; „Therapieoptimierung trotz knapper werdender Ressourcen". Fortbildungsveranstaltung des Krankenhausbetriebes Schwalm-Eder-Kreis 13.05.1998; „Ist die Zertifizierung von Krankenhäusern ein Weg zur besseren Medizin?" *II. Kölner Krankenhaussymposium.* Köln 08.08.1998; „Chancen und Risiken des Qualitätsmanagements im Krankenhaus". *6. Jenaer Krankenhaustage.* Jena 30.09.-01.10.1998; „Health- und Qualitätsmanagement – Standortbestimmung und berufliche Perspektiven". Vortrag auf dem 3. Kongress *Via medici – Zukunftschancen für junge Mediziner.* Mannheim 16.-17.06.2000. E-Mail: dietmar@herberhold.net

Kolmar, Martin, Prof. Dr., Studium der Volkswirtschaftslehre an den Universitäten Bonn und Berkeley (Ca). Diplom am 19.07. 1993, seit 2006 Lehrstuhl für Volkswirtschaftslehre, insbesondere Angewandte Mikroökonomik, Direktor des Forschungsinstituts für Empirische Ökonomie und Wirtschaftspolitik; Universität St. Gallen.

Veröffentlichungen u.a.: "Are National Pension Systems Efficient if Labor is (Im-) Perfectly Mobile?" In: *Journal of Public Economics* 83 (2000), 3, 347-374 (mit Friedrich Breyer); "Optimal Intergenerational Redistribution in a Two-Country Model with Endogenous Fertility". In: *Public Choice* 106 (2001), 23-51; "Anarchy, Efficiency, and Redistribution". In: *Journal of Public Economics* 87 (2003), 2431-2457 (mit Dieter Bös); "The Taxation of Financial Capital under Asymmetric Information and the Tax-Competition Paradox". In: *Scandinavian Journal of Economics* 106, (2004), 83-106 (mit Wolfgang Eggert); „Grundlagen der Wirtschaftspolitik". Reihe *Neue Ökonomische Grundrisse*. Hrsg. von R. Richter. Tübingen 2001, ²2005 (mit Friedrich Breyer). E-Mail: martin.kolmar@unisg.ch

Marckmann, Georg, Prof. Dr. med., 1987-1997 Studium der Medizin und 1989-1995 Studium der Philosophie an der Universität Tübingen; Public-Health Studium an der Harvard Universität in Boston/USA, seit 2006 MPH, Universität Tübingen, Institut für Ethik und Geschichte der Medizin.

Veröffentlichungen u.a.: *Gesundheitsversorgung im Alter*. Zwischen ethischer Verpflichtung und ökonomischem Zwang. Hrsg. von Georg Marckmann. Stuttgart 2003; *Gerechte Gesundheitsversorgung*. Ethische Grundpositionen zur Mittelverteilung im Gesundheitswesen. Hrsg. von G. Marckmann, P. Liening und U. Wiesing. Stuttgart 2003; *Gleichheit und Gerechtigkeit in der modernen Medizin*. Interdisziplinäre Perspektiven. Hrsg. von O. Rauprich, G. Marckmann und J. Vollmann. Paderborn 2005; *Krankenhaus und Soziale Gerechtigkeit*. Hrsg. von M.G. Krukemeyer, G. Marckmann und U. Wiesing. Stuttgart 2005; „Zwischen Skylla und Charybdis: Reformoptionen im Gesundheitswesen aus ethischer Perspektive". In: *Gesundheitsökonomie & Qualitätsmanagement* 12.2 (2007), 96-100. E-Mail: georg.marckmann@uni-tuebingen.de

Raspe, Heiner, Prof. Dr. med. Dr. phil., Direktor des Instituts für Sozialmedizin an der Medizinischen Universität Lübeck.

Veröffentlichungen u.a.: „Evidence based medicine: Modischer Unsinn, alter Wein in neuen Schläuchen oder aktuelle Notwendigkeit?" In: *Zeitschrift für ärztliche Fortbildund und Qualitätssicherung* 90 (1996), 553-562; „Göttinger Erklärung zur Unterrichtung von Studierenden der Medizin in evidenzbasierter Medizin". In: *Gesundheitswesen* 65 (2003), 64-65; „Zur aktuellen deutschen Diskussion um die Evidenz-basierte Medizin: Brennpunkte, Skotome, divergierende Wertsetzungen". In: *Zeitschrift für ärztliche Fortbildung und Qualitäts-sicherung* 97 (2003), 689-694; „Klinische Medizin, klinische Forschung und klinische Epidemiologie". In: *Medizinische Klinik* 99 (2004), 97-103; „Cognition-based Medizin aus der Sicht der Evidenz-basierten Medizin". In: *Zeitschrift für ärztliche Fortbildung und Qualitätssicherung* 99 (2005), 295-300; „Nutzen aus klinischer Forschung: auch für Patienten und Probanden?" In: *Deutsche Medizinische Wochenschrift* 130 (2005), 1701-

1705; „Gibt es eine deutsche Vorgeschichte der Evidenz-basierten Medizin?" In: *Deutsche Medizinische Wochenschrift* 130 (2005), 1781-1784 (mit S. Stoll und V. Roelcke). E-Mail: heiner.raspe@uk-sh.de

Siebert, Uwe, Prof. Dr., MPH, MSc, Professor of Public Health (UMIT) Chair, Department of Public Health, Medical Decision Making and Health Technology Assessment, UMIT – University of Health Sciences, Medical Informatics and Technology; Eduard Wallnöfer-Zentrum I, A-6060 Hall i. Tirol, Austria. – Associate Professor of Radiology (Harvard University), Director Cardiovascular Research Program, Institute for Technology Assessment and Department of Radiology, Massachusetts General Hospital, Harvard Medical School; Boston, MA, USA.

Veröffentlichungen u.a.: "When should decision-analytic modeling be used in the economic evaluation of health care?" [Editorial]. In: *The European Journal of Health Economics* 4.3 (2003), 143-50; „Transparente Entscheidungen in Public Health mittels systematischer Entscheidungsanalyse". In: *Das Public Health Buch. Gesundheit und Gesundheitswesen*. Hrsg. von F.W. Schwartz, B. Badura, R. Busse, R. Leidl, H. Raspe, J. Siegrist und U. Walter. München ²2003, 485-502; „Normative Implikationen von Allokationskriterien am Beispiel der Kosteneffektivität". In: *Patient – Bürger – Kunde. Soziale und ethische Aspekte des Gesundheitswesens*. Hrsg. von S. Graumann und K. Grüber. Münster 2004, 131-161 (mit G. Marckmann); „Entscheidungsanalytische Modelle zur Sicherung der Übertragbarkeit internationaler Evidenz aus HTA auf den Kontext des deutschen Gesundheitssystems. Ein HTA-Methodenreport". In: *Health Technology Assessment*. Vol. 15. Köln 2005. „Metaanalysen und Entscheidungsanalysen". In: *Gesundheitsökonomische Evaluationen*. Hrsg. von O. Schöffski und J.-M. Graf v.d. Schulenburg. Berlin – Heidelberg – New York ³2007, 261-310 (mit N. Mühlberger und O. Schöffski). E-Mail:uwe.siebert@umit.at

Souchon, Rainer, Prof. Dr. med., Studium der Humanmedizin, Medizinische Fakultät der Freien Universität Berlin, Approbation 1976. Strahlenklinik AKH Hagen gGmbH.

Neben zahlreichen Publikationen und Vorträgen zum Thema Tumortherapie/Onkologie entstanden im Rahmen der Kooperation mit dem Philosophischen Institut der FernUniversität Hagen und der Europäischen Akademie GmbH eine Reihe medizinethischer Studien; so z.B.: „Palliativmedizin bei Tumorpatienten in einer Strahlenklinik". In: *Palliativmedizin,* 47-59 (Studienbrief FernUniversität Hagen, Kurs 75126); „Sterbebegleitung von (Tumor-)Patienten in der Klinik – Ein Defizit der klinischen Ausbildung?" In: *Tod und Sterben,* 159-170 (Studienbrief FernUniversität Hagen, Kurs 75125); „Das Gespräch mit dem unheilbar Kranken – dargestellt am Beispiel des Tumorpatienten". In: *Die Gestaltung des Gesprächs zwischen Arzt und Patient. Gesprächsführung in kritischen Diagnose- und Therapieentscheidungen,* 60-96

(Studienbrief FernUniversität Hagen, Kurs 75173); Deutsche Krebsgesellschaft e.V.: *Qualitätssicherung in der Onkologie – Leitlinie zur Diagnostik und Therapie von Hodentumoren auf der Grundlage evidenzbasierter Medizin (EBM)*. Hrsg. von R. Souchon, H.J. Schmoll und S. Krege. München 2002; „Palliativmedizin bei Tumorpatienten in einer Strahlenklinik". In: *Palliativmedizin – Medizinischer Status und ethische Fragen*. Hrsg. von J.P. Beckmann. FernUniversität Hagen 2003, 73-87; „Rationierung medizinischer Mittel bei alten Patienten?" In: *Ökonomie und Medizinethik*. Hrsg. von A. Gethmann-Siefert und F. Thiele. (Reihe *Neuzeit und Gegenwart*.) München 2007, 281-301 (im Druck). – s.a.: Studienmaterialien für den Weiterbildenden Studiengang „Medizinethik" der Europäischen Akademie zur Erforschung von Folgen wissenschaftlich-technischer Entwicklungen Bad Neuenahr-Ahrweiler GmbH, der FernUniversität Hagen und der J. Gutenberg Universität Mainz. 2005, 1-16; „Zur Vereinbarkeit von ärztlichem Handeln und sozialem Auftrag von Krankenhäusern im Zeitalter der DRG". In: *Ökonomie und Medizinethik*. Hrsg. von Annemarie Gethmann-Siefert und Felix Thiele. (Reihe *Neuzeit und Gegenwart*.) München 2007, 271-279 (im Druck) (mit D. Herberhold). E-Mail: souchon@akh-hagen.de